本专著受国家重点研发计划项目资助——基于"道术结合"思路与多元融合方法的名老中医经验传承创新研究（项目编号：2018YFC1704100）

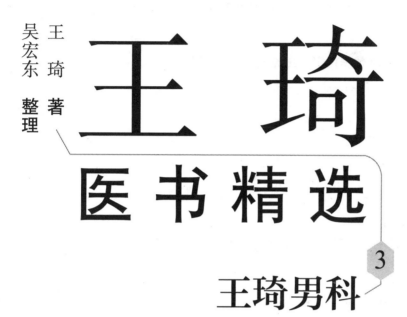

吴宏东 整理
王琦 著

王琦

医书精选

3

王琦男科

U0323658

全国百佳图书出版单位
中国中医药出版社
·北京·

图书在版编目（CIP）数据

王琦男科 / 王琦著；吴宏东整理 . —北京：中国
中医药出版社，2022.12
（王琦医书精选）
ISBN 978-7-5132-7933-8

Ⅰ . ①王… Ⅱ . ①王… ②吴… Ⅲ . ①中医男科学
Ⅳ . ① R277.5

中国版本图书馆 CIP 数据核字（2022）第 223597 号

中国中医药出版社出版

北京经济技术开发区科创十三街 31 号院二区 8 号楼
邮政编码　100176
传真　010-64405721
北京联兴盛业印刷股份有限公司印刷
各地新华书店经销

开本 787×1092　1/16　印张 34.5　字数 665 千字
2022 年 12 月第 1 版　2022 年 12 月第 1 次印刷
书号　ISBN 978 - 7 - 5132 - 7933 - 8

定价　129.00 元
网址　www.cptcm.com

服务热线　010-64405510
购书热线　010-89535836
维权打假　010-64405753

微信服务号　zgzyycbs
微商城网址　https://kdt.im/LIdUGr
官方微博　http://e.weibo.com/cptcm
天猫旗舰店网址　https://zgzyycbs.tmall.com

如有印装质量问题请与本社出版部联系（010-64405510）

本专著受国家重点研发计划项目资助——基于"道术结合"思路与多元融合方法的名老中医经验传承创新研究（项目编号：2018YFC1704100）

第一课题组：名老中医经验挖掘与传承的方法学体系和范式研究（课题编号：2018YFC1704101）

内容提要

　　王琦教授作为中医男科学的创始人，数十年来，为其理论体系的构建与发展做出了重要贡献，先后主编出版了《中医男科学》《中华中医男科学丛书》《王琦男科学》（1版、2版）、《男科疾病中西医汇通》等专著；培养了中医男科硕士、博士、博士后等不同层次人才；在中医男科临床研究、实验研究、文献整理等方面做出了开创性的工作；在阳痿、男性不育症、慢性前列腺炎等方面，提出了一系列著名论点，为男科疾病的治疗提供了新思路、新见解，研制出治疗勃起功能障碍和男性不育症的中药新药，获得多项国家发明专利和奖励，在国内外产生了广泛的学术影响。

　　本书主要根据王琦教授多年来有关中医男科学的部分重要论文、著作和研究成果整理编写，内容涉及中医男科学科建设、理论研究、新药开发、临床诊治经验、文献研究等诸多方面，从中可以粗略了解到王琦教授男科学治学历程及其学术思想精髓。

　　本书对于中医男科理论及临床研究工作者具有很好的指导作用，也适宜于中医学、中医男科学初学者阅读。

前言

中医学作为一门医学学科，其学科领域还存在许多空白，中医男科即是其一。古往今来，中医学分科有内、外、妇、儿、眼、耳鼻喉等，而独缺男科。可见古代医籍中虽有一些对男科病的记载。医学史上虽有明代岳甫嘉所著的《男科证治全编》，惜早亡佚。清初有《傅青主男科》，但多为内科杂病，名实不符。但在 20 世纪 80 年代以前，中医药有关男性疾病认识的文献还零散在内科、外科、养生及杂著等各种医籍中，中医男科学无完整的学科专著问世，两千多年来更未形成较为完整的理论体系。众多男性同胞有了隐曲疾病不知去何处就诊、求治，有"苦"无处诉，有"难"无人帮，许多男子发出"七尺男儿多疾苦，难言之隐无处医"的感叹。面对无数男子的痛苦与不幸，面对一双双殷殷以求的目光，我油然产生了一种使命感：建立中医自己的男科学！

由此开始，我从临床实践和理论体系两方面着手构建中医男科学的工作，主编出版了我国第一部男科学专著《中医男科学》（王琦，曹开镛、王明辉，王润和，王三山，刘洪达，石鹤峰，郑启仲，段苦寒，徐景华，张桂林，吴在达，李广文，李淑敏，魏雅君等著）。在临床实践方面，1985 年于在中国中医研究院西苑医院首次开设中医男科专家门诊，为中医男科学的构建积累了大量丰富的临床档案；在理论研究方面，阅览古今中医药书籍和期刊文献，广泛收集有关中医男科的信息，就中医男科学的理论研究与展望发表论文。这些前期工作为中医男科学体系的构建打下了坚实的理论基础。回首过去，我所做的男科学研究工作，主要包括中医男科学学科建设、理论研究、临床诊治、文献研究、新药开发及人才培养等几个方面。

一、学科理论体系构建

我自 20 世纪 80 年代中期开始中医男科学的研究工作以来，特别强调学科理论构架对学科发展的重要性，并一直把中医男科学的学科理论构建工作放在首位。男科学理论体系的构建大致经历了构架形成、丰富充实、发展完善等三个阶段。

（一）构架形成理论体系

1988 年，我组织部分热心中医男科学事业的学者编写了国内首部中医男科学系统专

I

著——《中医男科学》，并由天津科学技术出版社出版发行。《中医男科学》一书的问世，标志着这一学科的理论体系得以形成。

《中医男科学》分总论、各论两部分共 11 章，分别论述了中医男科学的学科特点、任务、范围、理论渊源和男性的解剖生理特点、病因病机特点及男科疾病的诊断、辨证与常用治法等中医男科理论问题，并从源流概说、病因病机、辨证论治、医案举例、预防与护理、名医论述和现代研究进展等方面对男性特有疾病详加论述，同时还对性事与男子保健做了有益的探讨，较全面地揭示了中医对男科学的认识和经验，从深度和广度两方面反映了该学科当时的总体水平，初步构建了中医男科学的基本理论体系，填补了中医学当时没有中医男科学系统学科专著的空白，推动了整个学科的形成与发展。

《中医男科学》一经问世，便得到了社会的好评和学术界的公认。新华社分别于1988 年 11 月 11 日和 23 日向国内外发了新闻通稿。著名医史学家耿鉴庭教授称《中医男科学》"是一部非常及时和成功的著作，它对中医男科这一新兴学科的建立与发展，起到了积极的作用"。著名图书馆学家薛清录教授认为《中医男科学》的出版"实为目前所见到的第一部中医男科学专著。它的问世，反映了中医临床学科的新发展，也反映了整个医学科学发展的时代特征和趋势""一个临床学科的建立，必须具备其理论体系和论治思路，而该书对中医男科学从理论到临床均有较完整的阐述，可称为中医男科学的奠基作，从而标志着中医男科学作为一个独立的学科已经具备基本条件"。此外，《华夏男科》1991 年创刊号、《中国建设》1989 年第 6 期、《半月谈》1992 年第 10 期等刊物均报道了《中医男科学》的出版并做了充分的肯定。

曾有个别学者认为《男科证治全编》《种子篇》《济阳纲目》和《傅青主男科》是中国古代最早的男科专著，并称"《男科证治全编》为我国、也是世界第一部男科专著"。著名医史学家耿鉴庭教授经详细考证后认为所述几部古代医籍均难以称之为男科专著，直至 20 世纪 80 年代初期还没有一部真正意义上的中医男科学专著问世。

还有学者认为新中国成立后成书最早的男科专著是 1984 年出版的《中医男科证治》。秦国政教授认为该书不是完全意义上的中医男科学专著，"中医男科学"概念，最早见于20 世纪 80 年代中期的文献，而标志这一学科基本理论体系的构建和诞生的学科专著非《中医男科学》莫属。

（二）丰富充实理论体系

我一直认为，《中医男科学》的出版，虽然标志着中医男科学学科理论体系的形成，但只是迈出了构建中医男科学理论体系的第一步，中医男科学学科体系的充实和完善还有很长的路要走，中医男科学在未来实践的长河中，只有不断进行理论体系的研究，才能加速发展和完善。

为了进一步丰富和完善中医男科学的学科理论体系，继主编第一部中医男科学专著后，我又于1988年主持编写我国第一套大型系列中医男科学丛书《中华中医男科学丛书》，丛书第一批包括《中医男科临床手册》《现代中医男科荟萃》《〈医心方〉男科奇览》《古今男科医案选按》《中医男科名方选议》共5部，于1990年10月由华夏出版社出版发行。

该丛书融古汇今，荟萃古今各家之论，集古今男科临床经验之大成，全面反映了中医男科学的丰富内涵；丛书将零散分布在古今浩繁医籍文献中的男科学知识、经验、方法等综合、分析、提炼，升华到理论的高度，丰富了当代中医男科学的内容，充实了中医男科学的学科体系内涵。

尚尔寿、李经纬、余瀛鳌、王沛、傅景华等著名中医药学家及《人民日报》《科技日报》《健康报》《中国中医药报》等新闻单位的记者一致认为：这套丛书的编撰出版是一项具有开拓性的系统工程，是人类医疗保健事业的一件大事，具有深远的历史意义；它的出版对提高整个中医男科论治水平，促进中医男科的普及提高，推进中医男科研究的深入，必将起到积极的作用。

中医学术发展的基础是临床实践。临床诊疗水平的提高与理论思维的突破密切相关。随着时代的发展，不同学科相互渗透，检测手段日益更新，原有的一些传统理论、诊治方法已不能适应男科学的需求。因此，从现代临床实际出发，结合西医男科认识，突破原有理论框架，转变诊断与辨证模式，丰富治法治则，有助于拓宽本学科的临床研究思路，使中医男科学体系不断完善。根据现代社会阳痿发病的实际情况，1985年我首次明确提出了"阳痿从肝论治"的学说；在男性不育症方面，于1988年提出现代不育症病因病机以"肾虚夹湿热瘀毒"为主的新观点；总结慢性细菌性前列腺炎的主要病因病机为"热毒蕴结，瘀浊阻滞"，并据此提出了"分期论治"学说，即初中期治以清热解毒为主、辅以化瘀排浊，后期以化瘀排浊为主、辅以清热解毒。这些都是在临床实践的基础上，转变中医男科临床诊疗模式，通过理论思维，提出的符合临床实际的见解。

（三）发展完善理论体系

为了系统总结中医男科学体系建立以来的研究成果，进一步完善中医男科学学科体系，我于1992年又组织编写《王琦男科学》。历时5年，于1997年底由河南科学技术出版社出版发行。

该书的编写体例系根据中医男科实际需要，采用中医学与西医学相结合的方法，既有继承，又有创新。全书分为导论、解剖生理、病因病理、诊断辨证、治法护理、病症论治、药物气功、求嗣节育、保健优生9篇，共43章，另设附录，使中医男科学的学科体系框架结构益趋完整，分篇内容更为充盈。该书首列"导论篇"，主要根据我多年来发表的中医男科理论研究文章，对中医男科学的学科概念、研究范畴，以及研究思维方法等予以阐述，并分析了中医男科学的特色优势，展望了今后的发展趋势。"导论篇"之后，阐述了中医男科的解剖生理、病因病理、诊断辨证、治法护理等。在"病症论治篇"系统全面地论述了男性性功能障碍等165个病症，并详列了17个男科常见症状的鉴别诊断与治疗。全书系统全面地反映了当时中医男科学的临床理论和实践的全貌。

北京中医药大学东方医院博士研究生导师王沛教授在《北京中医药大学学报》1999年第4期上撰文指出，该书至少有5大特色：一是编写体例中西互补，二是中西诊断病名规范，三是诊疗思路紧扣临床，四是学术思想承古创新，五是辨病用药经验独特。并认为该书不仅大型、全面、实用，而且更具创新精神，因此该书具有较高的学术价值和临床实用价值。《科技潮》1999年第7期以《中医男科学的奠基石——专家纵谈〈王琦男科学〉》为题，集中刊登了焦树德教授、余瀛鳌研究员、颜正华教授等几位著名中医药学家及人民卫生出版社白永波副总编对《王琦男科学》的评价。国家中医药管理局原副局长诸国本在为该书所作的序言中，亦对该书给予了很高的评价，并希望该书的问世"对整个中医学的发展有所启发，有所推动"。

2007年，为了进一步总结近10年来中医男科学的研究进展和临床实践经验，推动中医男科学的发展，我们用了两年的时间对《王琦男科学》进行了修订，使该书分篇内容更为充实，所列病种超过一般男科专著所载，使中医男科学的学科体系趋于完备。

徐福松教授在为本书再版所作序中道：《王琦男科学》是有史以来中医男科理论和临床的一次最系统、最全面的整理和升华，在继承的基础上有所发展，有所开拓，有所创新；它是既具有较高的学术水平和临床实用价值，又具有较为完整的检索功能的男科工具书，是一部难得的中医男科奠基之作。

本人对构建和丰富男科学术体系的努力，得到了中医界的赞同。国家中医药管理局原副局长诸国本说："王琦教授对中医学的贡献之一，在于把男科这样一个专科发展了、深化了，发展成为独立的临床学科，并有不少理论上的探索和创建。"

二、文献研究

历代中医文献浩如烟海，我先后查阅了史书目录中涉及中医男科疾病和理论的有关文献论述，分别从内科、妇科著作中寻找涉及中医男科学的内容，将其编成文献目录索引，供写作和研究之用，从成千上万卷中医著作中寻找中医男科的发展源流，积累汇集成数本男科资料，为日后的中医男科学创立进行了准备。

对于中医男科文献，按照中医文献学所提供的脉络，我提出春秋战国至秦汉时期是中医学基本理论的奠基时期，撰写了《略论〈内经〉的男科理论及临床应用》一文，阐述了《黄帝内经》中关于中医男科的内容，对《黄帝内经》中关于男性解剖、生长发育以及男科疾病的病因病机方面，进行了系统的阐述。研究发现，晋隋唐时期是男科发展的重要时期，在病因病机、治疗方药方面都有较大拓展，出现了性教育专著。宋金元时期，程朱理学对性问题的研究有所影响，但治疗男科病的方剂增多是本时期的主要特点。明清时期，性医学专著问世，对男科病及性传播疾病的论治方法日趋丰富。

为了深入了解中医男科的历史，我先后翻阅了《马王堆汉墓医书全集》《抱朴子内篇》《褚氏遗书》《医心方》《素女经》《玉房秘诀》《医方类聚》《诸病源候论》《广嗣纪要》《古今医统》《本草纲目》《东医宝鉴》等90余种涉及男科和性医学方面的著作，并将这些论述与现代男科学的有关内容加以对照，先后发表了《中医男科发展概略》《中医男科学及其展望》等多篇学术论文。根据中医文献中的记载，我将不同男科疾病的发展源流，进行了归纳、整理，结合现代中医男科学的特点，组织人员编写《王琦男科学》，使中医男科学的理论和临床实践得以系统地总结。

我曾担任很多中医古代著名经典著作的审校工作，为《中医孤本丛书》的编委，有机会接触中医孤本专著，先后研读了马王堆出土医学文献中有关性医学的内容，并进行了校对。

应有关部门的要求，我对《中国历代房内考》等涉及中医性医学的书籍进行了认真的审阅，提出："其中的许多思想、方法、方药具有较高的学术价值，可以通过去伪存真、去粗取精的方法为今天的医疗和养生服务。"

三、临床研究

（一）拓宽病种范围

1988年，由我任第一主编的《中医男科学》收载病种40个；1990年出版的《中华中医男科学丛书》病种增至75个；1997年出版的《王琦男科学》病症论治篇涉及男性性功能障碍、不育症、阴茎疾病、阴囊疾病、睾丸疾病、附睾疾病、精索与输精管疾病、前列腺与精囊疾病、男性绝育术后并发症、房中病、男科杂病、性传播疾病等165个病症，并详列了17种男科常见症状的鉴别诊断和治疗。2007年，《王琦男科学》修订版使该书从43章增加到44章，185病。其中对每个病症分别阐明其概念、沿革、病因病理、辨病、类病辨别、辨证要点、治疗要点与原则、论治、其他治疗、转归与预后、预防与护理、文献选录、现代研究进展、诊疗标准参考等。

中医诊治男科疾病病种范围的拓宽，昭示了中医男科在不断地继承创新，融合现代新知，蓬勃发展。

（二）规范病名诊断

1.对某些古代比较笼统的病名，多进行微观诊断。如男子不育，现均已统称"男性不育"。由于男性不育既是一个独立的疾病，又是其他疾病或因素的结果，故针对不同情况又作出相应诊断，如免疫性不育、特发性不育等，有的则根据精液分析，具体诊断为"无精症""弱精症""少精症"等，病名本身反映了对疾病认识的深化。

2.对比较含混的病名多不采用。如既往认为急慢性前列腺炎多属于中医"淋证"范畴，易与现代性传染病的"淋病"相混，故直接使用急性前列腺炎或慢性前列腺炎的病名。

3.对古代未作记载的病名，直接吸收。如"精索静脉曲张""精索炎""艾滋病"等，直接使用西医学病名。

许多男性疾病仅仅依靠传统的"望、闻、问、切"已难做出诊断（如"无精症"切脉是切不出来的），故应善于吸收现代新的诊查手段以作出正确判断。

（三）探讨男科疾病诊疗模式

对疾病的诊断与辨证应反映当代认识水平和符合临床实际的辨证规律，才能使学科获得发展。中医男科学科摆脱旧的思维束缚，出现了新的诊疗模式，已不仅是一病几型，还有脏腑辨证分类、病因分类、寒热虚实属性分类或上述兼顾分类等，应按疾病自身特点进行灵活变化。

新的诊疗模式主要有：①单纯辨病；②按病变发展分期；③按病理变化分期；④按特异体质诊断，如精液过敏症等。有辨证的、辨病的、辨病加辨证的等，呈现了诊疗模式的多样性，丰富了辨治思路。

（四）疾病诊断及疗效评价标准研究

长期以来，中医病名的定义、内涵外延的界定等诸多方面存在不少问题，使临床诊断缺乏准则，影响男科临床发展，我特别注重男科疾病诊断及疗效评价标准的研究。

1. 阳痿的诊断及疗效评价标准研究

1997 年发表《对〈中药新药治疗阳痿的临床研究指导原则〉有关阳痿诊断及疗效评定标准的商讨》、1998 年发表《对〈中药新药治疗阳痿的临床研究指导原则〉有关评价指标的商讨》，先后对《中药新药治疗阳痿的临床研究指导原则》（下称《原则》）中提出的阳痿诊断标准、分类标准、病情程度分级标准、疗效评定标准、辨证分型等问题进行了探讨。提出了以下观点：①阳痿的诊断以性交失败率超过 75% 为标准缺乏依据，年龄段也不能定在青壮年。②阳痿的分类诊断标准不严格，建议采用有关权威文献标准。③阳痿的轻重分级与疗效评定标准除了性交能力这个指标外，还应考虑阴茎勃起情况、性感觉、理化检查指标等综合因素。④指导原则中所列的六种中医证型阳痿病人并不多见，而且其描述的证候表现有些难以掌握，病与证之间缺乏有机联系。⑤治疗阳痿的新药研制，应该是根据阳痿特殊的发病机理，抓住主要矛盾，以专方专药为主，而避免过多的辨证分型。

1998 年发表《对〈中药新药治疗阳痿的临床研究指导原则〉有关临床观察问题的商讨》，就《原则》的疗效评定及其相关因素、阳性对照药的选择、药效与临床的统一性、双盲法的使用等问题进行分析，对所存在的问题提出了自己的观点，为进一步完善中药治疗阳痿临床评价的方法提供参考。

2. 男性不育症的诊断及疗效评价标准研究

1999 年发表《对〈中药治疗男性不育的临床研究指导原则〉有关问题的商讨》，对《中药治疗男性不育的临床研究指导原则》（下称《原则》）有关不育症诊断标准问题进行探讨。就病例选择标准中的西医诊断标准、中医辨证、纳入病例标准及临床试验中的有关问题进行了分析讨论，为进一步完善中药治疗男性不育的临床评价方案提供参考。

①不育症诊断的婚后时间规定表述应严谨，以有效性生活时间为准。时间用"月"而不用"年"表示。②男性不育的轻重分级问题：《原则》上涉及"精子浓度"和"精子活动力"两个方面要求，且与 WHO《诊断手册》之间有差异，应予统一。其精子活动分级问题：《原则》以描述运动状况为标准，未以百分比显示轻、中、重度的比例，临床难以依此诊断与掌握运用，《原则》应与《诊断手册》统一。结合诸上因素，我在课题研究中制定了男性不育轻重分级标准。③精浆诊断：精浆诊断包括精液量、黏稠度、pH 值几个方面，在男科临床实际基础上参考内外文献，就精液量、黏稠度、pH 值方面使《诊断手册》与《原则》统一。④中医辨证存在问题：病证关系颠倒，表述含混，中医辨证与化验指标的关系难以确定，男性不育的中医辨证分型缺少足够的临床依据，因而也难以反映临床实际。⑤就《中药新药治疗男性不育的临床研究指导原则》的疗效评定及其相关因素、阳性对照药的选择、药效与临床的统一性、双盲法的使用等问题进行分析，对

所存在的问题提出了自己的观点。

（五）男科疾病理论研究

学科的发展，必须要有新的理论、新的学说。我通过大量的临床调研，对阳痿、男性不育和慢性前列腺炎等男科疾病进行了总结，提出了新的论点。

1. 阳痿

（1）宗筋论

2006年，撰写《宗筋论》，首次对宗筋概念、生理功能与相关经脉的联系作了系统的论述，提出宗筋在生理上与足厥阴肝经、足少阴肾经、足阳明胃经及奇经八脉有着密切的关系，体现宗筋对生殖系统尤其对阴茎勃起功能的影响，丰富了中医藏象理论，并指出阳痿从宗筋论治的理论意义及具体运用，从而为中医临床治疗阳痿提供了新的见解。

（2）阳痿从肝论治

1985年，总结古今医家及从肝治疗阳痿的经验和认识，以《论阳痿从肝治》为题发表文章，首次明确提出了"阳痿从肝论治"的观点，使几千年来隐含不明的思想得以阐明，丰富拓展了中医论治阳痿的内容和思路。1991年又对阳痿从肝论治的理论作了补充阐释，认为肝伤所致阳痿有肝经自病、邪滞肝脉和他脏相病3种类型，并提出了阳痿从肝论治9法，分别从发病机理、辨治规律等不同方面对此问题作了探讨，从而使阳痿从肝论治的理论得以初步完善。

2. 男性不育症

（1）精室论

男子有没有贮藏精液的器官，中医界历来争论较多。我在《中医藏象学》一书中对男子的精室进行了论述，阐明了中医精室的位置、功能、作用、与经络及气血的关系。

精室的功能：主生精，主泌精液。精室为肾所属、与奇恒之腑相类，古之无名，其经脉与肾经和督脉相通。精室与肾、肝、命门关系密切。精室之病，主要为精液病，涉及精室本身及阴器（阴茎、前列腺等），既有外因，又有内因，也受他脏病变的影响。精室的主要病症有血精、脓精、少精、精冷、精液不液化等，涉及前列腺疾病、精囊疾病以及精子发育异常的各种疾病，精室病症的治疗大法为清热解毒、补肾益精。

（2）肾虚夹湿热瘀毒虫

根据"肾藏精，主生殖"的理论，无论何种原因不育，都要不同程度地损伤及"肾"，影响肾主生殖的功能，故首以"肾虚"立论。湿热、瘀、毒、虫是从致病因素、病理反应等多个角度进行综合而得出的病机。"湿热"，为饮食肥甘、过量饮酒等不良生活习惯所致，还包括性腺、附属性腺感染；"瘀"，为生殖系统各种慢性病变，日久入络致瘀，尚有精瘀及精索静脉曲张之瘀；"毒"，指各种有害化学物质、辐射等方面的因素；"虫"，指病原微生物，如支原体、衣原体等。肾虚、湿热、瘀、毒、虫作为男性不育的五个要素，可单独作用，亦可互相夹杂为害，临床诊疗男性不育应对这五个要素进行把握，使辨病、辨证有明确的方向。1988年我撰文提出男性不育症的病机为"肾虚夹湿热瘀毒虫"，临床治疗以"补肾填精、活血化瘀、兼清湿热"为法。陈可冀、王沛等教授认为这一理论对临床有普遍指导意义，有助于对疾病认识的深化，从而使诊治水平得到提高。

3. 慢性前列腺炎

（1）病机三论

热毒蕴结论：根据慢性前列腺炎易出现尿频、尿急、尿痛、小便黄、尿道灼热感及排尿困难等尿路症状，认为慢性前列腺炎病因不同于湿热下注膀胱，使用清热利尿通淋之品并不能使前列腺湿去热除；其病机应为热毒之邪蕴结于前列腺，治疗应选用清热解毒之品。

瘀血论：随着现代检测手段及观点的引入，中医对慢性前列腺炎病因病机的认识亦不断深入。大量临床实践表明，慢性前列腺炎患者多有血液流变学异常，前列腺亦常变硬或有结节，会阴部常出现刺痛等瘀血证候；结合西医学关于慢性炎症刺激，慢性前列腺炎易出现纤维化病变的认识，应用活血化瘀中药确能提高疗效，认为"瘀血郁阻"是慢性前列腺炎的主要病机之一。

瘀浊阻滞论：瘀不仅指血瘀，还包括淤积不通，指前列腺导管常因炎症刺激、纤维变性而管腔狭窄，或结石阻塞，致使前列腺导管内分泌物淤积不出；浊为秽浊之分泌物。治疗应在清热解毒杀灭病原微生物及活血化瘀改善前列腺供血的基础上，遵循中医"腑以通为用"的治疗原则，选用排浊之品，保证前列腺导管淤积之物排出。

（2）确定"分期论治"的指导思想

临床实践中发现，大部分慢性前列腺炎患者呈寒热夹杂证，部分慢性前列腺炎患者则以疼痛不适、精神抑郁为主要表现；许多慢性前列腺炎患者在发病初期都有尿道口滴白现象，这些是湿热为病、瘀浊阻滞的病理反应。初中期以湿热为病出现的寒热夹杂证为主，瘀浊阻滞症状为次。病情发展到后期（相对于初中期而言），以瘀浊互结症状为主，湿热表现为次。血脉运行不畅，血瘀气滞，故见疼痛不适、精神抑郁表现；湿浊内阻，则可见滴白现象。早期治疗以祛湿化浊为主，兼以活血化瘀；后期以活血化瘀为主，兼以祛湿化浊。

（3）提出"症候群论治"的思路

宏观与微观辨证相结合，根据患者出现的尿道刺激症候群、盆腔疼痛症候群和精神心理症候群等，分别提出了化浊利精窍、活血通络脉、疏肝解抑郁等论治思路。

（六）男科方药研究

宋金元时期是中医方剂学发展较快的时期，这一时期方书中记载了不少中医治疗男科疾病的方药，我从《太平惠民和剂局方》《太平圣惠方》《圣济总录》中，得到许多有益的启示。如其中治疗睾丸疼痛的方药应用于临床，疗效很好。对有些医籍所记载的药物功效，今多忽略，尤需药效钩沉。如仙鹤草，《本草述钩元》载其为"小便溺血之要药"，我用于治血尿；《金匮要略》记载狼牙草（仙鹤草）治阴中生疮，我用于外治生殖器感染，内服治疗衣原体感染性疾病。姜黄，陈藏器论述其"破血立通，下气最速"，我用以治前列腺疾病之瘀浊互结等，皆有卓越功效。在男科临床中形成了善用药对、善用专药、善用经方三个特点，如药对之葛根配羚羊粉治疗高血压阳痿，蒲黄配滑石通利精溺之窍；专药如以生麦芽、山楂、鸡内金治精液不化；经方如用当归贝母苦参丸治疗慢性前列腺炎等，皆多应手，并先后研发了治疗勃起功能障碍的国家新药"疏肝益阳胶囊"和治疗男性不育症新药"黄精赞育胶囊"，在全国得到了广泛应用。

四、实验研究

无论是在男科研究还是在临床实践中，我强调与现代科学相结合，融会新知，力倡将中医男科建设成一个开放的体系。20世纪90年代起，通过临床及实验研究，我们观察了"疏肝益阳胶囊""黄精赞育胶囊"治疗勃起功能障碍及男性不育的作用机制、有效性、安全性及适应证。对中药新药治疗勃起功能障碍及男性不育进行了系统全面的研究，这两种中药已经分别成为我国第一个治疗勃起功能障碍及男性不育的三类中药新药。

（一）疏肝益阳胶囊

疏肝益阳胶囊（原名合欢胶囊）是根据"阳痿从肝论治"理论而开发的中药制剂。长期以来，我带领课题组对该药进行了临床、实验及机制研究。

1. 疏肝益阳胶囊治疗阳痿的临床研究

1995年及1997年采用多中心、随机、对照试验，观察中药方剂治疗勃起功能障碍的有效性、安全性及适应证。1997年、2005年先后发表《疏肝益阳胶囊治疗勃起功能障碍的临床研究》《疏肝益阳胶囊治疗勃起功能障碍多中心随机对照试验》。在严密研究设计的支持下，中药治疗勃起功能障碍的临床疗效、安全性和适应证得到了科学的评价。

2. 疏肝益阳胶囊治疗阳痿的实验研究

1993年与福建非人灵长类实验中心及上海医科大学生殖毒理研究室合作，通过锰染毒的方法成功建立恒河猴勃起功能障碍模型。1994 年发表《合欢胶囊治疗恒河猴阴茎勃起功能障碍研究报告》，指出通过恒河猴勃起功能障碍（ED）模型，发现中药可显著加快动脉收缩期血流速度，减慢静脉回流速度。性行为实验观察发现：可改善射精功能，提高雄猴性欲及性交时的快感与性高潮。

3. 疏肝益阳胶囊治疗阳痿的机制研究

2005 年发表《疏肝益阳胶囊治疗勃起功能障碍的作用机理研究》，通过构建恒河猴勃起功能障碍模型，观察疏肝益阳胶囊对性行为、阴茎血流和阴茎肌电图的影响，发现疏肝益阳胶囊可显著改善勃起功能，并可同时改善性欲及射精功能、提高抗疲劳能力，其机理与提高雄激素、促肾上腺皮质激素水平和缩小阴茎静脉管腔直径及减慢阴茎静脉回流速度有关，对疏肝益阳胶囊的作用机制做了初步探讨。

2011 年 5 月发表《疏肝益阳胶囊对动脉性勃起功能障碍大鼠一氧化氮合酶通路及 5 型磷酸二酯酶表达的影响》，发现疏肝益阳胶囊可显著升高双侧髂内动脉结扎法制造的动脉性勃起障碍大鼠阴茎海绵体组织 eNOS、cGMP 表达，抑制 PDE5 表达；在对 PDE5 作用方面与西地那非有相同的效果，这可能是其治疗动脉性 ED 的重要机制。2012 年《A Chinese Herbal Formula，Shuganyiyang Capsule，Improves Erectile Function in Male Rats by Modulating GMP Mediators》在 Urology 发表，首次向国际同行介绍中医药治疗勃起功能障碍的分子机制研究。2011 年 12 月发表《疏肝益阳胶囊对动脉性勃起功能障碍大鼠 ET 和 CX43 表达的影响》，发现疏肝益阳胶囊可显著降低双侧髂内动脉结扎法制造的动脉性勃起障碍大鼠血浆 ET-1 含量和阴茎组织 ET 基因表达，并能显著增加阴茎组织 CX43 基因表达，这可能是其治疗血管性 ED 的机制之一。这些研究从分子水平对疏肝益阳胶囊的作用机制进行了探讨。

（二）黄精赞育胶囊

黄精赞育胶囊（原名优生宝）系根据男性不育的"肾虚夹湿热瘀毒虫"病机理论研制而成。长期以来，我带领课题组对该药进行了临床、实验及机制研究。

1. 黄精赞育胶囊临床及实验研究

1991 年，发表《中药提高人类精子质量的研究报告》，首次用电镜证实，中药能改变精子的发生和病理过程，提高精子的质量，对中药能改变、提高人类精子质量问题作了肯定的、科学的阐述。1993 年发表《优生宝治疗男性不育症 148 例的临床观察及实验研究》，证实优生宝作用快而稳定，生精效果显著，精子成活率高，恢复精子活动力确实，精子形态正常，畸形率低。电镜超微结构观察结果表明，优生宝能明显提高人类精子质量，对病理精子膜结构能进行改变，使精子发生过程的病理状态转变为常态。实验证明，优生宝能调节雄性动物整个机体内分泌生殖功能，达到生精目的。《黄精赞育胶囊治疗男性不育症：多中心随机对照试验》一文报道1997年7月至1999年9月，在严密研究设计的支持下，中药治疗少精症、弱精症的临床疗效、安全性和适应证得到了科学的评价。

2. 黄精赞育胶囊机制研究

1996年，《优生宝补益肝肾治疗男性不育机理的实验研究》一文探讨了中药优生宝"补益肝肾，生精助育"的机理，实验证明优生宝能使未成熟大白鼠附性腺器官前列腺、贮精囊、提肛肌明显增重，能提高成熟大白鼠血清睾丸酮含量，并有雄性激素样作用。此外，优生宝还能拮抗棉酚，保护睾丸生精上皮细胞，从而升高精子数和增强精子活动力，有助育功效。急性毒性、长期毒性及生殖毒性试验证明本品长期服用安全。2005年发表《黄精赞育胶囊优选方对弱精子症大鼠精子运动能力的影响》，报道了黄精赞育胶囊优选方具有提高精子密度、活力、成活率及运动速度的作用。2006年发表《黄精赞育胶囊对弱精子症大鼠精子鞭毛超微结构的影响》，报道黄精赞育胶囊提高精子运动能力与其修复损伤的线粒体及外周致密纤维有关。2008年发表《黄精赞育胶囊优选方处理前后精子的超微结构研究》，报道运用原子力显微镜（AFM）技术对比观察正常精子和病理性精子在黄精赞育胶囊优选方作用前后超微结构的动态变化，认为黄精赞育胶囊通过修复活动力低的精子超微结构的病理形态学缺陷可能是优选方改善弱精子质量的机制之一。这些研究证实，黄精赞育胶囊对精子超微结构的影响，其修复作用不仅局限于某一部位或某一区域，而是对精子细胞的整体修复。从而形成了在现代条件下对男性不育从病因病机－治则治法－药效药理－生殖毒理－临床循证－子代随访－疗效评价的系列研究。

五、男科教育

我提出对中医男科人才的培养可分为科研型、临床型和普及型等几种类型人才。第一种人才多指经过研究生阶段的训练，以从事科研基础研究为主。第二种人才是具有较高中医学术素养，经过选拔师从于某一名师的师承型。第三种人才是指通过对具有一定中医基础知识的基层医师进行培训，进修再教育，使他们成为中医男科普及型人才。

我于1987年开始招收研究生，近25年来，共培养从事中医男科研究的硕士、博士、博士后30余名。安排每名研究生各自承担某项专题，有的从事男性不育的病因病机研究；有的从事男性性功能障碍研究；有的从事慢性前列腺炎研究；有的从事前列腺增生研究；有的从事精液不液化研究；有的从事中药治疗解脲支原体、衣原体研究。研究范围基本涉及男科常见疾病，研究深度已达分子细胞学水平。这些研究生如今分布在全国各地，成为中医男科临床的骨干。

师承教育是国家为抢救全国名老中医专家宝贵的学术经验而采取的紧急措施，即为全国 500 名著名老中医专家配徒，每期配备两名徒弟学习其学术思想和临证经验以继承他们的宝贵经验和技术专长。我是第二批被遴选的国家级名老中医药专家。作为师承导师，我不仅身体力行地指导学术继承人，而且非常重视学术继承工作。我的多位学术继承人在继承学习过程中，严格按照我对学术继承人的要求，不仅圆满地完成了国家有关要求，结业论文获得一致好评，并且在临床技能等方面均取得长足的进步，基本达到学术继承的效果。

此外，我还通过进修培训教育，举办全国男科学术研讨会及研修班、国内外讲学等方式，发表演讲及学术报告，在全国乃至世界范围内介绍、传播和推广中医男科学。

六、结语

展望未来，中医男科学必须进一步拓展学科的基础研究，将其提高到医学科学的角度评价、验证，吸取现代科学技术，不断揭示、阐明其理论实质和疗效机制，增强"透明度""清晰度"，从而提高与世界对话的能力与水平。唯有如此，才能保证依靠科技进步，以其所具有的时代品质，增强中医男科在国际国内市场中的竞争能力，以其成果的共享而闻名于世，并由此产生出源源不断的发展动力。

2022 年 6 月

王琦

国家重点学科中医基础理论学科带头人，中华中医药学会中医基础理论分会副主任委员，中医药学名词审定委员会委员，中华中医药学会科技创新首席科学家，中国中医药研究促进会副会长，科技部国际科技合作计划评价专家，英国皇家医学会会员，日本东洋医学会会员。

目录

I

459　下篇　文献研究

477　附篇

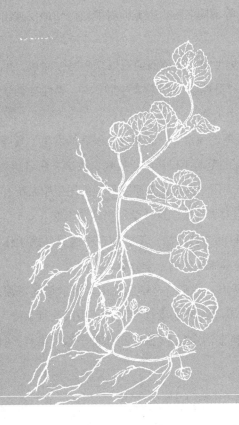

上篇

理论研究

第一章　绪　论

第一节　中医男科学的概念与范畴[1]

中医男科学作为一门独立的中医临床学科，其基本体系的构建和诞生，以我担任第一主编的《中医男科学》出版为标志。此后，中医男科学在理论、临床、实验研究诸方面都取得了可喜的成绩，并向广度、深度发展。为了适应学科的发展，《王琦男科学》一书对学科的命名、研究范畴等进一步做了明确界定。

一、中医男科学的命名

中医男性医学的命名，有"中医男性学""中医男性病学""中医男性泌尿生殖病学""中医男科"以及"中医男科学"等不同名称。究竟何者能较确切地反映出中医男性医学的内涵，确有必要作一讨论。

"中医男性学"，是在西医学的"男性学"名称前面冠以"中医"而成，可以理解为用中医理论来研究"男性学"。然而，"男性学"应包括男性医学、男性社会学、男性心理学等，"男性医学"只是其研究的一个方面。

"中医男性病学"可理解为以中医理论为指导，研究男性疾病的发生、发展规律以及相应诊治方法的学科。但男性医学研究的范畴不仅局限于疾病，故这一命名涵盖不全。

"中医男性泌尿生殖病学"可解释为用中医理论来研究男性泌尿生殖系统有关疾病的发生、发展规律及其诊断和治疗等。但对男性医学这一学科仍覆盖不够。

以"中医男科"命名，不符合学科的命名方法，不能体现中医男性医学作为一门独立的中医临床学科的体系。它反映的是临床疾病的一个分类。

"中医男科学"这一命名有四个特点：一是符合中医临床学科的命名习惯，如中医女性医学命名为"中医妇科学"，而不称为"中医女性学"或"中医女性病学"；二是有前人对男性医学命名的依据，如《男科证治全编》《医学正印种子编·男科》《傅青主男

---

[1] 王琦.王琦男科学（二版）[M].郑州：河南科学技术出版社，2007.

科》等，均以"男科"命名；三是这一命名能充分覆盖中医男性医学的学科内涵；四是与"中医妇科学"相对应，易被人们理解和接受。

总之，中医男科学是运用中医药理论来认识和研究男性生理、病理、养生保健、优生特点以及男性特有疾病的发生、发展、转归、诊断、治疗和护理规律的一门中医临床学科。它的研究对象是男性，研究重点是男性特有疾病的诊断与治疗。将中医男性医学这一中医临床学科命名为"中医男科学"比较符合学科实际。事实上，现已出版的大部分中医男性医学专著和报纸杂志发表的相关文章多采用这一命名。

二、中医男科学的范畴

直至 20 世纪 80 年代初，中医男性医学一直未形成自身的理论体系，其内容仅散见于中医内科、外科、儿科等临床学科中。

男科学研究的对象是男性，中医男科学研究的范畴应包括基础理论、临床实践和实验研究三方面与男性有关的医学问题。基础理论研究方面，包括中医男科文献及典籍的挖掘与整理、男性生理、病因与病机、诊断与辨证、治则与治法、治疗手段、药物与方剂、预防与护理、性事保健与养生优生等。临床实践包括性功能障碍、不育症、阴茎疾病、阴囊疾病、睾丸与附睾疾病、精索疾病、精囊与输精管道疾病、前列腺疾病、男性绝育术后病、性事疾病（房中病）、男科杂病（除上述外的男性特有疾病）和男性性保健，以及运用中医中药研究生育与节育等，不宜将血尿、遗尿、多尿、尿浊、斑秃、早秃等非男性特有疾病列入男科临床研究范畴。性传播疾病虽非男性的特有疾病，但因其通过性传播，加之目前尚未建立较完整的中医性病学体系，所以这类疾病多归属于男科临床研究的范畴。实验研究主要是指在中医理论指导下，运用传统方法结合现代研究手段，对中医药治疗男科疾病的作用机制进行研究，如运用现代检测手段检测有关生理指标、动物造模等。开展中医男科实验研究工作，不仅能丰富和发展中医男科学理论的学术内涵，还能推动并指导临床研究的深入。

第二节 中医男科学发展源流[1]

中医男科学源远流长。从萌芽到形成，经历了漫长的过程，其起源可追溯到 2000 多

---

[1] 王琦，陈和亮.中医男科学发展概略［J］.贵阳中医学院学报，1991（1）：1-4.

年前。早在春秋战国至秦汉时期，就已出现中医男科学的萌芽，对男性及其生殖生理过程有一定认识，性医学研究亦已起步，有关文献亦载有治疗男性病的药物。晋隋唐时期，是男科发展的重要时期，在病因病机、治疗方药方面都有较大拓展，出现了性教育专著。宋金元时期，程朱理学对性问题的研究有所影响，但治疗男科病的方剂增多是这一期的主要特点。明清时期，性医学专著问世，对男科病及性传播疾病的论治方法日趋丰富。中华人民共和国成立以后，尤其是改革开放以后，中医男科机构的成立、男科理论及临床的开展，使得中医男科学拥有了前所未有的发展空间。

一、春秋战国至秦汉时期

春秋战国至秦汉时期为中国医学理论形成及奠基阶段。其中涉及部分男科病名、治疗和有关病因病机的论述，并包括了男性生殖发育和性医学的内容。

（一）马王堆出土医书的有关男科记载

1973 年底，长沙马王堆三号汉墓曾出土了大批帛书、竹简，内容以古代哲学、历史为主，亦有部分自然科学著作。其中医书 14 种，关于男科内容，主要集中在《五十二病方》《十问》《合阴阳方》《天下至道谈》《养生方》《杂疗方》中。这些古医籍都是汉文帝前元十二年（公元前 168 年）下葬的，距今已有 2100 多年，其成书年代很有可能为更早的先秦时期，是我国现已发现的成书最早的医书。所载的男科内容，是中医男科学的萌芽，主要反映男科病的治疗、方药以及男性养生、房中医学。其中男科病症方面，公元前三世纪时的《五十二病方》出现了"癞（㿉）""穨（瘣）"等病名。在《内经》中，涉及了阴痿、遗精、白淫、阴纵、阴缩、阴痒、阴痛、阴疮、癃、淋、癞疝、厥、疝等多种男科病症；并反映了对有关病因病机的认识及独特的诊断方法。

作为中医男科重要内容的性医学，自古就受到历代医家的重视，《汉书·艺文志·方技略》，把"房中术"视为中医学重要组成部分之一，记有房中八家。在马王堆简帛医书中，其《十问》即有九问分别涉及性事的养生意义、方法原则、养精等。《合阴阳方》中强调性事前夫妇间缱绻绸缪活动的重要性，并提出了男子养精之法及十种性交姿势。

（二）《内经》男科理论的贡献[1]

《内经》在男性解剖、生理发育以及男科疾病的病因病机方面，都有许多阐发。所涉及的男科病症有遗精、早泄、阳痿、阳强、性厌恶、缩阳、不射精、房室茎痛、睾丸疼痛、不育、淋证、癃闭、下疳、疝气、绣球风、白淫、更年期综合征、房劳等近二十种。

生理方面，《内经》揭示了男性生、长、壮、老的发展过程及生殖机制。指出男子随肾气逐渐旺盛，到16岁左右"天癸至"，表明男性生殖器官已发育成熟，并具有排精的功能。故反映唐代以前医疗成就的《医心方》在促进阴茎发育的治疗中，主要选用温肾益精之药，以壮肾气。

"肾藏精"（《灵枢·本神》），"两精相搏，合而成形，常先身生，是谓精"（《灵枢·决气》）。生殖之精产生于肾。男女生殖之精相合，能孕育新的生命，所以古今论治男性不育多以治肾为主。

对男子衰老机制，《素问·上古天真论》亦作了阐述："五八，肾气衰，发坠齿槁；六八，阳气衰竭于上，面焦，发鬓颁白；七八，肝气衰，筋不能动；八八天癸竭，精少，肾脏衰，形体皆极，则齿发去。"揭示肝肾之气衰弱，是男子衰老的根本原因，男子养生保健应重视滋补肝肾之精。

《内经》认为，人的精神意识受肾精的影响，"肾藏精，精舍志"（《灵枢·本神》）。男子40岁以后，肾精逐渐衰弱，不仅生殖机能减退，形体虚损，而且人的精神状态亦会出现"昼不精，夜不瞑"（《灵枢·本神》）、心悸失眠、烦躁、眩晕等一系列精神神经系统失调的病症，类似于男性更年期综合征。西医学认为，该综合征主要与男性激素水平下降和睾丸组织退行性变有关。根据《内经》理论，今人多认为该综合征与肾病有关，补肾为其基本治法。

《素问·六节藏象论》曰："肾者，主蛰；封藏之本，精之处也。"指出肾对精液具有固摄作用，故在遗精、早泄治疗中，古今俱视补肾固精为一重要法则。

病因方面，《内经》强调情志因素。房事不节，以及热、寒、湿与男科发病有密切联系。《素问·疏五过论》曰："离绝菀结，忧恐喜怒，五脏空虚，血气离守。"《灵枢·本神》曰："怵惕思虑则伤神，神伤则恐惧，流淫而不止。恐惧而不解则伤精，精伤则骨酸痿厥，精时自下。"《素问·痿论》又曰："思想无穷，所愿不得，意淫于外，

---

[1] 王琦，陈和亮.略论《内经》男科理论及临床应用.全国《内经》第二次专题学术讨论会论文［C］.1990.

入房太甚，宗筋弛纵，发为筋痿，及为白淫。"指出情志因素可导致虚劳、阳痿、白浊、遗精、早泄等病。后世医家以此为据，对精神因素所致的疾病，在病因和治疗方面都进行了补充与发挥。

房事不节，如纵欲、醉后行房等，会对人体造成危害。《素问·腹中论》言："若醉入房中，气竭肝伤。"《素问·上古天真论》中认为"今时之人不然也，以酒为浆，以妄为常，醉以入房，以欲竭其精，以耗散其真；不知持满，不时御神，务快其心，逆于生乐，起居无节，故半百而衰也"，以此告诫人们应节欲。热病后、大病初愈及虚劳，尤当戒欲。对于房劳者，应滋补肝肾之精。

《灵枢·经筋》"足厥阴之经，伤于寒则阴缩入"是寒主收引理论的延伸。不仅寒能导致阳痿，热亦致之，如《灵枢·经筋》认为"足厥阴之筋，伤于热，则纵挺不收，治在行水清阴气""经筋之病，热则筋弛纵不收，阴痿不用"。湿邪亦可致阳痿，《素问·五常政大论》曰："太阴司天，湿气下临，肾气上从……胸中不利，阴痿气大衰而不起不用。"男性生殖器官处于人体下部，湿性重浊，最易侵袭下焦，"清湿袭虚，则病起于下""伤于湿者，下先受之"。

《内经》认为前阴为肝经所主，为肝筋之所合。《灵枢·经脉》曰："足厥阴肝经，循阴股，入毛中，过阴器，抵少腹。"《灵枢·经筋》曰："肝者，筋之合也；筋者，聚于阴器。"如果肝的功能失常，或肝经受邪，便会导致男科病的发生。《内经》提出，"阴缩""筋痿""㿗疝""狐疝""睾肿卒疝""纵挺不收""卵上缩""闭癃"等病，大多是肝经受邪的结果，根据《内经》的理论，我提出了"阳痿从肝论治"的观点。

《内经》认为"天宦"（先天性生殖器发育不全），是冲任二脉虚损之故。《灵枢·五音五味》曰："有天宦者，此天之所不足也；其任冲不盛，宗筋不成，有气无血，唇口不荣，故须不生。"认识到太监去掉睾丸，而不长胡须；而有的人虽伤了外阴，阳痿不用，但男性特征正常，胡须仍正常生长。如《灵枢·五音五味》曰："士人有伤于阴，阴气绝而不起，阴不用，然其须不去，其故何也？宦者独去，何也？愿闻其故。岐伯曰：宦者去其宗筋，伤其冲脉，血泻不复，皮肤内结，唇口不荣，故须不生。"

（三）张仲景对男科病证治的贡献

公元 2～3 世纪，东汉张仲景所著《伤寒论》与《金匮要略》对男子失精、精冷无子、淋证、阴狐疝气等男科病证多有论述。

对阴缩之候，《伤寒论》指出："病胁下素有痞，连在脐旁，病引少腹入阴器者，此为脏结，死。"对大病新愈，气血尚虚，体力未复，余邪未尽，因犯房事而出现的"阴阳易"证作了详细描述。在精病方面，《金匮要略·血痹虚劳病脉证并治》提出，遗精、滑精、性功能障碍、两腿酸痛溲痛的阴虚型虚劳，其病与季节性有关。"劳之为病，其脉浮大，手足烦，春夏剧，秋冬瘥，阴寒精自出，酸削不能行""男子脉浮弱而涩，为无子，精气清冷"，指出了阳虚精亏型男子不育的脉象。"夫失精家，少腹弦急，阴头寒，目眩发落……脉得诸芤动微紧，男子失精，女子梦交，桂枝加龙骨牡蛎汤主之"指出对阴阳俱虚的梦遗滑精，用调和阴阳、潜纳固摄的方法治疗。阳虚失摄用天雄散；革脉为"亡血失精""虚劳里急，悸、衄、腹中痛，梦失精"，用小建中汤建运中气、调和阴阳等。

二、晋隋唐时期

晋隋唐时期，男科学的发展主要反映在治疗方法的增多、病因病机的阐发、病证范围的扩大、性医学研究的深入。

西晋王叔和著《脉经》，提出了"精液清冷"等病名。皇甫谧《针灸甲乙经》，采用望五色断男子病，同时还对阴疝、阴纵、阴痿、茎中痛等多种男科病证采用针刺疗法，并已有用针刺放水治疗睾丸鞘膜积液的记载。这一时期，著名医学家葛洪《肘后方》中记载了许多男科病的简易治法。如治男子阴卒肿痛、睾丸卒缩入腹急痛欲死、阴茎中痛不可忍、男子阴疮损烂、阴痒汗出、阴囊肿痛皮剥等单方验方，皆方便实用。其引《梅师方》治"外肾偏肿疼痛，大黄末和醋涂之""男子阴疮损烂，煮黄柏洗之"，这些单方，在实践中都证明其有实效。该书还提出了精囊炎血精的治疗，"治失精精中有血方：父蛾二七枚，阴干之玄参称半分合捣末，以米汁同咀，一服令尽之"。南齐·褚澄《褚氏遗书》设有"求嗣"一门，并对男性优生及不育等有关问题作了讨论。

在病因病机方面，隋代巢元方《诸病源候论》对诸多精病（虚劳失精、尿精、遗精、少精、血精）及男性不育皆有阐发，多以肾虚立论。另外，该书还记载了类似附睾结核等病证。孙思邈《千金方》与王焘《外台秘要》是唐代两部大型综合性医书。两书共载有疝气、核肿、囊肿、阴囊肿痛湿痒、癫疝等 30 多种男科病，反映了其认识范围的扩大。对病证治疗方法增多，《外台秘要》载治虚劳失精方 5 首，虚劳梦泄方 10 首。《千金要方》载遗精方 14 首，治阳痿、失精等 29 首。《千金翼方》载小便失精 12 种灸法。这时期对病证非单一治疗，重视综合疗法。如《外台秘要》载治疗疝气的方法就有针灸、内服药、外用药等多种方法。

日本人丹波康赖于公元 982 年撰《医心方》，系辑录晋隋唐间百余部医籍而成。通过该书可以较完整地了解晋唐间男科学的成就与论治特点。

晋唐间，性医学研究较丰富。《素女经》《素女方》《洞玄子》《玉房秘诀》《玉房指要》《玄女经》就是这时期出现的医学专著。《千金方》《褚氏遗书》及其他有关书籍中亦有许多性医学的内容，大多认为欲不可绝，性行为是一种重要的生活内容。这一时期，有关性的研究已涉及性心理、性生理、性交方式等方面。《洞玄子》强调男女交合，先要用语言与触摸来激发起强烈的性欲。《素女经》总结了九种性交姿势与方法，用来除疾健身，《素女方》还记载了七首治疗房劳造成损伤病证之方。

三、宋金元时期

这一时期男科发展的特点是方剂增多，理论逐步深化。

宋代《太平惠民和剂局方》《太平圣惠方》《圣济总录》三大方书记录了男科的许多常用方剂。如治疗阴痿的鹿茸散、阴痿失精的肉苁蓉丸、小便精出的枸杞子散等。《太平圣惠方》列梦遗方 13 首，阴痿方 10 首，尿精方 8 首，少精方 7 首，除复方外，尚有不少单方。所记治男科病证，多把病因病机与主证、兼证简要列出。《圣济总录》列白淫 14 方，阴疝 19 方；并把疝分为广义与狭义两类，狭义之疝（阴疝），专指男科中以睾丸部位为主的一些疼痛性病证。

金元四大家的争鸣为中医学的发展起了促进作用，同时也对男科论治起了指导作用，刘完素在《素问玄机原病式》中提出寒主"癫疝"，又认为失精系体弱、思欲或房劳太过而致，用健脾育阴坚肾之秘真丸。其所创的防风通圣散在明清时多用于梅毒等病的治疗。张从正《儒门事亲》把疝病的范围扩大，提出"遗溺、癃闭、阴痿脬痹、精滑白淫，皆男子之疝"，把"疝"作为男子生殖系统疾病的统称。其"气血以流通为贵"的思想，在治疗阳痿、阳强、不育症及睾丸疼痛等疾病中，给人启迪。朱丹溪《格致余论》，对性心理、生理的认识颇具卓见。他指出"心君火也，为物所感则易于动。心动则相火翕然而起，虽不交会，亦暗流而渗漏矣"。在《丹溪心法》中，提出"梦遗，专主于热"。这些论点，为后世以清心坚肾为主治疗梦遗、滑精、早泄提供了借鉴。他认为阴精难成易亏，提倡晚婚，主张节欲以保精；所创大补阴丸、知柏地黄丸等名方，至今在男科阳痿、阳强、不育、更年期综合征中仍久用不衰。李东垣创"脾胃论"，认为饮食不节，过嗜肥甘，可致湿热蕴结，并提出脾胃内伤，脾气不升，致湿热下流。这些思想，为许多因湿热而致的男科病的病机分析提供了理论指导。其所创的治疗肝经湿热的龙胆泻肝汤，在前列腺炎、睾丸炎、阳强等男科病治疗中，具有确切的良好效果。

四、明清时期

明清时期，男科病的辨证施治渐臻完善，病名概念明确，理论丰富发展，在性传播疾病上亦作了一定的研究。

明代万全《广嗣纪要》对性医学的内容有许多精辟的见解。认为性生活之前，男要达"三至""男有三至者，谓阳道奋昂而振者，肝气至也；壮大而热者，心气至也；坚劲而久者，肾气至也"。性生活时，行"九浅一深"之法，并认为"浅则女美"。对于求子，"男当益其精，而节其欲，使阳道常健"。并指出"其交勿频，其动以正，其接以时"，及"戒夜酒"。男性不育，"用枸杞子、菟丝子、柏子仁以生其精，使不至于易亏；山萸肉、山药、芡实以固其精，使不至于易泄"。还论述了"五不男"，指出原发性阳痿、睾丸先天发育不良、隐睾、性病、两性人等，均可致男性不育。

在高濂《遵生八笺》中，反对滥用壮阳药，谓："其房中之术横矣，因之药石毒人其害可胜说哉！"并列举了种种"春药"；"若服食之药，其名种种……十服九弊，不可救解，往往奇祸惨疾，溃肠裂肤，前车可鉴"。

朝鲜许浚所著的《东医宝鉴》（1611年）指出："梦泄属心。"提倡清心安神来治"阳盛情动于中，志有所慕而不得，遂成夜梦而遗精"者，用清心莲子饮。该书对阴茎疼痛进行辨证施治，将其分为八种类型，并指出均与"厥阴经气滞兼热"有关。对增强性欲及减低性功能的药物均有记载。

张景岳《景岳全书》对寒疝、癫疝、狐疝、水疝、筋疝、血疝、气疝的症状、病因及治则作了阐述。在梦遗滑精上，景岳继承了丹溪的学术思想，该书"妇人篇"还列举了男性不育的种种原因。所创之左、右归丸，赞育丹，在当今治疗阳痿及不育中得到了广泛应用。其阳中补阴、阴中补阳的学术思想，为治疗男科病的重要原则。

岳甫嘉《妙一斋医学正印种子篇》对男性不育治疗独具匠心。认为男性不育以养精为主，列有34种内服之丸药。《本草纲目》中亦载有许多治疗男性病的单验方，如男子阴肿："蛇床子末，鸡子黄调敷之。"清·程钟龄《医学心悟》对癃闭与淋证，梦遗与精滑进行了鉴别。《嵩崖尊生全书》提出梦遗为"心肝肾三火相夹而成"。其后之沈金鳌《杂病源流犀烛》亦继承此说，并提出"当先治其心火，而后及其余"。作者还介绍了气功、引导及治遗泄的23方。傅山《傅青主男科》提出精滑梦遗"宜心肾兼治"。对阳强不倒，认为是虚火炎上，肺气不行。周垣综《颐生秘旨》中记录了"阳强用朴硝擦两手心"之单方，至今仍不失为一种治疗阳强的好方法。唐宗海《血证论》中有"男女异同论"专篇，从生理与病理上，以气血水精互相转化的观点阐述男女的异同；并认为男子排精同女子月经一样，是一种正常的生理现象。吴尚先《理瀹骈文》中，用外治法治疗多种男科病证。

清代中医外科发展较快，对男科疮疡瘘管等的认识更加深入。高锦庭《疡科心得集》载有肾岩翻花，这是对阴茎癌的详细阐述。祁坤《外科大成》记述了"囊痈"（阴囊感染）与"脱囊"（严重的阴囊溃烂）。马培之《外科全生集》对子痈与囊痈进行了区别。徐大椿《洄溪医案》有长灵根方，其谓治下疳烂尽复长如初。邹岳《外科真诠》制造假模型，作男性生殖器矫形术。

明清时期，随着中外交流的增多，性病在我国流行。据文献所载，梅毒传入我国的年代是弘治十五年（1502年）左右。明代正德年间韩懋著成我国第一部梅毒专书——《杨梅疮论治方》，惜已失传。嘉靖六年（1522年），汪机《石山医案》中已提到梅毒的传染途径有直接与间接的区别，即由两性不洁的交合与不洁的厕所传染而得。《薛氏医案》更提到了与遗传（先天梅毒）有关。1632年，海宁陈司成著梅毒专书《霉疮秘录》，成为我国现存的第一部梅毒专书，用问答方式记述亦很准确。创用了含有水银和砒的"生生乳"一类的药来治疗，为后来德国艾利氏发明"六〇六"驱梅砷剂的先驱。并指出梅毒从广州由南向北蔓延。自此以后的许多医籍中都记有"梅疮"一证。淋病，在明清书中已有记载，如《嵩崖尊生全书》就有关于淋病的载述，如谓"茎痛尿精，窍端有聚"。陈实功《外科正宗》与《嵩崖尊生全书》记载的"鱼口便毒"，就包含了现代的性病淋巴肉芽肿的内容。

五、近现代时期

民国期间，张锡纯之《医学衷中参西录》一书，对某些男科病的成因提出了新的见解。

尽管各代医家从不同方面充实和发展了男科内容，使男科医学代有发展，但由于社会、经济、文化等因素的影响和对男科疾病特点认识的不足，中医男科一直没有形成较为完整的理论体系，更无相应的专著问世。中华人民共和国成立以后的相当一段时期，中医学虽然得到了突飞猛进的发展，但因政治、经济等方面的原因，男科医学发展缓慢。进入20世纪70年代末以后，随着国际"男性学"热潮的出现和国内经济的迅速发展、环境的相对宽松及社会的客观需求，中医界开始重视对男科学的研究。近年来，我国一些地区开设了男科门诊、男科医院，中医男科研讨会亦相继召开。这些均为中医男科学的建立起了促进作用。1985年我着手从临床实践和理论构建两方面开始了创建中医男科学的工作，1988年由我任第一主编的《中医男科学》的出版，标志着中医男科学作为中医临床医学的一个专门学科得以形成，其学科基本体系得以构建。随后出版的《中华中医男科学丛书》《男科纲目》《王琦男科学》等男科学专著，从深度、广度进一步充实、完善了中医男科学的内容，进一步完善了中医男科学学科体系的构建，丰富、充实和发展了中医男科学的理论内涵。近年各地出版的其他中医男科专著，从古代房中文化研究，男科疾病的临床、方药等不同角度为中医男科学体系的完善做出了积极的贡献。

第三节　中医男科学研究方法

研究方法是指在研究中发现新现象、新事物，或提出新理论、新观点，揭示事物内在规律的工具和手段。研究方法是人们在从事科学研究过程中不断总结、提炼出来的。由于人们认识问题的角度、研究对象的复杂性等因素，而且研究方法本身处于一个不断相互影响、相互结合、相互转化的动态发展过程中，所以对于研究方法的分类目前很难有一个完全统一的认识。中医男科学研究方法一般包括文献研究、理论思维、临床观察、实验研究等。

一、文献研究

文献研究主要指搜集、鉴别、整理文献，并通过对文献的研究形成对事实的科学认识的方法。文献法是一种古老而又富有生命力的科学研究方法。从中医男科学的发展过程来看，文献整理在男科学研究的准备阶段和进行过程中，经常使用。

许多中医男科研究者阐述了《内经》《金匮要略》《千金方》《玄珠妙语》《诸病源候论》《石室秘录》、万氏《养生四要》等古籍对中医男性病的认识与贡献，以及金元四大家及其他医家对有关男科病的学术思想及经验，有的对《医心方》中的中医性医学及男科病的治疗特点作了探索等，还有学者对"性"特点、中药避孕的历史发展、中医治疗男性生殖系统疾病常用药考及中医男科发展史等有意义的问题作了探讨。不少理论认识、经验总结不仅有文献学意义，并有临床参考价值。

二、理论思维

理论思维是一门科学的最高层次，其思维方式影响着实践的方法、途径，决定着学科发展方向和自身水平。它使科学研究走出沼泽和误区，使整体水平得以升华和突破。中医男科学诞生的几十年来，从理论体系的构建，到新理论、新方法的出现，无不显示着理论思维的功绩；而中医男科在未来实践的长河中，只有不断进行理论思维的研究才能加速自身的完善和发展。

例如根据临床实际，我于 20 世纪 80 年代提出的"阳痿从肝论治"、男性不育"肾虚夹湿热瘀毒虫"等病机论点，对男科疾病病因病机认识有所突破，异于前人的思考，同时又在前人探索的基础上有所前进。

再如对疾病发病机制的认识也需要理论思考，如对"阳强"症，过去认为应以泻火为治则。而实际上，真正的"阴茎异常勃起"是由于阴茎海绵体的静脉回流不畅，循环障碍，导致纤维化从而发生血流动力学的改变，如一味"泻火"，是泻不倒的。我曾治一例异常勃起患者，原先由于思路不对，毫无效果，后改用活血化瘀法治愈。可见，用新的学科知识进行移植补偿思维，能够提供思维过程中的转换与更替条件，对进行新的探索是很有帮助的。

事物是不断变化的，新观念和新事物的认识过程，无不伴随着逻辑思维。只有站在逻辑思维的高度，才能"会当凌绝顶"，进行全方位的审视和思考，才能获得长足发展。

三、临床研究

临床医学研究是以病人和（或）健康者为研究对象，探讨疾病的病因，认识疾病演变规律，寻找疾病新的有效的诊断方法和防治措施，最终达到提高人群健康水平目的的活动。

由于中医男科临床医学研究的对象和目的的特殊性，决定了男科临床医学研究实施过程中的复杂性和难度，因而严谨的科研设计尤为重要。只有应用科学严谨的科研设计方案，才能在最大程度上减少研究过程中的偏倚和误差，提高研究结果的可靠性和真实性。临床流行病学和DME（临床科研设计、衡量、评价）中所提倡的临床研究四个原则（对照、随机、盲法和重复）应该成为严谨科研设计的指导原则。中医男科临床研究方法已突破原有单一的传统方法，采用现代研究方法与传统研究方法相结合，不断引进、移植、扩大、创新。

（一）大、中样本的临床调研

大、中样本临床调研的增加表明临床研究已注意运用科学方法，从而揭示一些规律。李彪等通过对8506例论治分析，对男性不育症的治疗进展作了论述，从病因分类、辨证分型、处方用药等12个方面进行了较为系统的归纳、分析。王根基等对513例阳痿患者进行了分组治疗的对照研究，发现针灸、中药结合组疗程最短，疗效最高，在治愈病例中，针药结合组比单纯针灸或单纯中药组疗程为短。

（二）临床研究与基础研究相结合

临床研究与基础研究相结合提高辨证用药的针对性。我们曾对王氏生精汤提高人类精子质量的作用进行了电镜及光镜的观察研究，在国内外首次报道了电镜下中药治疗前后精子形态结构的变化，结果发现中药王氏生精汤能使精子发生的病理状态转变为常态，证实了中药的疗效。张越林等根据中药肾虚的辨证分型（肾阴虚、肾阳虚、肾阴阳两虚等），采用现代科学方法对300例男性不育症进行临床观察与研究，治疗总有效率为98%，受孕率为52.66%。证实肾虚与下丘脑－垂体－睾丸轴功能紊乱有密切的内在联系，补肾益精法具有调节性腺轴功能的作用。这些研究，证实中药复方能够提高人类精液、精子的质量、数量，逆转病理演化过程，这种效果通过对性腺轴各个层次的普遍作用而实现。

四、实验研究

1865年，C.贝尔纳发表《实验医学导论》，从方法论的高度分析和阐明实验的方法及其对医学的重要性，并提出医学中的知识都应当经过实验的证实。医学实验的发展对医学的进步起着十分重要的作用。

科学实验方法的引进，对中医男科学的建立和发展起着决定性的作用，实验研究的开展，推动并指导着临床研究的深入。近年来的实验研究，围绕中药对性腺轴作用的问题进行了大量工作。马正立、赵伟康等分别研究了填精补肾药物对动物性腺轴的作用，发现中药的作用是多层次的，可以在靶腺（睾丸）以上，也可以在靶腺；对中枢神经系统呈双向作用；中药的性激素及促性腺激素样作用对前列腺、卵巢、睾丸等性腺均产生作用。男科实验研究的新方法如动物造模研究也已开始。郑平东等对肾虚睾丸损害进行了动物模型研究，发现中药可以扭转腺嘌呤导致的动物睾丸损害过程。我们首次采用灵长类动物恒河猴建立模型，长期观察研究了中药方药治疗性功能障碍、男性不育的药效学、毒理学作用及其分子机制。总之，目前的实验研究不拘泥于传统方法，而是力求创新和多样化。

第四节　中医男科学的优势与特色 [1][2][3][4]

中医男科学这门新兴而古老的临床学科近年发展很快，自 20 世纪 80 年代其体系形成以来，便以全新的姿态立足于中医临床各学科之列，备受瞩目。随着中医男科学研究的进一步深入，该学科越来越显示出独特的优势与强大的生命力。

现代中医男科学的优势和特色是与现代西医男性学相对而言。中医男科学与现代西医男性学研究的对象虽然同属男性，但各自的研究方法和手段有别，因而也就有各自不同的优势与特色。中医男科学的优势与特色主要表现在以下几方面。

一、前贤古籍文献丰实

大量考古资料表明，早在新石器时代古人就开始重视男性生殖器官，说明当时已认识到男性在生育繁衍过程中的重要作用。殷商时代已有男女生殖器差异的记载，并对男性泌尿生殖系统疾病有一定的认识。春秋战国时期随着"房中术"的出现，对男性生殖器官及男性疾病的认识逐步加深，并积累了大量的经验。秦汉时代的医学家对男性医学知识进行总结，奠定了中医男科的基本理论，并以此指导男性病的诊断与治疗，集中反映在中医经典著作《黄帝内经》和《伤寒杂病论》两书中。魏晋南北朝时期中医男性疾病临证得到了进一步发展，男性病的治疗方法增多，病证范围扩大，相关理论也得到不断深化。明清时期，对男性病的病名、概念、鉴别诊断、诊治方法以及理论探索等的贡献良多。据统计，仅明清两代涉及中医男科内容的中医典籍就达百余种，男科医案有 500 余则。与男科学关系非常密切的房中术著作甚多，其对性生理、性保健、性养生等性医学内容的论述在东方文化乃至世界文化中都是独一无二的。

然而，古往今来，中医学分科有内、外、妇、儿、眼、耳鼻喉等，而独缺男科。医学史上虽有明代岳甫嘉所著《男科证治全编》，惜早亡佚。清初有《傅青主男科》，多为内科杂病，名实不符。有关中医药对男性特有疾病认识的文献零散在内科、外科、养生和杂著等各种医籍中。需要指出的是蕴含丰富男科学内容的古代医籍宝藏，以及前贤医

[1] 王琦.中医男科研究述评.中医内科讲座荟萃，1990.
[2] 王琦，叶加农.第二届全国中医男性学研讨会述要 [J].中国医药学报，1989，4（6）：60-62，74.
[3] 王琦，叶加农.立足男科临床开拓研究思路——中华全国第二届中医男科学研讨会述评 [J].上海中医药杂志，1990（1）：19-21.
[4] 王琦，何春水，王传航.1989 年中医男科研究进展 [J].山东中医学院学报，1990，14（5）：57-63.

家的临床实践与理论探索，为现代中医男科学研究提供了丰实的文献基础。挖掘、整理这些宝贵遗产，将有助于中医男科学的形成与发展。

二、因人制宜整体调节

中医治疗男科病证，不仅具有针对性，而且作用层次多，既注重调治局部病变，又重视整体功能的调节，局部与整体兼顾。从药物作用角度分析，中药对性腺轴的作用既能作用于靶器官睾丸，又能作用于下丘脑与垂体，而且表现为双向调节，可维护该轴的正负反馈功能。从临床治疗方法来看，亦多标本兼顾。如治疗男性乳房异常发育症，并非采用单纯的激素疗法，而是针对本病的基本病理变化，予以疏肝调肾、调整机体内分泌功能的同时，根据局部痰瘀互结的病机辅以活血化痰、软坚散结之法。再如治疗阳痿，既调理肝肾等脏腑以求整体功能协调，又用活血化瘀法以改善局部血液循环，从而达到恢复性功能的目的。在调护上，中医男科的节欲、食疗、气功、针灸、按摩以及情志疗法等，皆从调整整体功能着手，同时兼顾局部。

作为中医学的一个重要组成部分，中医男科学处处体现了整体观的特点，综合认识男性的生理、心理及其与社会的关系，因而具备生物－心理－社会医学模式的特点。中医男科学继承了中医学因人、因时、因地三因制宜的优点，根据男性体质的不同、性格的差异以及环境因素、季节变化等进行相应的治疗。如治疗性功能障碍，鉴于不同患者所处地理环境、体质强弱、性情刚柔等，中医根据天、地、人三者对患者的影响而采用不同的治疗方法。以体质而言，青壮年患者多实证，治以祛邪为主；中老年患者多虚证，治以扶正为主；素体阳虚者多寒，治以温阳为主；素体阴虚者多热，治以滋阴为主；平素性情抑郁者多肝郁，治以疏肝解郁为主导。中医男科学还寓心理治疗于针药之中，并且重视未病先防、既病防变等，因而取得了单纯药物治疗不能达到的效果。

三、辨病辨证结合运用

在诊断上既辨病又辨证，在治疗上既辨病论治又辨证论治，是中医男科临证的特色。这种病证结合诊治的方法，不仅能把握疾病全过程，给予相应的治疗，又能根据疾病不同阶段的表现给予对症治疗。这样可以更好地指导临床辨病论治与立法用药，提高治疗效果。如免疫性不育，西医学认为是由于抗精子抗体的产生而引起，但根据中医男科辨证，本病可表现为气滞血瘀、湿热蕴滞等不同证候，因而在治疗时结合证候的不同，除采用清利湿热、活血化瘀等辨证治疗外，尚需选用一些对免疫反应有针对性的药物，这种病证结合论治的方法较单纯运用免疫抑制剂更为优越。

四、治疗手段多种多样

中医男科学的治疗手段有内治、外治，有药物治疗、非药物治疗，治疗方法达数十种，如药物口服、药物外治、针灸、按摩、拔罐、食疗、理疗、体疗、精神调治等。中医男科学多采用综合调治、中西医结合治疗，同时辅以情志、起居、劳逸、房事、饮食等方面的调摄。

各种治疗方法中，一法包括多种治法。如针灸治疗有体针、艾灸、穴位注射、穴位放血、穴位割治、穴位挑治、穴位埋针、电针、耳针、激光针灸、氦氖激光穴位照射、音频穴位治疗、温针等，艾灸又有雀啄灸、悬灸、隔姜灸、隔蒜灸、药艾灸、温针灸、艾炷灸等，用针灸治疗有效的男科病多达20余种。药物外治法有热熨、熏洗、敷贴、涂擦、脐疗、扑粉、坐浴、中药离子透入、直肠灌注、中药喷洒、肛门栓塞等多种方法，用药物外治法治疗有效的男科病目前已达20余种。

中医男科的治法各有特点。如药物外治使药物与皮肤或黏膜直接接触，渗透吸收快，不仅能改善生殖器官局部的血液淋巴循环，增强毛细血管通透性，促进局部组织的修复与再生，起到消炎、消肿、调节局部功能的作用，而且还能通过血液循环达到调节整体功能的作用，可以避免内服药物引起的副作用。中医男科学的治疗手段丰富多样，可根据病情灵活选用，可单用一种治疗方法，也可多种治疗方法联合运用。其治疗方法与所用药物符合当今世界"回归大自然"的潮流，且因其疗效确切、稳定，毒副作用低，无创伤，痛苦少，而且经济、方便，适合我国国情，因此易被患者接受。

五、临床治疗效果显著

西医学对许多男科疾病的发病机制研究较为深入细致，诊查手段先进，但对某些疾病如性功能障碍中的阴茎异常勃起、病理性遗精，不育症中的抗精子抗体阳性、精子密度过高、无精子等以及生殖器官疾病中的阴茎硬结症、前列腺炎等尚缺乏特殊疗法，药物作用环节单一，易产生副作用。而中医男科学采用辨病与辨证论治相结合的方法，或内治，或外治，或内外结合，往往可收到显著效果。

中医男科学之所以具有强大的生命力，关键在于其确切的临床疗效。中医男科学的临床治疗范围已从最初重点诊治性功能障碍、前列腺疾病和不育三大类疾病拓宽到其他类男科疾病，中医诊治男科疾病的病种范围不断扩大，已近数百种，并且取得了良好的治疗效果。

可以看出，中医男科学在研究基础、诊疗模式、治疗手段及临床疗效等方面具有明显的优势与特色。

第五节　中医男科学的学科建设与发展趋势[1][2]

一、中医男科学学科建设

（一）明确学科地位

在临床医学学科和临床教学学科中，将其确定为一级学科，改变目前将中医男科学归属于中医内科或中医外科的局面；在中医学体系中，将其确定为二级学科，并在国家学科目录中加以明确。

（二）加强学科基础建设

中医男科学的基础建设包括基地建设、人才培养、学术交流等方面。

1. 临床基地建设

理论来源于实践，理论的正确与否必须在实践中去验证，任何一门临床学科，没有足够的实践场所很难发展。因此，在具备条件的县级以上中医院应设立中医男科，在有条件的地区建立功能设施齐全的中医男科医院。男科基地的建立可以丰富中医男科的临床实践，也可为男科理论的提高提供基础。

2. 人才培养

发展中医男科学，人才培养是关键。对中医男科学人才的培养，要重视男科学初级人才的培养，及现有从事男科工作者的自身提高，特别要重视中高级男科学人才的培养。

男科学人才的培养，主要由中医院校来承担完成。应组织人员编写出统一的中医男科学教材，在各级中医院校中开设"中医男科学"课程，使在校学生接受中医男科学基本理论、基础知识和基本技能的"三基"教育，毕业时具备开展中医男科学基础工作的能力。

---

[1]　王琦.中医男科学及其展望［A］.国际传统医药大会报告论文.北京：1991.
[2]　王琦.中医男科学研究现状与展望［J］.山东中医杂志，1994，13（4）：152–155.

以中医男科培训班、函授班等方式，对有志于从事中医男科工作的医务人员进行系统培训，使其能独立从事中医男科工作。目前从事中医男科的工作人员，应通过参加男科进修班、提高班的学习和自学来提高自身理论和临床实践水平。

中高级男科学专门人才的培养是关系到中医男科学发展的关键。由于学科的特殊性，中医男科高级人才不仅要有扎实的男科学临床功底，还应有扎实的西医男性学基础和医学科研设计与统计学等方面的知识。可通过培养研究生或师带徒的方式实现。

3. 学术交流

学术交流有利于学术成果的推广，从而推动中医男科学的发展。可以通过召开学术交流会和发表论文等方式进行。为此要加强各级中医男科学术团体的建设，有计划地安排学术交流，定期召开学术会议。同时创办中医男科学杂志，在相关刊物上开辟男科学专栏，更多地发表男科学论文，以扩大学术交流与影响。

（三）深入开展科学研究

建立男科学科研机构，有重点、有目的地对中医男科学中的一些重大课题进行专项研究，形成稳定的研究方向。

1. 基础理论研究

中医男科基础理论的研究主要是对古代男科文献进行挖掘、整理及对新理论、新学说的探索。通过临床实践，进一步探索男科疾病的发病与证治规律，提出新的观点、新的理论，从而使中医男科理论不断充实、系统、完善。

2. 临床研究

临床研究的规范化，不仅有利于临床成果的评价与推广，还有利于中医、中西医男性医学之间的交流和国际之间的学术交流。

目前中医界的某些科研成果很难经得起重复验证，难以在实践中推广运用。主要是对科研成果的评价因某种原因缺乏客观公正的准确标准，没有运用正确的科学研究方法。在中医男科学临床研究中亦有类似的问题。因此，进行男科学临床研究必须正确运用科学研究方法，客观准确地评价研究成果。

中医男科学临床研究应从三方面努力。①除对比较少见的病种或特殊的治法可作个案或小样本研究外，一般宜采用大、中样本进行研究。因为样本太少，结果往往带有偶然性；只有足量的样本，结果才较为接近客观规律。②设立对照组，可采用自身对照、随机分组对照、中西医分组对照、与既往公认的有效方法对照等不同对照方法。只有设立对照研究，所得出的结果才有可比性和真实性。③根据研究的目的、资料的类型，正确运用相应的统计学方法对研究资料加以处理、分析，在此基础上进行统计、推断，借以排除差异带来的偶然性。运用统计方法有两点值得注意，一是统计方法在进行课题设计时就要选定；二是从研究工作开始，所有纳入研究对象即受试对象和处理方法即施加因素的资料都要进行统计。应将上述三项工作贯穿于同一研究课题的全过程。唯有如此，研究成果才具有科学性，得出的结论才符合客观规律，科研成果才能经得起临床实践的进一步检验。

3. 开展男科学实验研究

目前，许多男科学临床研究在同一水平上重复，其原因之一是男科学实验研究开展的局限性。开展实验研究，既可阐释男性疾病的发生机制，又可说明治疗方法的效应机制。因此，广泛开展男科学实验研究将有助于进一步提高中医男科学的总体水平。进行男科学实验研究要侧重以下方面：①建立动物模型不能用纯西医的方法建立，必须以中医男科学理论为指导；②要拓宽研究范围，在增加病种的同时，应进行男性生理基础研究；③对男科用药的机制研究要拓宽到非补肾或非补益药；④要坚持基础研究与临床研究相结合，唯有如此，实验研究才具有生命力。

（四）提高临床疗效

临床疗效是中医男科学的生命力，中医男科事业要发展，就必须不断提高临床诊疗水平，主要应注意以下几个方面。

1. 中医方法为主，结合现代检测技术进行临床诊断

中西医结合诊断可以提高临床诊断的水平，为临床治疗提供可靠的依据，使治疗有的放矢。如不育症，单靠中医方法很难确定引起不育的原因，治疗无从下手。如先天性输精管阙如、性颠倒综合征、Klinefelter 综合征（克兰费尔特综合征）等引起的不育，若不借助现代检测技术，就难以明确诊断。性功能障碍、前列腺疾病等，都应进行中西医结合诊断。

2. 研究男科疾病的发生发展规律

探索贯穿各种疾病的基本病理变化，以及不同个体、不同地域、不同季节的特异性。只有在熟悉病理变化规律的基础上，才能做出有效、针对性强的处理。

3. 筛选有效的治疗方法

中医内治法包括补法、泻法、补泻并用等。近年来各地运用活血化瘀法治疗男科疾病已取得显著效果，拓宽了中医男科内治法的思路。在治疗手段上，除药物内服外，有药物外治、针灸等，均具有较好的疗效。筛选针对性强的专方专药也是提高临床疗效的途径。

4. 统一诊疗标准

对男科的常见或难治性疾病，制定统一的诊疗标准、观察检测指标及评价标准，有利于筛选出更为有效的方药。

5. 基础与临床研究相结合

临床研究能为基础研究提供方向，而基础研究则能指导临床研究的深入。当二者形成临床－基础－临床的良性循环时，将对提高临床疗效起积极的促进作用。

6. 总结推广

对经过严密考察、客观评价后确认的有显著疗效的治法方药，应及时进行总结、推广，使之很快在大范围内得以应用。这样，能从总体上提高中医男科临床疗效。

二、中医男科学发展趋势

中医男科学是从中医学中分化出来的一门独立的临床学科，是人类对男性性生理病理及疾病防治知识的长久积累与特定时代环境相互作用的产物。无论从时代的需要出发，还是从学科自身发展的规律分析，中医男科学都具有广阔的发展前景，在 21 世纪将会成为一门十分重要的中医临床学科。

1. 学科体系日臻完善

在理论方面，传统中医男科学的学术经验得到进一步发掘与整理，在继承古代医家经验的基础上，结合新的临床实践，提出新观点、新理论，使中医男科学理论有所发展和创新，渐趋系统、完善。

2. 诊疗水平不断提高

男科主要疾病的辨病与辨证论治的诊断标准、疗效评定标准趋于规范和统一；在临床治疗方面，不仅常见男科疾病的治疗涌现出一批疗效显著的治法与方药，而且对某些男科难治性疾病，如前列腺炎、前列腺增生、器质性阳痿，以及男性不育症中的免疫性不育、无精子症等的治疗效果也将显著提高。

3. 保健优生取得进展

对传统男性保健养生方法进行深入研究和整理，结合男性的身心特点，提出符合实际的男性保健养生方法，这些方法包括男性婚姻保健、性保健及一般保健等方法和措施。古代择偶、保精以及天人相应、择时种子等男性优生理论与方法将得到系统整理，并在此基础上结合现代影响人类生殖生育的种种因素，探索现代社会条件下的男性优生理论与方法。

4. 研究方法日趋先进

在中医男科学理论指导下，借助现代科学手段，宏观与微观相结合，对男性生理、病理以及治法方药进行深入研究。常用的中医男科动物模型即将建立，严格按照科学要求的研究方法也将运用于男科学基础与临床研究。

现代人类不仅追求丰富的物质生活，而且更期求生活质量的提高，同时也期望性生活的美满和谐。有学者预测，随着生活节奏的加快，激烈的社会竞争以及环境的污染等原因，男性疾病的发病率将逐渐增高，可能成为21世纪危害男性身心健康的疾病主要有不育和性功能障碍。中医男科学理应为防治男性疾病、保障男性身心健康以及家庭婚姻的美满与和谐，社会的安宁与稳定做出更多的贡献。

第二章 中医男科学理论体系的构建

理论来源于实践，是在实践过程中通过理性思维对事物运动规律认识和感知的理性升华，是实践经验的总结。实践需要理论的指导，没有正确理论指导的实践往往迷失方向，事倍功半，甚至一事无成。从理论与实践的关系中还可以看出，对于一门学科来说，其理论必须不断深化充实、提高完善。

中医男科学的历史可以追溯到 2000 多年前，但由于历史原因，始终未能形成自己的学科体系。我自 20 世纪 80 年代中期开始从事中医男科学的研究工作以来，特别强调学科理论构架对学科发展的重要性，并一直把中医男科学的学科理论构建工作放在首位。现代中医男科学是一门新兴的中医药学的临床分支学科，理论的构建对于男科临床实践和学科今后的发展有着至关重要的现实意义。中医男科学拥有了自身的理论体系，就可以保持学科体系的独立性，学科发展和完善也就有了坚实的基础。我始终认为，对于中医男科学来说，理论的构建能给临床指明方向。在中医男科学的理论和临床研究过程中，我提倡开拓创新，不愿拘泥守旧，总是不断地进行理论思索，希望有新的发现和创造，给中医男科学术添砖加瓦，为中医男科学的整体水平提高尽绵薄之力，使中医男科学的理论体系逐步充实和完善。

男科学理论体系的构建大致经历了构架形成、丰富充实、发展完善等三个阶段。

第一节 构架形成理论体系

1988 年，我组织部分热心中医男科学事业的学者编写了国内首部中医男科学的学科系统专著——《中医男科学》，并由天津科学技术出版社出版发行。《中医男科学》一书的问世，标志着这一学科的理论体系得以形成。

作为一门独立的学科，必有其自身的理论体系，有自身的研究对象、范畴和任务。而一门学科的建立，必先形成其独立的学术体系，并有自身的特点。随着实践经验的积累和理论研究的深入，学科体系则不断发展和完善。《中医男科学》分总论、各论两部分共 11 章，分别论述了中医男科学的学科特点、任务、范围、理论渊源和男性的解剖生理特点、病因病机特点及男科疾病的诊断、辨证与常用治法等中医男科理论问题，并从源流概说、病因病机、辨证论治、医案举例、预防与护理、名医论述和现代研究进展等方面对男性特有疾病详加论述，同时还对性事与男子保健做了有益的探讨，较全面地以发展源流、揭密发微及创见性的论述，揭示了古今中医对男科学的认识和经验，从深度和广度两方面反映了该学科当时的总体水平，初步构建了中医男科学的基本理论体系，填补了中医学当时没有中医男科学系统学科专著的空白，推动了整个学科的形成与发展。

曾有个别学者认为《男科证治全编》《种子篇》《济阳纲目》和《傅青主男科》是中国古代最早的男科专著，并称"《男科证治全编》为我国、也是世界第一部男科专著"。但细考之，所述几部古代医籍均难以称之为男科专著[1]。《男科证治全编》系明代医家岳甫嘉所撰，但可惜早已亡佚，后世见所未见，称其为首部男科专著的立论当难以为据。《妙一斋医学正印种子篇》亦为岳甫嘉所撰，分男科、女科，上、下两卷，系不育不孕专著，而非男科专著，充其量可将其上卷男科称为男科专病著作。《济阳纲目》系明代武之望所撰，是在其女科专著《济阴纲目》成书两年后所著，其书何名"济阳"？序中谓："余自庚申岁，梓济阴纲目，业已行世，因念阴阳一理，济阴有书，济阳何可无书，而况人生负阴抱阳，一切奇异不经不治之疾，无论矣，如偶尔之风、寒、暑、热、内外感伤与治法之轻重缓急，君、臣、佐、使，所谓呼吸存亡之变，等于用兵……仿前纲目之例，命以济阳，共计卷一百有八，庶两仪并育，万类咸生。"可见命名"济阳"是在编写体例上类仿"济阴"，取阴阳两仪并育之意。《济阳纲目》全书计108卷，分论中风、中暑、感冒、疫疬、呃逆、吐酸、关格、泄泻、疟疾、郁证、肺痿、喘急、五疸、痞满、折伤、目病、耳病、口齿、鼻病等除妇科之外的内外五官各科疾病，虽有男科病内容，但不属男科专著。《傅青主男科》虽以"男科"命名，但实乃内科杂著，计分伤寒、火郁等25门，一览便知非男科专著。有学者通过查阅北京市几大图书馆馆藏临床古籍1000余部，亦未见有男科专著。著名医史学家耿鉴庭教授经详细考证后亦得出了相同的结果[2]。不难发现，直至20世纪80年代初期还没有一部真正意义上的中医男科学专著问世。

还有学者认为中华人民共和国成立后成书最早的男科专著是1984年出版的《中医男科证治》。秦国政教授认为，不可否认，该书的确是最早论述中医男科某些问题的专门著述，但还不是完全意义上的中医男科学专著。专著是就某一学术专题撰写的著作。而作为一门独立学科意义上的学科专著，更需对其自身的理论体系以及研究对象、范畴和任务等进行全面的阐释。一门学科的确立，在于其理论体系的构建，并以其理论研究的深

[1] 秦国政.《中医男科学考略》考辨 [J].中国医药学报，2000（2）：71.
[2] 耿鉴庭，刘慕伦.中医男科学源流考 [J].中国中医研究院院报，1996（1）：31.

度反映该学科的总体水平。然细览《中医男科证治》全书，并不具备前述要件。作为中医男性医学这门独立的中医临床学科的完整的学科概念即"中医男科学"，最早见于20世纪80年代中期的文献[1]，而标志这一学科基本理论体系的构建和诞生的学科专著则非《中医男科学》莫属[2]。

第二节　丰富充实理论体系

《中医男科学》的出版，虽然标志着中医男科学学科理论体系的形成，但只是迈出了构建中医男科学理论体系的第一步，中医男科学学科体系的充实和完善还有很长的路要走，中医男科学在实践的长河中，只有不断进行理论思维的研究，才能加速自身的发展和完善。

为了进一步丰富和完善中医男科学的学科理论体系，继主编第一部中医男科学专著后，我又于1988年主持编写了我国第一套大型系列中医男科学丛书——《中华中医男科学丛书》，丛书第一批包括《中医男科临床手册》《现代中医男科荟萃》《〈医心方〉男科奇览》《古今男科医案选按》《中医男科名方选议》共5部，于1990年10月由华夏出版社出版发行。

该丛书融古汇今，荟萃古今各家之论，集古今男科临床经验之大成，全面反映了中医男科学的丰厚内涵；丛书将零散分布在古今浩瀚医籍文献中的男科学知识、经验、方法等综合、分析、提炼，升华到理论的高度，丰富了当代中医男科学的内容，充实了中医男科学的学科体系内涵。

中医学术发展的基础是临床实践。理论的突破依赖于临床的提炼与启示，而临床诊疗水平的提高与理论思维的突破密切相关。随着时代的发展，不同学科相互渗透，检测手段日益更新，原有的一些传统理论、诊治方法已不能适应男科学的需求。因此，我主张从现代临床实际出发，结合西医男科学知识，突破原有理论框架，转变诊断与辨证模式，丰富治法治则，有助于拓宽本学科的临床研究思路和整体水平，不断完善中医男科学体系。在临床实践的基础上，通过理论思维，提出了一些新的认识，拓宽了中医男科临床的诊疗思路，对转变中医男科临床诊疗模式提出了自己的见解。以下仅就我对男科三大疾病的认识体会做简要介绍。

根据现代社会阳痿发病的实际情况，针对阳痿患者大多因情志失调、肝之功能改变

———————
[1] 秦国政.试论建立中医男科学学科体系[J].中医药信息报，1986（3）：26.
[2] 秦国政.《中医男科学考略》考辨[J].中国医药学报，2000（2）：71.

所致，我首次明确提出了"阳痿从肝论治"的学说，指出临床治疗阳痿应以从肝论治为主，突破了几千年补肾壮阳为主治疗阳痿的定式。这一观点得到了中医男科界的广泛响应，在之后短短数年中，从肝论治阳痿的治疗体会和临床报道已达数百篇。

曾有个别学者认为"阳痿从肝论治"之说古已有之，并非我首次提出，并举明代医家王节斋、薛己、王肯堂及清代医家韩善徵之说加以佐证。秦国政教授通过对有关载有阳痿论治内容的131部古代医著的详细考证，尚未发现古代医家有明确提出"阳痿从肝论治"之说者。认为只要考证时做到忠实原著，而不是肢解原著、断章取义或用现代语言"规范"、拔高古人的认识或经验，就很难得出"阳痿从肝论治"之说古已有之的结论。

还有人认为今人倡"阳痿从肝论治"之说者始于1980年，秦国政教授通过对《中国科技期刊中医药文献索引（1949—1996）》和国家中医药管理局中医药文献情报检索中心计算机检索所得文献题录查阅的专论阳痿和与阳痿有关的近1500篇首次文献的研究，认为此说难以成立。1985年，我总结古今医家及自己从肝治疗阳痿的经验和认识，以《论阳痿从肝治》为题发表论文，首次明确提出了"阳痿从肝论治"的观点，目的要使几千年来隐含不明的思想得以阐明，从而拓展中医论治阳痿的内容和思路。我从肝与宗筋、肝藏血、情志所伤与阳痿等生理病理方面阐述了阳痿从肝论治的理论基础，所举案例已不独为肝郁，所言并非仅仅是经验之谈，已从感性认识上升到理性认识，形成了一种理论。自此之后，每年都有阳痿从肝论治的文献见诸报刊，这些文献从生理病理、发病特点和治疗方法等不同方面对"阳痿从肝论治"这一理论作了进一步的阐释与补充，使之得以不断完善。

在男性不育症方面，古今大多数医家以虚证立论，虚证中又以肾虚为主。但从西医学看，免疫异常、感染因素、毒素损害等属中医"邪实"范畴；精索静脉曲张属"血瘀"范畴；细菌性前列腺炎属"湿热"所致；吸烟、酗酒、食用棉籽油、接触农药或辐射等则属"毒"的范畴；先天发育异常、后天发育不良等则与肾虚密切相关，所有这些疾病或原因都能引起男性不育的发生。从这种中西医学认识上的对比分析，不难发现肾虚、湿热、瘀血和毒已经成为现代男性不育症的主要病因病机。我根据大量的中西医临床实践，于1988年提出现代不育症病因病机以"肾虚夹湿热瘀毒"为主的观点，治疗以补肾填精、活血化瘀、清热利湿为原则。这一观点的提出，拓宽了男性不育症的治疗思路，据此研制的中药新药黄精赞育胶囊应用于临床已取得显著疗效。

根据西医学对慢性细菌性前列腺炎病因病理的认识和大量临床实践的体会，我认为前列腺的细菌感染不同于一般的湿热下注，而是热毒之邪蕴结于前列腺；局部血液流变学的改变、纤维化的形成又当属瘀血阻滞；前列腺分泌旺盛形成的尿道滴白经久不愈则属于瘀浊阻滞。因而提出了慢性细菌性前列腺炎的主要病因病机是"热毒蕴结，瘀浊阻滞"，并据此提出了慢性细菌性前列腺炎的"分期论治"学说，即初中期治以清热解毒为主，辅以化瘀排浊；后期以化瘀排浊为主，辅以清热解毒。

我认为，男科临床中应强调抓主要病机，以辨病为主，辨病与辨证、宏观与微观相结合的开放式的诊断治疗理论体系和思路，对提高男科诊疗水平可以起到积极的促进作用，也可以从临床角度充实和完善中医男科学的学科内容。

第三节　发展完善理论体系

为了系统总结中医男科学体系建立以来的研究成果，进一步完善中医男科学学科体系，指导中医男科临床医疗、科学研究及教学工作的进一步开展，我于1992年又组织编写我国首部大型、全面的男科临床专著——《王琦男科学》。历时5年，该书于1997年底由河南科学技术出版社出版发行。

该书是在《中医男科学》《中华中医男科学丛书》的基础上，总结我们和全国各地男科工作者10余年来理论探索、临床实践和科学研究的新成果，大量补充、修订而成。该书的编写体例系根据中医男科实际需要，采用中医学与西医学相结合的方法，既有继承，又有创新。全书分为导论、解剖生理、病因病理、诊断辨证、治法护理、病症论治、药物气功、求嗣节育、保健优生9篇，共43章，另设附录，使中医男科学的学科体系框架结构益趋完整，分篇内容更为充盈。该书首列"导论篇"，主要根据我多年来发表的中医男科理论研究文章，对中医男科学的学科概念、研究范畴，古今男科论述的发展，直至当前产生新的学科以及研究的思维方法等予以一一阐述，并分析了中医男科学所具备的特色优势，展望了今后的发展趋势。导论的内容既能使读者对中医男科学有一个明晰的、整体性的认识，又是学科今后发展的重要理论基础。"导论篇"之后，阐述了中医男科的解剖生理、病因病理、诊断辨证、治法护理等。在"病症论治篇"系统全面地从多角度、多层次论述了男性性功能障碍、不育症、阴茎疾病、阴囊疾病、睾丸疾病、附睾疾病、精索与输精管疾病、前列腺与精囊疾病、男性绝育术后并发症、房中病、男科杂病、性传播疾病等165个病症，并详列了17个男科常见症状的鉴别诊断与治疗。每个病症分别阐明其概念、沿革、病因病理、辨病、类病辨别、辨证要点、治疗要点与原则、论治、其他治疗、转归与预后、预防与护理、文献选录、现代研究进展、诊疗标准参考等。此外，还对药物气功、求嗣节育、保健优生等问题进行了探讨。全书内容充实，资料丰富，系统全面地反映了我国当时中医男科学的临床理论和临床实践的全貌。该书在诊断标准化方面提出了不少新观点，对中医男科学的病名进行了整理，基本采用西医学的名称，传统病名与现代病名相应者则加以对比，易混淆者则加以区分，对一病多名或一名多病者则加以整理，使中医男科病名逐步规范。在其他方面，如对病因病机、治疗等的论述，既有传统理论，又有现代新内容，衷中参西，并试图将中西学说之异同归于一统。总之，全书在学术上重视穷源溯流，在临床上重视实用，在体系上力求全面系统，使中医男科学在学术与临床、医理与医义等方面较前均有了明显的发展。

2007年，为了进一步总结近10年来中医男科学的研究进展和临床实践经验，推动中医男科学的发展，我们用了两年的时间对《王琦男科学》进行了修订。在导论篇"现代中医男科学的研究概况"和"中医男科学的优势与发展前景"等章节，根据中医男科学的发展增加了近年来的新内容，并针对21世纪中医男科学发展趋势提出了新的思路。在诊断辨证篇"现代男科检查方法"章，根据男科检查（检验技术）新的发展补充了新的内容；"男科病历的书写"章，根据国家新的有关规定重新撰写，以更符合临床实际与应用。在病症论治篇，一是在各相关章节增添了"王琦学术经验"的内容，除对男性性功能障碍、男性生育与不育、前列腺与精囊疾病等章节的相关内容作了增补外，还在常见症状鉴别诊断与治疗、阴茎疾病、阴囊疾病、睾丸与附睾疾病、精索与输精管疾病、男科杂病、男性绝育术后并发症、房中病、性传播疾病等章节增加了该项内容，在阳痿一节增添了"宗筋论"，在男性生育与不育一章增添了"精室论"；二是反映新的病因认识，如中医学者对肝郁致痿的流行病学调查等；三是反映新的诊断标准，如阳痿、前列腺炎、前列腺增生的国际诊断标准和分类等；四是反映新的中西医学治疗进展，如不育症新的治疗进展，包括中医对感染性不育及弓形虫等的治疗，及西医辅助生育技术的发展等；五是重写了慢性前列腺炎一病。在药物篇，增写了"王琦男科方药思想与学术经验"（包括用方思想、用药思路、用药特色、药效钩玄、经方效用经验举隅、用药效用经验举隅等6节）和"男科常用中药药理药效学研究进展"两章，使该书从43章增加到44章，185病，200余万字，分篇内容更为充实，所列病种超过一般男科专著所载，使中医男科学的学科体系框架趋于完备。《王琦男科学》的修订，进一步完善了中医男科学科体系，全书内容全面，资料翔实，在中医男科理论及实践两方面具有鲜明的自身特色。

中医男科学学科理论内涵的建设，从初步构建到丰富充实，最终得以逐步完善，经历了艰辛的历程。本人对构建和丰富男科学术体系的努力，得到了中医界的赞同。国家中医药管理局原副局长诸国本说："王琦教授对中医学的贡献之一，在于把男科这样一个专科发展了、深化了，发展成为独立的临床学科，并有不少理论上的探索和创建。"

中篇

临床研究

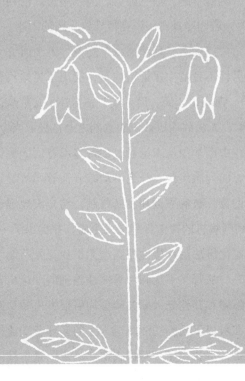

第三章　男科病症辨治方法研究

第一节　病因病机研究

病因病机，是中医临床对疾病发生的原因和发展变化机制的认识、对其认识的清晰度和深度决定着治疗的方向和成败。如今的中医男科依据临床实践对许多病症的病因病机提出了新的观念，从而突破了原有的理论框架，产生了新的认识。

中医男科既往对许多男性疾病多责之于肾，并有"肾无实证"之说，《金匮要略》专列有"男子虚劳篇"。故男子多肾阳式微、命门火衰，肾阴不足、肾精亏损。有人从汉唐至明清的 39 部名著中列出 400 余首治疗阳痿、早泄、遗精、滑精、不孕不育、早衰健忘、腰膝酸软的方剂，发现皆多从温补下元、补暖肾经立意，其中温阳药占 82% 以上，可见壮阳补肾占有主导地位。

但现代中医男科研究表明：精瘀、痰凝、血瘀、湿浊、热毒是构成多种男性病的主要病机。阳痿、阳强、淋浊、死精、射精不能、液化障碍、前列腺炎、前列腺肥大、精索静脉曲张等病证常与上述因素有关，若固守补肾一说则将导致临床的困惑。

就男性不育症而言，前贤多从"命门火衰，精液清冷"立论，不少研究者根据临床实践及现代医学认识，大大丰富了男性不育的中医证治内涵，提出了男性不育"治勿忘痰""治勿忘瘀""不应一概从补论"，强调了"痰、瘀、实"在男性不育症病因病机中的重要地位。现代中医男科临床在继承古人病因病机认识的基础之上，吸取当今医学检测、检查、诊断方面的成果，认识到以往中医学中从未论述过的许多不育病因病机，如精索静脉曲张、免疫异常、染色体异常、前列腺疾病、纤毛不动综合征等均可导致不育，并利用体检、精液检测和各种化验协助分析致病原因和发病机制，结合宏观观察与微观研究综合判断，近几年对男性不育症病因病机的探索日趋深入全面，并提出了一些新观点。如抓住"瘀"的病机特点，运用活血化瘀法治疗慢性梗阻型无精症，服药期间精液质量明显改善，精量和精子数目明显上升。从肾－下丘脑－垂体性腺轴的理论出发，认为丘脑下部垂体功能不足，睾丸疾病、隐睾和其他先天睾丸畸形均可损害生精功能，而肾阳虚患者的下丘脑－垂体－性腺轴存在着以下丘脑功能减退为主的多环节功能损害，由此认为肾虚精亏为不育症的主因。1988 年我提出了"肾虚夹湿热瘀毒"是男性不育的主要病机。在治疗上，将活血化瘀、清利湿热、补肾填精方法辨证使用或综合运用取得较好疗效。

对射精不能症，许多学者认为情志心理因素是本病的重要因素，因此提出"从肝调治"。如认为性交射精不能多由情志所伤，肝郁肾虚而致。肝除主疏泄气血外，亦主疏泄精液。肝疏泄正常则能舒畅全身气机，助男子的排精，故治之以调肝补肾，使肝复疏泄，肾精充盈，则排精不能及不育症一并治愈。

再如对阳痿病，阳痿求诊者多见于青壮年，临床用治肾法往往收效不显，究其病因，常因情志所伤，而性交乃宗筋用事，《素问·痿论》亦有"筋痿者，生于肝使内也"之论，我因此提出了"阳痿从肝论治"，为阳痿疾病的治疗提供新的思路。郭氏还对情志因素与阳痿作了较为细致的探讨，提出怒郁、思虑、惊恐、悲忧都会导致阳痿，对其病因病机作了较全面的阐述。

新的发现和科学理论的建立，一般来说都必须有异于前人的思考，同时又都在前人探索的基础上有所前进，若不从新的角度做出思考，就难以跳出固有的理论圈子。传统是科学相继关系中的量的积累，它只能使知识延续和储存，只有创造才能使知识扩大、发展和加深，因此大凡发现都是对习惯和传统的修正、补充和反对，唯有如此才能别开生面。

第二节　诊断规范化研究

一、疾病名称的规范化

正确运用疾病名称是研究疾病证治规律的前提。目前中医男科的疾病命名存在着一病多名、多病一名及病名笼统含混等现象。如阴茎硬结症有"阴茎痰核""玉茎结疽"之谓；阴茎异常勃起有"阳强""强中""阳纵"之说；多种疾病引起的小便异常如尿频、尿急、尿痛、尿浊等统称为"淋证"；如出现小便点滴而下，或点滴不通，则又称为"癃闭"；有以"淋证"指代前列腺炎、以"癃闭"指代前列腺肥大者；用以指代前列腺炎的名称还有"精浊""白浊""白淫"等。男科病名既要反映疾病的本质，又不能产生歧义。男科疾病名称的规范应遵循以下原则：

1. 对某些古代比较笼统的病名，多进行微观诊断。如男子不育，古称"男子绝子""男子无嗣"等，现均已统称"男性不育"。由于男性不育既是一个独立的疾病，又是其他疾病或因素的结果，故针对不同情况又作出相应诊断，如免疫性不育、特发性不育等，有的则根据精液分析，具体诊断为"无精症""弱精症""少精症""死精症""精子凝集症"等，病名本身反映了对疾病认识的深化。

2. 对易混淆的病名多不采用。如既往认为急慢性前列腺炎多属于中医"淋证"范畴，而淋证又有热淋、劳淋、气淋、淋浊的不同，其病名又易与现代性传播疾病的"淋病"相混，故目前中医男科文献报道已直接使用急性前列腺炎或慢性前列腺炎的病名。

3. 对古代未作记载的病名，直接吸收。如"精索静脉曲张""精索炎"等。像"艾滋病"这样新的疾病，尽管有人热心于在古代文献中找出处，对号入座，但多数学者仍尊重客观事实，直接使用西医学病名。

4. 古代医籍中有记载而西医学无类似病名者，当沿用古代名称，如"夹阴伤寒"等。

5. 古医籍所载病名与西医学病名所指属同一疾病者，既可用中医病名，也可用西医病名，并以相互注释的方法加以说明，如发生于阴茎海绵体的纤维性硬结，既可用"阴茎痰核"，又可用"阴茎硬结症"名之。

鉴于许多男性疾病仅仅依靠传统的"望、闻、问、切"已难做出诊断（如"无精症"切脉是切不出来的），故必须善于利用现代新的诊查手段才能作出正确判断。而且有些中医诊断需重新判断，如阳痿，仅凭主诉并不能确定，究竟勃起与否、勃起程度如何，要进行阴茎夜间胀大试验，有条件者进行硬度计的检测，才能客观反映勃起及膨胀程度；而血管性阳痿、内分泌性阳痿更需一系列检测才能得出正确结论，如静脉瘘引起的阳痿，患者不采用结扎术而用药物治疗往往是事倍功半。

二、诊疗标准的规范化

目前虽拟定了少数全国性或地方性的男科疾病诊疗标准，但尚未取得共识，难以推广应用。如对阳痿的诊断标准，有的主张将性欲的有无、强弱作为诊断依据之一，有的则认为阳痿仅是阴茎的勃起功能障碍而与性欲无关。因为即使性欲低下，只要阴茎勃起功能正常，同样可以进行正常的性生活；而一些人即使有性欲或性欲要求强烈，但因阴茎勃起障碍，则难以进行正常的性生活。再如对男性不育症的疗效评定标准，有的将精液常规检查恢复到正常状态或水平（这个正常状态或水平的标准尚未完全统一）者定为治愈，有的将治疗后患者配偶怀孕或生育定为治愈。但因极少数患者精液常规检查在正常水平以下而能生育，而女方怀孕或生育又不能绝对排除非治疗因素的存在，故男性不育症的疗效标准也不统一。由于没有公认的、能反映疾病本身内在规律的、科学的诊疗标准，因而难以评定和对比各种治疗方法的优劣。因此，目前迫切需要在病名规范的基础上制定阳痿、男性不育症、前列腺炎、前列腺增生等男科常见疾病和重点疾病的全国统一诊疗标准，以促进临床研究的规范和深入。

此外，在诊断标准上，还应当重视证型诊断的统一和规范。目前对同一男科疾病的证型诊断，有从脏腑定位分型者，有从八纲定性分型者，有从病因病机分型者，有从病理产物分型者，有结合西医学知识分型者，以致一个疾病的证型庞杂繁多，既难以反映每一个疾病变化过程中的阶段性基本病理改变，又不得要领。因此，对每一疾病用何种方法辨证和分为几个证型，才能更好地反映疾病本质，才能更符合临床实际和便于运用，也是一个必须及时研究的课题。病名诊断规范化，证型诊断不规范，同样影响临床研究的规范和深入。

三、生理和解剖名称的规范化

男科学中有关生理和解剖名称的使用也应规范化。因中医男科发展源远流长，某些生理解剖位置在不同时期有不同称谓，如不加以辨析，则易生歧义。如"阴茎"这一名称，在古代文献中有"玉茎""宗筋""外肾""阳物""肾""茎""茎物""溺茎""阴""阳"等多种称谓，而这些名称有的又非专有名词，而是一词多义，如"宗筋"在古代医籍中除指阴茎外，有时又指整个男性外生殖器；"外肾"除指阴茎外，有时又指睾丸，或指外生殖器；"肾"有时指阴茎，有时又指内在的实质性器官的肾或功能概念的肾；而"阳物""阳""阴"等一旦离开具体的语言环境时，就是更为模糊的概念，使人不知所云。再如睾丸又称为"阴卵""睾卵""卵子""睾""丸""肾子""外肾"等，阴囊称为"肾囊""睾囊""囊"等。这种对同一器官有多种不同称谓且所用名称内涵外延均不确定的现象，往往使人困惑，不仅有碍于中医男科学走向世界，即使在国内也会给中、西医的沟通和交流带来困难。因此，在表述临床研究成果时，凡涉及有关生理、解剖名称，应采用公认的或易于被接受的名称，并使之逐步规范化。

第三节　男科病症诊疗模式[1][2]

事物本身是多角度、多层次的，人们反映事物的手段也应该是多角度、多层次的，仅以单一的思维去展现其面貌，往往陷入片面性。面对男科学临床的实际，采取多种

---

［1］ 靳琦．王琦"辨体－辨病－辨证诊疗模式"的理论要素与临床应用［J］．北京中医药大学学报，2006，29（1）：41–45.
［2］ 王琦．王琦男科学（第二版）［M］．郑州：河南科学技术出版社，2007.

思维结构，必然能更全面地反映疾病的复杂状态，产生新的知识。中医男科病症诊疗模式已不仅是一病几型，还有脏腑辨证分类、病因分类、寒热虚实属性分类或上述兼顾分类等，但应按疾病自身特点进行灵活变化。①单纯辨病如"阴茎硬结症""阴茎短小症""尖锐湿疣"等，一般不作分类。②按病变发展分期如"龟头包皮炎"分一期（红斑期）、二期（渗出期）、三期（溃烂期），分别论治。③按病理变化分期，如阴茎癌根据癌体大小程度、有无浸润及转移等确定。④按特异体质诊断，如精液过敏症等。

临床上有辨证、辨病、辨体、辨体 – 辨病 – 辨证相结合等模式，呈现了诊疗模式的多样性，丰富了辨治思路。"辨体 – 辨病 – 辨证诊疗模式"是以体质、疾病、证候之间的内在联系为前提，将辨体、辨病、辨证相结合，进行综合运用的一种临床诊疗模式。男科辨体主要诊察形体、禀赋、心理以及地域和奉养居处等对男性的影响，以此分析某类人群脏腑阴阳气血的多少，对某类男性疾病的易罹性，分析某种体质男性患男科病后体质对疾病的影响，即男科疾病发展的倾向性，以及对药物的耐受性等。诊断的正确与否，直接影响疗效的好坏。男科辨病是通过对四诊及现代检查所得资料进行分析研究，对疾病作出确切的诊断，为临床治疗提供可靠的依据，是男科临床实践工作中极为重要的一环。男科辨证则可以了解疾病在不同阶段的特殊性，只有将辨体、辨病、辨证有机结合，才能更好地提高男科临床的治疗效果。

一、辨体

男性生理的特点表现在男女体质方面的差异。男女两性在外形、解剖、功能等生理方面的差异，早为人们认识，《礼记·效特性》中就有"男女有别"之说。探索男性体质的特点，能更好地指导男性保健养生与疾病防治，从而促进中医男科学的深入发展。

（一）男科辨体要点

1. 了解男女体质差异

（1）先天禀赋男阳女阴

古人认为，男女体质差异与先天禀赋关系密切，《灵枢·寿夭刚柔》说："人之生也，有刚有柔，有弱有强，有短有长，有阴有阳。"认为，男性禀赋以父母之阳为主，女性禀赋以父母之阴为主。故男性体质呈现身形魁梧、声音洪亮、争强好胜、力大剽悍等一派阳刚之气的征象，构成了雄壮、勇敢、刚毅、果断的男子气概；女性先天禀赋阴气较多，故体质特点表现为身形娇小、柔顺胆怯、声音尖细、力小柔弱等一派阴柔之气的征象。禀赋的阴阳差异，形成了"男刚女柔"的体质差异。对于男女的这种阴阳体质差异特点，《易经》

分别以"乾""坤"二字加以概括。乾，阳物也，健，象男；坤，阴物也，顺，象女。

男性虽禀赋多阳，而呈现阳刚气质，但个体本身则处于阴阳相对平衡状态。阳气推动男性生长发育，成年后繁重的体力和智力劳动又要消耗大量阳气，中老年时，阳气开始自然衰减。因此，男性养生防病，不能克伐阳气，而要处处顾护阳气。

（2）生长发育男迟女早

男女一生的生长发育在年龄阶段上不太一致，女性生长发育相对稍早，男性生长发育较迟、较慢。在性发育上，男性的性成熟晚于女性；天癸的充盈亦以男性为晚。作为性发育趋于成熟标志的月经来潮与精液溢泄，女性出现较早，如《素问·上古天真论》说女子"二七而天癸至，任脉通，太冲脉盛，月事以时下"，而男子则"二八肾气盛，天癸至，精气溢泄"。因此，根据体质特点，男性结婚年龄应较女性为晚。

男性的性衰竭亦晚于女性。丈夫"八八天癸竭，精少"，女子则"七七任脉虚，太冲脉衰少，天癸竭，地道不通"。"男不过尽八八，女不过尽七七"，表明男性的性衰退较晚。如与同龄女性同时衰退，则表明男性性衰退属早衰而非自然之理。男性从中年起就应及早调补，房事适度，避免性功能过早衰退。

按照《内经》理论，男性的其他生长发育指征，诸如乳牙更换、头发生长、筋骨坚强、肌肉丰满等，都较女性为晚，衰老征象亦出现较晚。

（3）物质基础男贵精女贵血

精血男女俱有，是人体不可缺少的基本物质。精于男性尤为重要，血对女性至关宝贵。正如明代医家万全所说："男子以精为主，女子以血为主。"精有广义之精、肾精与生殖之精的不同，广义之精包括津、血、液、精等，肾精指肾之精气。在生理上，肾精乃人体精微物质所化生，肾之精气又能促使生殖之精的化生，生殖之精还需精微物质之滋养。若男性性生活过度，不仅会大量消耗肾之精气和精微物质，出现精亏、精少；另一方面，男性在社会上承担的工作及责任，其强度一般超过女性，也易消耗过多的肾精，从而决定了男性精气易亏的体质特点，故男性贵在保精。女子的月经、胎孕、产育、哺乳等过程则更易耗血，如月经过多、生育过多等易致血虚，故女子贵在养血。

男性易于精亏，因此，在男性保健养生中尤应重视保精。在诊治男科疾病时，应当注意顾护肾精，用药不宜过于克伐，以免损伤肾精。

（4）脏腑功能男重肝肾

男性特有的生理功能决定了应当重视维护肾、肝两脏的功能及其协同作用。古人有"男子以肾为先天，女子以肝为先天"之说。肾在男性生理过程中起着相当重要的作用，肾藏精气主男性生长发育，充天癸而化生生殖之精，主气化，司津液，主前阴二窍，司尿与精液之排泄，肾在充养天癸、激发第二性征、促进性器官发育、产生精液、藏泄精液，从而保证男性特有的生理活动过程中发挥着他脏不能替代的作用。

男子以肾为先天，以精为本，但又以气为用，气机之疏泄畅达与男性生理功能的正常密切相关。肝肾同源，精血互生。肝藏血输血以养外肾，主疏泄协助精关开启。外肾为肾所主，亦为肝所司，外肾之营养、阴茎之勃发、性欲之产生等都必须在肝气条达舒畅的情况下才能正常进行。在生理情况下，肝气推动血液以滋润和濡养外肾；在性事活动中，肝一方面能及时、充分地供给外肾足量的血液而使阴茎骤然勃起和持续坚硬完成性事，一方面又能在性事完成后及时迅速地调节外肾过多的血量使之松弛。性欲的产生与精神情志活动有关，肝主疏泄，调畅情志，肝气条达，情志舒畅，则性欲和性活动正常。精为男性之本，但其化生、司泄，又全赖气之推动；精喜动而恶滞，只有肝之疏泄功能正常，气机条达，精之化生、排泄才能正常进行。若气郁不畅，疏泄失常，可致精的流通与排泄障碍。肝之疏泄功能正常，则精化有源，外肾得养，性欲正常，交合有度，泄精应时。

可见，在男性生殖生理活动中，肝肾二脏的功能非常重要，肾主外肾，肝司外肾，主闭藏者肾，司泄泻者肝。主司结合，疏藏协调，共同维持男性的性活动与生殖功能。因此，在男性养生保健和疾病防治中，不能拘泥于传统唯肾之说，而必须肾肝并重。

综上所述，中医对男性体质的总认识是禀阳多、贵精气、重肾肝，发育迟衰老也迟。掌握男性体质特点，对于探索男性疾病的病因病机，指导养生保健以及疾病的诊治有着积极的作用。

2. 注意男性不同时期的体质差异

男性一生中，因生长发育阶段的不同，在各个时期又有不同的体质特点。《素问·上古天真论》以 8 岁为一年龄段，论述了男性在不同发育时期的生理变化，其中也包含了男性在不同生长时期的体质差异。一般而言，男性在儿少期（二八之前）为稚阳稚阴之体，肾气不盛，天癸不充，倘若先天禀赋不足或后天失养，或久病耗伤，更易出现肾气、天癸的亏虚，而导致生长发育缓慢、生殖器官发育不良或发育迟缓。若滥服药物或因某些疾病的影响而致天癸和肾气非正常地迅速充盛，则又可能导致性发育早熟。因此，在男性儿少期，既不能乱用滋补药，又不能过用苦寒攻伐之品。

男性到了青壮年时期（二八至五八之间），肾气盛，天癸充，机体的生长发育趋于稳定。这一时期的体质特点是形体完整，筋骨坚劲，精力充沛，体力强盛，性与生殖功能处于最旺盛时期。但此期男性每多因婚姻、家庭、事业等诸多方面的因素难以尽如人意而致肝气郁滞，或纵欲而损伤肝肾。故多易发生肝肾病变，导致性功能与生殖功能障碍以及某些生殖器官的疾病。根据这一时期的体质特点，在保健养生上，既要乐观开朗，知足常乐，也不能过劳伤身，恣情纵欲，应当避免各种理化因素的不良影响与损伤。在疾病治疗方面，以调理肝肾为主，补泻得宜。

到了中老年期（五八以后），肾气渐衰，天癸渐竭，身体由壮盛逐渐走向衰老，生殖功能和性功能也逐渐衰退。如不注意调摄，则易未老先衰，诸病丛生，如性功能障碍以及某些生殖器官疾病（如前列腺增生、睾丸萎缩等）。因此，男性进入中年后，更应注意调养，要做到房事适度，饮食合理，劳逸有节，情志舒调，注重保护阳气，并根据具体情况服食一些药性平和的补益药物和食物。在治疗上，以补肾为主，但不应呆补蛮补，宜疏调而不滋腻。

3. 把握形神关系

在男科临床中，有的形体疾病是由精神因素所致，而有的情志变化又为形体疾病所诱发。分清孰先孰后，把握形神关系，对指导临床治疗有重要意义。如工作繁重、思想压力较大，或新婚初次同房心情紧张，或夫妻感情不合而勉强同房等，皆可导致早泄、阴茎勃起不坚或阳痿等病的发生，这是情志乖违导致形体疾病。由外伤、内分泌疾病等导致的阳痿，因患者不能过正常性生活，可诱发失眠、心情烦躁或情绪抑郁苦闷等精神症状，这是形体疾病导致情志病变。现代社会竞争激烈，有的因工作负担、家庭、社会等因素的影响，倍感精神压抑，隐曲难伸，从而易致肝郁气滞，日久则气滞血瘀，从而引起阳痿、不射精、遗精等多种疾病，为男科临床常见的因精神因素导致的形体疾病。在房事过程中，以神御形，形随神动，形神相合，内外协调，则房事顺调。如脏腑气血亏虚，形体不支，虽有欲念，但形难随神，因而房事难成；如情志不遂，心神不悦，即使形体壮盛，因欲念淡漠，虽勉而为之，亦多不成功。前者乃形体之变，后者为情志之因。形体疾病与情志变化在男科疾病的发生、发展过程中，常互为因果，形成恶性循环。因此，辨体不仅要洞察形体之变，而且要了解情志之因，追本溯源，弄清因果关系，针对形神之变，采用不同治法。属形体疾病诱发情志病变者，以药物治疗为主；属情志异常导致形体疾病者，以心理治疗为主，或药物治疗与心理治疗相结合，形神双调，使形病除而情志安，情志调而形病愈。

4. 体质对疾病的影响

男性禀赋以阳为主，但每一男性的体质又各不相同。体质的差异对男科疾病的发生、发展起着重要的作用。素体阴虚者，性欲多强，但阴茎勃起硬度不够，且易疲软，也易产生精子少、精液液化时间过长、早泄。房劳、生殖系结核等，其病理变化多有化热趋向，易见虚热或实热的证候。阳虚体质者性欲多弱，易发生不射精或精液流而不射、阳痿、精子活力低下、阴茎短小、隐睾、阴冷、缩阳、房事伤寒、前列腺增生等，其病理变化易向寒的趋向转变，表现出虚寒或寒实证候。如素体痰湿较多，或素体湿热较甚者，其病则多痰浊互阻或湿热下注等。

同一男科疾病发生于不同的个体会表现出不同的证，其差异由男性体质决定。详细了解患者的体质情况，不仅有助辨证，而且还能据此分析病理变化的发展倾向，从而防微杜渐，未病先防。

5. 体质对证候的影响

证候的产生是以体质为基础的，且体质影响证候的性质。如急性细菌性前列腺炎，初起一般表现为湿热蕴结下焦的证候；随着病情的发展，证候要随体质差异及热邪轻重发生变化。素体阴虚者，可演变为阴虚火旺的证候；素体阳虚者，可演变为阳虚湿滞的证候，或因热邪煎熬津液和湿阻气机等导致湿浊蕴滞、气滞血瘀，出现湿浊瘀滞的证候。从整个疾病的转归来看，是由急性转变为慢性的过程。在制定治疗原则时，应根据证候的发展趋势而定，方因证立，药随病易。湿热下注的治法当清热利湿，如素体阴虚者，利湿之品不可多服久服，以免伤阴之弊；如素体阳虚者，苦寒清热之剂亦不可过用，以免更伤阳气使中阳式微，阳虚湿阻。治疗时还当佐以化瘀导滞之品，以免湿浊瘀阻更甚。如此有的放矢，机圆法活才能将急性前列腺炎彻底治愈而不转为慢性。

（二）男性常见体质类型辨识

总结前人经验的基础上，结合现代临床实践，我提出了9种体质学说，分别是平和质（A型）、气虚质（B型）、阳虚质（C型）、阴虚质（D型）、痰湿质（E型）、湿热质（F型）、血瘀质（G型）、气郁质（H型）和特禀质（I型）。对男性常见体质类型进行辨识，可以使男科辨病、辨证更具有准确性。

1. 平和质（A型）

（1）体质特征

总体特征：阴阳气血调和，以体态适中、面色红润、精力充沛等为主要特征。

形体特征：体形匀称健壮。

常见表现：面色、肤色润泽，头发稠密有光泽，目光有神，鼻色明润，嗅觉通利，唇色红润，不易疲劳，精力充沛，耐受寒热，睡眠良好，胃纳佳，二便正常，舌色淡红，苔薄白，脉和缓有力。

心理特征：性格随和开朗。

对外界环境适应能力：对自然环境和社会环境适应能力较强。

（2）男科发病倾向及调治原则：平素患病较少。平和体质者的调摄应视其寒热虚实，权衡补泻施用，忌妄攻妄补。

2. 气虚质（B型）

（1）体质特征

总体特征：元气不足，以疲乏、气短、自汗等气虚表现为主要特征。

形体特征：肌肉松软不实。

常见表现：平素语音低弱，气短懒言，容易疲乏，精神不振，易出汗，舌淡红，边有齿痕，脉弱。

心理特征：性格内向，不喜冒险。

对外界环境适应能力：不耐受风、寒、暑、湿邪。

（2）男科发病倾向及调治原则：气虚质男性平素体质虚弱，病后抗病能力弱，易致某些男科疾病迁延不愈，反复发作；易患房事感冒、腹股沟斜疝等男科疾病。气虚质者的治疗宜补气培元，忌耗散克伐。

3. 阳虚质（C型）

（1）体质特征

总体特征：阳气不足，以畏寒怕冷、手足不温等虚寒表现为主要特征。

形体特征：肌肉松软不实。

常见表现：平素畏冷，手足不温，喜热饮食，精神不振，舌淡胖嫩，脉沉迟。

心理特征：性格多沉静、内向。

对外界环境适应能力：耐夏不耐冬；易感风、寒、湿邪。

（2）男科发病倾向及调治原则：阳虚质男性感邪易从寒化，易发生性欲低下、阳痿、精液流而不射、男子阴冷、阳缩、寒疝、排尿无力或癃闭、子痛等男科疾病。阳虚质者的治疗宜益火温补，忌苦寒泻火妄伐伤正。

4. 阴虚质（D型）

（1）体质特征

总体特征：阴液亏少，以口燥咽干、手足心热等虚热表现为主要特征。

形体特征：形体偏瘦。

常见表现：手足心热，口燥咽干，鼻微干，喜冷饮，大便干燥，舌红少津，脉细数。

心理特征：性情急躁，外向好动，活泼。

对外界环境适应能力：耐冬不耐夏；不耐受暑、热、燥邪。

（2）男科发病倾向及调治原则：阴虚质男性感邪易从热化，易发生性欲亢进、阴茎异常勃起、早泄、遗精、男性更年期综合征等男科疾病。阴虚质者的治疗宜甘寒清润，忌苦寒沉降、辛热温散，饮食当避辛辣。

5. 痰湿质（E型）

（1）体质特征

总体特征：痰湿凝聚，以体型肥胖、腹部肥满、口黏苔腻等痰湿表现为主要特征。

形体特征：体形肥胖，腹部肥满松软。

常见表现：面部皮肤油脂较多，多汗且黏，胸闷，痰多，口黏腻或甜，喜食肥甘甜黏，苔腻，脉滑。

心理特征：性格偏温和、稳重，多善于忍耐。

对外界环境适应能力：对梅雨季节及湿重环境适应能力差。

（2）男科发病倾向及调治原则：痰湿质男性易发生精液不液化或液化时间过长、阴茎痰核等男科疾病。痰湿质者的治疗宜健脾化痰，忌阴柔滋补。

6. 湿热质（F型）

（1）体质特征

总体特征：湿热内蕴，以面垢油光、口苦苔黄腻等湿热表现为主要特征。

形体特征：形体中等或偏瘦。

常见表现：面垢油光，易生痤疮，口苦口干，身重困倦，大便黏滞不畅或燥结，小便短黄，男性易阴囊潮湿，女性易带下增多。舌质偏红，苔黄腻，脉滑数。

心理特征：性格多心烦急躁。

对外界环境适应能力：对夏末秋初湿热气候，湿重或气温偏高环境较难适应。

（2）男科发病倾向及调治原则：湿热质男性易发生精子成活率降低、精液不液化或液化时间过长、囊痈、男子阴汗、包皮龟头炎、前列腺炎等男科疾病。湿热质者的治疗宜清利湿热，忌刚燥温热、甜腻柔润滋补厚味。

7. 瘀血质（G型）

（1）体质特征

总体特征：血行不畅，以肤色晦暗、舌质紫暗等血瘀表现为主要特征。

形体特征：胖瘦均见。

常见表现：肤色晦暗，色素沉着，容易出现瘀斑，口唇暗淡，舌暗或有瘀点，舌下络脉紫暗或增粗，脉涩。

心理特征：易烦，健忘。

对外界环境适应能力：不耐受寒邪。

（2）男科发病倾向及调治原则：瘀血质男性易发生血管性阳痿、阴茎异常勃起、精索静脉曲张、男科痛证、精囊炎等男科疾病。瘀血质者的治疗宜疏通血气，忌固涩收敛。

8. 气郁质（H 型）

（1）体质特征

总体特征：气机郁滞，以神情抑郁、忧虑脆弱等气郁表现为主要特征。

形体特征：形体瘦者为多。

常见表现：神情抑郁，情感脆弱，烦闷不乐。舌淡红，苔薄白，脉弦。

心理特征：性格内向不稳定、敏感多虑。

对外界环境适应能力：对精神刺激适应能力较差，不适应阴雨天气。

（2）男科发病倾向及调治原则：气郁质男性易发生阳痿、不射精症、前列腺痛、男性乳房异常发育、男性更年期综合征等男科疾病。气郁质者的治疗宜疏肝调气，忌燥热滋补。

9. 特禀质（I 型）

（1）体质特征

总体特征：先天失常，以生理缺陷、过敏反应等为主要特征。

形体特征：过敏体质一般无特殊，先天禀赋异常或有畸形，或有生理缺陷。

常见表现：过敏体质常见哮喘、风团、咽痒、鼻塞、喷嚏等；遗传性疾病有垂直遗传，先天性、家族性特征；胎传性疾病为母体影响胎儿个体生长发育及相关疾病特征。

心理特征：因禀质特异情况而不同。

对外界环境适应能力：适应能力差，如过敏体质者对过敏季节适应能力差，易引发宿疾。

（2）男科发病倾向及调治原则：特禀质男性易发生免疫性不育症、药物性阴茎皮炎、接触性阴茎皮炎、腮腺炎性睾丸炎、男科先天性遗传疾病等。特禀质的治疗，宜结合辨病辨证，视不同情况施治。

二、辨病

辨病，即对临床所表现出的症状、体征以及实验室检查结果进行全面分析和类病辨别，从而为疾病作出病名诊断。许多男科疾病临床上可以表现出类似的症状，必须透过错综复杂的症状找出其本质，才能对疾病作出正确的诊断，为治疗提供可靠的依据。下面对男科辨病的意义、步骤与方法作扼要介绍。

（一）男科辨病的意义

男科辨病，是对男科疾病发生、发展、转归等总体规律和不同特点的认识与把握。对男科疾病进行准确的病名诊断，根据疾病的总体规律而制定贯穿疾病始终的治疗原则，即辨病论治。辨病不仅可以从整体上指导疾病的治疗，还能对疾病的转归和预后作出预测。辨病为辨病论治打下基础，辨病治疗是针对某一疾病贯穿始终的基本病理变化进行治疗，不论为何因何证，选用有针对性的专方、专药进行治疗，均有助于疗效的提高，如蜈蚣之治阳痿、路路通之治疗不射精等。只辨证，不辨病，则很难把握疾病的全貌，从而治疗也往往难以取得较好效果。如睾丸疼痛可由睾丸炎、附睾炎、附睾结核、睾丸血肿、睾丸肿瘤、痛性结节、附睾郁积、寒冷刺激等引起，不育可因性功能障碍、精液精子异常、免疫性疾病、生殖系感染、生殖器官器质性疾病以及精神因素、物理因素、化学因素、药物因素、性技术因素等引起，不对引起睾丸疼痛或不育的疾病作出准确的病名诊断，就难以从整体上把握疾病的病理变化，进而采取有针对性的辨病治疗方法。仅靠辨证论治只能解决疾病在某一阶段的主要矛盾，对整个疾病的治疗效果必然不理想。所以，男科辨病的意义就在于作出准确的病名诊断，把握疾病总体情况，为辨病论治方法的确立提供依据。

（二）男科辨病的步骤与方法

对症状表现不复杂的疾病，辨病相对容易，一般只要根据主要表现以及症状发生的先后顺序，结合体征和西医学检查，就可作出病名诊断。但对症状表现复杂或没有自觉症状的疾病，或一种症状可见于多种疾病时，要作出准确的病名诊断则相对较难。在临床实践中，男科辨病的步骤和方法可按抓住症状表现特点、查明局部病变特征、认真鉴别疑似病症、借助现代检测技术等顺序进行。

1. 抓住症状表现特点

详细询问病史，抓住症状表现特点，是进行男科辨病的第一步。抓住症状表现特点，就是从病人诸多症状中，找出在其中占主导地位、病人感到最痛苦或最需要解决的一个或几个症状，为辨病打下基础。有时根据病人的主要症状就可作出病名诊断，如病人主诉同房时阴茎不能勃起或勃起不坚，不能插入阴道者，一般可辨病为阳痿；如病人主诉在同房时，阴茎虽能勃起，但在阴茎尚未进入阴道或刚进入阴道时就难以抑制地射精者，一般可辨病为早泄；如病人主诉经常在睡梦中发生射精且感到身体不适者，一般可辨病为遗精病；如病人主诉结婚两年没有孩子，且女方各种检查正常并未采取任何避孕措施，一般可辨病为男性不育症。

对于病情简单、症状较少、主要症状一目了然者，可以根据主症作出病名诊断，如上所述。但有的患者，不仅病程较长，病情复杂，而且症状表现多而杂乱，病人诉说的主要症状又不止一个，这时就不能轻易根据患者的主诉作出诊断，而应根据男科学的有关基本理论和基础知识，从症状出现的先后顺序、症状之间的相互关系、各种症状的轻重程度等各种因素进行分析、比较、筛选，找出贯穿疾病始终且程度最重的主要症状，然后再据此主要症状作出诊断。如患者诉说同房时阴茎不能勃起、夜梦射精、腰骶坠胀疼痛、会阴酸胀、尿道滴白等，而病人感到最痛苦的是不能进行正常的性生活。根据病人的主诉，似乎可以辨病为阳痿和遗精。但进一步分析，腰骶、会阴酸坠疼痛、尿道滴白发生的时间最早，且贯穿于整个疾病过程，而同房阴茎不能勃起和夜梦遗精是疾病发展到一定阶段才出现的，故对这一疾病可初步辨病为慢性前列腺炎。有的患者诉说了很多症状，而这些症状有许多是其中的主症诱发的，如诉夜梦射精、同房时阴茎尚未进入阴道即射精、阴茎勃起时弯曲疼痛，伴失眠、心悸、食少、头昏等症状。根据这一组症状似可辨病为遗精、早泄等，但再仔细询问，得知由于阴茎勃起时弯曲疼痛，很难进行正常的性生活，因而精神紧张、心绪不宁，继而发生早泄、遗精，随着遗精、早泄的出现，失眠、心悸、头昏、食少等症状亦同时兼见。可见，阴茎勃起弯曲疼痛是这一组症状中的主要症状，其他症状都是继发于主症的次要症状或由主症所诱发，主症是阴茎痰核（阴茎硬结症）的特征性症状，因此对这一患者所患疾病可辨病为阴茎痰核。针对阴茎痰核辨病辨证治疗，主症消除能正常同房后，其他症状也随之消除。如辨病不准确，而诊断为早泄、遗精，采用收敛固涩的方法治疗，不仅不会取效，反会加重病情。

还有的患者，由于某种原因，在叙述病情时，隐瞒了对辨病起关键作用的症状，这就要求医者不仅要取得患者的充分信任，使其与之合作，同时还要从患者的职业、与所述症状有关联的疾病等各种因素中去推断、分析，寻找正确答案。如曾遇一推销员患者，因失眠、夜间易惊、听见响声后即心悸不宁而求诊。患者患病已 3 年余，曾去许多医院诊治，多诊断为神经衰弱（西医）或惊悸（中医），治疗无效。后经反复诱导，患者才告知已不能同房 3 年，其原因是在一次外遇中被公安机关对旅馆进行例行查房惊吓所致，因而辨病为阳痿。经心理疏导和药物治疗，半月之后能进行正常性生活，其他症状也随之消除。

2. 查明局部病变特征

男性疾病中的许多疾病具有外科疾病的特征，即疾病的外在体征明显，只要通过一看二触，便可作出诊断。因此，应对患者进行全面的体格检查，查明局部的病变特征。如主诉性交阴茎疼痛，在阴茎背侧有单个椭圆形斑块，或条索状硬结者，可以辨病为阴茎痰核；阴囊内睾丸阙如或只有一个睾丸者，可辨病为隐睾症；阴囊皮肤瘙痒、丘疹、水疱、糜烂、渗液者，可辨病为急性阴囊湿疹；男性乳房大如妇人、乳中有硬结者，可辨病为男子乳疬（男性乳房异常发育症）等。总之，男科中的阴茎疾病、睾丸疾病、阴囊疾病、前列腺疾病等通过仔细的局部检查，一般都可作出准确的病名诊断。

3. 认真鉴别疑似病症

不同的男科疾病可以表现出相同或类似的症状，一个症状可出现于多种男科疾病中。

因此，必须从主症、局部病变特征等多方面加以分析，认真进行疑似病症的鉴别诊断。如阴茎疼痛、睾丸疼痛、阴囊肿大以及不射精与阳强、遗精、逆行射精等的鉴别诊断等。如阴茎疼痛是男科常见的一个症状，可由多种疾病引起，诸如阴茎外伤、阴茎癌、尿道结石或异物、尿道炎、龟头包皮炎、阴茎异常勃起、阴茎硬结症等。这些疾病除有阴茎疼痛这一症状外，又都有各自的不同特征，只要对患者伴随的症状及体征进行认真分析，就可作出诊断。如阴茎疼痛有外伤史，且伴局部青紫或瘀斑者，可辨病为阴茎外伤；阴茎疼痛伴局部肿物凸出外翻如菜花状，且溃烂流脓血者，可辨病为阴茎癌；伴排尿困难或尿流突然中段，或新鲜血尿者，可辨病为尿道结石或异物；伴尿频、尿急、尿道烧灼感者，可辨病为尿道炎；疼痛限于龟头包皮处，伴局部红肿或糜烂者，可辨病为龟头包皮炎；伴阴茎勃起持续不软缩，阴茎胀硬甚则深红或暗红者，可辨病为阴茎异常勃起；阴茎疼痛只在勃起或性交时发生，伴勃起弯曲，且局部有结节状或条索状硬结者，可辨病为阴茎硬结症。

男科临床诊断对患者同时兼见的几种疾病应加以辨析，分清谁先谁后、谁主谁次，以及究竟属于何病，如果主次颠倒或辨病错误，会给治疗带来困难，如不射精与阴茎异常勃起、逆行射精、遗精等，其表现有类似之处或存在因果关系，应仔细辨别。不射精是指同房时阴茎能保持坚硬状态进入阴道，但性交过程中不射精，无性高潮出现；阴茎异常勃起，指阴茎进入阴道后可以射精，但射精后阴茎仍不疲软，持续勃起且多伴疼痛；不射精症因性交时不射精而延长性交时间，因而阴茎勃起时间也较长，但退出阴道后即可软缩，两者的鉴别要点在于有无射精。不射精与逆行射精二者均是无精液排出体外，但不同的是不射精症在性交过程中无性欲高潮出现，也无射精的感觉；逆行射精症则在同房过程中有性欲高潮和射精的感觉，只是精液逆流入膀胱而不是从前尿道排出，性高潮后留取尿液离心沉淀涂片镜下观察可发现精子，或将尿液做果糖定性检查而呈阳性。不射精与遗精本是相互矛盾的两个疾病，但有部分不射精患者伴有遗精现象，它与单纯的遗精病的共同点是在睡眠过程中均有精液溢泄，但不同的是遗精病不仅睡眠泄精而且在同房时也射精，不射精伴遗精者则是睡眠时有精液流出而同房时不射精。不射精者出现的遗精是对同房不射精的一种泄精方式的补偿，是不射精症导致的伴随现象，因此，不能将其辨病为遗精病。不射精伴有遗精现象者治疗较容易，不射精治愈后遗精也多随之消失。如误将其辨为遗精病而施以收涩固精之法，不仅不能治愈遗精，反而会因精关的更加瘀阻而加重不射精的病情。再如，早泄与阳痿、遗精的鉴别。早泄与阳痿都有不能进行正常性交的共同点，但各自又有其特点。早泄是阴茎能勃起，但在阴茎尚未进入阴道或刚进入即发生射精，不能达到性高潮，射精后阴茎软缩而不能进行性交或再行性交；阳痿则是阴茎不能勃起或勃起不坚而难以进入阴道进行正常性交，一般没有射精。早泄不及时治疗，有可能进一步发展成阳痿；某些阳痿可能是早泄进一步发展的结果，有的阳痿患者可同时伴有早泄。因此，对二者的辨病就要分清主次，谁先谁后。早泄与遗精都是非其时而精液外泄，但早泄为有性交准备，而且是在性交开始或尚未性交时其精自泄；遗精则是在无性交欲望而意念妄动引起的精液自泄。二者可以同时发生于一个患者身上，辨病时也应分清主次。

4. 借助现代检测技术

在临床中，对某些男科疾病的辨病仅靠望、闻、问、切四诊远远不够，还需借助现代检测技术做详细的检查，才能对其作出进一步接近疾病本质的诊断。如阳痿病的诊断并不难，但要分清其属于精神性阳痿，还是器质性阳痿，以及器质性阳痿的血管性、神经性、内分泌性等的不同，就必须进一步借助仪器检查。再如不育症，凡结婚两年以上，女方身体健康又未采取避孕措施而未怀孕者，一般即可作出诊断，但引起不育症的原因非常复杂；如先天发育异常、内分泌功能紊乱、生殖器官疾病、全身性疾病、理化因素、生殖系感染、遗传因素、免疫因素、精液精子异常、性功能障碍等，仅其中的精液精子异常又有精液量的过少或过多、精子计数少或无精子、精子密度过高、精子活动率降低、精子活力低下、死精或畸形精子过多、精液黏稠度增加或不液化、精液感染（如支原体感染）、精子抗体阳性等不同。只有借助现代检测技术进行检查，对阳痿、不育作出准确的亚型病名诊断，才能为治疗提供更好的依据，否则，临床治疗就难以取效，甚至徒劳无功。如精神性阳痿容易治疗，而器质性阳痿治疗较困难，静脉痿引起的阳痿用药物治疗根本无效，高位截瘫所引起的阳痿也不可能用药物治愈。再如男性不育，属性功能障碍和某些精液精子异常所致者，较易治愈；如因小睾丸不产生精子、先天性输精管阙如等所致者，则是不可逆的。

综上所述，男科病诊断的方法，既要充分发挥传统四诊方法的优点和长处，又要借助现代先进的检查与检测手段，只有将传统方法与现代方法有机结合运用到男科实践中，才能提高男科临床的诊断水平，这也是中医男科学今后应不断研究和探索的课题和方向之一。

（三）辨西医病与辨中医病

目前无证可辨、病证颠倒等矛盾突出地表现在中医男科临床之中。如何把现代医学认识纳入中医主体，是中医男科临床急需解决的问题。中医男科的发展在中医各学科中与现代医学结合最为密切，它可能会带动中医其他各科的发展。

男性不育、阳痿、前列腺疾病作为男科三大类疾病，中医学蕴含丰富的理论知识和实践经验，但也有认知系统的粗略性。如对男性不育精液异常的认识，只有精清、精冷、精少的记载。精清是精液液化的正常现象；精冷是一种主观感觉，临床无实际意义，而且少见，亦不能说明精液是否异常；精少，以精囊腺阙如、射精管阻塞常见，药物无治。历代医家对阳痿认识，多责之命门火衰，但现代临床所见较少。中医无前列腺记载，前列腺炎常因有尿频、尿急、尿痛症状而诊断为淋证，用八正散等利尿通淋治之无效，明清医家亦有指出浊出精窍、淋出溺窍，但由于缺乏病理、生理、解剖上的认识，不能更进一步指导临床。前列腺增生后期致尿少、无尿，列为"癃闭"范畴，但认识上却以膀胱气化理论为指导，把前列腺与膀胱混为一谈。辨西医病，男性不育精液异常包含精液不液化、无精子症、少精子症、死精子症、弱精子症等；阳痿有功能性、器质性之分，进一步划分又有药物性阳痿、血管性阳痿、神经性阳痿、内分泌阳痿等；前列腺疾病有急性前列腺炎、慢性细菌性前列腺炎、无菌性前列腺炎、前列腺痛、前列腺结石、前列腺增生、前列腺癌等。在上述辨病基础上用中医理论思维，不仅可以继承中医合理的认识，同时在临床实践中发展中医。男性不育精液异常的少精子症、弱精子症因性激素低下者，用中医补肾药治疗有效；精液不液化是由于酶的缺乏、纤维蛋白难溶，以中医痰瘀认识为指导，用健脾化痰、活血化瘀为法，疗效满意。功能性阳痿，青壮年常见，多与情志有关，调节情志为主要环节，治疗以疏达肝气为法，每能获效；血管性阳痿有动脉瘘和静脉瘘之分，中医在肝藏血、肝主宗筋理论指导下，用疏肝活络法有一定疗效；内分泌阳痿，用补肾治之有效，补肾药有类雄性激素作用，合理运用可避免雄性激素的副作用。辨西医病和中医病，可以解决很多西医治疗棘手的疾病，如精液不液化、少精子症、弱精子症等，避免了功能性阳痿滥用补肾壮阳药治疗的副作用，明确了很多临床中药无法治疗的疾病，如输精管阙如、射精管阻塞、小睾症等致无精症的不育症等。

只有诊断明确，才能把握疾病的本质和全过程，进而确定治疗方案。纳入西医的认识，应是丰富、完善中医的不足，这并不是抛弃中医，而是以中医为母体，实现多学科的兼容。

（四）病规定证，辨证从属辨病

辨证论治是中医特色之一，本应是补充辨病的不足，但临床中常有人颠倒了二者关系。随着诊断水平的提高，这一矛盾正发生根本改变，辨病正上升为主体。病规定证，辨证从属辨病是中医男科临床诊疗特色。如中医遗精，中医论述极为丰富，有情动于中的君相火动、饮食不节的湿热下注、劳倦过度的气不摄精和房事不慎的精关不固等。中医临证应先辨病，如前列腺炎、包皮炎或包皮过长可致遗精，另外考试紧张、食火锅牛羊肉亦可致遗精，分别辨证为湿热内蕴、局部热毒内扰（包皮炎）、心动神浮、胃火下扰，治以清热利湿排浊之当归贝母苦参丸，局部用清热解毒之品外洗，包皮长者建议手术，交通心肾和安神镇摄之三才封髓丹加龙牡，清胃火之玉女煎，丰富了中医遗精病治疗，提高了临床疗效。疾病临床诊治，必须做到证从属病，不可本末倒置。对有些疾病在诊断不明确的情况下，辨证仍是解决问题的重要途径，辨体质论治、对症论治等都是中医诊疗体系中的重要内容。

三、辨证

辨证，就是将四诊所得资料，结合现代检测结果，通过分析归纳，以分辨疾病的原因、性质、病位以及邪正盛衰，从而作出证型诊断的过程。证是疾病在发生发展过程中某一阶段主要矛盾的具体表现，疾病在不同的发展阶段，因其主要矛盾不同，可以表现出不同的证，故辨证具有一定的时限性。这就要求在临床实践中，即使是同一疾病，也要根据患者每次就诊时的病情变化从症状、体征进行辨证分析，辨证必须在辨病的基础上进行，根据脏腑阴阳气血的状况及病因病机等方面去推求疾病的本质，从而为辨证论治提供依据。

男科疾病有的属内伤杂病，有的属外科疾病，因此，在辨证时既要运用内科病的辨证方法，又要运用外科病的辨证方法。由于男科临床的特殊性，无论是对疾病的分证论治还是分期论治，皆以符合疾病实际为前提。将多种诊疗方法有机结合，对疾病既分证又分期，可更好地反映疾病的病理变化。男科辨证亦不外以脏腑阴阳气血辨证和病因辨证为基础，将其灵活运用，并反映出男科特色。本节对男科辨证的思路与方法以及男科辨证的重点方向加以扼要讨论。

（一）男科辨证的思路与方法

1. 抓住病机特点

病机特点是指贯穿于疾病始终的基本病理变化。只有牢牢抓住这一病变规律才能使辨证更准确。因为总的病理变化也是不同证候的病变实质。如子痰一病，属于痨病范畴，其基本病机是痨虫侵蚀肾子，而在不同的发展阶段或在不同的个体上可表现出不同的证，如初期多表现为痰湿互结，化脓期多表现出痰热蕴滞，溃后期多表现为气血亏虚。又如阴茎痰核一病，其总的病机是痰浊瘀结于阴茎肌腠之间，但在不同的患者或疾病发展的不同过程中可表现为肝郁气滞痰结、脾肾两虚痰阻，或偏于痰浊凝聚，或偏于血脉瘀滞，而这些证相应的临床表现，亦不外痰浊为患。再如慢性前列腺炎的整个病机是痰浊瘀阻，但因病程的长短不同，有无复感外邪等因素，在不同的阶段可分别表现为湿热蕴滞、阴虚火旺、肾阳亏虚、气滞血瘀等不同证型。因此，只有将疾病的总体病机与不同阶段的病理变化结合起来分析，才能作出既反映疾病总体规律又显示疾病不同阶段病机变化的证型诊断。

2. 分清疾病性质

要作出证型诊断，必须对病证的性质进行辨析。寒、热、虚、实是所有疾病在其变化过程中表现出来的基本性质，男科疾病的病性变化亦离不开这四个方面，不过需具有男科特点而已。

（1）寒证

是感受外寒或寒邪内生所表现的证候。多因外感寒湿，或过食生冷，阴寒内盛；或内伤久病，耗损阳气，阴寒内生等引起。男科疾病中的缩阳、阴冷、阳痿、寒疝、水疝、精清不凝、性交茎痛、慢性前列腺炎、精索静脉曲张、慢性睾丸炎、阴茎硬结症、精液囊肿等病都可表现出寒证。证候常表现为会阴部冷凉，阴囊收缩，睾丸冷痛，遇寒加重，得暖则舒，面色㿠白，畏寒喜暖，肢冷蜷卧，口淡不渴，小便清长，大便稀溏，舌淡苔白，脉沉迟或沉紧等。

（2）热证

为感受湿热或热毒，或虚热内生所表现的证候。多因外感湿热、热毒之邪，或寒邪郁久化热，七情内郁化火，或过食肥甘厚味和煎炒炙煿以及嗜食烟酒而酿生湿热，或房室过度耗伤阴精而阴虚内热等所致。男科疾病中的遗精、不射精、血精、阴茎异常勃起、精液不液化、阴囊湿疹、急性睾丸炎、龟头包皮炎、急性前列腺炎、阴囊化脓性疾病等多表现为热证、证候表现有火热炎上的特点，如会阴部灼热，阴囊红肿热痛，性欲亢进，尿道灼痛，发热口渴，小便短黄，大便干结，舌红苔黄腻或黄燥，脉数有力等。

（3）虚证

是机体脏腑功能减退的证候，多因先天不足，饮食失调，七情内伤，劳倦过度，房室不节，久病、重病失于调护等引起。男科疾病中的隐睾、阴茎短小、性征发育不良、不育、阳痿遗精、早泄、性欲低下、肿瘤晚期等多表现为虚证。证候表现为面色不华，精神萎靡，身倦乏力，形体消瘦，自汗盗汗，头晕目眩，形寒肢冷，腰膝酸软，排尿无力，性欲淡漠，大便溏薄，舌胖嫩或舌边齿痕，脉细弱或沉细无力等不足之征。

（4）实证

为机体感受外邪，或体内病理产物积蓄所表现出的证候。多因感受寒湿热毒，或痰浊、水湿、瘀血、败精等滞留不去而引起。男科疾病中的急性睾丸炎、阴囊血肿、睾丸血肿、阴茎异常勃起、急性前列腺炎、鞘膜积液、阴茎硬结症、痛性结节、精索静脉曲张等多表现为实证。证候表现为发热，生殖器官疼痛，尿道灼痛，阴囊丘疹糜烂，少腹胀满，大便秘结不通，舌质暗红或有瘀斑，舌苔厚，脉实有力等。

3. 明辨脏腑定位

详察病位，确定疾病与脏腑经络的关系，为临床治疗选择针对性方药提供依据。脏腑经络定位一般从发病诱因、既往病史、临床表现的脏腑经络症状三个方面进行分析。如阳痿病，见于青壮年患者，其发病与精神因素有关，既往有情志不调或肝系疾病史，临床表现出心烦易怒或抑郁不舒、胁肋胀痛、脉弦等肝经脉症，说明阳痿的发生与肝的功能失调有关，即脏腑定位在肝；如见于脑力劳动者，发病与饮食劳倦有关，既往有脾胃病史，临床表现出脾胃症状者，其病位可定在脾胃；如病见于老年或体弱患者，发病与恣情纵欲有关，既往有肾系病史，临床表现出肾系脉症者，即可定位于肾；如病见于中老年患者，发病与气候变化有关，既往有反复发作的慢性肺系病史，或阳痿与肺系疾病同见，临床表现出肺系脉症者，即可将病位定于肺；如病见于中老年患者或劳心过度者，发病与忧思劳倦有关，既往有心系疾病史，或阳痿与心系疾病同时并见，临床表现出心经脉症者，即可将病位定于心。对疾病进行准确的脏腑定位，才能方证相符，切中病机。如遗精病因于湿热下注所致者，宜分清系何脏湿热，选用具有针对性的方药。如属脾胃湿热下注者，当选三仁汤；属肝经湿热者，当选龙胆泻肝汤；属肾经湿热者，当选萆薢分清饮合四妙散；属膀胱湿热者，当选八正散。俾药证相符，以获效机。

4. 洞察证候转归

证具有阶段性和时限性，随着疾病的发展，证候亦随之而变。因此，在辨证过程中，要熟悉疾病的演变规律，洞察证候转归，从而为治疗提供确切依据。如腮腺炎性睾丸炎，因感受疫疠之毒引起，最初多表现为热毒壅盛的证候，随着病情的发展，热毒伤肾，可出现肾精亏虚的证候，甚则导致不育。因此，治疗之初必须运用大剂清热解毒药物，使疫毒在短期之内得以祛除，并少佐固护肝肾之品，以防疫毒伤精；继而应投补养肝肾之品以复精气。再如睾丸的急性化脓性感染，初期多表现为热毒瘀滞证候，如不及时施治，热毒炽盛肉腐成脓，耗伤气血而出现气血两亏。因此，病变之初宜使用大剂清热解毒，佐以理气活血之品促痈肿消散，截断疾病向成脓期发展的途径。如失治误治，病已成脓，又当及时托里透毒排脓，使热毒随脓外泄，以免耗伤气血。脓尽毒去，则当补益气血，生肌收口。

从以上分析可以看出在辨证中把握疾病证候演变的重要性，不仅可以推测疾病的预后，而且能为临床治疗的遣方选药拓宽思路。

（二）男科辨证的重点

男科疾病的辨证同其他学科疾病一样，在脏腑阴阳气血经络辨证以及病因辨证等方法的指导下进行，但因其生理、病理具有特殊性，因而辨证的重点又有别于其他科的疾病。男科临床中的辨证重点有二：一是以肝肾为中心的脏腑辨证；二是以痰湿热瘀为重点的病因辨证。

1. 以肝肾为中心进行脏腑辨证

五脏六腑均与男科病的发生、发展有联系，但关系最为密切者，当首推肝肾二脏。男科疾病的脏腑辨证应以肝、肾为重点，围绕心、肝、脾、肺、肾进行。

肝之生理功能紊乱可以导致许多男科疾病，如阳痿、不射精、遗精、缩阳、乳痈、疝气等，伴见情志抑郁，或急躁易怒、胸胁胀满、少腹会阴坠胀、口苦、目眩、睾丸疼痛等症状。男科肝病证候有肝气郁结、肝经湿热、寒凝肝脉、肝脉瘀阻、肝阴不足等。

肾之生理功能异常可以引起阳痿、遗精、早泄、男性不育、隐睾、阴茎发育不良、睾丸萎缩、房劳诸症等男科疾病，多伴有腰膝酸软、耳鸣耳聋、小便频数、夜尿增多、早衰健忘等症状。在男科疾病中，肾病证候有肾阳虚、肾阴虚、阴阳两虚、肾气亏虚、肾精不足以及阴虚火旺等。

心之病理变化与性功能障碍有关，可以导致性欲减退或亢进、阳痿、早泄、遗精、梦交、更年期综合征等，伴有心悸、心烦、失眠、多梦、健忘等症状。心病在男科疾病中的证候类型主要有心血亏虚、心火亢盛、心神不宁等。

脾之生理功能异常可以引起遗精、阳痿、生殖器官发育不良、阴冷、男性不育、早泄、小便癃闭、更年期综合征、水疝等男科疾病，伴见腹胀便溏、神疲乏力、面色萎黄、食欲不振、身倦体困、气短懒言等症状。脾病在男科疾病中较常出现的证候有脾（胃）阳虚、脾（胃）阴虚、脾（胃）湿热、中气下陷、脾湿下注等。

肺之生理功能异常也会导致男性疾病的发生，但一直未引起足够的重视。男性疾病中的阳痿、精子活动障碍引起的不育、腮腺炎性睾丸炎（卵子瘟）、前列腺增生尿潴留、遗精等都可因肺之生理活动异常而引起。患者常伴有反复发作的咳嗽、形寒怕冷、痰多、咽干口燥、烦渴欲饮、呼吸气促等症状。肺病在男科疾病中的常见证候有肺热气壅、肺阴亏虚、肺气不足等。

2. 以痰湿热瘀为重点进行病因辨证

随着男科疾病微观研究的深入，发现实邪导致男性疾病的情况很多，如痰、湿、热、瘀等。湿与热既可外受，也可内生；痰与瘀既为致病因子，又为病理产物。男科病以实邪为主的临床证候，常见的有以下几种。

（1）湿热蕴结证

多见阴囊丘疹糜烂，阴部瘙痒，尿急，尿频，尿痛，小便黄赤，茎中灼热涩痛，大便艰滞不爽，舌红苔黄腻，脉滑数或弦数等。

（2）痰浊凝结证

多见睾丸慢性肿块，阴茎皮下条索状或斑块状硬结，乳房结节，硬结局部皮色不红，少有疼痛或微痛，精液黏稠不化，舌淡苔腻，脉滑实有力等。

（3）瘀血阻滞证

常见证候表现为睾丸硬结，前列腺肿大，子系增粗且有串珠样结节，少腹、会阴、阴茎根部、睾丸、阴茎等局部刺痛，痛处不移，以夜间为甚，或局部皮色青紫、瘀斑、血肿，舌暗或瘀斑，脉涩等。

（4）热毒壅盛证

多见阴囊或龟头包皮处的红、肿、热、痛，前列腺脓肿，恶寒发热，口渴饮冷，小便赤热，大便燥结，舌质红苔黄，脉洪数有力等。

（5）败精瘀阻证

多见射精不爽或疼痛，或精不射出，会阴及睾丸坠胀疼痛，附睾肿胀而软，精液黏稠不化或呈团块状，死精症或畸形精子增多，精子活动能力低下，舌质紫暗，脉沉涩等。此证型可见于慢性前列腺炎、附睾郁积、精液囊肿、不射精、遗精、精液不液化症、精子凝集症、死精症或畸形精子增多症等男科疾病中。

病因辨证必须与脏腑辨证相结合，才能全面反映出疾病不同阶段的病理变化和证的实质。如湿热证因其具体证候不同而有脾胃湿热、肝经湿热、肾经湿热、膀胱湿热之别。辨明病邪所在，有利于针对性地选方遣药。

确定体质、病名可从总体掌握疾病的发生、发展与转归，辨证则可以了解疾病在不同阶段、不同个体的特殊性。重视体质、疾病病名的诊断与鉴别诊断，在体质、病名诊断确定的基础上，再进行辨证。由于"体质""疾病""证候"对个体所患疾病本质的反映各有侧重，只有对体质、疾病的总体情况和不同阶段表现出来的特殊性有了全面的了解后，才能制定出既顾及体质、疾病又针对不同阶段的治疗方法；所以强调"辨体""辨病""辨证"相结合，有利于对疾病本质的全面认识，才能更好地提高男科临床的治疗效果。

第四节　治则治法研究

一、整体调节

中医药治疗男性病证，注重整体性。中药对人体性腺轴有双向调节作用，作用于机体各个部分，对维护该轴的正负反馈功能有很大的帮助。以临床上男性乳房发育的治疗为例，中医思路是疏肝理气，调理整体内分泌功能，而非单纯激素疗法。在调护上，中医男科的节欲、食疗、气功、导引等方法，均从人的整体入手。作为中医学的一部分，中医男科学已具有生物–心理–社会医学模式的特点，而非单纯的生物医学模式，具有比较先进的医学思想。中医男科学继承了因人制宜的优点，根据人的体质不同、性格差异、环境因素变化等，进行相应的治疗。同时，中医男科的治疗方法寓心理治疗于针药之中，考虑到未病先防、已病防变等因素，取得了单纯药物治疗不能达到的效果。

二、特异性治疗

方有专用、药有专司的专方专药与辨证论治是并行不悖、相辅相成的，在男性疾病中，亦能充分体现这一点。如免疫性不育，以中药脱敏汤进行脱敏治疗。尖锐湿疣以五妙水仙膏外用；土茯苓作为淋病专药，多年来被广泛运用于临床。

三、多层次治疗

随着对病机认识的深化，治疗思想由补变通或通补兼施，而通法的运用发展成为通关利尿、通利精窍、通利小便、通里攻下、清利湿热、活血化瘀、化痰散结等。对某一类疾病的治法也逐步完善，如华良才对治精法归纳为十个方面：益气生精法、补血生精法、补肾填精法、益肾涩精法、解毒增精法、活血通精法、止血益精法、降气归精法、抑阳助阴法等。

四、多手段治疗

中医男科学的治疗方法有中药、针灸、按摩、气功、药浴、外治等，近年还出现了电针、电针加灸、挑治、雀啄灸、中药注射、中药喷洒、搽剂等一些新方法。

五、中西医结合治疗

1. 发挥各自优势，互相补充
如前列腺增生出现尿闭，采用导尿后保留导尿管加用中药制剂或电针刺激，有效率显著提高。

2. 药物互补
如精液不液化除用滋阴降火中药外，外用颠茄合剂效果更为满意。用补中益气汤加氯酚胺治少精症，比单用其中任何一种药物效果更好。

3. 先后治疗
如隐睾症的中西药药物治疗无效应及时手术。

第四章 阳痿论治

阳痿是临床上常见的男性性功能障碍，指性交时阴茎不能勃起，或虽勃起但勃起不坚，或勃起不能维持，以致不能完成性交全过程的一种病证。可分为功能性、器质性与混合型性三类。

在阳痿理论研究方面，我首次提出了宗筋论、阳痿从肝论治、阳痿分脏论治等论点。临床注重综合治疗，对血管性等器质性阳痿提出了见解及治疗思路；依据阳痿从肝论治的论点，开发了中药新药疏肝益阳胶囊（原名合欢胶囊），在阳痿诊断及疗效评价标准研究的基础上，遵循循证医学原则，对该药的研究采用多中心、随机、对照试验，观察该药治疗勃起功能障碍的有效性、安全性及适应证。建立恒河猴勃起功能障碍模型，对疏肝益阳胶囊的作用机制进行探讨，继而从分子水平对疏肝益阳胶囊的作用机制进行了研究。从临床沉淀到理论产出，直至机制的探讨，对中药新药治疗勃起功能障碍进行了迄今为止最为系统全面的研究，疏肝益阳胶囊已经成为我国第一个治疗勃起功能障碍的中药新药。阳痿论治的主要学术观点为：

1. 年龄因素与阳痿证候性质方面具有密切联系

男子随着年龄的增长，其生理也逐渐发生变化。中医学认为，人从少年至老年，经历了稚阴稚阳、壮阴壮阳、衰阴衰阳的生理变化，这种变化与人体的肾气、天癸存在着密切关系。《黄帝内经》关于男子肾气从一八至五八经历了充实、盈盛、平均、衰退的变化，及标志着性功能的"天癸"从二八而至，至七八而竭的论述，说明青壮年时期是肾气、天癸最为充盛的年龄。而阳痿患者的就诊年龄，大多正是这一时期，多数肾气、天癸充实，亏虚并不多见。

2. 情志和湿热因素是阳痿病的重要发病原因

忧思、恼怒、郁愤、思虑、猜忌等生活中的精神刺激是常见的情志因素。内在心理素质差，承受外界情志刺激的阈值降低，是情志发病的内在原因。情志因素往往损害肝的疏泄功能，临床表现为疏泄太过或不及，肝气郁结或横逆。肝经络阴器，宗筋乃肝之所主，肝失疏泄，气血失调，经脉运行障碍，宗筋难得其养，则发为阳痿不举。

由于生活水平的提高，饮食结构的变化，很多青壮年嗜食醇酒厚味，从而变生湿热，湿热浸淫，下注宗筋，而患阳痿。正如薛立斋所云："阴茎属肝之经络。盖肝者，木也，如木得湛露则森立，遇酷热则萎悴。"

3. 瘀血阻络是阳痿病的常见发病机制

瘀血既是机体病理变化的产物，又是致病因素。瘀血阻于络脉，宗筋失养，难以充盈，导致阳痿。肝气不调，木郁不达，气血失畅，阻塞阳道；或湿热为患，阻于宗筋，灼伤津血，血液黏滞而为瘀，是青壮年阳痿患者因瘀致痿的主要病机。老年阳痿患者因瘀致痿的常见病机多是因虚致瘀，如气虚失运，血停为瘀；血虚失润，涩滞致瘀；阳虚血寒，凝滞而瘀；阴虚血稠，黏滞而瘀。

临床上有些阳痿患者同时患有慢性前列腺炎、糖尿病、冠心病、原发性高血压、肝炎、腰椎间盘突出，这些疾病常引起瘀血的病理变化。

4. 阳痿从肝论治具有很强的临床适用性

阳痿就诊患者多为青壮年，而青壮年阳痿的发病多责之于肝，情志和湿热为患是其重要原因，瘀血阻络是其常见病机，提示阳痿从肝论治具有很强的临床适用性。肝伤所致阳痿，不外肝经自病、邪客肝脉和他脏相病三种情况。从肝论治阳痿，关键是抓住肝伤以致气血不调、运行障碍、宗筋失充这一病机核心，辨明证候，法以证立。木郁者宜达之，湿热者宜清利之，痰瘀者宜通宜化，肝虚者宜补之。临床上常用的治肝法有调肝疏肝、活血通络、清热利湿、潜阳凉肝、培土抑木、滋水涵木、补气生血、暖肝散寒、益肝壮胆等九法。此外，从肝论治阳痿，重在调理情志，不唯投以药石，亦应包括咨询指导，可谓异曲同工。

第一节　阳痿理论研究

一、概述

（一）宗筋论

首次对宗筋概念、生理功能与相关经脉的联系作了系统的论述，提出宗筋在生理上与足厥阴肝经、足少阴肾经、足阳明胃经及奇经八脉有着密切的关系，体现宗筋对生殖系统尤其对阴茎勃起功能的影响，丰富了中医藏象理论，并指出阳痿从宗筋论治的理论意义及具体运用，从而为中医临床治疗阳痿提供了新的见解。

（二）阳痿从肝论治

阳痿从肝论治的思想发源于《黄帝内经》成书年代，实践于金代以后，系统理论阐明于 20 世纪 80 年代中期。1985 年，我总结了古今医家及自己从肝治疗阳痿的经验和认识，以《论阳痿从肝治》为题首次明确提出了"阳痿从肝论治"的观点，使几千年来隐含不明的思想得以阐明，极大地丰富和拓展了中医论治阳痿的内容和思路。1991年又对阳痿从肝论治的理论作了补充阐释，认为肝伤所致阳痿有肝经自病、邪滞肝脉和他脏相病三种类型，并提出了阳痿从肝论治九法，分别从发病机理、辨治规律等不同方面对此问题作了探讨，从而使阳痿从肝论治的理论得以初步完善。

（三）分脏论治

传统论治阳痿，多从肾虚立论。临床观察发现五脏病皆可致人阳痿，1992年，我在《浅述阳痿分脏论治法则》一文中提出阳痿从肾论治、从肝论治、从脾（胃）论治、从肺论治、从心论治、从脑论治。认为现代男科临床对阳痿的论治，已突破了传统的格局，临床思路不断拓宽，这对促进阳痿论治研究向纵深发展和提高治疗效果将起到积极的促进作用，甚至对所有男科疾病的诊治也会起到明显的推动作用。

二、宗筋论[1]

宗筋一词原出《内经》，其所指有二：广义者泛指男子前阴部位，如《素问·厥论》云："前阴者，宗筋之所聚。"狭义者则特指男子阴茎，如《素问·痿论》曰："宗筋弛纵，发为筋痿。"《灵枢·五音五味》云："宦者，去其宗筋，伤其冲任。"又《甲乙经》云："宦者，去其宗筋，伤其血脉，血泻不复，皮肤内结……天宦者，其任冲之脉不盛，宗筋不成。"这两种概念均被多数医家所引用，一直有效地指导着临床实践。

（一）宗筋生理

宗筋在生理上与足厥阴肝经、足少阴肾经、足阳明胃经及奇经八脉有着密切的关系，主要体现在对生殖系统尤其对阴茎勃起功能的影响。

1. 宗筋与足厥阴肝的关系

足厥阴肝经、宗筋、阴器三者直接相连，《灵枢·经脉》云："肝者，筋之合也；筋者，聚于阴器。"足厥阴肝之经脉，"过阴器"，经别"结于茎"，《灵枢·经筋》云："足厥阴之经筋，结于阴器，络诸筋。"《增补病机沙篆》有释云："阴器者，宗筋之所系也，而脾胃肝肾之筋，皆结于阴器，然厥阴主筋，故诸筋统属于肝也。"清·陈士铎《辨证奇闻》认为，宗筋之大小，是由肝气之盛衰而定，对于阴茎细小而不得子者，务当补肝。

---

[1] 王琦.宗筋论［J］.中华中医药杂志，2006，21（10）：579-581.

肝与宗筋生理功能关系有三：一者肝气行于筋，肝之疏泄功能正常，则气机畅达，经脉通利，宗筋得养，则阴茎勃起和伸缩自如，张子和《儒门事亲·卷二》指出阴茎伸缩由宗筋所司，其谓"且《内经》男子宗筋，为束骨之会也。而肝主筋，睾者，囊中之丸。虽主外肾，非厥阴环而引之，与玉茎无由伸缩……《灵枢》言足厥阴之经筋聚于阴器，其病伤于寒则阴缩入，伤于热则纵挺不收"；二者肝脉统阴器，阳道勃举有赖于肝之阳气的充盛；三者肝主藏血，调节血量，宗筋受血则能兴奋，肝血充盈则宗筋得以滋养，用事之时，以有形之血使阴茎胀大充盈。

2. 宗筋与足少阴肾经关系

足少阴肾之经络从"肾上贯肝"，与肝相络；又足厥阴肝经环络阴器，足少阴经筋亦结于阴器。

肾与宗筋生理功能有三：一者，肾藏精，主生殖，肾之精气充盛，则能产生并维持生殖与性功能正常。二者，肾司二阴，二阴包括前阴外生殖器与后阴肛门，前阴是排尿和性事器官，《灵枢·刺节真邪》曰："茎垂者，身中之机，阴精之候，津液之道也。"三者，《素问·灵兰秘典论》曰："肾者，作强之官，伎巧出焉。""作强"指包括性功能、生殖功能在内的能力。王冰次注《黄帝内经素问》云："强于作用，故曰作强。造化形容，故云伎巧。在女则当其伎巧，在男则正曰作强。"高士宗注曰："肾藏精，男女媾精者，鼓气，鼓力，故肾者犹作强之官，造化生人，使巧由之出焉。"

3. 足阳明胃经与宗筋关系

《素问·痿论》曰："治痿独取阳明何也？岐伯对曰：阳明者，五脏六腑之海，主润宗筋……故阳明虚，则宗筋纵。"张景岳曰："前阴者，足之三阴、阳明、少阳及冲、任、督、跷九脉所会也。九者之中，则阳明为五脏六腑之海，冲为经脉之海，此一阴一阳总乎其间，故曰阴阳总宗筋之会也。"盖阳明主水谷精微之生成，为多气多血之经，主润宗筋而为十二经之长，故在治痿中具有重要的意义。

4. 宗筋与奇经八脉的关系

奇经八脉是督、任、冲、带、阴维、阳维、阴跷、阳跷八条经脉的总称，与宗筋有密切的关系。《素问·骨空论》曰："督脉者……其络循阴器，合篡间。"明·李时珍《奇经八考》亦指出："其脉起于肾下胞中，至于少腹，乃下行于横骨围之中央，系孔溺之端，男子循茎下至篡。"张景岳在《类经》中解释宗筋时指出："宗筋者，众筋之所聚也，始之足三阴、阳明、少阳及冲任督跷九脉皆聚于此，故曰宗筋。"《轩岐救正论》云："盖阴器者宗筋之所聚也，而足太阴阳明少阴厥阴之筋皆结聚于阴器，与冲任督三脉之所会。"清代林佩琴《类证治裁》云："盖前阴为肝脉、督脉之所经，又为宗筋之所会。"由于奇经与肝肾等脏关系密切，并有调节十二经脉气血的作用，故与生殖器官的功能有关。

（二）宗筋论治

1. 抑郁伤肝，宗筋无能致痿

（1）源流

《素问·痿论》曰："思想无穷，所愿不得，意淫于外，入房太甚，宗筋弛纵，发为筋痿，及为白淫。"故《下经》曰："筋痿者，生于肝，使内也。"《杂病源流犀烛·前阴后阴源流》曰："又有失志之人，抑郁伤肝，肝木不能舒达，亦致阴痿不起。"

（2）证候

阳痿不举，性欲淡漠，情绪抑郁或烦躁易怒，胸胁不舒。

（3）病机

情志不遂，郁怒伤肝，肝失疏泄；又肝主筋，阴器为宗筋所聚，条达失司，阳气不舒，宗筋所聚无能。

（4）治则

疏肝解郁，调达宗筋。

（5）方药

柴胡疏肝散（《景岳全书》）：柴胡、香附、枳壳、白芍、川芎、陈皮、炙甘草。沈氏达郁汤（《杂病源流犀烛》）：升麻、柴胡、香附、川芎、桑白皮、白蒺藜、橘叶。

（6）指要

阳痿从肝论治，关乎宗筋，其义已明，但治疗上要把握两点：一则舒肝气，二则和肝血。《广嗣纪要·协期》曰："阳道昂奋而振者，肝气至也。"阴茎为足厥阴肝脉所过，肝气行于宗筋，气至则血至，阴茎则勃起刚劲。肝主筋，阴茎为宗筋所聚，肝血不能濡养筋脉，血少不充，阴茎不怒，怒而不大，大而不坚，坚而不热，故酌加川芎、丹参、红花等活血之品更臻全面。晚清医家周声溢对阳痿治疗提出了补血的认识。《周菱生医学二种》中云："有人以阳痿证问余曰，此病确系火衰乎？鹿茸可服乎？余曰：此病谓之火衰，固有近似处，然专服补阳补火之品，则非徒无益而且有害。问曰：何也？余曰：生殖器为海绵体，非血壮不得举。其举也，血力尽灌注于此。君火、相火皆运筹帷幄者也，其决胜千里者则血也。血之热力足，则生殖器无痿理也……是则痿症不可不大补阴血也，专补阳火无济也。若服鹿茸则非以龟板合服不可，且鹿不过五之一，龟则可五之三也。"

2. 肾气不足，宗筋失养致痿

（1）源流

《灵枢·经筋》云："足少阴之经……并太阴之经而上，循阴股，结于阴器。"

（2）证候

阳事不举，精神萎靡，头晕耳鸣，腰膝酸软，舌淡苔白，脉沉细无力。

（3）病机

年高肾虚或先天禀弱，恣情纵欲，色欲所伤，肾精亏虚，阳气萎弱。

（4）治则

温补下元，振阳起痿。

（5）方药

赞育丹（《景岳全书·杂证谟·阳痿》）加减：熟地黄、枸杞子、山茱萸、当归、肉苁蓉、巴戟天、鹿角胶、炒韭子、仙茅、淫羊藿、蛇床子、肉桂等。

（6）指要

一是补肾之法需辨水衰、火衰，《类证治裁》指出，水衰真阴亏乏，宜还少丹类，火衰精气虚寒，宜右归、八味丸类；二是补肾壮阳之剂，慎用阳起石、硫黄等刚热金石之品，恐有偏害；三是须明君相二火，注意心肾同调。《辨证录·阴痿门》指出："人有交感之时，忽然阴痿不举，人以为命门火衰，谁知是心气不足乎……故治阴痿之病，必须上补心而下补肾，心肾两旺，后补命门之火，始能起痿，方用起阴汤（人参、白术、巴戟天、黄芪、五味子、熟地黄、肉桂、远志、柏子仁、山茱萸）。"

3. 湿热下注，宗筋弛纵致痿

（1）源流

《灵枢·经筋》曰："伤于热则筋弛纵不收，阴痿不用。"《临证指南医案·阳痿》曰："更有湿热为患者，宗筋弛纵而不坚。"《类证治裁》曰："亦有湿热下注，宗筋弛纵而致阳痿者。"郭诚勋《证治针经》曰："湿热为患，宗筋必弛纵而不坚举。"何梦瑶《医碥·卷四》曰："阴痿……一则湿热太盛，下注宗筋，弛纵不收也。其症多有阴汗臊臭，两股热者，或反冷，阴头两丸如冰者，不可误认为寒，盖湿热在脏腑，热亲上而湿流下，故证如此也。"

（2）证候

阴茎痿软，口苦，阴囊潮湿，瘙痒，臊臭，下肢酸困，小便黄赤，苔黄腻，脉濡数。

（3）病机

恣食醇酒炙煿，膏粱厚味，湿热阻遏宗筋而致不用。

（4）治则

清热利湿，苦味坚阴。

（5）方药

湿热固真汤（《医碥》）：升麻、柴胡、羌活、炙甘草、泽泻、龙胆草、知母、黄柏。

柴胡胜湿汤（《医碥》）：柴胡、泽泻、升麻、生甘草、黄柏、龙胆草、当归、羌活、麻黄根、汉防己、茯苓、红花、五味子。

（6）指要

一是用苦味坚阴，《素问·脏气法时论》曰："肾欲坚，急食苦味以坚之。"叶天士曰："治用苦味坚阴。"二是恐苦寒化燥，需加滋阴柔润之品如生地黄、石斛之属。薛己《明医杂著·卷三》按语："阴茎属肝之经络，盖肝者木也，如木得湛露则森立，遇酷热则萎悴。"三是淡渗利湿，《杂病源流犀烛》曰："阴湿伤阳，阳气不能伸举，淡渗利湿，茯苓、泽泻、车前子。"叶天士曰："淡渗利湿，湿去而病退矣。"

4. 阳明受损，宗筋失润致痿

（1）源流

《素问·痿论》曰："阳明者，五脏六腑之海，主润宗筋……前阴者，宗筋所聚，太阴阳明之所合也。"《景岳全书·阳痿》曰："凡思虑焦劳忧郁太过者，多致阳痿，盖阳明总宗筋之会……若以忧思太过，抑损心脾则病及阳明冲脉，宗筋为精血之孔道，阳明实宗筋之化源，阳明衰则宗筋不振……气血亏而阳道斯不振矣。"《临证指南医案·阳痿》曰："又有阳明虚则宗筋纵，盖胃为水谷之海，纳食不旺，精气必虚，况男子外肾，其名为势，若谷气不充，欲求其势之雄壮坚举不亦难乎？唯通补阳明而已。"

（2）证候

阳事不举，面色欠华，纳少腹胀，少气懒言，舌淡苔白，舌质红，脉缓弱。

（3）病机

阳明主胃，胃为水谷之海，主化营卫而润宗筋，饮食劳倦或思虑过度伤及脾胃，气血生化受损，宗筋失润，故"阳道外衰"。

（4）治则

健脾益气，兼顾心肾。

（5）方药

起痿汤（《辨证奇闻》）：人参、白术、黄芪、北五味子、巴戟天、熟地黄、肉桂、远志、柏子仁、山茱萸。九香长春饮（《中医男科学》）：九香虫、人参、茯苓、黄芪、白术、泽泻、山药、桂枝、甘草等。

（6）指要

从阳明治痿需把握三点：其一，脾气虚弱，故补气健脾，脾运健则化源足，化源足则宗筋充润。故古人治阳痿以起阳汤、宣志汤、交感丹等，方中均用茯苓、白术、黄芪、山药以补益脾气。其二，阳明虚，脾失健运，痰浊阻遏宗筋，症见形体肥胖、胸闷心悸、目窠微浮、胃脘痞满、舌胖大、苔白腻、脉滑等，则当注意健脾化痰，运用茯苓、橘红、郁金、威灵仙、远志、浙贝母等。其三，由于宗筋为太阴阳明之所合，故治疗时应心脾两顾。

5. 血脉瘀滞，宗筋失充致痿

（1）源流

《证治概要》曰："阴茎以筋为体，宗筋亦赖气煦血濡，而后自强劲有力。"清代韩善徵《阳痿论》曰："盖跌仆损伤则血妄行，每有瘀滞精窍，真阳之气难达阴茎，势遂不举。"

（2）证候

阳痿不举，面色黧黑，阴茎色泽紫暗发凉或睾丸刺痛，舌紫暗或有瘀斑，舌下静脉怒张，脉涩等。

（3）病机

跌打损伤，或强力入房，久病伤络，气血运行不畅，瘀血阻滞阴茎脉络，不能充盈宗筋，宗筋失其润养而难振。

（4）治则

活血化瘀。

（5）方药

血府逐瘀汤（《医林改错》）加减：柴胡、枳壳、当归、桃仁、红花、赤芍、川牛膝、水蛭、地龙、路路通、蜈蚣等。

（6）指要

阴茎以经脉为体，以气血为充，若宗筋经络正常，气血通畅，阴阳调和，则阴茎欲举而能勃起。若气血失和，血滞不通，络脉闭阻，宗筋失养，则阴茎痿弱，形成了瘀血络阻的病机，临床常予活血剂加蜈蚣、露蜂房等虫类通络走窜之品，其效甚捷。《张氏医通·专方·虚损门》载用《内经》四乌贼骨一蘆茹丸治"丈夫阴痿精伤"，盖蘆茹即茜草，色赤入营，专于行血活血之用。亦有精血瘀阻致痿者，《杂病源流犀烛·前阴后阴病源流》曰："又有精出非法，或强忍房事，有伤宗筋，亦致阴痿不起。"此时之治宜行气化瘀散结，升清降浊，用血府逐瘀汤原方加细辛、薤白等。瘀血虽为实证，亦有气虚无力推动血液运行，"无力帅血"之宗筋失充候，故静脉瘀之阳痿常以补气摄血治之，于活血方中重用党参、黄芪。

综上所论，阳痿并非治肾一途，所患多端，然依其宗筋论治，其要一矣，临证之际，可举一反三，触类旁通，把握中心而不致偏移，则效当彰著。

三、阳痿从肝论治

（一）阳痿从肝论治理论的形成与发展

1. 渊薮于春秋战国时期

《黄帝内经》中有关经络与前阴关系的论述，可以说是阳痿从肝论治理论的萌芽时期。《灵枢·经脉》中认为厥阴之脉"环阴器"；《灵枢·经筋》认为足厥阴之筋"结于阴器"，其病"阴器不用，伤于内则不起"，经筋之病"阴痿不用"。但以上思想既未形成完整的理论体系，对汉、晋、隋、唐、宋时期的医家们亦无影响。

2. 实践于金明时期

李东垣将以上思想用以指导临床实践，他在《兰室秘藏》和《东垣试效方》两书中均记载了阳痿从肝论治的经验，所用固真汤和柴胡胜湿汤便是从肝论治阳痿的著名方剂。明·王纶继李氏之后，在《明医杂著·男子阴痿》中指出："男子阴痿不起，古方多云命门火衰。精气虚冷固有之矣，然亦有郁火甚而致痿者。"同时代的薛己在注《明医杂著》时写道："愚按阴茎属肝之经络……若因肝经湿热而患者，用龙胆泻肝汤以清肝火、导湿热；若因肝经燥热而患者，用六味丸以滋肾水、养肝血而自安。"薛氏还在其《薛氏医案选·保婴撮要·下疳阳痿》中指出："下疳阳痿，皆属肝火湿热，或禀赋肝经阴虚……盖肝属木，得雨露则森茂，遇酷日则痿软……故云：肝气热则茎痿。"孙一奎则明确言明阳痿是伤于肝经所致，《赤水玄珠·前阴诸疾·阳痿》："阳痿，皆耗散过度，伤于肝经所致。经云：足厥阴之经，其病伤于内则不起是也。"朝鲜许浚等编《东医宝鉴》时采纳了孙氏的观点。到了清代，从肝立论阳痿者仅程杏轩一人，其在《医述·脏腑·五脏外形》中说："外肾者，筋之宗也……肝主筋，外肾不兴则肝衰也。"民国时期未见有单从肝论阳痿者。

明清时期的《病机汇论》《慎斋遗书》《杂病源流犀烛》《证治准绳》《类证治裁》《杂症治要秘录》等论治阳痿时，虽论及肝之功能异常可致阳痿，宜从肝治疗，但非作为一种理论单独提出。

3. 形成和发展于现代

自 1950 年至 1997 年底的现代期刊中，有关从肝治疗阳痿的个案报道首见于 1982 年，即吴敬农"肝郁阳痿"。1983 年和 1984 年分别有刘士杰"肝郁阳痿"和刘一民"逍遥散加味治疗阳痿"之个案报道。但诸家所言皆为感性认识或经验之谈。至 1985 年，作者明确提出了"阳痿从肝治"的观点，使阳痿从肝论治的认识从感性认识上升到理性认识，使几千年来隐含不明的思想得以阐明，极大地丰富了中医论治阳痿的思路。不仅从肝与宗筋、肝藏血、情志所伤与阳痿的关系等生理病理方面阐述了阳痿从肝论治的基础，而且从肝所治阳痿案例已不独为肝郁。1991年，我们又对阳痿从肝论治的理论作了补充阐释，认为肝伤所致阳痿有肝经自病、邪滞肝脉和他脏相病三种类型，并提出了阳痿从肝论治九法；之后的1992年至1996年，金殿春、邹志东、张思新、严仲庆等分别从发病机理、辨治规律等不同方面对此问题作了探讨，从而使阳痿从肝论治的理论得以初步完善。

综上所述，阳痿从肝论治的思想发源于《黄帝内经》成书年代，实践于金代以后，系统理论阐明于20世纪80年代中期。

（二）"阳痿从肝论治"理论的提出[1]

阳痿从肾治为常法，而我多从肝论治，曰："阳痿求诊者青壮年并不少见，其年肾气本应旺盛，临床用治肾法往往收效不显。究其病由，常因情志所伤，而性交乃宗筋用事，《素问·痿论》有'筋痿者，生于肝使内也'之论，故从肝论治，颇收良效。"

1. 男子有曲情，非女子独有

医者知女子多因情志所伤，导致月经紊乱，从肝论治而收效，其实男子伤肝致痿，治亦同理，前人对此已有论述。如《医述》引"王节斋论'少年阳痿，有因于失志者，但宜舒郁，不宜补阳。经曰：肾为作强之官，伎巧出焉，藏精与志者也。夫志从士从心，主决定，心主思维，此即作强之验也。苟意志不遂，则阳气不舒……此非真火衰也。乃闷郁之故也。宜其抑郁，通其志意，则阳舒而痿自起'。"现代医学亦认为，男性性功能障碍的阳痿，根据病因可分为器质性与精神性两类，而后者占85%～95%。张秉琪亦指出："临床所见绝大多数男性性功能障碍的病人，都是由机能性病变引起，其中尤以大脑的机能紊乱为主。"中医认为肝与精神活动的调节有关，与现代心理创伤的认识有相同之处。

2. 宗筋为肝所主 治痿当重调肝

《灵枢·脉经》云："肝者，筋之合也，筋者，聚于阴器。"《灵枢·经筋》曰："足厥阴之筋……上循阴股，结于阴器。其病……阴器不用，伤于内则不起，伤于寒则阴缩入。"明确指出了肝主筋并聚结于阴器，阴器不用归责于足厥阴肝经。《素问·痿论》进一步阐明阳痿病因和病位在肝。如"思想无穷，所愿不得，意淫于外，入房太甚，宗筋弛纵，发为筋痿，及为白淫，故《下经》曰：筋痿者，生于肝使内也"。

---

[1] 王琦，洪德华.论阳痿从肝治[J].天津中医，1985，15（5）：15-16.

其次，从肝贮藏血液和调节血量的功能来说，"肝藏血""人卧则血归于肝，肝受血而能视，足受血而能步"，同理宗筋受血而能振奋。人体气血有赖于肝的疏泄调畅，即气行血亦行。王冰说："肝藏血，心行之，人动则血运于诸经，人静则血归于肝。"宗筋为肝所主，需要肝的濡养。《素问·六节藏象论》说："肝为罢极之本。"如果肝血不足或者不能发挥调节血量的功能，则会引起疲惫而松弛无力。张景岳对《素问·风论》在叙述"肝风"症状时，论及"时憎女子"，注云："肝为阴中之阳，且脉环阴器，强者好色，病者嫉阴，故时憎女子也。"充分说明肝与阳痿的关系。

本病与情绪关系最大，中医认为五脏生五志，神、魂、魄、志、思等概述了人的精神意志活动。《素问·灵兰秘典论》说："肝者，将军之官，谋虑出焉。"《灵枢·本神》还进一步指出："肝，悲哀动中则伤魂，魂伤则狂妄不精。"这里所说的谋虑、魂、悲哀，都属于精神思维活动范畴，而肝主疏泄，主司精神情志活动的调节。在临床上发现某些阳痿病人，平时由于神摇则阴器振奋，而行房则痿软难举，实际是肝之调节情志功能的障碍。

3. 治肝之法　心理为先

本病多与情志有关，故应心理治疗和药物治疗相配合，医生必须关心、同情、鼓励病人，使病人消除顾虑，正确对待疾病，树立信心。再从肝进行辨证施治，肝气郁滞者多用逍遥散或柴胡疏肝散加蜈蚣；阳气遏抑不伸者用四逆散加蜈蚣或王不留行、路路通、露蜂房等，行气起痿，通达经络；湿热下注者用龙胆泻肝汤加蜈蚣或九香虫；阴虚火旺者均可合用三才封髓丹，切忌滥用金匮肾气及龟灵集等补肾壮阳剂，以免真阴愈耗阳事愈弱。

例一：患者，男，24岁。少年时犯有手淫，今新婚3个月，出现阳痿，阴囊湿冷，时有滑精，面容消瘦，情绪悲观，苔薄白，脉小弦。思乱无穷，宗筋弛纵，并有滑精，责之于肝，波及于肾，肝肾同病，治当疏肝畅郁，滋水涵木，佐以通络。予四逆散、三才封髓丹加减。柴胡12g，白芍10g，枳壳12g，甘草6g，天冬10g，太子参15g，蜈蚣2条、砂仁3g，黄柏6g。

服七剂后，自述阴囊湿冷已减，阳事能举，时间短暂，不敢妄动，要求再服。苔薄腻，宗原方加车前子、王不留行，以化湿行瘀，终至阳痿得愈。

例二：患者，男，41岁。阳痿数年，急躁易怒，心烦不安，曾多方求治，屡服补肾壮阳剂无效，脉象弦滑，苔薄黄腻，属肝气郁滞宗筋，脉络不通，兼有化热之象，治以疏肝通络，兼清阴火，予四逆散加味。柴胡12g，白芍15g，枳壳10g，生甘草6g，黄柏6g，知母6g，蜈蚣2条，砂仁3g。进药八帖，情绪大有好转，阳事稍兴，有求欲感，索方再治，原方八剂，得以巩固。

例三：患者，男，33岁。形体壮实，面色红润，26岁结婚，已育一男，近年来性功能日衰，举阳无力，精液量少，过早排精，数月来病情加重，阳事不兴，胁肋胀满，烦闷易怒，口苦咽干，小便时黄，大便偏干，阴囊潮湿，腰腿酸楚，舌质红，苔黄腻，脉弦滑有力，此属湿热蕴结肝经，流注下焦，宗筋弛缓，宜泻肝利胆，清化湿热，佐以通络，予龙胆泻肝汤加减。柴胡10g，山栀10g，黄芩6g，龙胆草6g，生地12g，当归12g，泽泻10g，木通6g，车前子6g，萆薢15g，薏苡仁15g，蜈蚣2条，九香虫3g，砂仁3g，进药8帖，诸证大减，心情舒畅，阳事易兴，二便通调，舌偏红，苔薄黄，脉弦缓。原方改龙胆草5g，山栀、黄芩、木通各8g，四剂，以免苦寒燥湿而伤阴。

按：四逆散疏肝解郁，畅达气血，俾使郁痹宗筋之血得以通畅。蜈蚣入肝，善行窜通络，解除挛缩；砂仁理气醒脾，以健脾胃，有治痿独取阳明之意；黄柏入肾，清下焦阴火。例一兼有肾亏见证，故用三才滋肾育肝，补母荫子；例二见久郁化热之象，加知母入肾坚阴，与黄柏合用清阴火而不伤阴。龙胆泻肝汤为清肝经湿热偏盛专方，用于例三甚为合拍。方中加祛湿除痹的蜈蚣、九香虫通络振痿，使湿热得去，经脉得舒，气血得调，则病证可除矣。叶天士《临证指南医案》指出："更有湿热为患者，宗筋必弛纵而不坚举，治用苦味坚阴，淡渗去湿，湿去热清，而症退矣。"

上述三例，以肝论治，法中有方，方中有异，治阳痿当顺肝性，其目的为"疏其气血，令其条达，而致和平"，切忌盲目温补。

（三）"阳痿从肝论治"理论的再研究

阳痿，是男科临床最常见的疾病之一。阳痿的治疗，传统上多以从肾论治为其常法。自1985年作者提出"阳痿从肝论治"的观点后，得到学术界的广泛重视，近年从肝论治阳痿的报道已达50余篇，学者们从不同角度对从肝论治阳痿进行了阐发。现根据近年来的研究和临床体会，再次对阳痿从肝论治进行讨论。

1. 前阴为肝所统，气血充盈则振

（1）阳痿从肝论治，缘由前阴与肝关系密切。就肝之经脉而言，阴器为肝经循行所过部位。如《灵枢·经脉》曰："肝足厥阴之脉，起于大指丛毛之际……上腘内廉，循股阴，入毛中，过阴器，抵小腹。"若肝脉运行正常，则气血条达，阴器得以濡养，勃起正常，若肝经滞涩，则气血难达阴器，而致阳痿不举。

（2）宗筋为肝所主，肝筋结于阴器。宗筋有两个含义，一指前阴部，如《素问·厥论》说："前阴者，宗筋之所聚。"一专指阴茎，如《素问·痿论》："宗筋弛纵，发为筋痿。"

肝之于筋，有着主与生的关系。肝在体合筋，诸筋皆为肝所主，筋伸缩的正常活

动和功能的发挥，有赖于肝血的滋养。肝血充足，筋得其养，才能灵活伸缩，运动自如，故有"肝主筋"（《灵枢·九针》）、"肝生筋"（《素问·阴阳应象大论》）、"食气入胃，散精于肝，淫气于筋"（《素问·经脉别论》）和"肝者，罢极之本""其充在筋"（《素问·六节藏象论》）等论述。肝为罢极之本，指肝所主之筋是机体疲劳的根本，"人之运动，由乎筋力，运动过劳，筋必罢极"（《类经·藏象论》）。肝主筋，故肝为罢极之本。若肝之功能正常，则筋健且耐力强。若肝郁或精血亏虚，则筋失滋养，运动迟缓，故《素问·上古天真论》指出："丈夫……七八，肝气衰，筋不能动。"

诸筋为肝所主，而肝之经筋亦结于阴器。《灵枢·经筋》曰："足厥阴之筋，起于大指之上……上循阴股，结于阴器，络诸筋。其病……阴器不用，伤于内则不起，伤于寒则阴缩入，伤于热则纵挺不收。"明确指出肝之经筋聚结于阴器，并于该部位与诸筋相连，若房事不节，精血亏耗，经筋失于濡养，或伤于寒热之邪，可导致阴器不用，阳事不举。

宗筋乃诸筋之所聚，诸筋皆统于肝。《内经》有关阴器、宗筋的论述，涉及肝、脾、胃、肾、任、督等脏腑经脉，虽然脾、胃、肾之经筋皆"聚于阴器""结于阴器"，督脉"其络，循阴器"，任脉起于中极之下，下出会阴，经阴阜，然前阴实为肝所主，正如《增补病机沙篆》所云："阴器者，宗筋之所系也。而脾胃肝肾之筋，皆结于阴器，然厥阴主筋，故诸筋统属于肝也。"

（3）气机调畅，则宗筋和，用事彰。肝属木，喜条达而恶抑郁。肝主疏泄，具有调畅气机和情志的作用。肝的疏泄功能正常，则肝气机调畅，气血和调，经络通利，宗筋得以濡养，用事自如。若疏泄不及，则肝气失于疏通畅达，形成气机不畅，气机郁结的病理变化，导致经络不通，宗筋失养，或疏泄太过，气机紊乱，升发太过，下降不及，形成肝气上逆、肝火上炎的病理变化，亦可导致经脉运行障碍，宗筋难得其养，发为阳痿不举。

人的情志活动，有赖于气血的正常运行，肝疏泄气机，使气血运行正常，所以人的情志活动与肝的疏泄功能密切相关。《素问·灵兰秘典论》说："肝者，将军之官，谋虑出焉。"说明肝为"刚脏"，具有助心以出谋划策的功能，由于肝主宗筋，所以，男女欲交媾时阴茎的勃起，是作为君主之官的心通过具有谋虑作用的肝而使宗筋发挥作用。若肝之疏泄正常，气机调畅，则对精神刺激的耐受阈值就高，心情畅舒，气血和调，宗筋用事正常。若肝失疏泄或疏泄太过，可导致肝郁、肝火，使气机不行或紊乱，宗筋失养，谋虑不出，发为阳痿。

（4）肝血充盈，则阴茎怒、大、坚、热。肝藏血，具有贮藏血液和调节血量的作用。肝体阴而用阳，若肝藏血的功能正常，肝血充足，肝木得养，疏泄得以冲和调达，气血充盈，则宗筋得以濡养。宗筋有赖于肝血的濡养，用事之时以有形之血使阴茎胀大充盈，这对阴茎功能的维持起着极为重要的作用。如《养生方》谓阴茎勃起的怒、大、坚、热表现是肝血充盈的结果。相反，若肝失调达，肝血亏虚，则阴茎勃起无力，甚至阳痿，如《天下至道谈》曰："怒而不大者，肌不至也；大而不坚者，筋不至也；坚而不热者，气不至也。肌不至而用则逼（阳痿之意），气不至而用则避（阳痿不能交合），三气皆至，此胃（谓）三脂（诣）。"又云："三至乃入。"这里的三气，即肌气、筋气、神气。三气之至与否，实际上就是肝之气血是否流注于宗筋。故《万氏家传广嗣纪要》说："阳痿不起不固者，筋气未至也，肝主筋，肝虚则筋气不足矣。"

总之，肝藏血，主疏泄，体阴而用阳，又肝与前阴密切相关，故肝之功能正常，则气血旺盛，宗筋得养，阴茎得以充盈，反之则病阳痿。

2. 临床辨证为先，阳痿肝病居首

阳痿的辨证，既往多偏重于肾，根据我们统计的一组450例阳痿患者，平均年龄为44～69岁，其中伴烦躁、抑郁等症状，辨证为肝气不畅者占患者总数的36.94%；伴阴囊潮湿，舌苔黄腻等症状，辨证为肝胆湿热者占28.46%；伴睾丸刺痛、舌质暗等症状，辨证为瘀血阻络者占13.29%；伴腰膝酸软、畏寒肢冷等症状，辨证为命门火衰者占12.83%；其他证候占8.48%。本组病例，青壮年患者居多，大多肾气旺盛，并不表现肾虚证候。从统计可以看出，临床最常见的阳痿证候，依次为情志失调、肝胆湿热、瘀血阻络和命门火衰。

肝伤所致阳痿，病因虽然复杂，但均由寒热虚实之邪阻碍气血、不能充盈宗筋所致。临床上常见阳痿因于肝者，有肝经本病、邪客肝脉和他脏相病。

（1）肝经自病

①肝郁气滞：情志不遂，郁怒伤肝，或"思想无穷，所愿不得"（《素问·痿论》），导致肝气不畅。表现为阳痿不举或举而不坚，情志抑郁，善太息，脉弦。

②肝火炽盛：郁怒伤肝，久而化火，导致肝火炽盛。表现为阳痿不举，烦躁易怒，舌质红，苔黄，脉弦而有力。

③瘀血阻络：肝之疏泄失职，肝气不行，无以帅血，导致瘀血阻络。表现为阳痿不举，睾丸和小腹刺痛，舌紫暗或有瘀点、瘀斑，脉涩。

④肝血虚：禀赋不足，或久病重病失养，或饮食化源不足，或失血，导致肝血亏虚。表现为阳痿不举或痿软无力，爪甲苍白，面色萎黄，头晕目眩，舌淡脉虚弦。

（2）邪客肝脉

①湿热蕴结：平素嗜酒或过食肥甘，酿成湿热，或感受湿热之邪，客于肝脉，导致湿热蕴结。表现为阴茎痿软，阴囊潮湿，肢体困倦，口苦或黏滞，舌苔黄腻或厚，脉滑

数而弦。

②寒滞肝脉：久卧冰冷之地，或天寒入水，或啖食生冷，或房事后受寒，感受寒邪，侵袭肌体，客于肝脉，导致寒滞肝脉。表现为阴茎痿软而缩，少腹拘挛疼痛，畏寒肢冷，小便清长，脉沉弦。

（3）他脏相病

①肝脾同病：肝之疏泄太过，气机逆乱，横逆犯脾，肝病传脾或中焦虚弱，化源不足，肝失所养，导致肝脾同病。表现为阳痿不举，烦躁易怒，胸胁胀满，食少纳呆，舌淡脉弦。

②肝肾亏虚：思虑忧郁太过，肝血暗耗，伤及肾精，或房事不节，肾精被伤，精血不能互生，导致肝肾亏虚。表现为阳痿不举，耳鸣健忘，抑郁或易怒，五心烦热，腰膝酸软，失眠梦遗，舌红苔少，脉弦细数。

③肝胆虚怯：突遭外扰，或乍视恶物，尤其房事之中卒受惊恐，或平素胆怯，多疑善感，导致肝胆虚怯。表现为阳痿不振，心悸易惊，胆怯多疑，脉象弦细。

3. 从肝论治阳痿，活用治痿九法

从肝论治阳痿，关键是抓住肝伤以致气血不调、运行障碍、宗筋失充这一病机核心，辨明证候，法以证立，方从法出。

（1）调肝疏肝法

本法适用于肝失疏泄及疏泄太过的阳痿患者。若失志之人，因于情志不遂，气机不畅，抑郁伤肝，以致肝气郁结者，用疏肝解郁；若躁急之人，因于怒气，气机紊乱，致肝气横逆者，用镇肝柔肝。本法重在调理肝气以治痿，可"疏其气血，令其条达，而至和平"。

方药：疏肝理气用四逆散、逍遥散加减。方中柴胡升阳而疏肝，顺其条达之势，发其郁遏之气；当归、白芍养血柔肝。

解郁宣郁，畅达情志，不宜香燥理气，而应理气不伤阴液。因此，对于该型阳痿患者，常加入畅通开启、而无伤阴之害的入肝调肝补肝专药，如路路通、白蒺藜、穿山甲等。

镇肝柔肝用一贯煎加减。方中生地、当归、麦冬、沙参柔肝以克刚烈之性，川楝子调肝以止横逆。常加重镇调肝止横逆之牡蛎、珍珠母等。

病案举例：郑某，男，32岁，干部。婚后1年，性功能逐渐减退，性交不能勃起3个月。身体素壮，无病可言，1年前结婚，妻比其年少12岁，有次房事遭妻拒绝，遂郁郁寡欢，渐失兴致，勃起力差，阳事不用，胸闷不舒，太息频作。此乃肝气闭郁，气机不畅，阳事不兴。处方：柴胡12g，枳实10g，白芍10g，当归10g，白蒺藜24g，路路通

6g。经配合心理疏导，药服4剂能兴，7剂而愈。

（2）活血通络法

本法适用于气血瘀滞，肝之经脉凝塞，遏阻气血，宗筋失荣之阳痿。

方药：瘀血有虚象者，用桃红四物汤加减；兼有寒象者，用少腹逐瘀汤化裁。常加入通经活络散结、活血入肝之专药，如蜈蚣、水蛭、白僵蚕、三棱、莪术、牛膝等。蜈蚣辛温入肝经，《医学衷中参西录》谓其"走窜力最速，内而脏腑，外而经络，凡气血凝聚之处皆能开之"，该药具有调达肝脉，舒其宗筋以治阳痿和引他药入于宗筋的神奇功效，故并不局限于瘀血致痿，其他证候者亦可酌情应用。再如水蛭咸平入肝经，善通经破滞，《本草经百种录》谓其"最喜食人血，而性又迟缓善入，迟缓则生血不伤，善入则坚积易破，借其力以攻积久之滞自有利而无害也"。

病案举例：纪某，男，48岁，干部。患阳痿2年，素体肥胖，睑胞肿胀，患有高脂血症和冠心病。面色晦暗，舌有瘀斑，苔黄腻，脉沉涩。证属久瘀伤络，宗筋失荣，兼有气郁、痰郁，并有化热之兆。处方：生地20g，赤芍15g，当归10g，蜈蚣1条，柴胡10g，瓜蒌20g，水蛭5g，三棱3g，莪术3g。6剂后渐有好转，20剂阳痿得愈。

（3）补气生血法

本法适用于肝血亏虚、阴茎失于充盈之证。

方药：当归补血汤合四物汤加减。有形之血生于无形之气，宜重用黄芪以资生血之源，当归、熟地、白芍益血和营，使阳升阴长，气旺而生。川芎入血分理血中之气，使肝血得补而不滞，行血而不破血。常加入补血入肝之紫河车、龟板、牛膝等。

病案举例：徐某，男，35岁，教师。患阳痿5年。头晕目眩，记忆力差，形体消瘦，面色萎黄，舌淡白，脉弦细。此因长期用脑太过，思虑伤神，肝血暗耗，以致用事之时，宗筋不能充盈，遂成阳痿。处方：黄芪24g，当归10g，紫河车20g，牛膝10g，茯神10g，熟地15g，川芎10g，龟板15g，蜈蚣1条。服药15剂后，性生活能进行3分钟以上，再进7剂而愈。

（4）潜阳凉肝法

本法适用于肝火旺盛，气机紊乱，气血升降失常所致之宗筋痿软。

方药：丹栀逍遥散加减。丹皮、栀子皆入肝经，善降肝火，解肝郁，活肝血。常加羚羊粉、石决明、牡蛎等药。羚羊角咸寒入肝，善平息肝风，潜镇肝阳；石决明为鲍科动物的贝壳，咸平入肝经，临床不但用治目疾，对肝火炽盛的阳痿，具有平肝潜阳、条达气血之功。

病案举例：王某，男，52岁，工人。平素性情急躁，4年前因疑其妻有外遇，遂暴跳如雷，之后阳事不兴。症见烦躁易怒，胸胁胀满，睾丸胀痛，脉弦而有力。药用丹皮 10g，栀子 10g，柴胡 10g，茯苓 10g，石决明 20g，白芍 15g，牡蛎 20g，羚羊粉 3g（冲服）。上方化裁，进 30 剂而验。

（5）清热利湿法

本法适用于肝经湿热蕴结，熏蒸宗筋致阴茎弛纵、用事痿弱之证。

方药：龙胆泻肝汤或程氏萆薢分清饮。两方均具清热除湿之效用，前者清热力较强，后者偏于利湿。常加蛇床子、土茯苓、茵陈、薏苡仁、地龙、石菖蒲、苦参等药。蛇床子辛苦，辛则能行，苦则坚阴渗利，善治阳痿。地龙咸寒入肝经，善利尿除湿，并走络脉，使宗筋湿热从小便而出。

病案举例：王某，男，25 岁，工人。新婚 1 个月，阴茎痿软，难以交媾，兴致渐减，竟无一次成功，患者十分苦恼，全家亦甚惊慌。伴有阴囊潮湿，口苦纳呆，舌质红绛，苔黄厚腻，脉弦有力。此属肝胆湿热，郁阻肝经，熏蒸肝脉，宗筋弛纵，阳事不兴。处方：龙胆草 6g，柴胡 10g，知母 6g，黄柏 6g，车前子 10g，萆薢 6g，泽泻 10g，茯苓 10g，蛇床子 10g，地龙 6g。服药 3 剂，阴囊潮湿及口苦减轻，再进 10 剂性生活正常。

（6）暖肝散寒法

本法适用于邪客肝脉，寒凝血滞，宗筋收引所致阳痿。

方药：暖肝煎或茴香橘核丸。常加紫石英、紫梢花、九香虫等。紫石英甘温入肝经，善治下焦寒冷；紫梢花甘温益阳涩精，善治阳痿；九香虫咸温入肝经，理肝经寒凝之脉，行郁滞之气，散寒行气直达下焦，治阳痿效捷力专。

病案举例：王某，男，30 岁，农民。3 年前因冬月入于湖中，遂患阴缩，当时伴下腹挛痛，经用针灸、热敷、中药治疗，阴缩得瘥，但之后阳事不兴，伴有怕冷喜热、胸胁窜痛、小腹发凉，舌苔白，脉沉弦迟。此属寒邪客于肝经，日久留滞不去，阻碍气血运行，寒邪收引宗筋。处方：肉桂 6g，小茴香 6g，吴茱萸 6g，乌药 10g，干姜 6g，橘核 9g，紫石英 15g，九香虫 10g，木香 6g，延胡索 10g，云茯苓 10g。服药 20 剂，阳痿有所好转，女方给予刺激后能勉强勃起，但举而不坚，无法插入，守上方再进 30 剂，基本痊愈。

（7）培土抑木法

本法适用于脾胃虚弱，不能"散精于肝，淫气于筋"或肝气横逆犯胃之肝脾同病所导致的阳痿。

方药：逍遥散合参苓白术散。本证关键在于脾虚，故宜重用参、苓、术等，以培补脾土，使肝木得其濡养，则可抑其横逆，使气机条畅，宗筋得养，阳痿可愈。

病案举例：李某，男，30 岁，干部。患阳痿 2 年，多方求医罔效，半年前因此离异。症见抑郁寡欢，烦躁易怒，食少纳差，面色萎黄，形体瘦削而无力，舌质淡白，脉虚弦。

此属肝气横逆，疏泄太过，木来克土，土不培木，肝脾同病。药用党参 10g，茯苓 15g，白术 10g，山药 15g，薏苡仁 15g，白芍 10g，柴胡 10g，当归 10g，黄精 10g，黄芪 15g，石决明 15g。守上方酌情化裁，调治 2 个月痊愈，半年后再婚，性生活正常。

（8）滋水涵木法

本法适用于房劳，耗伤肾精，精不生血，或思虑过度，肝血暗耗，血不化精之肝肾同病所致阳痿。

方药：六味地黄汤合一贯煎。两方肝肾同补，使精血互生，宗筋得以滋养，阳痿可愈。常加杜仲、菟丝子、淫羊藿、露蜂房、肉苁蓉、五味子、巴戟天等。杜仲、菟丝子、淫羊藿、巴戟天均入肝肾两经，善补肝肾，治阳痿；肉苁蓉、五味子入肾经，滋阴精；露蜂房善疗阳痿，如《千金方》谓"阳痿不起方：蜂房灰夜卧傅阴上即热起，无妇不得傅之"。

病案举例：刘某，男，24 岁，工人。婚龄 1 年，婚前有频繁手淫史，婚后觉性功能差，举而不坚硬，性交只能持续 2 分钟。半年来阴茎完全不能自主勃起，夜间及清晨偶有勃起。诊见腰膝酸软，头晕耳鸣，失眠多梦，舌红少苔，脉虚弱无力。证属肾精亏虚，水不涵木。处方：大熟地 12g，怀山药 10g，山茱萸 10g，云茯苓 12g，枸杞子 12g，川楝子 6g，淫羊藿 10g，露蜂房 10g。服药 7 剂，已能勃起，但性交时只能持续半分钟即射精，上方加刺猬皮 10g，金樱子 10g，芡实 6g，再进 14 剂，基本痊愈。

（9）益肝壮胆法

本法适用于禀性懦弱，多疑胆怯，房事之时卒受惊恐所致之肝虚胆怯、阳道痿软。

方药：启阳娱心丹化裁。方中人参、菟丝子、当归、白芍、山药、酸枣仁补肝血，宁神定志，柴胡、远志、石菖蒲、橘核调肝理气，白术、甘草、砂仁、神曲补中焦，益后天，共奏补肝血、壮胆略、益气血、安神定志之功。

病案举例：谢某，男，50 岁，干部。10 年前丧偶，因精神打击和鳏居，逐渐性格内向，沉默寡言，善虑多疑。2 年前与一比其年轻 9 岁的离异妇女恋爱时，女方欲试其性功能，被人撞见，从此阳事不兴。之后半年与另一妇女结婚，每于房事前即想到前次失败的教训，不能勃起，焦虑万分，妻偕其来诊。自述偶有夜间自发勃起，硬度尚可，脉证未见特殊征象。处方：党参 10g，当归 10g，白芍 10g，柴胡 10g，橘核 6g，远志 10g，石菖蒲 10g，佛手 10g，砂仁 3g，神曲 6g，半夏 10g，牡蛎 15g，枣仁 30g。并结合心理疏导，前后调治 2 个月痊愈。

此外，心理障碍是阳痿发病的最常见的因素，因此心理咨询亦是阳痿治疗的重要环节。我们认为，从肝论治阳痿，重在调畅情志，不唯投以药石，亦应包括性咨询指导。首先应倾听患者陈述，详细了解病史，再根据不同情况进行疏导，改善患者的焦虑情绪，排除性事干扰，创造适宜性生活的环境，使其情绪放松，即"必先和气，阴茎乃起"。还应根据病人对性知识了解情况、年龄、体质、伴发疾病的不同，帮助其改善性技巧，变换性交体位。

以上总结了从肝论治阳痿的体会。临床上阳痿的治法很多，只是所接触病种和认识上的不同，治法有所侧重。在此只就从肝论治阳痿进行了阐述，供同道参考。

（四）"阳痿从肝论治"理论的影响

1999 年秦国政报道：自 1985 年王琦教授"阳痿从肝论治"理论提出以后，每年都有阳痿从肝论治的文献见诸报刊，截止 1997 年底共计 71 篇（专指文题标明从肝论治者），其中有 19 篇为小样本临床病例诊治的报道，共 779 例，使从肝论治的文献占分脏分因论治思路文献数的第 2 位，样本病例报道数占第 5 位，从而可以看出，从肝论治阳痿已成为现代中医论治阳痿的主要思路之一。1989 年孟令军从肝与阴器的联系和情志伤肝两方面对阳痿从肝论治的机理进行了探讨。根据 CNKI 文献检索，截止 2011 年底，《论阳痿从肝治》一文被引用 56 次，阳痿从肝论治相关论文达 567 篇，内容涉及文献研究、思路探讨、证候特点、临床观察、方药研究、实验研究等。可以说从肝论治阳痿思路的影响正在扩大，相关研究正在逐步深化。

四、阳痿分脏论治

传统论治阳痿，多从肾虚立论。我们通过临床观察，发现五脏病皆可致人阳痿。

（一）从肾论治

从肾论治阳痿，乃古今常法，但多偏重温补肾阳。实际上，肾阴虚致阳痿者也不少见。故治阳痿从肾入手时当辨清阴阳的盛衰。肾阳虚所致阳痿多表现为阴茎完全不能勃起，且往往伴有性欲减退，以益肾壮阳为治疗法则，并佐以少量滋阴之品。肾阴虚之阳痿，乃由肾阴亏虚不能充形而宗筋失养所致。其特点是阴茎能勃起，但历时短暂，且举而不坚，形软而痿，不能进行正常性交。治之多以滋阴益肾为原则并稍佐温补肾阳之剂。

（二）从肝论治

从肝论治阳痿，是以肝与阴器功能上的联系和肝的生理功能为理论依据。一者，肝脉上循阴股，入毛中，结于阴器，阴器的机能活动受到肝气的调节；二者，肝主筋，阴茎以筋为体，肝之功能正常，肝气行于筋，则阴茎伸缩自如，勃起刚劲；三者，肝寄相火，具有鼓动阴器，启闭精窍而主司精液走泄的作用；四者，肝主藏血，具有调节血量之功能，血液充足则宗筋振奋。肝之功能直接影响宗筋的功能，肝对阴器起着支配和调节的作用。情志刺激最易伤肝，肝对情志刺激能起调控作用并因此而受其损害。阳痿发生于青壮年者，多与情志有关。故肝之调节情志功能障碍及疏泄不利是肝经病变导致阳痿的主要环节。

肝病导致阳痿有三个特点：发病原因多与情志变化有关，临床表现多伴有肝经症状，脉象多弦。肝病所致阳痿非独肝郁，而有寒热虚实之异，故在从肝论治大原则下又有疏肝解郁、清泻肝经、温肝益气、滋阴柔肝、补肝益气、补肝通络、疏肝荣筋、疏肝活血等法。临床可分为肝气郁滞、肝阳抑遏、肝经湿热、寒滞肝脉、痰闭肝经、精郁瘀滞、肝阴不足、肝气阳虚、肝血不足、肝络瘀阻、情伤气乱等证进行论治。用药多选入肝经之品。

（三）从脾（胃）论治

前阴为宗筋会聚之处，需得诸经尤其是阳明气血的温煦濡养，而后才能强劲有力，即阳明盛则外势展。故阴器虽以筋为本，但以气血为用。阳事之用，以气血为本，而气血之盛衰则受阳明脾胃功能强弱之影响。脾胃功能强健，水谷化源充足，气血旺盛，如是则阴茎得以充养而能行房事。脾胃功能障碍，则宗筋弛纵，痿软不举。

脾胃病致阳痿的特点：多见于脑力劳动者；发病原因多与饮食劳倦有关；阳痿常与脾胃疾病同见；多属虚证、寒证，间有虚实夹杂者。阳痿治从阳明，当从其虚实两大方面来考虑，阳虚者宜温中散寒；阴虚者则益胃生津；痰浊阻滞者，当宜化痰浊；脾胃湿热者，法施清热利湿。此外，据具体证型，处以益气除湿、健脾养血、益气补中、泄热生津、升阳举痿、益气生血等法，围绕脾胃论治也能收效。临床可分脾虚气陷、脾胃阳虚、湿困脾胃、胃热灼阴、湿热伤脾、饮食伤胃、气血双亏等证施治。临床用药不宜过于滋腻或刚燥太烈。

（四）从肺论治

肺乃相傅之官，具有主气、主宣发、朝会百脉、宣发气血精津以养全身的功能。一旦肺病，则气血精津运行障碍，宗筋失于气血充养而阳痿。肺气亏虚，不能宣发气血精津，宗筋无以充养，且母病每多及子，肾脏受累；或肺失通调水道之能，聚水之邪，致生湿热，湿热下注宗筋；或热灼津伤，肺叶枯萎，宣降失司，不得朝会百脉，气血无以输布全身，宗筋失养；或痰浊内生，壅阻肺气，肺之朝会百脉，宣发功能障碍，气血无以充养宗筋等均可导致阳痿。

肺病导致阳痿的特点是：多有反复发作的慢性肺病史，或阳痿与肺病同见；多伴肺经症状。阳痿从肺论治当围绕恢复肺的宣发输布功能这一关键环节入手。热伤肺经者，治以清肺生津；肺气虚弱者，治当温肺益气；痰浊阻肺者，治宜祛痰理肺；湿热壅肺者，则清利湿热，开上通下。对肝郁阳痿治之不效者，于疏肝方药中加入麻黄、杏仁之属宣肺气以疏肝郁，可增强疗效。用药宜温润平和，不宜辛燥过度。古今医家用人参、蛤蚧、黄芪补肺，麻黄、杏仁泻肺治疗阳痿的经验，可资借鉴。

（五）从心论治

心乃君主之官。情欲之萌动，阴茎之兴举，必须先赖君火先动。心君功能正常，则阴茎兴举如常。如忧虑伤心，耗伤心血，或心神不宁，或心火亢盛，或痰热扰心等，则心难行君主之令，从而致阴茎软而不举。

心病所致之阳痿，其特点之一是多见于劳心过度者；二是多在心病基础上发生，或与心病同见；三是多伴有心经症状；四是其证多虚，间或可见实证。其治以养心血、益心气、宁志安神为主。但有心火亢盛或痰火扰心者，则当与清心火以宁心或泻痰火以安神。

（六）从脑论治

《灵枢·海论》"髓海有余，则轻劲多力"中"轻劲多力"泛指全身功能，也包括阳事功能。因精神紧张，思虑过度，或少年久犯手淫，或久病直接消耗脑之精力，而致阳痿者，又可从脑论治。髓海不足，脑阴亏乏，致脑失滋涵，元神躁动，则无能作强；脑力过用，久病耗气，命门火衰，督脉不充，脑府失于温煦，脑阳不足，元神失于温振，则作强无力；或精神长久抑郁不畅，心意不遂，肝气不达，则致脑府郁闭，元阳失于伸展而阳痿。从脑论治阳痿，当辨阴阳虚实。脑阴亏乏者，宜峻补精髓，充脑振痿；脑阳不足者，治以大补精气，兴阳起痿；脑府郁闭者，治以开郁启闭，伸展脑阳。

可以看出，现代男科临床对阳痿的论治，已突破了传统的格局，临床思路不断拓宽，这对促进阳痿论治研究向纵深发展和提高治疗效果将起积极的促进作用。

第二节　阳痿诊疗标准研究[1]

阳痿是一种常见的男性性功能障碍疾患，研制治疗阳痿的中药新药具有重要临床意义。有关评价指标的客观、规范是搞好新药开发的前提。根据国内外有关文献和男科临床实际，我认为《中药新药治疗阳痿的临床研究指导原则》（简称《原则》）提出的阳痿诊断与疗效标准、分类标准、病情程度分级、辨证分型标准有些指标值得进一步商讨和完善。

一、阳痿的诊断标准

阳痿的诊断标准，《原则》定为："青壮年男子性交时，由于阴茎不能有效地勃起，而致性交机会的 75% 以上不能进行，即可诊断为阳痿。"

1. 年龄段定为青壮年问题

青壮年年龄为 20 ～ 50 岁，而 50 岁以上的阳痿患者亦占相当比例，且《原则》中规定本病纳入病例的年龄标准为 20 ～ 60 岁，前后不统一。国内外大多学者对阳痿定义并不冠以年龄，亦有以"成年男性"概称[2]。把年龄界限定在成年男性，似较确切。

2. 关于以 75% 失败概率为诊断依据的问题

《原则》中"性交机会的 75% 以上不能进行，即可诊断为阳痿"，不仅表述含糊，且以 75% 失败作为诊断标准，有待商榷：①未规定发生的时限范围；②性交成功率是性交次数与成功次数之比，而不同年龄的性交次数有很大差异，故难以依此进行确切性评定；③国内外学者[3][4][5]对阳痿的定义主要是指阴茎勃起障碍，故阳痿（Impotence）又称勃起障碍（Erectic Dysfunction）。国家中医药管理局颁布的《中医病证诊断疗效标准》等文献也没有类似仅以性交成功率的评定方法。阳痿如果按 75% 性交失败界定，即有 25% 性交是成功的，与公认的勃起障碍有关表述不符。

---

［1］ 王琦.对《中药新药治疗阳痿的临床研究指导原则》有关评价指标的商讨［J］.中药新药与临床药理，1998，9（2）：111–113.
［2］ 邹承璧.因男子性功能障碍而引起的离婚案件［J］.中国性学，1992（3）：15.
［3］ 吴阶平.性医学［M］.北京：科学技术文献出版社，1988.
［4］ 胡礼泉，薛兆英.阳痿的基础与临床研究［M］.北京：科学技术出版社，1995：343–349.
［5］ 国家中医药管理局.中医病证诊断疗效标准［M］.南京：南京大学出版社，1994：28.

二、阳痿的轻重分级

《原则》对阳痿病情的轻重程度作了如下分级：

重度：3 个月完全不能性交。

中度：3 个月性交成功率＜10%。

轻度：3 个月性交机会只有 10% ～ 25% 能成功。

作者认为，阳痿轻重分级较有难度，故一般不作规定，如需进行分级应综合考虑性欲要求、阴茎勃起情况、性交能力、射精过程、性感觉等方面，而不是仅以性交成功率作为唯一判断依据，兹拟分级标准如下（表 4-1），供临床参考。所含内容亦符合《原则》在"疗效性观察"中要求的性欲、阴茎勃起程度、夜间勃起现象（NPT）、性交持续时间、有无射精等情况。

三、阳痿的分类诊断

1.《原则》在"试验病例标准"中指出纳入病例标准之一为属功能性阳痿和轻度供血不足（阴茎血压指数在 0.6 ～ 0.75 之间或罂粟碱试验在 8 ～ 15 分钟才勃起）。

表 4-1　阳痿轻重分级

判断项目		Ⅰ（轻度）	Ⅱ（中度）	Ⅲ（重度）
阴茎勃起情况	自发勃起	有	偶有	无
	条件刺激后反应率	＜70%	＜40%	不应
	硬度测试环	三带中有红黄二带断裂	三带中有红色一带断裂	三带均不断裂
性交能力	勃起的能力	较硬	举而不坚	软
	勃起的程度	80°～90°	70°	0
	性交成功率（3个月内）	40%～60%	＜30%	0
射精过程	时间	＜30秒	＜10秒	0
	强度及压力	较强	弱	无
性感觉	满足感	尚可	差	否

（1）功能性阳痿的诊断

《原则》提示为：①以突发性为特点；②有夜间勃起现象（NPT）；③在手淫（反射性）或视听刺激下（色情性）可有阴茎勃起。以上表述有待完善。首先，发病特点并不完全是突发性而是有相当病人是间歇性、波动性；自发勃起应为清晨或夜间有充分勃起。同时应有精神心理创伤史等。

（2）血管性阳痿

区分动脉性阳痿与静脉性阳痿，分别列出检查鉴别诊断要点。对其轻重分级建议见表4-2。

表4-2 血管性阳痿的轻重分级诊断标准

观察项目	0期（正常）	Ⅰ期（轻度）	Ⅱ期（中度）	Ⅲ期（重度）
阴茎/臂动脉收缩压指数	>0.75	≤0.75	≤0.6	<0.6
罂粟碱试验	5~7分钟	>7分钟	>8分钟	无勃起
多普勒超声	正常	正常	轻度异常	异常
膀胱压力容积	正常	正常	轻度异常	异常
阴茎海绵体造影	>90分钟	<90分钟	≤75分钟	<75分钟

2. 关于"性激素分泌轻度失调"的概念

《原则》中这一提法，有待商讨。内分泌阳痿大约言之，可分原发性性腺异常与继发性性腺异常，其中又各自包括多种疾病。性激素测定主要是区分内分泌阳痿的不同原因，而难以依此判断轻度、中度、重度。

3. 罂粟碱试验问题

建议改写为血管活性药物诊断试验，因血管活性药物包括罂粟碱、酚妥拉明、前列腺素 E_1 等。前列腺素 E_1 自1985年运用于临床以来，多数学者认为，不仅其诊断价值较高，而且无明显副作用，较罂粟碱安全（罂粟碱可引起阴茎异常勃起，阴茎海绵体纤维化等副作用）。

四、疗效评定标准

阳痿疗效评定标准，《原则》定为Ⅳ级，近期治愈：治疗后3个月以内，阴茎勃起＞90°，性交机会成功率大于75%；显效：阴茎勃起＞90°，治疗后阴茎性交机会50%能成功；有效：治疗后勃起有改善，性交机会25%以上能成功；无效：用药前后各项指标无改善。

综合文献资料[1]显示，虽然各家评定标准不完全一致，但疗效评定标准均定为治愈、显效、好转、无效Ⅳ级，没有《原则》中"近期治愈"的提法，应与国内各家统一。本人认为：疗效评定标准主要从性欲、阴茎勃起、性交能力、性感觉改善程度、临床症状，以及各项临床检查指标结果，对疗效加以评定。

1. 痊愈

治疗后性生活完全正常，阴茎勃起＞90°，坚而有力，性交机会的 60% 以上能成功，性交持续时间＞5 分钟，性感觉良好，自觉症状完全消失，各项临床检查指标均正常，随访 3 个月未复发。

2. 显效

阴茎勃起＞90°，同房能成功，性交机会的 50% 能成功，性交持续时间 3 ～ 5 分钟，性感觉尚可，主要症状消失或明显好转，各项临床检查指标较前明显改善。

3. 有效

阴茎能勃起，同房时勉强成功，性交机会 30% 以上能成功，性交持续时间 1 ～ 2 分钟，时好时坏，性感觉较差，自觉症状有改善，各项临床检查指标较前有改善。

4. 无效

阴茎勃起虽有进步，但同房不能成功，或治疗前后无明显变化，性欲无明显改善，各项临床检查指标较前无变化。

五、纳入病例标准与证型关系

《原则》对阳痿纳入病例标准，中医辨证有 6 个证型：

1. 命门火衰证

阳痿、阴茎寒凉、腰膝畏寒、精冷滑泄、苔薄白、脉弱等临床所见，主诉阴茎寒凉者甚少，精冷无法辨证，滑精、早泄是另一病证，故很难以此掌握。以阳痿、畏寒、腰膝酸软、苔薄白、脉沉弱等症，我们在 210 例病人调研中只有 8 例，占 3.8%。

2. 心脾两虚证

阳痿、怔忡健忘、少食腹胀、倦怠无力、舌淡、脉细弱等临床几乎未见，亦很少见有用归脾汤治愈阳痿的大宗病例报告。

---

[1] 薛兆英，许又新，马晓年 . 现代性医学［M］. 北京：人民军医出版社，1995：490-539.

3. 阴虚火旺证

阳器易兴却痿软无力、动念即泄、头晕健忘、耳鸣、腰膝酸软、五心烦热、舌红、少苔或苔薄黄、脉细弱。阳痿多为勃起障碍，易兴，即易于兴奋勃起，而又痿软无力，在阳痿定义中已包含勃起痿软不能维持的内涵，故前种表述没有特异性。动念即泄是早泄，不属阳痿范畴，其余当为兼证，临床上对此类患者难以正确把握。

4. 惊恐伤肾证

阳痿、胆怯多疑、精神苦闷、心悸失眠、舌淡、苔薄白、脉弦细。临床中因受外因突然干扰而致性交中断，导致阳痿的有少数病例，但证候描述并不完全是这种情况。

5. 肝气郁结证

阳痿、精神郁闷或急躁易怒、两胁胀闷、舌红、苔薄、脉弦。肝气郁结证较多，但急躁易怒、舌质红者少（按：如见此证已属肝郁化火）。我们通过临床调研，340 例中因情志致病 144 例，占 42.35%。

6. 湿热下注证

阳痿、头晕身重、下肢酸困、小便短赤、阴囊潮湿、舌苔黄或白腻、脉滑或滑数。我们临床调研 340 例，该证 70 例，占 20.59%。

《原则》对纳入病例的西医诊断有三：即功能性阳痿、轻度供血不足、性激素分泌轻度失调。上述中医辨证与这三类阳痿有何内在联系？如心脾两虚证，阴虚火旺证属哪一类阳痿？

轻度供血不足阳痿在前述所有 6 个证候分型中几乎未见相应症状表述，而《原则》规定属上述 3 类阳痿符合中医辨证者，可纳入试验病例，怎样符合？

中医辨证与治疗是紧密相连的，按《原则》所列 6 个证型的治疗，命门火衰证用桂附八味丸；阴虚火旺用知柏地黄丸类；惊恐伤肾用温胆汤类加味；肝气郁结用逍遥散类；湿热下注用龙胆泻肝汤类。若此，阳痿病自身特定的发病机理没有了，而阳痿的治疗问题已经解决了，不需要再作为一种病来研究了，不需要搞专病专方研究了，因为任何一个专病专方是很少涵盖这 6 个证型的，专病专方研究也就"不符合辨证论治"了。中药治疗阳痿的报道屡见不鲜，而且疗效都很高，但有多少能被重复？我认为，中医对阳痿的诊疗要吸取现代医学对病因学的研究成果。不久前，人们还相信大约 90% 阳痿是心理因素，器质因素仅占 10%，现在由于神经生理学、血流动力学和药理学的实验室研究与临床诊断的进步，发现 30% ～ 50% 阳痿病人继发于器质性因素。在器质性阳痿中，以血管性阳痿发病率最高，有报告分别在 21% ～ 46% 之间；内分泌阳痿，尤其是性激素异常引起阳痿一般为 5% ～ 16%，并与年龄增长有关；神经性阳痿占 10% ～ 15%。中医临床对此应有足够认识，否则在腰酸、心悸、腹胀、耳鸣、五心烦热、失眠等一些不相干的症状中打转，不去接触事物的本质是不行的，要敢于否定之否定才有进步。辨证分型本应是补充辨病的不足，而离开了该病的特殊矛盾，甚至丢开病，辨证分出若干型，没有体现病证之间内在联系与规律，实际上是一种误区。

阳痿作为一种疾病有其特定的内涵，现代大量研究表明，阴茎勃起障碍是一种极为复杂的现象，涉及心理、神经、血管、内分泌等多个因素，从中医理论来说，对该病病机的认识主要是肝气郁结、血瘀及肾虚三个方面，勃起障碍是这三个方面的综合结果，抓住了这个核心，就抓住了主要矛盾。太多的辨证分型是没有实际意义的。中医临床医学水平的提高，应该在新的实践中融会新知，探索新规律，才能实现。

第三节　阳痿治疗研究

一、阳痿诊断与治疗

（一）诊断

1. 阳痿的初步筛选

采用阳痿国际问卷 -5（IIEF-5），涉及阴茎勃起功能的 3 个问题、性生活总体满意度和患者对阴茎勃起及维持勃起的自信心各 1 个问题（表 4-3，表 4-4）。

表 4-3　阳痿国际问卷 -5（IIEF-5）

请根据过去 6 个月内的情况评估：

	0	1	2	3	4	5	得分
1.对阴茎勃起及维持勃起有多少信心		很低	低	中等	高	很高	
2.受到刺激后，有多少次阴茎能坚挺地进入阴道	无性活动	几乎没有或完全没有	只有几次	有时或大约一半时候	大多数时候	几乎每次或每次	
3.性交时，有多少次能在进入阴道后维持阴茎勃起	没有尝试性交	几乎没有或完全没有	只有几次	有时或大约一半时候	大多数时候	几乎每次或每次	
4.性交时，保持勃起至性交完毕有多大困难	没有尝试性交	非常困难	很困难	有困难	有点困难	不困难	

	0	1	2	3	4	5	得分
5.尝试性交时是否感到满足	没有尝试性交	几乎没有或完全没有	只有几次	有时或大约一半时候	大多数时候	几乎每次或每次	

表4-4　阳痿国际问卷（IIEF-5）积分评价

积分	评价	积分	评价
5~7分	重度阳痿	12~21分	轻度阳痿
8~11分	中度阳痿	≥22分	无阳痿

2.西医诊断

基本诊断应根据病史、体检、实验室检查确定。如有必要需要做进一步的特殊检查，进行分类诊断（表4-5）。

表4-5　阳痿西医辨病分类诊断表

检查项目	检查目的
夜间阴茎胀大试验	初步鉴别心理性与器质性阳痿
交谈与心理测试	诊断心理性阳痿
神经系统检查	诊断神经性阳痿
内分泌激素测定	诊断内分泌性阳痿
动脉功能测定	诊断动脉性阳痿
静脉功能测定	诊断静脉性阳痿

（二）辨治原则[1]

1.寻求病因、辨病与辨证结合

阳痿既可独立出现，又可因某一原发病而继发。其病因可涉及精神心理因素、血管病变、药物因素、神经系统、内分泌系统、局部炎症以及吸烟、饮酒等多方面，故全面

---

[1]　钱彦方.王琦治疗阳痿琐谈[J].中医杂志，1990（2）：21-22.

分析成因，系统地结合辨证和辨病，进行针对性治疗是提高疗效的首要一环。临床所见，若情绪悲伤、忧郁、恐惧、紧张、初次性生活失败等精神因素所致，多为精神心理性阳痿，主要表现为肝气郁结不舒，治当重在调肝、畅达气机。血管性阳痿，多缘于动脉、静脉血管病变引起，常有瘀血证征象，宗王清任"气血通治，何患不除"之旨，运用活血化瘀之法，或于通络兴阳药中加入活血之品。甲状腺机能减退等所致内分泌性阳痿，往往病情发展缓慢，可见畏寒、身疲倦怠、少汗等症状，其证多属命门火衰，治则重在温肾壮阳。至于前列腺及泌尿系感染后局灶炎症所致的阳痿，常以阴囊潮湿、甚则肿痛、肢体困倦、心烦口苦、小便短赤、苔黄腻等为主证，当属肝胆湿热，治在清利湿热为要。临床中由药物引起的阳痿亦不少见，如西药镇静剂的安定、利眠宁等，抗高血压的胍乙啶、利血平等，抗溃疡药甲氰咪呱等。若不加分析，但见阳痿则予参附、鹿茸、阳起石等燥烈之剂，久则火愈盛而水益涸，危害甚多。总之寻求病因，结合证候，细审病情，始可心中有数，切中肯綮。

2. 注重体质，因人制宜

人之形体有肥瘦、气血有多寡、性格有刚柔、脏腑有强弱、阴阳有厚薄，虽是性功能减退，亦有着体质的差异。正如《类证治裁》云："或先天禀弱，或后天食少，亦有湿热下注，宗筋弛纵，而致阳痿者……伤色欲者须辨水衰火衰，水衰者真阴亏乏……火衰精气虚冷"临证治痿与改善体质同时进行，药物治疗与饮食调养互用，如此常可收到满意效果。如面生痤疮、阴囊潮湿、舌苔黄腻的湿热体质，临床发病较多，治疗常以萆薢、地龙之属，渗湿清热，同时辅以冬瓜粥饮食调养；体型肥胖、口中黏腻、目胞微浮、肢体沉重懒动、舌淡体胖大的痰湿体质者，当以茯苓、苍术、荷叶、蒲黄为主药的轻健胶丸（自制），化痰消脂，配以食薏米粥、茯苓饼健脾祛痰；如面颊红丝赤缕、肤色暗滞、或见斑点、舌质紫络隐现的瘀血质者，又当以四物汤通血流，加牛膝、水蛭活血通络，并宜常食桃仁泥；阴虚体质的阳痿患者，多有烦热、面目潮红、目睛干涩、口燥、舌红少苔，乃由阴不涵阳、阳无阴充，致阴茎痿而不举，治之可用天门冬、麦门冬、生地、女贞子、枸杞子等滋服润燥，平时可选食银耳羹、虫草炖水鸭、龟肉等，收养阴之功。宁夏王某患阳痿二十余年，叠治不效，每日面部烘热、烦躁，嘱其日服羚羊散 2 支（每支 0.5g），2 周后亢热诸症得除，且阳痿竟得痊愈。

不同年龄体质特性的阳痿，调治亦有区别。年青的阳痿患者体质多偏湿热、阴虚，治当侧重祛湿热或养阴滋燥。年高之人性欲减退，阴茎勃起无力，多源于肾气或肾精亏虚，当滋补肝肾，可用菟丝子、五味子、枸杞子、蛇床子、肉苁蓉、巴戟天；食疗常服何首乌粉、苁蓉泡茶、虾米海味等。

3. 不唯药石，兼顾咨询指导

心理障碍是阳痿发病的最常见因素。故开展性咨询指导也是治疗的重要一环。论治阳痿时不单依赖于药石，而非常重视针对性心理咨询和性行为指导的配合。对精神障碍或性知识缺乏而引起的阳痿患者，注重了解性欲要求的高低、性交的方式、体位、房事的频度、勃起的程度、持续的时间、射精与否、满足感如何和住房环境等。首先据不同情况进行疏导，排除性事干扰，创造适宜的性生活环境，放松精神。其次建议不同患者采用具体的性交体位变换，以助寻求适合自身的性交体位。第三要重视性技巧的改善，提倡性事前夫妻间的爱抚，《玉房指要》指出"凡御女之道，务欲先徐徐嬉戏"，性欲启动而兴奋，从而使阳痿患者重新获得性生活的满足和快乐。有关内容在《医心方》《广嗣纪要》等书中均有详细记述，一直作为治疗阳痿的有效方法。

4. 治疗重视调肝，以疏泄为主

阳痿论治既往多偏重于肾，临床虽有湿热、情志所伤之因，但有人因守前人"命门火衰"之说，施人参、马鞭、海狗肾温阳之品，致使不少患者内火上炎、口干舌燥、鼻衄龈肿、阳痿依然。在临床中，从调肝、疏肝、泻肝、养肝入手，使不少患者雄风重振，故提出"阳痿从肝论治"的观点。

阳痿从肝论治，缘由前阴与肝经关系密切。足厥阴肝经循阴股，入毛中，过阴器，抵少腹；足厥阴经筋上结于阴器。若经脉为病，阴器不用。其次阴茎勃起有赖于肝血的充盈。《养生方》谓阴茎勃起的怒、大、坚、热表现是肝血充盈的结果。《素女经》亦谓"玉茎不怒……怒而不大……大而不坚……坚而不热"乃是肝血不充。肝病又可使性欲淡漠、阴茎勃起无力。临证常从调肝活血或清肝经湿热入手，基本形成了一系列促进性功能恢复的用药规律。

阴茎痿而不起，起而不大，大而不坚，坚而不久，疏肝、调肝、养肝为治疗要义，可以四逆散、逍遥散、柴胡疏肝散为主方；或加蜂房、蜈蚣、九香虫通络走窜兴阳之道；或加远志、菖蒲坚壮阳道；或加肉苁蓉、覆盆子、巴戟天以助持久；或加韭子、乌贼骨、鸡内金以治早泄。

（三）治疗方案

1. 辨证治疗

（1）抑郁伤肝，宗筋无能

主症：阳痿不举，性欲淡漠，情绪抑郁或烦躁易怒，胸胁不舒。舌淡少苔，脉弦。

治法：疏肝解郁，调理宗筋。

方药：柴胡疏肝散加减（《景岳全书》）。药用柴胡、枳实、白芍、甘草、香附、郁金、川芎、白蒺藜等。

适应证：以青壮年为主，属抑郁伤肝、气郁体质致宗筋无能者。包括心理性阳痿、部分内分泌性阳痿等。

注意事项：肝主筋，阴茎为宗筋所聚，肝血不能濡养筋脉，血少不充，阴茎不怒，怒而不大，大而不坚，坚而不热，故酌加川芎、丹参、红花等活血之品更臻全面。功能性阳痿或器质性阳痿患者大多伴有心理因素，表现为不同程度的肝气郁结，因此，本方案可与其他方案联合广泛应用于各种阳痿的治疗，体现了"阳痿从肝论治"的重要性。

（2）湿热下注，宗筋弛纵

主症：阴茎痿软，口苦，阴囊潮湿，瘙痒，臊臭，下肢酸困，小便黄赤，苔黄腻，脉濡数。

治法：清热利湿，调理宗筋。

方药：龙胆泻肝汤加减（《医方集解》）。药用龙胆草、柴胡、蛇床子、茯苓、栀子、车前子、当归、生地等。

适应证：属湿热下注、宗筋弛纵、湿热体质伴阳痿者。包括心理性阳痿、泌尿生殖系统感染导致的阳痿、神经性阳痿等。

注意事项：燥能伤阴，为防苦寒化燥，需加滋阴柔润之品如石斛之属。应积极治疗泌尿生殖系统感染性疾病如前列腺炎等。

（3）血脉瘀滞，宗筋失充

主症：阳痿不举，面色黧黑，阴茎色泽紫暗发凉或睾丸刺痛，舌紫暗或有瘀斑，舌下静脉怒张，脉涩等。

治法：活血化瘀，调理宗筋

方药：血府逐瘀汤加减（《医林改错》）。药用柴胡、枳壳、当归、桃仁、红花、赤芍、牛膝、水蛭、地龙、路路通等。

适应证：属血脉瘀滞、宗筋失充、瘀血体质伴阳痿者。包括血管性阳痿如动脉性、静脉性、高血压病性阳痿，糖尿病血管性阳痿等。

注意事项：排除严重的血管性阳痿十分必要，现代医学认为阴茎勃起有赖于海绵体血液的充盈，因此，本方案可联合应用于其他类型阳痿的治疗。

（4）痰湿阻遏，宗筋不利

主症：阴茎痿软，举而不坚，形体肥胖，胸闷心悸，目窠微浮，胃脘痞满，舌胖大，苔白腻，脉滑等。

治法：化痰通络，调理宗筋。

方药：僵蚕达络饮加减（《中医男科学》）。药用僵蚕、防己、陈皮、半夏、茯苓、苍术、露蜂房、桂枝、路路通等。

适应证：属痰湿阻遏、宗筋不利、痰湿体质伴阳痿者，包括动脉性阳痿、内分泌性阳痿、心理性阳痿等。

注意事项：不仅要消除已生之痰，还要着眼于生痰之本，适当配伍补脾益肾之品，标本兼治。

（5）阳明受损，宗筋失润

主症：阳事不举，面色欠华，纳少腹胀，少气懒言，舌淡苔白，舌质红，脉缓弱。

治法：健运脾胃，调理宗筋。

方药：九香长春饮加减（《中医男科学》）。药用九香虫、人参、茯苓、黄芪、白术、泽泻、山药、桂枝、甘草等。

适应证：属阳明受损，宗筋失润者。包括内分泌性阳痿、心理性阳痿等。

注意事项：《内经》言："治痿独取阳明。"阳明为水谷之海，临床应用多以益气健脾为主，尚应注意胃喜润恶燥的特点，酌加柔润之品，如石斛、玉竹、沙参等以养胃。

（6）命门火衰，宗筋不用

主症：阳痿不举，伴见精神萎靡，畏寒肢冷，腰膝酸软，小便清长。舌淡苔白，脉沉迟。

治法：补益命门，调理宗筋。

方药：寒谷春生丹加减（《仙方合集》）。药用鹿茸、淫羊藿、巴戟天、肉苁蓉、杜仲、肉桂、熟地、当归、山茱萸、人参、白术等。

适应证：以老年患者为主，属命门火衰，宗筋不用者。包括内分泌性阳痿、神经性阳痿等。

注意事项：善补阳者，必于阴中求阳，阳无阴充亦可痿软不举。因此，不可一味补肾壮火，耗伤阴津，加重病情。

2. 辨病治疗

详见本节"器质性阳痿的治疗"。

二、器质性阳痿的治疗[1]

阳痿的病因多种多样，临床一般分为器质性阳痿和功能性阳痿（又称心理性阳

---

[1] 吴少刚．王琦教授治疗血管性阳痿的思路与经验［J］．中国中医药信息杂志，2000，7（4）：80-82.

痿）两大类。随着阳痿检查水平的不断提高，器质性阳痿检出率比例不断增高，1970 年 Karacan 报告提出 50% 以上是器质性因素。1985 年 Virag 通过对 440 例阳痿病人的分析检查，认为器质性阳痿占 50%～80%，常见的有血管性阳痿、内分泌性阳痿、神经性阳痿、药物性阳痿及各种疾病导致的阳痿等，其中血管性阳痿包括动脉性阳痿和静脉性阳痿。中医论治阳痿理论和经验翔实丰富，但缺乏客观的诊断依据，临床治疗多为功能性阳痿，器质性阳痿治疗少有总结。治疗阳痿应明确诊断，吸收西医阳痿的检查手段和相关论述，或辨病、或辨证、或辨病辨证相结合、或对症论治等。

（一）血管性阳痿辨治原则

1. 明确诊断，辨病为先

西医对血管性阳痿的治疗，主要是运用血管活性药物或手术治疗；但由于阴茎动、静脉结构复杂，常难达到满意的效果，并带来很多副作用。运用中医理论，从整体结合局部进行治疗，并融西医相关认识和检测手段于中医男科诊疗体系之中，既弥补了西医治疗血管性阳痿的不足，亦可扬中医之长。

随着血管性阳痿的发病率增加，对就诊患者应追寻病史，结合相关检查，明确诊断。相关疾病调查发现，心血管疾病、周围血管疾病、脑血管疾病、糖尿病等易导致血管性阳痿。病例统计发现，老年性阳痿患者以阴茎动脉硬化、动脉供血不足多见，而阴茎静脉关闭不全的阳痿则以中青年病例为多。阴茎多普勒彩超检查，除参考检查结果外，还要询问病人做阴茎多普勒彩超的勃起情况，因为病人个体的差异性，对血管活性药物反应亦不同，一些病人做阴茎多普勒彩超时勃起不坚，做完后始出现勃起，并能维持 30 分钟左右，这类患者属阴茎动脉供血缓慢，临床治疗同动脉性阳痿。

2. 以中医气血理论为指导，提出"充润宗筋"的理论

"气主行之，血主濡之；气为血之帅，血为气之母；气行则血行，气滞则血瘀"等论述，是中医从临床实践中总结出来的理论，宗筋其用在血，为肝脉所主，故血管性阳痿的中医立法用方，应以气血理论为指导，即调和气血，充润宗筋，维持阴茎勃起的血液运行。

（1）宗筋其用在血

男性性器官解剖发现，阴茎勃起是由位于阴茎背侧的一对海绵体充血所致。中医对阴茎勃起的认识，虽没有西医解剖明确，但运用自身的理论和临床实践总结，认为阴茎由筋组成，亦称"阴筋"，认识到前阴是宗筋之所聚，如《素问·厥论》中"前阴者，宗筋之所聚，太阴阳明之合也"，《灵枢·经筋》中"足少阴之筋……结于阴器……足厥阴之筋……结于阴器，络诸筋"，提出了"宗筋"的概念。宗，即综合之意。前阴是诸筋之

综合，故曰宗筋。

血的濡养作用是与血行密切相关的，血行才能发挥其濡养作用，因此血的濡养功能失常，除血虚不能濡养外，还有血瘀失濡。并指出，阴茎其养在血，其用亦在血。前阴作为诸筋之综合，有赖于肝血的濡养，其性事功能需依赖于血的充盈，才能得以发挥。

在上述理论的指导下，西医对血管性阳痿分动脉性阳痿和静脉性阳痿的认识可以纳入到中医的气血理论之中。动脉性阳痿是阴茎动脉供血障碍，血脉瘀滞所致。动脉性阳痿从其临床表现来看，病之始阴茎勃起不坚，逐渐发展至阴茎勃起困难，动脉供血由"血行不畅"到"血脉瘀阻"。静脉性阳痿是阴茎静脉关闭不全，是气的功能失调，不能维系静脉血液，致血的功能失调，表现为阴茎静脉血流失于常态，阴茎勃起时静脉关闭不全，临床表现为阴茎勃起不能持久，甚至稍起即软。同时指出，对血管性阳痿的预期疗效要有清醒的认识，因为血管病变常是多方面的，因此疗程较长，疗效缓慢，甚至难以取效。

（2）治疗当重调肝气、通血脉

阴器血脉之充盈，为肝脉所主，《医林绳墨》言"阴茎之病，亦从乎肝治"，动脉性阳痿和静脉性阳痿都是由肝经气血失调所致，立法用方当注重调和肝脉的气血。动脉性阳痿以"瘀"为着重点，治疗以血府逐瘀汤活血化瘀为主，以助血行；静脉性阳痿注重"气"，气血不和是其病机，因为血液的运行是靠气的调节，治疗或用柴胡疏肝散理气以和血，兼用活血之品，活血以理气，或用当归补血汤重用黄芪，合桃红四物汤益气活血。

血府逐瘀汤、柴胡疏肝散、当归补血汤、桃红四物汤，是治疗血管性阳痿常用的四个方剂。治动脉性阳痿每以血府逐瘀汤去桔梗，方中用桃红四物汤活血养血，牛膝引药下行，柴胡引药入肝，柴胡、枳壳疏肝理气以助血行，诸药合用，能通肝脉，改善阴器的供血。治动脉性阳痿和静脉性阳痿皆喜用柴胡疏肝散，柴胡疏肝散用四逆散疏理肝气，加香附、川芎，一为气中之血药，一为血中之气药，能畅达情志，调理肝脉气血，使阴茎动、静脉功能协调，阴茎勃起有力。治静脉性阳痿、动静脉混合性阳痿每多用当归补血汤，重用黄芪，能大补肺脾之气，亦能补肝气，张锡纯治肝气虚弱不能条达皆重用之，因气有防止血液在人体内无故流失的作用，包括控制血液在脉道中的正常循行，合辛香温润活血养血之当归，能补肝气、调肝血，使阴茎动脉气壮血旺，阴茎静脉气固血摄。治阴茎动脉硬化、动脉性阳痿病程长者，每用桃红四物汤，养血活血、调理肝脉，增加阴茎动脉血流量。

（二）器质性阳痿的治疗思路

1. 治疗血管性阳痿注重气血的调和

动脉性阳痿以"瘀"为着重点，循序渐进，先用气血之品（刺蒺藜、川芎、香附）疏理气血，渐至活血化瘀（桃仁、红花、赤芍、丹参）；静脉性阳痿注重"气"，气血不和是其病机，因为血液的运行是靠气的调节，静脉的关闭有赖于气的维系，治以疏理气血，或理气以和血，用柴胡疏肝散加桃仁、红花，或活血以理气，用桃红四物汤加香附、刺蒺藜；糖尿病血管性阳痿（阴茎深静脉关闭不全）治以调理气血，行气活血选川芎、香附、红花，三药行气与活血各有偏重，香附为气中之血药，川芎、红花为血中之气药，用药极有针对性；高血压病阳痿治疗针对原发病高血压，选方用药以刺蒺藜散疏理气血，辅以"气中之血药"香附行气解郁，用水蛭、葛根活血化瘀，地龙、蜈蚣化痰通络，羚羊粉凉血解毒以解抗高血压药物之毒，水蛭、葛根、地龙、羚羊粉药理研究均有降低血压作用。

2. 治疗高泌乳素血症阳痿标本兼顾，主次分明

病机以肾虚为本，肝郁、痰热瘀滞为标。治标取柴胡、黄芩清肝热，加牡蛎、麦芽化痰散结，丹皮、丹参活血、化瘀；治本用二仙汤化裁。

3. 治疗药物性阳痿注重虚实，认为系药毒伤肝损肾

清肝热、解肝毒每用羚羊粉，羚羊粉为肝经热毒之妙品，功可解毒、清热、凉血。肾精损伤者，用肉苁蓉补肾精，合决明子通便，补而不热，体现了虚实并用、寒热并用的中医用药思路。

4. 注重专病专药的运用

刺蒺藜、淫羊藿、茯苓、远志、丁香是治疗阳痿、早泄常用之品。刺蒺藜疏中有通，《慎斋遗书》用单味治阳痿；淫羊藿补而不燥，有促进精液分泌的作用；茯苓益肾利湿，阳痿兼心神不安、阴囊潮湿、脱发常用之；远志强志起痿，《医心方》曰"欲坚，倍远志"，合茯苓治阳痿心神不安、早泄；丁香调节性神经作用，是根据《本草备要》"大能疗肾，壮阳事，暖阴户"，结合现代药理丁香、细辛对中枢神经系统的抑制作用，在临床实践所得。治糖尿病汗出用桑叶，治高泌乳素血症重用麦芽（现代药理研究表明，麦芽含麦角生物碱，能抑制泌乳素增高），体现了专病专药的治疗思路。

5. 融现代医学诊疗手段于中医诊疗体系中

随着现代医学诊断水平的提高，器质性阳痿的诊断给中医治疗提供新的诊疗依据，一些原来中医无法治疗的阳痿在新的思维指导下取得较好的疗效，同时丰富了中医的诊疗体系，纠正了中医一些错误认识，如补肾可改善内分泌，对内分泌阳痿有一定的效果，但对血管性阳痿、神经性阳痿、药物性阳痿等就不能动辄补肾。对器质性阳痿的预期疗效要有清醒的认识，因为器质性阳痿病因复杂，常多因致病，如血管性阳痿常为混合性阳痿，阴茎血管硬化、动脉供血不足和静脉关闭不全并见，因此疗程较长，疗效缓慢，甚至难以取效。另外，阳痿除受病情、年龄影响外，有时心理、婚姻影响超过其他致病因素，不是药物所能取效的，临床上部分未婚青年就诊阳痿，各种检查正常，但患者阴茎勃起就是无能，这种现象多见曾有过度手淫史、婚前性生活失败而心理负担沉重者，其病情发展到难以治疗，不能简单归类于心理性阳痿，因为病程较长，是否因心理而合并其他致病因素，这也是今后中医男科要探讨的问题。由于中医是运用中医理论从整体结合局部进行治疗，不是针对一根血管或一个指标等进行治疗，弥补了现代医学治疗器质性阳痿的不足，但也要看到现代医学的长处，如睾酮替代疗法、溴隐亭治疗高泌乳血症等。因此，器质性阳痿应扬中医之长，融现代医学诊疗手段于中医诊疗体系中，在临床实践中不断摸索，必将给器质性阳痿的治疗提供一新的途径。

（三）器质性阳痿的治疗

1. 动脉性阳痿（阴茎动脉供血不足）

阴茎的勃起有赖于阴茎动脉血管的扩张，大量血液通过阴茎动脉进入海绵体，因此任何原因影响阴茎动脉供血，都可导致阳痿的发生。心血管疾病、周围血管疾病、脑血管疾病、高血压、糖尿病等固然易导致动脉性阳痿，应根据患者阴茎勃起状况，结合相关检查，如阴茎多普勒彩超、阴茎动脉造影等，由于阴茎多普勒彩超能观察阴茎深动脉（主要为海绵体供血）硬化情况，以及注入血管活性药物如前列腺素 E_1、罂粟碱等观察阴茎深动脉直径和血流速度，是目前诊断动脉性阳痿最直观的手段之一。临床发现，动脉性阳痿患者晨勃、夜间生理性勃起少见，即使有也软弱无力，阴茎勃起困难，难以插入性交。对于这类患者需考虑动脉性阳痿，并予以阴茎动脉检查。中医治疗应从"瘀"的病机着手，认为阴茎动脉供血不足，是血脉不畅"瘀滞"所致。治法应始终不离活血化瘀，同时要结合中医理论，辨证分析。常用代表方为血府逐瘀汤、柴胡疏肝散加减。

2. 静脉性阳痿（阴茎深静脉关闭不全）

随着阴茎动脉血管的扩张，阴茎海绵体不断充血，使阴茎筋膜下的静脉受压关闭，海绵体的血液回流受阻，阴茎勃起坚硬且能维持。若在勃起过程中，不论什么原因导致阴茎静脉关闭不全，均可影响阴茎的有效勃起。阴茎静脉结构复杂，有旋静脉、阴茎深静脉、阴茎动脉伴行静脉等，相关检查如阴茎多普勒彩超难以准确定位，而静脉造影困难。因此根据临床表现诊断更显重要。临床发现，静脉性阳痿患者晨勃、夜间生理性勃起不多，硬度尚可，但醒来后勃起很快就痿软，性生活阴茎能勃起，但维持时间短，以致刚插入性交即痿软，甚则未能插入性交即痿软。对于这类患者需考虑静脉性阳痿，有条件者可行阴茎多普勒彩超检查，必要时可行静脉造影。中医治疗静脉性阳痿要注重"气"，气血不和是其病机，因为血液的运行是靠气的调节，也就是说静脉的关闭有赖于气的维系。治法疏理气血，或理气以和血，或活血以理气。中医理气包括益气（虚）、行气（滞）、缓气（急）、升气（陷）、降气（亢）等，有调节神经血管的作用，如甘麦大枣汤缓气（急）、丹栀逍遥散行气（滞）、龙胆泻肝汤降气（亢），治神经官能症、血管神经性头痛等。常用代表方为当归补血汤加减，以补肝气、调肝血，使阴茎动脉气壮血旺，阴茎静脉气固血摄。

3. 糖尿病血管性阳痿

阳痿是男性糖尿病患者常见并发症之一，胰岛素问世后这一并发症仍然存在。虽然糖尿病引起阳痿存在血管病变、神经病变和内分泌改变等几个方面，但血管性阳痿占主要方面。神经病变由于检查手段的限制，临床诊断常缺乏依据，药物治疗困难，而扩血管药阴茎局部注射却能达到满意的效果。内分泌改变可能是糖尿病阳痿的一个因素，但血中性激素检查少有异常，且性激素异常者可用激素治疗。对糖尿病阳痿患者进行阴茎血管检查，常能发现动、静脉血管异常。因此，糖尿病患者阳痿进行阴茎血管检查，在中医诊断治疗中要引起重视，否则易被糖尿病的繁杂症状所迷惑，导致辨证和辨病不一致，影响中医的治疗效果。代表方为五黄桃红四物汤，由黄芪、黄连、黄芩、生大黄、干地黄、桃仁、红花、当归、赤芍、川芎、葛根组成。

4. 高血压病阳痿

高血压病阳痿发病率较高，除勃起障碍外，还可表现为性欲淡漠、射精障碍。其病因复杂，主要致病因素有三个方面。一是疾病因素（血管性因素），高血压病阴茎动脉血管硬化，可导致阴茎海绵体供血不足；二是药物因素，抗高血压药物既可降低维持阴茎供血的收缩压，又可抑制中枢神经，从而影响阴茎勃起；三是心理因素，顾虑性生活时血压升高而抑制性欲，久之性欲淡漠。高血压病阳痿病因虽然复杂，但应根据临床表现，分清主次，如高血压病阳痿是发生在服用抗高血压药物之前还是之后？服用抗高血压药物阳痿是否加重？是否因病抑制性生活而出现勃起功能减退？血管性阳痿、药物性阳痿和心理性阳痿治疗有所不同，故分清主次，将使治疗更具有针对性，但无论何种因素为主，由于因高血压病阴茎动脉血管阻力，致使血液运行不畅，"瘀"的病机总是存在。代表方为桃红四物汤加生山楂、蒲黄。

5. 内分泌阳痿

（1）高泌乳素血症

内分泌阳痿主要由下丘脑－垂体－性腺轴（HPGA）功能异常所致，甲状腺、肾上腺功能异常也可引起，糖尿病阳痿由于其发病率较高且多为血管神经病变而临床不放在内分泌阳痿中讨论。男性性激素睾酮与性功能密切相关，HPGA功能异常所致内分泌阳痿主要是影响睾酮的分泌减少，无论是高促性腺激素性性功能低下，还是低促性腺激素性性功能低下（理论上用促性腺激素治疗，但疗效并不满意），临床可通过睾酮替代治疗。高泌乳素阳痿除睾酮的分泌减少外，对中枢神经系统也有直接影响。因此，中医治疗内分泌阳痿要辨病论治，临床常见小睾症（间质细胞受到破坏）和高泌乳素血症阳痿。而这两种疾病，都是HPGA的功能异常所致，根据中医脏腑病机理论，主要从肾论治。代表方有芍药甘草汤、当归芍药散、加味逍遥散，或用加味四逆二仙汤（柴胡10g，白芍20g，枳壳15g，仙茅10g，淫羊藿15g，巴戟天10g，当归10g，白蒺藜30g，生麦芽40g，生山楂30g，甘草10g）。

（2）甲状腺功能亢进及减退性阳痿

甲状腺功能亢进导致阳痿的机制尚不清楚，有人认为甲状腺素使性激素代谢清除率发生异常改变，造成雄激素与雌激素比例失调，激素测定表现为LH睾酮结合球蛋白及雌二醇升高，FSH及游离睾酮正常。甲亢阳痿辨证为阴虚阳亢、痰火郁结，治疗时采用当归六黄汤、增液汤和消瘰丸。甲状腺功能低下使全身能量代谢降低，睾丸间质细胞及肾上腺皮质合成睾酮减少、雌激素与雄激素代谢发生改变。约80%甲状腺功能减退的男性病人性欲减退，40%～50%有不同程度的阳痿。甲减阳痿辨证为肾气虚弱、气血双亏，治法为补肾壮阳、益气养血，方以八珍二仙汤加鹿茸、金匮肾气丸、地黄饮子加减。

（3）更年期阳痿

男性更年期综合征（中老年男子部分雄激素缺乏综合征）是中老年男性常见病，其临床表现包括体能方面症状、血管舒缩症状、精神心理症状及性方面症状四部分。其中性方面症状的特征为性欲及勃起质量（特别是夜间勃起）减退。中医学认为男性更年期综合征相当于"六八"至"八八"这一年龄段。这一阶段，阳气衰、肝气衰、肾气衰，精血日趋不足，而出现肝阴血亏、肾之阴阳失调，形成男性更年期的生理基础。根据"阳气衰、肝气衰、肾气衰"的男性更年期生理基础，认为男性更年期发病机制为"肾虚肝郁，阴阳失衡"，其治疗原则为"补肾疏肝，调补阴阳"。代表方为二仙汤（淫羊藿、仙茅、当归、巴戟天、知母、黄柏），阴阳双调，适用于肾阴阳两虚；在此基础上，肾阴虚多采用二至丸、左归丸；肾阳虚用右归丸；心虚胆怯、悲伤欲哭加甘麦大枣汤；肝气郁结用柴胡加龙骨牡蛎汤等。

6. 药物性阳痿

（1）抗精神病药

药物可影响男性的性欲、阴茎勃起和射精功能，特别是一些慢性疾病需要长期坚持用药，这一现象更加突出。从临床就诊情况来看，患者以阴茎勃起受抑制就诊为多。从用药情况来看，以抗高血压病药、抗精神病药、治疗前列腺增生药和治疗胃、十二指肠溃疡药为常见。现代医学认为，抗高血压类、抗精神病类、抗雄激素类药物等，可影响性欲、勃起和射精，抗精神病类药物还可抑制雄激素对大脑的性兴奋刺激作用。中医阳痿药毒所致者论述较少，主要是药石所致。根据临床表现，药毒导致阳痿与肝、肾的关系密切，药毒伤肝可影响肝的疏泄，肝肾同源，久之可损伤肾精。治疗应结合原发病，解毒疏肝益肾。抗精神病药物所致者，用柴胡加龙骨牡蛎汤，加用茯苓、远志、磁石、生龙骨、生牡蛎等安神定志之品，并且将重镇安神之品与醒神兴奋之品合用。

（2）酒精性阳痿

长期嗜酒可引起阳痿。酒为湿热之品，治疗时采用葛花解醒汤、血府逐瘀汤。葛根解酒毒，医书每有记载；羚羊粉为解肝经热毒之妙品，又能凉血清热。

（四）器质性阳痿的辨治意义

1. 中医治疗器质性阳痿的优势

血管性阳痿常与原发疾病有关，尤以静脉性阳痿治疗比较困难。静脉性阳痿过去主张手术治疗，但各种静脉阻断术的效果评价表明并不理想，尤其是远期疗效不佳，因阴茎静脉痿常是两个以上的痿道同时存在，难以彻底结扎，或结扎术后，侧支循环建立又发生静脉痿。阴茎海绵体内注射血管活性药物，对动脉性阳痿有满意的效果，但每次性生活都需作阴茎海绵体内注射，且易导致阴茎硬结、海绵体纤维化等副作用和并发症，难被患者所接受。伟哥的出现给血管性阳痿的治疗带来了希望，但其昂贵的医药费用，每次性生活都需用药及较多的副作用，限制了其运用。中医治疗血管性阳痿，是从整体结合局部的思路出发，而非针对一根血管或一个指标进行治疗，因此是值得探索的途径之一。

2. 形成新的治疗机理

一般认为，阴茎勃起是"阴茎动脉血流的增加、阴茎海绵体窦状隙的主动松弛与扩张、阴茎静脉血流阻力的增大"综合协调的结果，即阴茎勃起的维持，必须是阴茎动脉血流的增加与阴茎静脉血流的减少，即进得多出得少。动脉性阳痿阴茎动脉血流少是由"瘀滞"所致，中医治疗的机理主要是运用活血化瘀的方药，改善阴茎动脉的供血，促进阴茎动脉的血流增加；静脉性阳痿阴茎静脉血流增多是"气失固摄"或"气血失调"所致，中医治疗的机理主要是运用益气活血或理气活血的方药，减少阴茎静脉的血流量，同时增加阴茎动脉的血流量，这一机理似与临床上用血管活性物质海绵体内注射，改变阴茎动脉流入与静脉流出的比例，维持有效勃起的治疗机制一致。

3. 丰富中医气血理论

动脉性和静脉性阳痿是有区别的，而以往中医论述血管病症，往往以血脉统之，在指导每一疾病的治疗过程中，不够明确。通过对血管性阳痿的中医治疗实践，在继承前人认识的基础上，总结出一些有规律性的理论，如以气血理论为指导，提出"充润宗筋"的理论；对血管性阳痿治疗方面，完善了一些认识，如"气主行之，血主濡之""气主行之"不仅是推动血液的运行，还包括调理动、静脉的协调，即血液在动脉和静脉流动的比例；"血主濡之"不仅是濡养，宗筋血脉的充盈有赖于血管的扩张，"血主濡之"还包括通畅血脉的功能，即改善血管的弹性。

三、阳痿综合诊疗研究报告[1]

（一）病因病理认识深化

一般认为本病的病因病机是命门火衰、心脾受损、恐惧伤肾和湿热下注。《中医男科学》归纳为肝气郁结、肝胆湿热、大卒惊恐和命门火衰。临床中观察到，不仅肾阳虚可致阳痿，因肾阴虚所致者亦不少。研究还表明，瘀血阻滞、脾胃病变、肾精瘀滞、痰浊阻络、心血不足也是本病的常见病理，而怒、思、恐、忧等情志因素是其主要发病原因。一般来说，年轻、体质好者，常与心肝有关，多为心神与情志之变；年龄大、体质差者，常与脾肾有关，多为虚损之变。但本病的发生皆与宗筋有关。

（二）治疗思路有所扩展

1. 从肾阳论治

本病系肾亏命火虚衰所致，治以补肾壮阳。如韦氏以"龟鹿补肾汤"（龟板胶、鹿角胶、枸杞、苁蓉、炙黄芪、熟地、淫羊藿、益智仁、巴戟天、阳起石）治疗14例，治愈11例，好转1例。郝氏用"阳春药"（淫羊藿、菟丝子、制首乌、枸杞、鹿茸、黄芪、苁蓉、阳起石、水貂鞭胶、羊鞭胶、广狗肾胶）治疗105例，总有效率为77.1%。王氏以兴阳散（硫黄、蛇床子、仙茅各等量，研末）治疗8例，全部获愈。王氏以"补阳求偶素"（蛤蚧、马前子、蜈蚣等）治疗37例，显效19例，好转13例。蒋氏以"壮阳起痿丸"（党参、白术、枸杞、冬虫夏草、熟地、阳起石、韭子、炙鳖甲、龟板、杜仲、锁阳、淫

---

[1] 王琦，秦国政．中医诊治阳痿述评［J］．江苏中医，1989（8）：41–44.

羊藿、当归、续断、苁蓉、破故纸、紫河车、炙甘草、菟丝子）治疗 150 例，近期痊愈 96 例，好转 36 例，无效 18 例。周氏以"不倒丸"（制黑附子、淫羊藿、益智仁、甘草），袁氏以五子衍宗丸加减等也收良效。

2. 从肾阴论治

肾阴虚所致阳痿并非少见，其特点是阴茎举而不坚，形软而疲，不能正常性交。其治以滋阴充形为法。熊氏以验方地龙汤（地龙、山药、山茱萸、菟丝子、天冬、枸杞、龟板胶、熟地、牡蛎、丹皮）随证加减治疗 38 例，治愈 33 例，好转 5 例。朱氏以杞菊地黄丸合五子衍宗丸，金氏以三甲复脉汤治疗而收良效。姚氏、陈氏和刘氏分别用育阴潜阳、滋阴潜阳方法治疗阴虚阳亢和阴虚火旺之阳痿，均有效。

3. 从肝论治

近年来一些学者以肝脏的生理功能和循行路线为理论根据，认为青壮年患者，多与情志有关，肝之调节情志功能的障碍为其主要环节，故此类患者应从肝论治，顺其调达之性。肝病致阳痿的特点是：发病原因常与情志有关；多兼有肝经循行部位的症状。曹氏认为，阳痿者只要肾虚症状不明显或久从肾治无效者，可从肝论治。马氏归纳为清肝、疏肝、暖肝、柔肝四法；程氏则归纳为疏肝解郁（达肝汤）、清热利湿（龙胆泻肝汤）、滋阴柔肝（养肝阴方）、温肝益气（桂枝加桂汤）。从肝论治，也需辨证，如袁氏按肝气郁结（柴胡疏肝饮）、寒滞肝脉（麻附细辛汤合暖肝煎）、肝经湿热（热重于湿用龙胆泻肝汤，湿重于热用三仁汤）、痰闭肝经（苍附导痰丸）、精郁瘀滞（桂枝茯苓丸）、肝阳上亢（镇肝息风汤）分型论治。临床治疗观察中，沈氏用开郁种玉汤加减治疗新婚阳痿 23 例，获良效；熊氏用逍遥散加金铃子、小茴香，或柴胡疏肝汤治愈阳痿 28 例；黎氏以疏肝清利汤（柴胡、枳实、苍术、黄柏、知母、丹参、当归、路路通、牛膝、白茅根、薏苡仁、龙胆草）治疗 27 例，治愈 16 例，好转 8 例。此外，尚有以柴胡疏肝饮、补肝通络方（黄芪、山萸肉、当归、知母、乳香、丹参、枣仁、琥珀）等从肝治阳痿的报道。

4. 从瘀论治

血瘀阻滞络脉，气滞血缓，阴茎充血障碍，可病阳痿。现代医学的最新研究也表明，本病是因阴茎动脉供血的传导受到动脉粥样硬化斑的阻塞而引起。贾氏在血液流变学理论指导下，结合实践，指出化瘀法是治疗阳痿的重要法则。尽管未见明显瘀象，均应适当加入活血之品；对瘀象明显，或他法久治不效者，则应以化瘀法为主，意在改善阴茎供血动脉的血液循环，从而振奋其功能。瘀致阳痿多发生于超龄晚婚、鳏夫、久旷且体质较强或性情忧郁之人；阴茎色淡或黯，龟头发冷，性欲冲动时阴茎根部坠胀疼痛；属外伤者，会阴、阴茎等局部可见青紫。故当以化瘀兴阳为法，用血府逐瘀汤治疗，偏寒者用少腹逐瘀汤加味，偏肝郁者用逍遥散加丹参、蜈蚣、穿山甲。熊氏以血府逐瘀汤治愈 35 例，并以多年的经验认为，本病由肾虚者十仅见一，多为气血不和、肝郁、血瘀所致。李氏用理气活血汤（柴胡、玫瑰花、郁金、丹参、当归、路路通、吴茱萸、炮姜、小茴香、甘草）治疗 7 例均愈。史氏以少腹逐瘀汤，徐氏用活血散瘀汤（归尾、赤芍、桃仁、大黄、川芎、苏木、丹皮、枳壳、瓜蒌仁、槟榔）均收满意效果。因化瘀药多能克伐正气，故用本法治疗时，其选药或缓或峻，必须视病情、体质而定，且不可久服，或稍佐扶正之品，俾瘀化而正不伤。

5. 从痰论治

本法是近年提出的新论点。奉养太厚，平时恣食豪饮，体质肥胖之人多见因痰致阳痿。其特点为形体、精力不衰，时有性萌动而阴茎弛纵难举，龟头常有白垢。其治当化痰利窍。程氏总结四法：燥湿化痰法（平胃导痰汤加减）、温化寒痰法（理中丸合二陈汤加减）、清化热痰法（芩连温胆汤加味）、化痰逐瘀法（偏寒者以二陈汤或苓桂术甘汤合血府逐瘀汤加减，偏热者用芩连温胆汤合丹参饮加减）。朱氏治痰湿壅盛之阳痿，常用猪苓、茯苓、苍术、白术、泽泻、薏苡仁、半夏、车前子、白芥子，久不愈加蜈蚣。

6. 从脾胃论治

近年来，一些学者对从脾胃立论治疗本病进行了探索。阴器以筋为体，以气血为用，宗筋得脾胃之气血温煦濡养，才能强劲有力。石氏从实践中认识到，阳痿治从阳明，当以脾胃本身虚实两大方面的病因病机变化来辨证论治，虚者当培补阳明，资生化源，益气养血，宜补中益气丸、人参归脾丸加九香虫、桑螵蛸、补骨脂；实者宜调理阳明，清利湿热，宣化痰浊，以畅达宗筋，用二陈、胃苓、三仁、龙胆泻肝等汤方加蜈蚣、蝼蛄、露蜂房。马氏用参苓白术散加减，关氏以归脾汤合五子衍宗丸，朱氏用补中益气汤合五子衍宗丸，姚氏以补脾升阳法，焦氏以人参白虎汤等均获满意疗效。

7. 从其他方面论治

陶氏认为，本病以调治宗筋为主，如酒毒湿邪，浸淫筋脉，方用葛花解醒汤。

玉茎之兴起，必须心火下煦，故治阳痿可以从心论治。李氏以安神定志为主治愈起于同房受惊久服壮阳药不效之阳痿，吴氏以养心汤加减治愈分别由惊恐、鼻衄、忧郁所致阳痿各一例。

（三）针灸、气功、食疗及综合施治

1. 针灸治疗

早在 20 世纪 50 年代便有人以主穴关元、中极、三阴交、曲骨、大赫，配以膈俞、命门，治疗 9 例，治愈 6 例。之后，用针灸治疗本病增多，且方法多样。陶氏针关元、中极、太溪，灸会阴，治疗41例，收效良好；周氏以肾俞、关元、腰阳关、然谷、复溜、足三里、三阴交等为主，治疗160例，治愈率达53.1%。张氏以针次髎、曲骨、阴廉，灸大敦、神阙为主，共治61例，总有效率为81.79%。尹氏以中极、关元、气海为主穴，治疗120例，治愈110例，显效7例。何氏以肾俞、关元、三阴交为主穴随证加减配穴治疗76例，治愈49例，显效19例。

雷氏采用10%壮阳注射液穴位注射肾俞（左右交替），配穴关元、三阴交，治疗71例，痊愈43例，有效22例；姜氏以针刺阳痿穴（神阙至曲骨连线每1/3处为1穴，中1/3旁开1寸2穴，共5穴，）配合0.5%普鲁卡因封闭长强穴，治疗250例，痊愈215例，好转35例；刘氏以士的宁轮流注射关元、百会和太渊、哑门两组穴位（每穴1mL），治疗25例，治愈24例。

此外，钟氏用皮肤针叩刺腰骶带脉区、关元、中极、腹股沟；褚氏用指压会阴、揿针刺三阴交；陈氏用王不留行子贴压耳穴肾、皮质下、外生殖器等，获效满意。

用针刺治疗本病，少腹及腰部的穴位针感一定要传导到阴茎、睾丸，才能收到良效。如刘氏针刺曲骨穴在运用手法时，有5例当时阴茎勃起，13例龟头上出现麻木感；周氏治愈的85例，有79例针感抵达阴部，有效的67例中有56例针感到达阴部。

2. 其他疗法

气功治疗阳痿有较好的疗效。胡氏用气功（意守丹田、命门、会阴和练精化气）治疗12例，治愈7例，好转5例；吴氏以入静调息丹田，引气足三阴，练命门等功法治疗阳痿早泄60例，治愈55例，好转4例；提肛法与意守法交替练功，导引按摩与外气点穴配合治疗也收良效。此外，升阳法也为治疗阳痿常用功法。

食物疗法也不可低估。根据患者不同的体质和病情，辨证施食，如肾精不足、肾阳亏虚者，选食温肾益精之羊肉、虾米、狗肉、麻雀肉、雀卵、胡桃肉等；脾虚湿盛者，选食健脾利湿之白扁豆、苡米、山药、鹅肉、牛肉、兔肉等。龚氏每以验方龟鸡胡椒（乌龟、子鸡、胡椒）治疗本病。

尚有人采用肛门给药疗法，认为肛门给药剂量易掌握，吸收快，作用快，疗效显著。经用以人参、鹿茸、水蛭、淫羊藿等为主精制之"白山雄栓"肛门给药治疗120例，显效39例，有效64例，总有效率为85.8%。

3. 综合疗法

本病的病因复杂，用单一的措施治疗有时难以收到良效。近年来，对本病的治疗正在向综合治疗方面发展。多数人认为，不论用何种措施治疗，都应重视心理治疗，同时介绍有关性医学知识，从而提高疗效。黄氏以针刺关元、三阴交、肾俞、命门、太溪等穴，配合内服中药、自我按摩等，治疗45例，除系器质性阳痿2例外，余均治愈。阎氏以中药、针灸、心理综合辨证治疗 120 例，取得满意疗效。

（四）加强专药研究，注意用药偏颇

石氏介绍治疗本病的 10 种常用虫类药：通补肾阳的蜻蜓、蚕蛾、大蚂蚁；疏肝达脉之蜈蚣；利尿通阳之蝼蛄、蟋蟀；祛痰达络之白僵蚕；调补阳明之九香虫、露蜂房；活血化瘀之水蛭。在治疗本病的方药中，多伍有甘草，但刘氏指出用之不宜，因甘草所含成分有雌激素样作用，不仅抑制雄激素之分泌，且能对抗雄激素的作用，从而影响人体性功能，使宗筋弛纵，阴茎难举而阳痿。在辨证用药时，滋阴、壮阳、化瘀、清利均切勿太过，以免招致不良后果。有一例患者服用参、茸、雄鸡炖胡椒等后，出现阳强不倒、不射精，并伴有全身性火热症状，后经滋阴降火、通腑泄热等调治而愈。王氏针对引起本病的常见原因，如慢性前列腺炎、精囊炎、附睾炎等，以地龙、莱菔子、穿山甲、木通、车前子、黄芪、甘草加减治疗 233 例，痊愈 128 例，好转 62 例。

第四节　疏肝益阳胶囊（合欢胶囊）研究

一、概述

疏肝益阳胶囊（原名合欢胶囊）是根据"阳痿从肝论治"理论而开发的中药制剂，一系列的动物及临床实验表明该方具有疏肝解郁、活血通络、补肾振痿的功能。长期以来，对该药进行了临床、实验及机制研究。

（一）疏肝益阳胶囊（合欢胶囊）治疗阳痿的临床研究

中医男科方药的临床研究多为回顾性经验总结，采用循证医学方法进行的临床研究很少见。1995 年及 1997 年我们采用多中心、随机、对照试验，观察中药方剂治疗勃起功能障碍的有效性、安全性及适应证的研究。1997 年、2005 年先后发表《疏肝益阳胶囊治疗勃起功能障碍的临床研究》《疏肝益阳胶囊治疗勃起功能障碍多中心随机对照试验》等论文。在严密设计下，中药治疗勃起功能障碍的临床疗效、安全性和适应证得到了科学的评价。该药已经成为我国第一个治疗勃起功能障碍三类中药新药。

（二）疏肝益阳胶囊（合欢胶囊）治疗阳痿的实验研究

1993 年我与福建非人灵长类实验中心及上海医科大学生殖毒理研究室合作，通过锰染毒的方法成功建立恒河猴勃起功能障碍模型。1994年发表《合欢胶囊治疗恒河猴阴茎勃起功能障碍研究报告》，指出通过恒河猴ED模型，发现中药可显著加快动脉收缩期血流速度，减慢静脉回流速度。性行为实验观察发现：该药可改善射精功能，提高雄猴性欲及性交时的快感与性高潮。

（三）疏肝益阳胶囊（合欢胶囊）治疗阳痿的机制研究

2005年发表的《疏肝益阳胶囊治疗勃起功能障碍的作用机理研究》一文中报道了通过构建恒河猴勃起功能障碍模型，观察疏肝益阳胶囊对性行为、阴茎血流和阴茎肌电图的影响。发现疏肝益阳胶囊可显著改善勃起功能，并可同时改善性欲及射精功能、提高抗疲劳能力，其机理与提高雄激素、促肾上腺皮质激素水平和缩小阴茎静脉管腔直径及减慢阴茎静脉回流速度有关，对疏肝益阳胶囊的作用机制做了初步探讨。

2011年5月发表《疏肝益阳胶囊对动脉性勃起功能障碍大鼠一氧化氮合酶通路及5型磷酸二酯酶表达的影响》，发现疏肝益阳胶囊可显著升高双侧髂内动脉结扎法制造的动脉性勃起障碍大鼠阴茎海绵体组织eNOS、cGMP表达，抑制PDE5表达；在对PDE5作用方面与西地那非有相同的效果，这可能是其治疗动脉性ED的重要机制。2012年 *A Chinese Herbal Formula, Shuganyiyang Capsule, Improves Erectile Function in Male Rats by Modulating Nos-CGMP Mediators* 在 *Urology* 发表，首次向国际同行介绍中医药治疗勃起功能障碍的分子机制研究。2011年12月发表《疏肝益阳胶囊对动脉性勃起功能障碍大鼠ET和CX43表达的影响》，发现疏肝益阳胶囊可显著降低双侧髂内动脉结扎法制造的动脉性勃起障碍大鼠血浆ET-1含量和阴茎组织ET基因表达，并能显著增加阴茎组织CX43基因表达，这可能是其治疗血管性ED的机制之一。这些研究从分子水平对疏肝益阳胶囊的作用机制进行了探讨。

二、疏肝益阳胶囊（合欢胶囊）治疗阳痿的临床观察

（一）临床观察若干问题商讨[1]

1. 关于疗效评定及其相关因素问题

疗效评定时应注意到：①个体因素：不同个体之间或相同个体不同时间或状态下，

---

[1] 王琦. 对《中药新药治疗阳痿的临床研究指导原则》有关临床观察问题的商讨 [J]. 中药新药与临床药理，1998，9（3）：184-185.

药物在勃起方面的效应都是不相同的；②年龄因素；③居住环境因素；④精神状态特别是性交时心理状态；⑤夫妻关系因素等，以上需在就诊及随访时加以记录。

吸烟及酗酒对阳痿恢复有较大影响，因此服药期间应忌烟或尽量少吸烟。而长期饮酒患者在半年内对性功能恢复均有影响，必须加以注意。

2. 关于阳性对照药的问题

市售中成药中，称能治阳痿的药不下数十种，根据 1995 版《药典》所载，功能主治中明确写有治阳痿的计 6 种：龟鹿补肾丸、龟龄集胶囊、益肾灵颗粒、鹿角胶、强阳保肾丸、五子衍宗丸。《中华人民共和国卫生部标准中药成方制剂》（1993 年版）所载中药6 种，包括紫河车胶囊、补肾强身胶囊、海马巴戟胶囊、回春如意胶囊、益肾兴阳胶囊、三宝胶囊等。其他中成药尚有参杞片、琼浆药酒、济生肾气丸、右归丸、补肾强身片、鱼鳔丸、斑龙丸、至宝三鞭丸、滋阴百补丸、安肾丸、巨胜子丸等 11 种。此外尚有二仙春回丹、肾康宁片、鹿茸精、海马补肾丸、参茸鹿尾巴精口服液等 5 种，功效均写"补肾壮阳"，在功能与主治中未写阳痿的，未列入统计。

《药典》及《标准中成药制剂》所载 12 种药，功能与主治范围较宽，功能中有壮筋骨、益气血、强身补脑、益肾壮阳、固肾补气、补肾益精、填精补髓、生精补血等。主治中包括身体虚弱、精神疲乏、头晕耳鸣、腰膝酸软、阳痿、早泄、遗精、小便频、健忘、失眠等，尚包括男子不育、女子不孕及崩漏带下、五更泄等，如山西中药厂生产的龟龄集，可滋补强身，主治胃阳虚衰、禀赋不足、未老先衰、阳痿遗精、气虚喘嗽、腰膝冷痛、小腹拘急、头晕耳鸣、健忘失眠、神疲乏力或妇女崩漏、赤白带下、五更溏泻等，在众多病证中，阳痿仅是主治范围之一，不是专治阳痿药品。其组方方义，除五子衍宗丸为补肾填精补益肝肾外，其余均为补肾壮阳药。《原则》中医辨证中分为命门火衰证、心脾两虚证、阴虚火旺证、惊恐伤肾证、肝气郁结证、湿热下注证等 6 个证型。未见有以疏肝理气、活血通络、补益肝肾三法结合的药品。众所周知，心理性阳痿在临床中占有很大比例，据各类资料统计，心理因素占阳痿的 30%～60%，即使是器质性阳痿中也有心理因素，包括焦虑、抑郁、各种压力的抑制因素、性经历、性刺激及配偶双方的协调及医源性因素等，因此疏肝解郁是治疗阳痿的主要方面。而引起勃起障碍的另一主要因素是血供不足（阴茎勃起是一种受神经控制的复杂的血流动力学变化过程），从中医角度来讲，活血通络也是不可忽视的方面。《原则》在纳入病例标准中亦主要指三类阳痿患者，即功能性阳痿、轻度供血不足、性激素分泌轻度失调。但在上述载入药典的成药中尚无与之功能主治较为相同的药品，亦难以选择与《原则》中要求的"对照药物应优选公认治疗同类病证的有效药物"。试问，目前公认的治疗阳痿心脾两虚的对照药是什么？公认的治疗阳痿惊恐伤肾的对照药是什么？公认的治疗阳痿的湿热下注的对照药是什么？可以说一个也没有，因而也无法操作。而且，新药开发研究周期长，耗资大，科研难度大，成功一个药非常不易，若按 6 个证型去分，是不是至少要研制 6 个对号入座的阳痿中药来？若此，无疑是对人力和卫生资源的浪费。

3. 药效学试验与临床实践相统一问题

中药阳痿药的药效学主要是提示有关雄性激素作用，对于改善阴茎供血等方面未做出具体要求。随着对阴茎勃起生理机制、血流动力学和药理学认识的加深，认为血供障碍是阴茎勃起障碍的重要因素之一，西医已跳出单纯激素治疗的框框，血管活性药物及 α 肾上腺素能受体阻滞剂（育享宾）已用于临床。大量临床调研表明，内分泌性阳痿，尤其性激素异常阳痿占 5%～15%，也就是说大多阳痿并非性激素水平低下所致。中药治疗阳痿，应跳出补肾壮阳的单一思维，活血化瘀改善血供即是其重要方面，而药效学试验应反映这方面作用。虽然中医辨证分型头头是道，但多种分型之间与药效学并无内在联系，使药理与临床脱节，必须改变这种分离状态。

4. 关于临床设盲法问题

《原则》指出"尽量采用双盲法"，也就是说用不用双盲，可以灵活理解与掌握，但因阳痿药物治疗受心理因素影响较大，为避免心理因素干扰评价药物效果，必须采用双盲法，将治疗组、对照组及空白对照组药物剂型一致，形状大小、颜色、味道相似，外包装相同，分为 1 号药、2 号药、3 号药，做到临床观察医师、总结统计人员及患者均不知晓，待全部病例观察结束后破盲，才能反映真正效果，筛选出可信药物。

（二）145 例临床疗效观察[1]

1. 临床资料

病例来源：所报告的病例来自两家医院男科专家门诊自 1989 年 1 月至 1991 年 3 月诊断明确、病历完整的原始病历。

年龄：最大者 66 岁，最小者 20 岁，平均 39.04 岁。56 岁以上者 16 例，46～55 岁者 35 例，45 岁以下者 94 例。

婚龄：最长者 42 年，最短者 1 个月，平均 14.74 年。

职业：知识分子 61 例，行政干部 22 例，两者合并共 83 例，占 57.24%；工人 52 例，占 35.86%；军人 6 例，占 4.14%；农民 4 例，占 2.76%。

病程：最长者 26 年，最短者 1 个月，平均 7.27 年。

---

[1] 王琦. 王氏合欢胶囊治疗阳痿 145 例临床观察［A］. 第 5 届世界男性学大会北京卫星会议论文，1993.

病因：精神性阳痿 100 例，占 68.97%；血管性阳痿 20 例，其中静脉性阳痿 12 例，动脉性阳痿 8 例，合计占 13.79%；内分泌性阳痿 14 例，占 9.66%；神经性阳痿 11 例，占 7.59%。

诊断分级标准及病例分级：根据临床制定的"阳痿诊断分级标准"（见本章第二节）中的主要判断项目，本组 145 例患者，Ⅰ级阳痿 61 例，占 40.07%；Ⅱ级阳痿 62 例，占 42.76%；Ⅲ级阳痿 22 例，占 15.17%。

2. 治疗方法

本组 145 例阳痿患者，均为西医明确诊断，中医辨证存在程度不同的肝气郁结、肝气逆乱、气滞血瘀、肝肾亏虚证候者。根据每位患者的主要临床症状，辨证分析，总结为表 4-6。治疗均采用以调节情志为主，予有调肝疏肝、活血化瘀、补益肝肾功效的王氏合欢胶囊治疗，每次口服 4 粒，每日 3 次。

表 4-6　145 例阳痿患者辨证分析表

主要伴随症状	症状出现次数（例数）	百分比（%）
情志抑郁	73	50.34
烦躁易怒	32	22.07
早泄	84	57.93
腰膝酸软	30	20.69
睾丸胀痛	18	12.41
睾丸刺痛	6	4.14
舌质瘀点或暗	32	22.07
脉弦	105	72.41
脉涩	29	20.00
脉虚	30	20.69

表 4-6 显示，本组 145 例病人，情志抑郁、烦躁易怒、睾丸胀痛、脉弦等出现频率高；腰膝酸软、睾丸刺痛、舌暗或有瘀点、脉虚、脉涩等，亦占有一定比例。说明本组病例的证候以肝脏疏泄障碍为主，气滞血瘀和肝肾亏虚证候可兼夹出现。

3. 疗效观察

按制定的"阳痿临床疗效评定标准"，从性欲、阴茎勃起、性交能力、性感觉的改善程度，对疗效加以评定。

痊愈：性生活完全正常，阴茎勃起坚而有力，性交持续时间＞5分钟，性感觉良好，随访半年未复发。

显效：阴茎能勃起，同房时勉强能成功，时间为 3 ～ 5 分钟，性感觉尚可。

有效：服药后较前有所改善，阴茎能勃起，同房时勉强能成功，时间为 1 ～ 2 分钟，时好时坏，性感觉较差。

无效：阴茎勃起虽有进步，但同房不能成功，或治疗后无明显变化，性欲无明显改善。

现将治疗情况分析如下：

（1）治疗前后主要观察项目的改变（表 4-7）。

表 4-7　治疗前后主要观察项目的变化

观察项目	治疗前（例）	治疗后（例）			有效		痊愈	
		恢复正常	好转	无效	例数	百分比（%）	例数	百分比（%）
性欲减退	42	30	7	5	37	88.10	30	71.43
性厌恶感	19	15	2	2	17	89.47	15	78.95
无自发勃起	25	15	0	9	15	60.00	15	60.00
性交举而不坚	81	52	24	5	76	93.83	52	64.20
性交不能勃起	64	36	21	7	57	89.06	36	56.25
小计	231	148	54	28	202	87.45	148	64.07

表 4-7 显示，疏肝益阳胶囊对性欲减退、性厌恶感、性交举而不坚和不能勃起患者，有效率较高，说明该药可改善患者性欲，增强勃起功能。无自发勃起一般为器质性病变，该药亦有一定疗效。

（2）治疗前后主要伴随症状的变化（表 4-8）。

表 4-8　治疗前后主要伴随症状的变化

伴随症状	治疗前（例）	治疗后（例）			有效		痊愈	
		恢复正常	好转	无效	例数	百分比（%）	例数	百分比（%）
情志抑郁	73	60	9	4	69	94.52	60	82.19

伴随症状	治疗前（例）	治疗后（例）			有效		痊愈	
		恢复正常	好转	无效	例数	百分比（%）	例数	百分比（%）
烦躁易怒	32	23	5	4	28	87.50	23	71.88
早泄	84	50	26	8	76	90.48	50	59.52
腰膝酸软	30	22	4	4	26	86.67	22	73.33
睾丸胀痛	18	12	3	3	15	83.33	12	66.67
睾丸刺痛	6	4	1	1	5	83.33	4	66.67
舌质暗或有瘀点	32	24	3	5	27	84.38	24	75.00
脉弦	105	89	7	9	96	91.43	89	84.76
脉涩	29	23	4	2	27	93.10	23	79.31
脉虚	30	20	6	4	26	86.67	20	66.67
小计	439	327	68	44	395	89.98	327	74.49

（3）不同病因引起阳痿疗效分析（表4-9）。

表4-9 各种病因之阳痿疗效分析

阳痿之病因	例数	有效		痊愈	
		例数	百分比（%）	例数	百分比（%）
精神性阳痿	100	83	83.00	69	69.00
静脉性阳痿	12	8	66.67	2	16.67
动脉性阳痿	8	7	87.50	3	37.50
内分泌性阳痿	14	13	92.88	9	64.29
神经性阳痿	11	7	63.63	4	36.36
合计	145	118	81.38	87	60.00

（4）总疗效评定（表4-10）

表4-10 总疗效评定

分级	例数	痊愈	显效	有效	无效	总有效		痊愈	
						例数	百分比（%）	例数	百分比（%）
Ⅰ	61	49	5	3	4	57	93.44	49	80.33
Ⅱ	62	30	11	10	11	51	82.26	30	48.39
Ⅲ	22	8	1	1	12	10	45.46	8	36.36
合计	145	87	17	14	27	118	81.38	87	60.00

（5）118例有效病例见效时间分析（表4-11）

表4-11 118例有效病例见效时间分析

见效时间	例数	百分比（%）
1周内	47	39.83
1~2周	58	49.15
2~3周	13	11.02
合计	118	100

（6）典型病例

徐某，男，29岁，北京某大学助教。初诊日期：1990年4月10日。

患者于3年前结婚，初次性生活因精神过度紧张，加之连日劳累，未能成功，后虽能勉强为之，但不尽如人意，终因之于婚后半年离异，分居1年，郁郁寡欢。后再婚，始虽有媾合，然时常忆及初婚之不悦，心境沉重，难以举坚，遂致完全不举。辗转求治，收效甚微。某医院经"阳痿系列检查"，诊断为精神性阳痿。来诊时精神抑郁，胸胁胀满，睾丸胀痛，舌质暗，脉沉弦。辨证属肝气郁结、络脉瘀阻，给予疏肝益阳胶囊治疗。

4月22日复诊。服药后性欲增强，每夜皆有交合欲望，谓每次服药2小时后有勃起感。服药后第6天，性交成功，阴茎勃起有力，持续5～6分钟，后连续几夜均有满意性生活，并谓可持续性交约20分钟，心情舒畅，余症皆消，病告痊愈。

4.讨论与体会

（1）该药首重病因分析，切合临床实际。

疏肝益阳胶囊，首先注重病因学分析，进行处方设计，具有调肝疏肝、化瘀通络、补益肝肾之功效，重在调节情志，疏通气血，切合临床发病实际。

①阳痿多为情志失调，该药注重疏肝调肝。阳痿的成因，过去认为90%是由于精神或心理因素所致，随着研究的深入和诊断技术的不断创新，发现有30%～50%的阳痿是器质性病变所致，有许多是精神性和器质性的交错影响。虽然阳痿的病因很复杂，但大部分患者都有情绪方面的原因，精神性因素仍然是阳痿发病的甚为重要的一个方面。本组145例病人，精神性阳痿占68.97%，与上述统计数字相吻合。中医学认为，人的情志由肝所主，而肝之经脉"循股阴，入毛中，过阴器，抵小腹"，且前阴为宗筋之所聚，宗筋为肝所主。若情志抑郁，或疏泄过度，肝气逆乱，均可导致宗筋不用，发为阳痿，正如《素问·痿论》所说："思想无穷，所愿不得，意淫于外，入房太甚，宗筋弛纵，发为筋痿。"现代研究亦证实，情绪的变化可以影响人的神经系统和内分泌系统功能，长期低沉的情绪可以导致大脑皮层过度抑制，神经性腺轴功能紊乱，精神系统和内分泌系统功能失调，从而导致阳痿的发生。

分析本组145例临床资料，患者平均年龄为39.04岁，病程平均为7.27年，说明患者发病时年龄在32岁左右。这表明阳痿发病多在青壮年时期，就患者体质而论，该时期正处在气血及脏腑生理活动的旺盛阶段，脏腑的亏虚并不多见。

从患者的知识层次看，知识分子和行政干部合并为83例，占57.24%。此类患者多"形乐志苦"，思虑过多，易于情志失调。本组病例的大多数伴有情志抑郁、烦躁易怒、睾丸胀痛、脉弦等情志失调表现（表4-6）。

从以上分析可以看出，疏肝益阳胶囊以调节情志，疏肝调肝为主，符合临床实际。

②阳痿常伴脉络瘀阻，该药辅以活血通络。情志抑郁，肝失疏泄，气结气滞，肝气失调，可致脉络瘀阻，气血虽达宗筋，宗筋失于濡养，进而发生阳痿；阳痿患者多久无房事，精瘀于内，脉道阻滞，亦可加重阳痿的程度。因而，瘀血既是阳痿的病理产物，同时也是常见的发病原因。现代研究表明，糖尿病、高血压病、动脉硬化性疾病均可导致阴茎海绵体血供不足，造成阴茎海绵体难以充分充盈，导致阳痿发生。慢性前列腺炎诱发阳痿的机理虽然尚不十分清楚，但活血化瘀为主治疗常可取得满意疗效，这亦从反面证实慢性前列腺炎导致阳痿与气滞血瘀、脉络瘀阻有关。

疏肝益阳胶囊在调节情志的同时，注意化瘀通络，"疏其血气，令其调达，而至和平"，切合临床发病情况。

③阳痿可有肝肾亏虚，该药佐以补养肝肾。《素问·灵兰秘典论》说："肾者，作强之官，伎巧出焉。"肾藏精主生殖，内寓元阴元阳，与性功能活动有密切关系。若手淫频频，或房劳过度，不知节制，日日行之，甚则日行几度，久则易致精水干涸，至年老则精益亏，遂致肾元亏乏。且肝肾相关，乙癸同源，肝肾俱亏，调节情志功能和主生殖功

能减弱，作强之官失职，宗筋不用，发为阳痿不举。

本组临床资料，有 16 例老年患者。从表 4-6 可以看出，部分病例有腰膝酸软、脉虚等肝肾亏虚表现。说明实际的临床发病情况与疏肝益阳胶囊以调节情志为主、兼顾补益肝肾的原则相符合。

从以上分析可以看出，疏肝益阳胶囊的医理设计和治疗原则，乃根据审证求因，体现了中医的辨证论治精神。本组 145 例阳痿的发病情况，验证了该药治疗原则和处方的正确性。

（2）该药临床应用方便，疗效满意可靠。

疏肝益阳胶囊医理设计严格，与临床实际发病情况相吻合，能够调节患者的精神状态，起到治疗病理性的神经系统、内分泌系统、血管系统功能紊乱的作用。因此，本组病例总有效率达 81.38%，痊愈率达 60.00%，取得了满意的临床疗效。

我们在应用该药过程中，体会到该药可以增强性欲，消除性厌恶感；对无自发性勃起的患者，服用该药后大多可恢复其自发勃起的能力；对于性交时阴茎举而不坚或不能勃起的患者，可特异性地促进阴茎勃起。

对于阳痿的伴随症状，该药均有改善作用，我们体会该药对肝气郁结及气机逆乱、气滞血瘀症状疗效较高，对于其他症状亦有明显治疗功效。对举而不坚伴有早泄者，疗效亦很满意。

该药对于精神性阳痿治愈率最高，其次为内分泌性阳痿，动脉性阳痿、神经性阳痿亦达一定疗效。静脉性阳痿则治愈率最低，有的病例只能暂时改善其症状。

该药每天只需服用 12 粒，见效时间在 2 周以内者占有效病例的 89.01%，说明该药作用迅速；服用 3 周，大多数病人可见效。况且该药为胶囊制剂，较之中药汤剂和其他中药制剂具有服用方便等优点。

（3）该药成本低廉，应用期间未见毒副反应。

传统上认为，导致阳痿的主要原因为命门火衰，患者多服用温肾壮阳药。但若药不对证，服用温补药后，往往引起口干舌燥咽痛、周身燥热，而阳痿依然。疏肝益阳胶囊重在调气活血通络，调节情志，不同于一般市售温补壮阳药物。本组 145 例病人，服药期间未见任何不适，说明该药毒副作用极小。

该药由天然中药经反复筛选、科学研制而成，不含海马、海狗肾等贵重药材，成本低廉，患者负担轻，便于推广。

（三）多中心临床研究报告

现代医学认为阴茎勃起以阴茎本身解剖结构、神经反射、血液循环为基础，受内分泌活动等生物学因素及心理、社会等非生物学因素影响[1]。ED 分为心理性、器质性及混合性三类。心理性 ED 多由精神及心理因素而使大脑皮层性兴奋中枢呈抑制状态而引起，而阴茎勃起各个环节上多无器质性病变。而中医传统理论认为阴茎勃起是由脏腑、经络及气血津液相互协调作用的结果。ED 产生与肝、肾密切相关，肝主情志、藏血、疏泄，肝血在肝气的疏导下对阴茎的快速充盈是勃起的物质基础。肝气畅和，则全身气机畅通，肝气郁结则气血运行不畅，宗筋失充。此外，肝郁还可以引起肾虚及血瘀[2]。疏肝益阳胶囊则是根据"阳痿从肝论治理论"，由蒺藜、柴胡、蜂房等多种中药组成的纯中药制剂。其主要作用机理为疏肝解郁，增加阴茎血流量。恒河猴实验表明其主要作用机理为缩小扩大的静脉管腔，加快动脉收缩期血流速度，减慢静脉回流速度[3]。

1997 年 10 月至 1998 年 7 月，我们在北京、辽宁、黑龙江、江苏、海南共 6 家医院对疏肝益阳胶囊进行了临床研究，以观察该药对心理性及轻度动脉供血不足性 ED 患者疗效及安全性。

1. 方法

疏肝益阳胶囊临床研究在中国的 6 家医院进行。它是多中心、双盲随机安慰剂与阳性药物对照与疏肝益阳胶囊治疗前后对照相结合的试验。其目的是评价疏肝益阳胶囊治疗心理性及轻度动脉供血不足性勃起功能障碍的有效性及安全性。

（1）患者

肝郁肾虚或兼血瘀证勃起功能障碍的诊断标准，纳入病例标准及排除病例标准如下：

①阳痿证候诊断标准按照《中药新药治疗阳痿的临床研究指导原则》中的有关证候，结合阳痿临床实际自行拟定。

肝郁肾虚证或兼血瘀证：

主症：a. 阳痿；b. 胸闷善太息；c. 腰膝酸软。

次症：a. 心情抑郁；b. 胸胁胀满；c. 头晕耳鸣；d. 舌质淡或红或暗紫或有瘀点；e. 脉弦或弦细。

具备主症全项及次症两项（兼血瘀证必备舌质暗紫或有瘀点）即可诊断。

②阳痿西医诊断标准按照《中药新药治疗阳痿的临床研究指导原则》制定。

功能性阳痿诊断标准：a. 发病以突发性为特点；b. 有夜间勃起现象（NPT）；c. 在手淫（反射性）或视听性刺激下（色情性）可以有阴茎勃起。

---

［1］ 吴阶平. 泌尿外科［M］. 济南：山东科学技术出版社，1993.

［2］ 康力升，崔蒙. 中国传统医学［M］. 北京：中国医药科技出版社，1994：163-167.

［3］ 陈志强，江海身. 男科专病中医临床诊治［M］. 北京：人民卫生出版社，2000.

动脉供血不足阳痿的诊断标准：阴茎动脉指数测定：阴茎动脉指数在 0.6～0.75 之间，属轻度动脉供血不足阳痿。

③纳入病例标准：符合阳痿中医证候诊断标准、西医诊断标准，同时具备以下条件者，均纳入试验病例。已婚，同居，居住条件良好；年龄在 20～60 岁；配偶无严重器质性疾病，能充分配合；无严重器质性疾病和精神、神经系统疾病。

④排除病例标准（包括不适应证及剔除标准）：确诊的严重器质性阳痿患者；药物性及外伤性阳痿患者；配偶有全身严重器质性疾病者；合并有心血管、肝、肾和造血系统等严重原发性疾病、精神病、内分泌疾病者；对本药过敏者；不符合纳入标准，未按规定用药，无法判断疗效或资料不全等影响疗效和安全性判断者。所有患者均于试验前签署知情同意书。

（2）研究设计：分为两部分：①随机对照组共 300 名受试者，采用随机数字表将其随机分为疏肝益阳胶囊治疗组、锁阳补肾胶囊对照组及安慰剂对照组。每组均为 100 人。各组用药均为每次 1.2g，每日 3 次，共 4 周。②疏肝益阳胶囊开放治疗组，共 200 名受试者，每次 1.2g，每日 3 次，共 4 周。

（3）评价方法

①阳痿病情分级：阳痿病情分级根据《中药新药治疗阳痿的临床研究指导原则》制定。其他症状程度分级参考有关文献并结合临床实际自行制定（表 4-12）。

表 4-12　阳痿病情分组表

症状分级	轻（+）	中（++）	重（+++）
阳痿	3个月性交成功率 10%～25%	3个月性交成功率 <10%	3个月性交机会 完全不能性交

②阳痿证候体征分级及评分标准表（表 4-13）

表 4-13　阳痿证候、体征分级及赋分标准表

分级证候、体征	轻（+）	中（++）	重（+++）
自发勃起	有	偶有	无
条件刺激后反应率	<70%	<40%	不应
勃起角度	80°～90°	70°	0
勃起能力	较硬	举而不坚	软
性交持续时间	≥30″	<30″	0

分级证候、体征	轻（+）	中（++）	重（+++）
性交成功率	10%~25%	<10%	0
硬度测试环	红黄二带断裂	红色一带断裂	三带均不断裂
胸闷善太息	轻微胸闷，不适时间短	胸闷明显，持续时间较长，情绪波动时加重	整日胸闷不适，时太息
腰膝酸软	偶有发作	反复发作	持续发作，不易缓解
胸胁胀满	轻微，持续时间短	明显，持续时间较长	较甚，整日存在，每日情绪波动时加重
头晕耳鸣	偶有发作	反复发作	经常发作，不能缓解

注：阳痿证候体征轻、中、重评分标准无此症状记0分，轻度记1分，中度记2分，重度记3分，舌象、脉象异常各记2分，正常记0分。轻度<14分，中度15~33分，重度≥34分。

③受试者测定下列指标：阴茎血压指数、硬度测试环、改善起效时间及胸闷善太息，腰膝酸软，胸胁胀满，头晕耳鸣，舌象、脉象。治疗结束时依年龄、病程、病情、治疗周程及病因观察与疗效的关系。

④疗效判定标准及依据

阳痿疗效评定，根据《中药新药治疗阳痿的临床研究指导原则》制定[1]。

治愈：治疗后3个月以内，阴茎勃起>90°，性交机会成功率大于75%；

显效：治疗后阴茎勃起>90°，性交机会的50%能成功；

有效：治疗后勃起有改善，性交机会的25%以上能成功；

无效：用药前后各项指标均无改善。

证候体征疗效评定，采用定性半定量计分法自行拟定。

治愈：症状消失，积分为零；

显效：治疗后症状明显改善，症状积分值较治疗前下降≥2/3；

有效：治疗后症状减轻，症状积分值较治疗前下降< 2/3 ≥1/3；

无效：治疗后症状改善不明显，症状积分值较治疗前下降< 1/3。

---

[1] 中华人民共和国卫生部.《中药新药临床研究指导原则》.第一辑，1993.

（4）安全性观测指标

①安全性观测：a. 一般体检项目；b. 血尿常规；c. 心、肝、肾功能检查。

（5）统计学方法：两个或多个样本率的比较用 χ^2 检验。多个样本均数比较用 t 检验。有序分类数据采用 Ridit 检验。所有统计均采用双侧检验，以 $P < 0.05$ 为具有统计学意义。

2. 结果

（1）受试者人数见表 4-14

表 4-14　受试者人数流程表

受试者共509人			
随机治疗组304人		开放性治疗组205人	
102例接受疏肝益阳胶囊	101例接受安慰剂	101例接受阳性对照组	5例退出实验，其中2例调动工作放弃治疗，1例出差中断治疗，2例配偶不在，无法评价疗效
2例因出国及支边退出实验	1例因出差中断治疗	1例因出差中断治疗	
100例完成全过程	100例完成全过程	100例完成全过程	200例完成全过程

（2）受试者基线情况

双盲治疗组、空白对照组、阳性对照组及开放治疗组，对年龄、病程、病情、证型，阳痿病因等分类分别经 χ^2 检验，P 均大于 0.05，无显著性差异，说明四组在一般资料构成上分布均衡，具有可比性。

表 4-15　各组人口及病情基线特征

特征	双盲组（n=100）	安慰剂组（n=100）	锁阳补肾组（n=100）	开放治疗组（n=200）	P
年龄（%）					
20~35	34（34.0）	38（38.0）	32（32.0）	62（31.0）	>0.05
36~45	38（38.0）	39（39.0）	41（41.0）	85（42.5）	>0.05
46~60	28（28.0）	23（23.0）	27（27.0）	53（53.0）	>0.05
病程（月，%）					
<6	31（31.0）	34（34.0）	27（27.0）	49（24.5）	>0.05

特征	双盲组 （n=100）	安慰剂组 （n=100）	锁阳补肾组 （n=100）	开放治疗组 （n=200）	P
7～12	29（29.0）	29（29.0）	37（37.0）	69（34.5）	＞0.05
＞12	40（40.0）	37（37.0）	36（36.0）	82（41.0）	＞0.05
病情					
轻	30（30.0）	34（34.0）	37（37.0）	52（26.0）	＞0.05
中	46（46.0）	42（42.0）	43（43.0）	113（56.5）	＞0.05
重	24（24.0）	24（24.0）	20（20.0）	35（17.5）	＞0.05
证候分型					
肝郁肾虚	66（66.0）	71（71.0）	70（70.0）	145（72.5）	＞0.05
肝郁肾虚兼血瘀	34（34.0）	29（29.0）	30（30.0）	55（27.5）	＞0.05
病因					
心理性	77（77.0）	79（79.0）	79（79.0）	164（82.0）	＞0.05
动脉性	23（23.0）	21（21.0）	21（21.0）	36（18.0）	＞0.05

（3）疗效

①总体治疗效果：疏肝益阳胶囊总有效率及总显效率分别为89.7%及64.7%，显著高于空白对照组（21.0%，6.0%）及阳性对照组（60.0%，29.0%）。其改善勃起时间为8.7天，显著优于空白对照组（18.5天）及阳性对照组（13.5天），$P < 0.05$。

②阳痿主要疗效指标：疏肝益阳胶囊双盲对照组与开放治疗组的阴茎硬度测试环试验改善作用相似，恢复正常率分别为64.0%及67.5%，无显著性差异 $P > 0.05$，均优于锁阳补肾胶囊（39.0%）及空白对照（26.0%）。勃起角度恢复正常分别为46.0%及53.0%，均优于锁阳补肾组18.0%及空白对照组（2.0%），$P < 0.05$。

（4）肝郁肾虚证候

疏肝益阳胶囊对肝郁肾虚证的全身症状（胸闷善太息、胸胁胀满、腰膝酸软、头晕耳鸣），有较好治疗效果，明显优于阳性及空白对照组。

（5）治疗组疗效与相关因素关系

疏肝益阳胶囊疗效与年龄、病程、病情、治疗疗程、阳痿病因均具有一定的相关性，即：20～35岁组疗效优于36～45岁组或46～60岁组，病情＜6个月组优于6～12个月及≥12个月组，轻度病情组优于中、重度病情，4周疗程优于3周疗程，心理性阳痿优于动脉供血不足性阳痿，对于肝郁肾虚证及肝郁肾虚兼血瘀证候治疗疗效相近，无显著性差异。

3. 讨论

勃起功能障碍（ED）是成年男性的一种常见疾病，且随着年龄增长而逐渐增加，据保守估计，全世界约有 1 亿以上男性有不同程度的 ED[1]。疏肝益阳胶囊是根据中医"阳痿从肝论治"理论而开发的一种治疗 ED 的口服药物，它由蒺藜、柴胡、蜂房等 15 味中草药组成，具有疏肝解郁、活血通络、补肾振痿的功能，主治肝郁肾虚或肝郁肾虚兼血瘀症的 ED。

国际勃起功能指数（IIEF）是全球广泛接受的评价 ED 治疗效果的方法，它包括 15 个问题，其中问题 3 和 4 涉及在性交过程中达到和维持勃起的效率，按 ED 定义这是评价 ED 治疗效果最重要的指标[2]。我们采用的阳痿证候、体征分级及评分标准表中包括勃起功能状况及肝气郁结全身症状两部分。其中勃起角度、勃起能力、硬度测试环，及条件刺激反应率，反映患者达到勃起的情况和频率。而通过性交持续时间及性交成功率反映维持勃起的频率，其与 IIEF 中问题 3 和 4 评价效果相类似。此外，表中还包括胸闷善太息、腰膝酸软、胸胁胀满、头晕耳鸣等反映肝气郁结所致的全身症状，可进一步评价疏肝益阳胶囊对全身症状整体调节的作用。

国际上评价 ED 治疗临床研究，多采用多中心、随机双盲、安慰剂、对照的方法。我们在上述方法基础上增加了阳性药物对照组及疏肝益阳胶囊自身对照组。锁阳补肾胶囊是以传统"阳痿从肾论治"理论而开发的一种治疗 ED 药物，临床研究显示：疏肝益阳胶囊治疗组的总有效率及总显效率为 88.0% 及 64.0%，显著高于锁阳补肾胶囊（60.0%，29.0%），这进一步证明了对于心理性 ED"阳痿从肝论治"理论的正确性。此外增加疏肝益阳胶囊自身对照组，可充分发挥自身对照研究稳定性好、显示效应灵敏度强的优点，可直观显示其治疗效果。

西地那非治疗心理性 ED 内有效率为 80.8%[3]，与疏肝益阳胶囊相似。西地那非只有在性欲正常且性刺激情况下才能诱导勃起。而恒河猴实验表明疏肝益阳胶囊能提高雄猴的性欲及性交时的快感与性高潮。疏肝益阳胶囊除对阳痿体征有较好的治疗效果外，对肝郁肾虚所致的全身症状也有很好的治疗作用。通过疗效与年龄、病程、病情、治疗疗程、阳痿病因分析发现，年龄越小、病程越短、病情越轻、治疗效果越好。

［1］ Benet AE，Melman A.The epidemiology of erectile dysfunction［J］. urol Clin North Am，1995（22）：699-709.

［2］ Rosen RC，Riley A，Wanger G，et al.The international index of eretile function（IIEF）：A multidimensional scale for assessment of erectice dysfunction［J］.Urology，1997（49）：822-830.

［3］ 郭应禄，朱积川，潘天明，等 .口服西地那非治疗勃起功能障碍疗效和安全性的临床研究［J］.中华泌尿外科杂志，2001（22）：389-394.

泌尿男科学者认为，最佳的 ED 治疗药物应为：有可靠治疗效果，副作用极少且应用简便，疏肝益阳胶囊与此相符，该药服用方便，作用自然，效果肯定，安全性好。但本研究受试者均为 20 ～ 60 岁心理性及轻度动脉性患者，其中 45 岁以下占 76%，心血管疾病、高血压及糖尿病患病率相对较低，因此疏肝益阳胶囊对于老年器质性、混合性 ED 及其远期疗效，尚待进一步观察。

4. 结论

疏肝益阳胶囊对肝郁肾虚及肝郁肾虚兼血瘀证 ED 具有良好的治疗效果，更适合于治疗功能性阳痿，对年龄较轻、病程短、病情轻患者效果更好，治疗疗程以 4 周为宜，对轻度动脉供血不足性 ED 也有一定疗效，临床使用安全，无毒副作用。

（四）多中心随机对照试验报告[1]

勃起功能障碍（Erectile dysfunction，ED）是成年男性一种常见病，据保守估计，全世界约有 1 亿以上男性有不同程度的 ED[2]。1997 年 10 月至 1998 年 7 月，北京、辽宁、黑龙江、江苏、海南共 6 家医院对疏肝益阳胶囊进行了临床研究，以观察该药对心理性及轻度动脉性 ED（肝郁肾虚证及肝郁肾虚兼血瘀证）患者的疗效及安全性。

1. 临床资料

（1）诊断标准

①中医证候诊断标准：根据《中药新药治疗阳痿的临床研究指导原则》中的有关证候，结合临床实际拟定肝郁肾虚证或肝郁肾虚兼血瘀证的标准。

主症：a. 阳痿；b. 胸闷善太息；c. 腰膝酸软。

次症：a. 心情抑郁；b. 胸胁胀满；c. 头晕耳鸣；d. 舌质淡或红或暗紫或有瘀点。

具备主症全项及次症两项（兼血瘀证必备舌质暗紫或有瘀点）即可诊断。

②西医诊断标准根据：中药新药治疗阳痿的临床研究指导原则制定。

心理性 ED 诊断标准：a. 发病以突发性为特点；b. 有夜间勃起现象（NPT）；c. 在手淫（反射性）或视听性刺激下（色情性）可以有阴茎勃起。

轻度动脉性 ED 的诊断标准：阴茎肱动脉血压指数在 0.60 ～ 0.75 之间。

（2）病情分级标准

根据《中药新药治疗阳痿的临床研究指导原则》制定。依据 3 个月性交成功率分为：

---

［1］ 王琦，杨吉相，李国信，等. 疏肝益阳胶囊治疗勃起功能障碍多中心随机对照试验［J］. 北京中医药大学学报，2004，27（4）：72–75.

［2］ Benet AE，Melman A.The epidemiology of erectile dysfunction［J］. urol Clin North Am，1995（22：699–709）.

轻度：10% ～ 25%；中度：＜ 10%；重度：3 个月内完全不能性交。

（3）纳入标准

符合 ED 中医证候诊断标准及西医诊断标准，同时具备以下条件者，均纳入试验病例。已婚，同居，居住条件良好；年龄在 20 ～ 60 岁；配偶无严重器质性疾病，能充分配合；无严重器质性疾病和精神、神经系统疾病。

（4）排除标准

确诊的严重器质性 ED 患者；药物性及外伤性 ED 患者；配偶有全身严重器质性疾病者；合并有心血管、肝、肾和造血系统等严重原发性疾病、精神病、内分泌疾病者；对本药过敏者；不符合纳入标准，未按规定用药，无法判断疗效或资料不全等影响疗效和安全性判断者。

（5）一般资料

共 509 例患者参加试验，500 例完成全过程。分为随机对照治疗组和疏肝益阳胶囊开放治疗组。随机对照治疗组 304 例：来源于辽宁中医学院附属医院、北京中医医院和中国人民解放军空军总医院 3 家医院，疏肝益阳胶囊双盲治疗组（n=102）、安慰剂对照组（n=101）及锁阳补肾胶囊对照组（n=101），300 例完成全过程（疏肝益阳胶囊双盲组、安慰剂对照组和锁阳补肾胶囊对照组各 100 例）。疏肝益阳胶囊开放治疗组 205 例：来源于黑龙江中医药大学附属二院（n=61）、江苏省中医院（n=62）、海南省中医院（n=82），200 例完成全过程。疏肝益阳胶囊双盲治疗组、安慰剂对照组、锁阳补肾胶囊对照组及疏肝益阳胶囊开放治疗组的年龄、病程、病情、ED 病因、证型等分类比较差异无显著性意义（$P > 0.05$），4 组基线特征相似具有可比性（表 4–16，表 4–17）。

表 4-16　各组一般情况比较（例）

组别	例数	年龄			病程			病情		
		20 ~ 35 岁	36 ~ 45 岁	46 ~ 60 岁	＜7个月	7 ~ 12 个月	>12个月	轻	中	重
疏肝益阳双盲治疗组	100	34	38	28	31	29	40	30	46	24
安慰剂组	100	38	39	23	34	29	37	34	42	24
锁阳补肾组	100	32	41	27	27	37	36	37	43	20

组别	例数	年龄			病程			病情		
		20~35岁	36~45岁	46~60岁	<7个月	7~12个月	>12个月	轻	中	重
疏肝益阳开放治疗组	200	62	85	53	49	69	82	52	113	35

表4-17 各组病因、证型比较（例）

组别	例数	病因		证型	
		心理性	动脉性	肝郁肾虚证	肝郁肾虚兼血瘀证
疏肝益阳双盲治疗组	100	77	23	66	34
安慰剂组	100	79	21	71	29
锁阳补肾组	100	79	21	70	30
疏肝益阳开放治疗组	200	164	36	136	64

2. 观察方法

（1）试验药品

疏肝益阳胶囊及安慰剂胶囊（江苏扬州龙凤药业有限公司提供，批号：970225）；锁阳补肾胶囊（湖北回春制药厂提供，批号970525），均为0.25g/粒。3组药物在形状、大小、颜色、包装、味道等方面均相似。

（2）治疗方法

采用多中心、双盲、随机、安慰剂与阳性药物对照及疏肝益阳胶囊开放治疗相结合的试验，分别在2组6家医院实施。随机对照治疗组：随机分为疏肝益阳胶囊治疗组、安慰剂对照组及锁阳补肾胶囊对照组，各组用药均为每次12g，每日3次，治疗4周。疏肝益阳胶囊开放治疗组：用药每次12g，每日3次，治疗4周。所有患者均于试验前签署知情同意书。

（3）疗效观察项目

①各组治疗后的总有效率、总显效率。②各组治疗后的阴茎硬度测试环试验恢复正常率、勃起改善时间。③依据心理性与轻度动脉性ED的诊断标准，将疏肝益阳胶囊双盲

治疗组和开放治疗组共 300 例患者分为心理性 ED 组与轻度动脉性 ED 组，比较疏肝益阳胶囊对两组的总有效率、总显效率。

（4）安全性观测

对疏肝益阳胶囊开放治疗组的 200 例患者在治疗前及治疗结束时进行全面体检及实验室检查。实验室检查包括血、尿常规，心电图，肝、肾功能检查。并记录服药期间所有观察到的及患者提供的不良事件。统计药物临床不良反应与实验室检查异常发生率。

（5）随访

对所有治愈患者通过电话、信函和定期复查进行 3 个月的随访，记录患者 3 个月的性交成功率。

（6）统计学方法

采用 SPSS10.0 统计软件进行分析，计量资料采用单因素方差分析；计数资料采用 χ^2 检验；有序分类数据采用 Ridit 检验。均采用双侧检验，以 $P < 0.05$ 为差异有显著性意义。

3. 结果

（1）疗效评价标准

根据《中药新药治疗阳痿的临床研究指导原则》制定。治愈：治疗后 3 个月以内，阴茎勃起角度 > 90°，性交成功率 > 75%；显效：治疗后阴茎勃起角度 > 90°，性交成功率 > 50% 但 ≤ 75%；有效：治疗后勃起角度有改善，性交成功率 > 25% 但 ≤ 50%；无效：用药前后各项指标均无改善。总有效率 = 治愈率 + 显效率 + 有效率；总显效率 = 治愈率 + 显效率。

（2）临床总体疗效的比较

疏肝益阳胶囊双盲治疗组的总有效率及总显效率分别为 88.0%、64.0%，疗效与开放治疗组相似（90.5%、65.0%），$P > 0.05$，均显著高于安慰剂组（21.0%，6.0%）及锁阳补肾胶囊组（60.0%，29.0%），$P < 0.05$，结果见表 4-18。

表 4-18　各组临床总体疗效比较（例）

组别	例数	治愈	显效	有效	无效	总有效率/%	总显效率/%
疏肝益阳双盲治疗组	100	34	30	24	12	88.0★△	64.0★△
安慰剂组	100	0	6	15	79	21.0	6.0
锁阳补肾组	100	11	18	31	40	60.0	29.0

组别	例数	治愈	显效	有效	无效	总有效率/%	总显效率/%
疏肝益阳开放治疗组	200	60	70	51	19	90.5★△	65.0★△

注：与安慰剂组比较 ★ $P < 0.05$；与锁阳补肾组比较，△ $P < 0.05$。

（3）阴茎硬度测试环试验

疏肝益阳胶囊双盲对照组与开放治疗组的阴茎硬度测试环试验恢复正常率分别为 64.0% 及 67.5%，两组疗效相似（$P > 0.05$），均显著优于安慰剂组（26.0%）及锁阳补肾胶囊组（39.0%），$P < 0.05$。

（4）勃起改善时间

疏肝益阳胶囊双盲治疗组与开放治疗组勃起改善时间分别为（8.7±1.8）天及（8.2±1.6）天，两组疗效相似（$P > 0.05$），均显著优于安慰剂组（18.5±3.4）天，锁阳补肾胶囊组（13.5±2.6）天，$P < 0.05$。

（5）心理性与轻度动脉性 ED 的疗效

疏肝益阳胶囊双盲治疗组与开放治疗组共 300 例患者中，心理性 ED 组的总有效率为 95.8%，总显效率为 73.0%；显著优于轻度动脉性 ED 组（64.4%，30.5%），$P < 0.05$。

（6）安全性

观察期间无患者主诉临床不适症状，未出现与疏肝益阳胶囊相关的不良反应与不良事件。所有受试者肝、肾功能及心电图治疗前后无变化。

（7）随访情况

对 105 例临床治愈患者通过电话、信函和定期复查进行 3 个月的随访，其中 100 例患者 3 个月的性交成功率均在 80% 以上，对性生活满意。5 例性交成功率在 50% ～ 75% 之间（疏肝益阳胶囊治疗组 3 例，锁阳补肾对照组 2 例）。

4. 讨论

近年来，在 ED 的病因病机方面，不少学者逐渐突破了在脏腑定位上以"肾"为中心，在病机病因上以"虚"为重点，在治疗上以"补肾壮阳"为主导的传统观念，开始从多角度、多方位考察 ED 病因、病机和病理变化。通过对 ED 患者进行较大样本的临床资料调研发现：在当代社会环境条件下，对于病因学来说，房劳损伤已不再是主要原因，情志之变则是主要病因学基础，不良生活习惯是不可忽视的因素；对于病机学来说，实多虚少是病机转变的普遍规律，脏腑功能改变以肝肾为中心涉及其他脏腑；对于基本病理学来说，最基本的病理变化是肝郁肾虚血瘀，其中肝郁是主要病理特点，肾虚是主要病理趋势，血瘀是最终病理趋势，而且三者有机联系，互为因果，共同作用。因此疏肝解郁、活血通络、补肾振痿是其基本治则[1]。

疏肝益阳胶囊由刺蒺藜、柴胡、蜂房、蛇床子等15味中药组成，具有疏肝解郁、活血通络、补肾振痿的功效。恒河猴勃起功能障碍模型显示该药可改善阴茎背深动、静脉血流循环，加快动脉收缩期血流速度，缩小扩大的静脉管腔，减慢静脉回流速度，从而促进阴茎勃起。国际上评价 ED 治疗药物临床研究，多采用多中心、随机、双盲、安慰剂对照的方法。我们在上述方法基础上增加了阳性药物对照组及疏肝益阳胶囊自身对照组。锁阳补肾胶囊是治疗 ED 的传统药物，临床研究显示：疏肝益阳胶囊治疗组的总有效率及总显效率显著高于锁阳补肾胶囊。此外，增加疏肝益阳胶囊自身对照组，可充分发挥自身对照研究稳定性好，显示效应灵敏度强的优点，可直观显示其治疗效果。本研究未发现与疏肝益阳胶囊相关的不良反应，各项实验室指标治疗前后无变化。因此疏肝益阳胶囊具有良好的安全性。泌尿科学者认为，最佳的 ED 治疗药物应为：有可靠治疗效果，副作用极少且应用简便[2]。疏肝益阳胶囊与此相符，该药服用方便，作用自然，效果肯定，安全性好。但本研究受试者均为 20～60 岁的心理性及轻度动脉性患者，其中 45 岁以下占 76%，心血管疾病、高血压及糖尿病患病率相对较低，因此疏肝益阳胶囊对于老年器质性、混合性 ED 及其远期疗效，尚待进一步观察。

三、疏肝益阳胶囊（合欢胶囊）治疗阳痿的实验研究

（一）治疗恒河猴阴茎勃起功能障碍研究报告[3]

合欢胶囊（现疏肝益阳胶囊）是一种治疗男性性功能障碍的药物。为研究其作用机理，现就恒河猴（Rhesus Monkey）阴茎勃起实验（Penis-Erectile Test）、性行为（Sexual Behavior），彩色超声多普勒（Color Doppler Sonography）、肌电图（Delectromyogram EMG）研究结果整理如下。

1. 方法

（1）实验动物

选择福建非人灵长类实验中心提供的健康成年性成熟雄性恒河猴 18 只，体重平均

［1］ 秦国政.阳痿中医发病学与证候学及其相关因素的流行病学研究［C］.南京：南京中医药大学，2000.
［2］ 郭应禄，朱积川，潘天明，等.口服西地那非治疗勃起功能障碍疗效和安全性的临床研究［J］.中华泌尿外科杂志，2001，22（7）：389-394.
［3］ 康力升，崔蒙.中国传统性医学［M］.北京：中国医药科技出版社，1994.

7.0 ± 1.3kg，随机分成6组，每组3只，实验前经检查无泌尿生殖器疾病。动物采用标准饲料，自由饮水，自然采光条件下单笼饲养。

（2）勃起功能障碍模型的建立

用$MnCl_2$（化学纯，中国上海金山县兴塔化工厂，批号8307015）静脉染毒，每周2次。连续染毒6个月、剂量分为2mg/kg，6mg/kg，10mg/kg三组；另一组，用$MnCl_2$6mg/kg染毒4个月后，用对氨基水杨酸钠240mg/kg，每周2次（PAS-Na，北京第三制药厂，批号9007052），静脉注射实验性排锰2个月；另一组用GJ422电焊条静式呼吸道染毒，每天5小时，每周6天，连续染毒3个月，3个月平均浓度为232～341mg/m³。对照组3只注射等量生理盐水。

（3）合欢胶囊治疗剂量

合欢胶囊实验前用冷水煮沸后鼻饲，每周2次，每次每只1瓶（30粒），连续给药1个月。空白对照组鼻饲等量生理盐水，PAS排锰组不用合欢胶囊，而用排锰作对照。

（4）合欢胶囊治疗阴茎勃起功能障碍

①阴茎勃起和射精实验：用氯胺酮3mg/kg肌注麻醉后，用Weisbroth直肠探子法（陈元霖．猕猴．北京：科学出版社出版，1985）刺激性勃起神经，使其阴茎充分勃起，反复三次，纪录充分勃起和射精电压，并测量恒河猴直立体位时阴茎与大腿间角度为阴茎勃起角度。

②性行为观察：分别在治疗前后，让猴禁欲后与正常雌猴合笼交配2小时分笼，再禁欲两天，再合笼，反复三次。观察：性欲：骑跨交配频率、性高潮、相互爱抚（即理毛）；阴茎勃起与插入：不能勃起、勃起困难、插入后不坚；射精：合笼后第一次射精时间、难以射精、不能射精、射精量少等性行为。并将其观察结果同时进行摄像。

③彩色超声多谱勒：选择3只空白对照组，与3只勃起功能障碍作为病列组进行比较，观察合欢胶囊治疗前后阴茎背部动静脉管腔直径、动脉收缩期和舒张期血流速度、静脉平均血流速度。

④阴茎肌电图：选择3只空白对照组，与3只勃起功能障碍作为病例组进行比较，以阴茎背部海绵体作为诱发电位，龟头作为刺激电位，测定其神经传导速度的潜伏期和诱发电位波幅。

（5）数据统计分析

采用$\bar{x}$、t、χ^2、F检验。

2. 结果

（1）阴茎勃起实验：用$MnCl_2$不同剂量静脉染毒6个月，可造成雄性恒河猴阴茎勃起功能障碍，阴茎勃起角度与对照组比较明显降低（$P<0.05$和$P<0.01$）。电刺激勃

起电压和射精电压与对照组比较虽未见明显差异（$P > 0.05$），但 MnCl$_2$ 染毒的恒河猴多次阴茎电刺激时，勃起不坚者较多，对照组未观察到此现象，可见 MnCl$_2$ 能造成猴阴茎勃起功能障碍，该实验阳痿模型建立较好。由表 4-19 可知，经鼻饲王氏合欢胶囊 1 个月后，阴茎勃起角度有较大的改善，如 MnCl$_2$ 2mg/kg 组，自身前后对照勃起角度可恢复 16.6°，有极显著差异（$P < 0.01$），其余各组亦有较大改善，平均角度恢复 8°～15°。

（2）性行为观察

MnCl$_2$ 和电焊烟尘可致雄猴阴茎勃起和插入功能下降（$P < 0.05$），主要临床表现为不能勃起，勃起困难和插入后难以维持硬度；射精功能障碍明显增加（$P < 0.01$），主要表现为不射精和射精量少，见表 4-20。合欢胶囊治疗后自身对照性行为改善主要表现在勃起和插入异常明显恢复（$P < 0.01$），射精功能异常明显恢复（$P < 0.01$）和射精频率的明显增加（$P < 0.01$）。其中，有一只经 MnCl$_2$ 10mg/kg 染毒 6 个月后，出现经常用爪拉阴茎、把阴茎靠在铁笼上摩擦、小便不自主流出等性变态行为，经治疗 20 天，上述症状出现好转，治疗一个月后未见此变态行为，以后继续追踪观察再无此现象。

Tab.4-19　Penis Erectile Test of Rhesus Monkeys（$\bar{x} \pm s$）

	Control	PASexcreting manganese	Inhalation	MnCl$_2$ 2mg/kg	MnCl$_2$ 6mg/kg	MnCl$_2$ 10mg/kg
	n=3	n=3	n=3	n=3	n=3	n=3
Degree of erectile angle	120 ± 10	102 ± 14	102 ± 8	88 ± 8*	73 ± 12**	82 ± 3**
After treating	120 ± 10	106 ± 19	110 ± 10	105 ± 9	87 ± 13*	97 ± 12
Difference value $\bar{X}$	0	5	8	16.6★★	13.3	15
Erectile voltage（V）						
Before	7.2 ± 0	7.2 ± 0	7.2 ± 0	7.2 ± 0	7.2 ± 0	7.2 ± 0
After	7.2 ± 0	7.2 ± 0	6.1 ± 2.0	7.2 ± 0	7.2 ± 0	7.2 ± 0
Ejaculation voltage（V）						
Before	7.2 ± 0	8.1 ± 0.8	7.2 ± 0	7.2 ± 0	7.6 ± 0.8	7.2 ± 0
After	7.2 ± 0	7.2 ± 0	6.1 ± 2.0	7.6 ± 0.8	7.2 ± 0	7.2 ± 0

**$P < 0.01$，*$P < 0.05$，Value differs from control group

★★ $P < 0.01$，$P < 0.05$，Value differs from protreatment

Tab.4–20　Sexual Behavior of Rhesus Monkeys

	Control n=9		PASexcreting manganese n=9		Ronghuan capsule tatal n=9		Inhalation n=9		MnCl$_2$ 2mg/kg n=9		MnCl$_2$ 6mg/kg n=9		MnCl$_2$ 10mg/kg n=9	
	before	after	before	after	before	after	before	after	before	after	before	after	before	after
Desire														
Orgasm	12	15	0	6	23	67	9	34	5	12	1	5	8	16
Petting	11	32	13	18	70	128	12	41	19	14	12	32	27	41
Erection and intromission														
Abmormal	1	0	9*	6	24**	4★★	3	0	6*	3	9*	1★★	6*	0★★
Non Penetrable rigidity			5	13	3	3		4	3	5		1		
Doubtful Penetrabe rigidity				7	1			2		4	1	1		
Difficulty sustaining rigidity			1	4								4		
Ejaculation														
Frequency	12	15	0	6	22	67★★	9	34	5	12	0	5	8	16
Dysfunctions	1	0	9*	7	25**	11★★	5*	0★	6**	4	9*	6	5*	★★
Semen does not come out	1	0	9	7	21	10	3	0	6	4	9	6	3	0
Semen comes out in less quantity	0	0	0	0	4	1	2*	0	0	0	0	0	2	1

**$P < 0.01$, *$P < 0.05$, Value differs from control group

★★ $P < 0.01$, ★ $P < 0.05$, Value differs from protreatment

（3）彩色超声多普勒检测

MnCl$_2$组雄猴阴茎背静脉管腔直径为（2.1±0）mm，比对照组（1.1±0.1）mm明显增宽（$P<0.05$），静脉平均血流速度（21.3±8.3）mm/s，比对照组加快，但未见明显统计学差异（$P>0.05$）。动脉收缩期和舒张期血流速度分别为（18.7±1.2）mm/s 和（5.3±2.9）mm/s，比对照组慢，但未见统计学差异。合欢胶囊治疗后阴茎背部动脉管腔直径为（1.06±0.1）mm，比对照组（1.5±0.2）mm明显缩小（$P<0.05$）。静脉平均血流速度为（5.3±1.5）mm/s，比治疗前（21.3±8.3）mm/s明显减慢（$P<0.05$）。见表4-21。

Tab.4-21　Color Doppler sonography in the Evaluation of Erectile Dysfunction（$\bar{x} \pm s$）

	Control（n=3）		Erectile dysfunction（n=3）	
	before	after	before	after
Diameter of arterial lumina（mm）	1.5 ± 0.2	1.5 ± 0.2	1.5 ± 0.3	1.06 ± 0.1*
Diameter of venous lumina（mm）	1.1 ± 0.1	1.1 ± 0.1	2.1 ± 0*	1.2 ± 0.3★
Peak systolic velocity（mm/s）	26.7 ± 8.1	26.7 ± 7.8	18.7 ± 1.2	39 ± 36.3
Peak end-diastolic velocity（mm/s）	9.0 ± 2.0	9.0 ± 1.7	5.3 ± 2.9	3.7 ± 1.5
Venous mean velocity（mm/s）	10.7 ± 7.6	10.7 ± 6.7	21.3 ± 8.3	5.3 ± 1.5★

**$P<0.01$，*$P<0.05$，Value differs from control group

★★$P<0.01$，★$P<0.05$，Value differs from protreatment

（4）阴茎肌电图

由表4-22可知，合欢胶囊治疗前后肌电图亦无明显改变（$P>0.05$）。

Tab.4-22　Electromyogram（EMG）Analysis of Penis Erectile Dysfunction

	Control（n=3）		Erectile Dysfunction（n=3）	
	before	after	before	after
Latent period（ms）	0.113 ± 0.11	0.113 ± 0.11	0.113 ± 0.11	0.11 ± 0.09
Amplitude of wave form（mm）	0.23 ± 0.15	0.23 ± 0.15	0.30 ± 0.1	0.33 ± 0.06

3. 讨论

彩色超声多谱勒研究表明，合欢胶囊治疗雄性恒河猴阴茎勃起功能障碍的主要作用机理是通过改善阴茎背部动静脉血循环，使原来扩大了的动静脉管腔缩小，动脉收缩期血流速度加快，静脉回流速度变慢来恢复其阴茎海绵体勃起功能的。阴茎肌电图观察结果，治疗前后阴茎海绵体勃起神经传导潜伏期和诱导电位波幅无明显差异，提示合欢胶囊可能不是通过改善阴茎勃起神经冲动来治疗勃起功能障碍。

性行为实验观察结果亦证实合欢胶囊对勃起功能障碍雄猴的勃起功能，性交时阴茎插入和射精功能有明显的改善作用，并能提高雄猴性欲及性交时的快感与性高潮。

阴茎勃起实验表明，治疗前后勃起角度可明显恢复，进一步从临床客观指标上证实合欢胶囊对治疗阴茎勃起功能有较显著的效果。

四、疏肝益阳胶囊（合欢胶囊）治疗阳痿的机制研究

一、药效学和治疗作用研究报告[1]

全世界约有1亿以上男性患不同程度的勃起功能障碍，其中40～70岁男性的发病率为52%。疏肝益阳胶囊是根据"阳痿从肝论治"理论研制的一种中药制剂，由蒺藜、柴胡、蜂房等15种中药组成，具有补益肝肾、活血通络、兴阳振痿、生精强身的作用。本研究通过大鼠勃起实验、交配实验、小鼠抗疲劳实验及恒河猴性行为实验，对其药效学基础和作用机理进行了初步探讨。

1. 材料

（1）实验动物

昆明种小鼠，二级，雄性，体重15～18g，购于首都医学院实验动物中心，合格证：京动字89031704300；Wistar大鼠，二级，雌雄兼用，90～120g，200～300g，240～260g，购于军事医学科学院实验动物中心，合格证：京动字8712R10。健康成年性成熟雄性恒河猴，由福建非人灵长类实验中心提供，体重（7.0±1.3）kg。

（2）药物与试剂

疏肝益阳胶囊由柴胡、蒺藜、蜂房、蛇床子等组成。每克含生药量5.48g（江苏扬州龙凤药业有限公司提供，批号920504）。每粒胶囊含0.25g疏肝益阳细粉，临用时称取内容物（细粉）适量，加0.5%羧甲基纤维素钠混匀，用蒸馏水配制成适当浓度混悬液。对照药：龟龄集胶囊由人参、鹿茸、海马、枸杞子、淫羊藿等组成，每粒0.3g（山

---

[1] 王琦，倪平，吴卫平，等.疏肝益阳胶囊治疗勃起功能障碍的作用机理研究[J].中国中药杂志，2005，31（1）：58-60.

西省中药厂生产，批号910822），临用时称适量加0.5%羧甲基纤维素钠混匀，用蒸馏水配制成1.2mg/mL浓度混悬液。丙酸睾酮注射液（上海第九制药厂生产，批号940204），临用时用花生油稀释。0.1%苯甲酸雌二醇注射液（批号940322），0.2%黄体酮注射液（批号930902）均为上海第九制药厂生产。$MnCl_2$，上海金山县兴塔化工厂生产（批号8307015）；对氨基水杨酸钠（PAS-Na），北京第三制药厂生产（批号9007052）。

2. 方法

（1）大鼠勃起实验

75只离乳1个月大鼠90～120g，切除双侧睾丸，术后按体重随机分5组，每组15只。去势模型组：蒸馏水400mg/kg。丙酸睾酮组：每只0.2mg。疏肝益阳组大、中、小3个剂量组：给药量分别为800mg/kg、400mg/kg、200mg/kg，除丙酸睾酮组为皮下注射给药外，其余各组均为灌胃给药，一日1次，连续20天；同时将15只未去势大鼠同期饲养观察，作为正常对照组，给药后21天，将刺激电极放置于大鼠阴茎部位，给予表面电刺激，电流强度为4mA，记录从刺激开始至阴茎勃起时间（勃起潜伏期）。

（2）大鼠交配实验

①动物分组及造模：出生3个月大鼠120只，体重200～300g，雌雄各半。雌性大鼠行双侧卵巢切除，术后2周进行实验，实验前48小时皮下注射苯甲酸雌二醇注射液每只20μg，4小时前再次皮下注射黄体酮注射液每只500μg。雄性大鼠按体重随机分为4组，每组15只。空白对照组：蒸馏水5mL/kg，2～4疏肝益阳组大、中、小3个剂量分别为800mg/kg、400mg/kg、200mg/kg，每日灌胃1次，连续20天。

②交配实验观察方法：将每只雄性大鼠单独放入笼中10分钟，使其能够适应新环境，然后每笼加1只雌鼠，记录下列指标：自雌鼠投入至雄鼠第一次扑捉雌鼠的时间（扑捉潜伏期），自雌鼠投入至雄鼠第一次射精时间（射精潜伏期），20分钟内雄鼠扑捉次数及射精次数，20分钟内各组动物发生扑捉射精的动物数，扑捉率（%）及射精率（%）。

（3）小鼠抗疲劳试验

选用同一来源的健康昆明种15～18g雄性幼小鼠100只，各鼠之间出生天数和体重相差不得超过3天和3g。小鼠按体重均匀分为5组，每组20只，疏肝益阳组大、中、小3个剂量分别为1000mg/kg、500mg/kg、250mg/kg，每日灌胃1次，连续20天。阳性对照组灌服等体积龟龄集800mg/kg混悬液，空白对照组灌服等体积0.5%羧甲基纤维素钠溶液。于最后1次给药24小时后，将动物放入存有（19±1）℃恒温水浴中游泳，记录小鼠游泳耐力时间直到衰竭而死亡时间。

（4）小鼠常压耐缺氧实验

实验方法同抗疲劳实验，于最后1次给药后24小时后分别将小鼠放入事先装有10g

钠石灰的磨口广口瓶中将盖盖紧密封，立即记录小鼠存活时间。

（5）小鼠前列腺、精囊、提肛肌、睾丸及胸腺组织重量测定

动物分组、体重、给药剂量、方法同抗疲劳实验，于最后1次给药24小时后将动物处死，解剖取出前列腺、精囊、提肛肌、睾丸及胸腺，剥离周围附着的组织，用扭力天平称重，将重量换算成每100g体重的该组织重量（胸腺组织换算成每100g体重的胸腺重量平方根）。

（6）大鼠血清睾酮水平测定

取成熟雄性大鼠（体重240～260g）31只，按体重均匀分为3组，取血测血清中睾酮水平后，分别给药，疏肝益阳组2个剂量分别为400mg/kg、240mg/kg，每日灌胃1次，连续2个月。空白对照组服等体积蒸馏水，于最后1次给药后24小时，尾动脉取血，分离血清，放射免疫分析法测定血清睾酮水平。

（7）恒河猴勃起功能障碍模型的建立和分组

健康成年性成熟雄性恒河猴18只，随机分成6组，每组3只，实验前经检查无泌尿生殖器疾病。动物采用标准饲料，自由饮水，自然采光条件下单笼饲养。3组用 $MnCl_2$ 静脉染毒，剂量分别为2mg/kg、6mg/kg、10mg/kg，每周2次，连续染毒6个月。另一组用 $MnCl_2$ 6mg/kg 染毒4个月后，用对氨基水杨酸钠（PAS-Na）240mg/kg，每周2次，静脉注射实验性排锰2个月；另一组用 GJ422 电焊条静式呼吸道染毒，每天5小时，每周6天，连续染毒3个月，3个月平均浓度为232～341mg/m²。对照组3只注射等量生理盐水。造模后，3组静脉染毒和呼吸道染毒组给予疏肝益阳胶囊，将药物溶解后鼻饲，每周2次，每次7.5g，连续给药1个月。空白对照组鼻饲等量生理盐水，PAS排锰组不用疏肝益阳胶囊，而用排锰组作对照。

（8）恒河猴阴茎勃起和射精实验

氯胺酮3mg/kg肌注麻醉后，各组恒河猴均采用 Weisbroth 直肠探子法刺激勃起神经，使其阴茎充分勃起，反复3次，记录充分勃起和射精电压，并测量恒河猴直立体位时阴茎与大腿间角度为阴茎勃起角度。

（9）恒河猴性行为观察[1]

分别在治疗前后，让各组恒河猴禁欲后与正常雌猴单独合笼交配2小时后分笼，再禁欲2天，再合笼，反复3次。观察性欲：骑跨交配频率、性高潮、相互爱抚（即理毛）；阴茎勃起与插入；射精：合笼后射精次数，其观察结果同时进行摄像。

———————

[1] 陈元霖.猕猴[M].北京：科学出版社，1985.

（10）恒河猴阴茎彩色超声多谱勒

选择 3 只空白对照组，与 3 只勃起功能障碍作为病例组进行比较，观察疏肝益阳胶囊治疗前后阴茎背部动、静脉管腔直径、动脉收缩期和舒张期血流速度、静脉平均血流速度。

（11）恒河猴阴茎肌电图

选择 3 只空白对照组，与 3 只勃起功能障碍作为病例组进行比较，以阴茎背部海绵体作为诱发电位，龟头作为刺激电位。测定其神经传导速度的潜伏期和诱发电位波幅。

（12）统计方法

数据以 $\bar{x} \pm s$ 表示，采用 SPSS8.0 软件进行方差分析处理，以 $P < 0.05$ 为差异有显著性意义。

3. 结果

（1）疏肝益阳胶囊对大鼠勃起功能的影响

和去势模型组相比，疏肝益阳大剂量组和丙酸睾酮组可提高去势大鼠阴茎对外部刺激的兴奋性，在局部微量电刺激的作用下使阴茎勃起潜伏期明显缩短（表 4-23）。

表 4-23　疏肝益阳胶囊对大鼠勃起功能的影响（$\bar{x} \pm s$，n=15）

组别	剂量（mg/kg）	阴茎勃起潜伏期（s）
正常对照组		16.8 ± 9.2
去势模型组		26.3 ± 10.3
丙酸睾酮组	2	12.9 ± 7.31[①]
疏肝大剂量组	800	13.2 ± 7.7[①]
疏肝中剂量组	400	20.1 ± 12.6
疏肝小剂量组	200	21.5 ± 11.2

注：与去势模型组比较① $P < 0.05$。

（2）疏肝益阳胶囊对大鼠交配实验的影响

给予不同剂量的疏肝益阳混悬液 20 天后雄鼠交配能力明显增强，表现为合笼后扑捉雌鼠潜伏期及射精潜伏期明显缩短，20 分钟内完成的扑捉及射精次数增加，全组动物扑捉率、交配率增加，说明疏肝益阳胶囊能增强阴茎勃起和性交能力（表 4-24）。

表 4-24 疏肝益阳胶囊对大鼠交配功能的影响（$\bar{x} \pm s$，n=15）

组别	剂量（mg/kg）	扑捉		射精	
		潜伏期（s）	次数（%）	潜伏期（s）	次数（%）
空白对照组		328.3 ± 107.2	1.8 ± 2.3 80	1011.7 ± 325.4	0.5 ± 0.7 30
疏肝大剂量组	800	154.2 ± 27.0[①]	8.5 ± 4.4 100	632.8 ± 331.7[①]	2.8 ± 3.4 80
疏肝中剂量组	400	225.7 ± 147.8	4.4 ± 4.3 80	992.2 ± 343.0	1.5 ± 2.4 40
疏肝小剂量组	200	305.9 ± 105.3	4.2 ± 3.0 40	1042.8 ± 259.5	1.0 ± 2.0 20

注：与空白对照组比较① $P < 0.05$。

（3）疏肝益阳胶囊对小鼠抗疲劳实验的影响

在抗疲劳试验中，中剂量组动物游泳耐力时间最长，明显高于空白对照组，小剂量组也高于空白对照组，说明长期服用疏肝益阳胶囊能增强体力，具有抗疲劳作用（表 4-25）。

表 4-25 疏肝益阳胶囊对小鼠抗疲劳实验的影响（$\bar{x} \pm s$，n=20）

组别	剂量（mg/kg）	平均体重（g）	游泳耐力时间/（min）
空白对照组		34.8 ± 3.8	18.5 ± 15.1
龟龄集组	800	38.0 ± 2.4	23.9 ± 18.8
疏肝大剂量组	1000	35.4 ± 2.0	19.1 ± 6.2
疏肝中剂量组	500	36.0 ± 1.7	34.9 ± 19.5[①]
疏肝小剂量组	250	38.4 ± 2.8	27.0 ± 22.1[②]

注：与空白对照组比较① $P < 0.01$，② $P < 0.05$。

（4）疏肝益阳胶囊对小鼠常压耐缺氧能力的影响

在常压耐缺氧试验中，大、中剂量组动物存活时间均明显大于对照组（表 4-26）。

表 4-26 疏肝益阳胶囊对小鼠常压耐缺氧能力的影响（$\bar{x} \pm s$，n=20）

组别	剂量（mg/kg）	平均体重（g）	存活时间（min）
空白对照组		33.8 ± 3.1	25.5 ± 5.0
龟龄集组	800	33.8 ± 3.0	29.7 ± 6.3
疏肝大剂量组	1000	33.0 ± 4.7	32.8 ± 5.9[①]

组别	剂量（mg/kg）	平均体重（g）	存活时间（min）
疏肝中剂量组	500	33.1 ± 3.5	31.6 ± 4.6[①]
疏肝小剂量组	250	34.7 ± 3.3	28.6 ± 3.3

注：与空白对照组比较① $P < 0.05$。

（5）疏肝益阳胶囊对小鼠前列腺、精囊、提肛肌、睾丸及胸腺组织重量的影响

中剂量组小鼠前列腺和精囊重量明显大于对照组，小剂量组有增重趋势。提示疏肝益阳胶囊能促进未成熟雄性小鼠附属性腺的生长发育。大剂量组和阳性对照组睾丸增重明显大于对照组，提示疏肝益阳胶囊和龟龄集能促使未成熟雄性小鼠睾丸生长发育，有促性腺激素样作用。中剂量组动物提肛肌重量明显大于对照组，小剂量组有增重趋势，提示疏肝益阳胶囊能明显促进蛋白质合成。小剂量组胸腺重量明显低于对照组，提示疏肝益阳胶囊能促使幼小鼠胸腺萎缩，有促皮质激素样作用（表 4-27）。

表 4-27 疏肝益阳胶囊对小鼠前列腺、精囊、提肛肌、睾丸及胸腺组织重量的影响（$\bar{x} \pm s$, n=20）

组别	剂量（mg/kg）	平均体重（g）	前列腺和精囊重（mg/100g）	睾丸重（mg/100g）	提肛肌重（mg/100g）	胸腺重（mg/100g）
空白对照组		37.6 ± 3.9	488.9 ± 125.2	492.5 ± 67.4	288.4 ± 62.9	17.0 ± 1.6
龟龄集组	800	35.6 ± 2.5	417.8 ± 107.4	579.0 ± 88.4[①]	288.6 ± 57.2	17.5 ± 2.8
疏肝大剂量组	1000	35.8 ± 3.7	489.6 ± 99.6	547.8 ± 84.7[②]	283.4 ± 55.5	18.9 ± 2.0
疏肝中剂量组	500	36.0 ± 3.0	569.0 ± 91.2[②]	522.8 ± 66.0	330.4 ± 32.4[②]	18.2 ± 1.5
疏肝小剂量组	250	36.0 ± 8.6	520.2 ± 124.9	514.1 ± 94.9	307.5 ± 50.4	15.9 ± 2.3[②]

注：与空白对照组比较① $P < 0.01$，② $P < 0.05$。

（6）疏肝益阳胶囊对大鼠血清睾酮水平的影响

成熟雄性大鼠服用 1 个月后血清中睾酮水平，大剂量组最高，明显高于对照组，提示能增加成熟雄性大鼠血清中睾酮水平（表 4-28）。

表 4-28　疏肝益阳胶囊对大鼠血清睾酮水平的影响（$\bar{x} \pm s$）

组别	n	剂量（mg/kg）	睾丸酮水平（nmol/L）	
			给药前	给药后
空白对照组	10		8.2 ± 2.0	8.8 ± 3.0
疏肝大剂量组	10	400	8.1 ± 2.1	11.6 ± 4.5[①]
疏肝小剂量组	11	240	5.8 ± 1.8	5.4 ± 2.5

注：与空白对照组比较①$P < 0.05$。

（7）疏肝益阳胶囊对恒河猴勃起和射精功能的影响

用 $MnCl_2$ 不同剂量静脉染毒 6 个月，可造成雄性恒河猴阴茎勃起功能障碍，阴茎勃起角度与对照组相比明显降低（$P < 0.05$）。电刺激勃起电压和射精电压与对照组相比虽未见明显差异（$P > 0.05$），但 $MnCl_2$ 染毒的恒河猴多次阴茎电刺激时，勃起不坚者较多，对照组未观察到此现象，可见 $MnCl_2$ 能造成猴阴茎勃起功能障碍。该实验勃起功能障碍模型建立较好。经疏肝益阳胶囊治疗 1 个月后，不同剂量静脉染毒组阴茎勃起角度均有显著改善，且尤其以小剂量组明显（$P < 0.01$），见表 4-29。

表 4-29　疏肝益阳胶囊对恒河猴勃起和射精功能的影响（$\bar{x} \pm s$，n=3）

组别	剂量（mg/kg）	勃起角度		勃起电压（V）		射精电压（V）	
		治疗前	治疗后	治疗前	治疗后	治疗前	治疗后
空白对照组		120 ± 10	120 ± 10	7.2 ± 0	7.2 ± 0	7.2 ± 0	7.2 ± 0
PAS 排锰组	6MnCl₂+ 240PAS–Na	102 ± 14	106 ± 19	7.2 ± 0	7.2 ± 0	8.1 ± 0.8	7.2 ± 0
呼吸道染毒组	232 ~ 341mg/m²	102 ± 8	110 ± 10	7.2 ± 0	6.1 ± 2.0	7.2 ± 0	6.1 ± 2.0
大剂量染毒组	10	82 ± 3[①]	97 ± 12	7.2 ± 0	7.2 ± 0	7.2 ± 0	7.2 ± 0
中剂量染毒组	6	73 ± 12[①]	87 ± 13[②]	7.2 ± 0	7.2 ± 0	7.6 ± 0.8	7.2 ± 0
小剂量染毒组	2	88 ± 8[②]	105 ± 9[③]	7.2 ± 0	7.2 ± 0	7.2 ± 0	7.6 ± 0.8

注：与空白对照组比较①$P < 0.01$，②$P < 0.05$；与治疗前比较③$P < 0.01$。

（8）疏肝益阳胶囊对恒河猴性行为的影响

$MnCl_2$ 和电焊烟尘可致雄猴阴茎勃起和插入功能下降（$P < 0.05$），主要临床表现为交配频率、相互爱抚等表现性欲的行为减少，不能勃起、勃起困难和插入后难以维持硬

度等勃起障碍及射精功能障碍明显增加（$P < 0.01$），主要表现不射精和射精量少。疏肝益阳胶囊治疗后自身对照性行为显著改善，主要表现在显示有性欲次数、正常勃起和插入、射精次数均明显增加（$P < 0.01$）（表4-30）。

表4-30　疏肝益阳胶囊对恒河猴性行为的影响（$\bar{x} \pm s$，n=9）

组别	剂量（mg/kg）	显示有性欲次数		勃起与插入次数		射精次数	
		治疗前	治疗后	治疗前	治疗后	治疗前	治疗后
空白对照组		12	5	8	9	8	9
PAS排锰组	6MnCl$_2$+ 240PAS–Na	0[①]	6	0	3	0	2
呼吸道染毒组	232～341mg/m^2	9	34[③]	6	9	4[②]	9[④]
大剂量染毒组	10	8	16[④]	3[②]	9[③]	4[②]	8[③]
中剂量染毒组	6	1[①]	5	0[②]	8[③]	0[①]	3
小剂量染毒组	2	5[②]	12	3[②]	6[②]	4[②]	9[④]

注：与空白对照组比较①$P < 0.01$，②$P < 0.05$，与治疗前比较③$P < 0.01$，④$P < 0.05$。

（9）疏肝益阳胶囊对恒河猴阴茎血流的影响

MnCl$_2$组雄猴阴茎背静脉管腔直径比对照组明显增宽（$P < 0.05$）。疏肝益阳胶囊治疗后阴茎背部动脉管腔直径比对照组明显缩小（$P < 0.05$）。静脉平均血流速度比治疗前明显减慢（$P < 0.05$）（表4-31）。

表4-31　疏肝益阳胶囊对恒河猴阴茎血流的影响（$\bar{x} \pm s$，n=3）

组别		剂量（mg/kg）	动脉管腔直径（mm）	静脉管腔直径（mm）	动脉收缩期峰速（mm/s）	动脉舒张末期峰速（mm/s）	静脉平均流速（mm/s）
空白对照组	治疗前		1.5 ± 0.2	11.1 ± 0.1	26.7 ± 8.1	9.0 ± 2.0	10.7 ± 7.6
	治疗后		1.5 ± 0.2	11.1 ± 0.1	26.7 ± 7.8	9.0 ± 1.7	10.7 ± 6.7
勃起障碍组	治疗前	6	1.5 ± 0.3	21.1 ± 0[①]	18.7 ± 1.2	5.3 ± 2.9	21.3 ± 8.3
	治疗后	6	1.1 ± 0.1[①]	1.2 ± 0.3[②]	39 ± 36.3	3.7 ± 1.5	5.3 ± 1.5[②]

注：与空白对照组比较①$P < 0.05$，与治疗前比较②$P < 0.05$。

（10）疏肝益阳胶囊对恒河猴阴茎肌电图的影响

结果显示阴茎勃起外周神经传导速度和诱发电位波幅在疏肝益阳胶囊治疗前后无变化（$P > 0.05$），见表4-32。

表4-32 疏肝益阳胶囊对恒河猴阴茎肌电图的影响（$\bar{x} \pm s$，n=3）

组别	剂量（mg/kg）	潜伏期（ms）		诱发电位波幅（mm）	
		治疗前	治疗后	治疗前	治疗后
空白对照组		0.11 ± 0.11	0.11 ± 0.11	0.23 ± 0.15	0.23 ± 0.15
勃起障碍组	6	0.11 ± 0.11	0.11 ± 0.09	0.30 ± 0.10	0.33 ± 0.06

4. 讨论

现代医学认为阴茎勃起是一个复杂的心理、生理过程，受正常的激素分泌、健全的神经反射、血液循环协调运动及阴茎正常的解剖结构等多种因素影响。中医学认为阴茎勃起是脏腑、经络及气血津液相互协调作用的结果，而尤其与肝肾密切相关，相火是启动人类性欲和阴茎勃起的原动力，而肝藏血，主疏泄，主宗筋，肝血在肝气的疏导下对阴茎的快速充盈是阴茎勃起的物质基础[1]。根据上述理论，疏肝益阳胶囊由蒺藜、柴胡、地龙、蜂房、蛇床子等15味中药组成，方中蒺藜、柴胡条达肝气，疏肝解郁；地龙通利经络；蜂房、蛇床子温肾壮阳，诸药合用具有疏肝解郁、活血通络、补肾振痿的功效。现代药理研究表明，蒺藜提取物（protodiosin）通过在体内转变为去氢表酮（DHEA）而提高性欲，增强勃起。同时还具有抗动脉粥样硬化和血小板聚集、改善周围微循环和组织代谢的作用[2]。地龙具有抗血栓、溶栓、改善血液循环的作用[3]。蜂房的水溶性和醇溶性部位有雄性激素样作用，且无睾丸素样副作用[4]。而蛇床子素通过促进内皮细胞释放一氧化氮和抑制磷酸二酯酶的活性，松弛阴茎海绵体平滑肌[5]。本实验结果显示疏肝益阳胶囊作用于大鼠性活动的多个环节，可明显缩短去势大鼠的勃起潜伏期而且可增加雄性大鼠扑捉及射精次数、扑捉率、交配率，缩短扑捉潜伏期、射精潜伏期，上述结果表明疏

［1］陈志强，江海身. 男科专病中医临床诊治［M］. 北京：人民卫生出版社，2000.

［2］Adimoelja AI. Phytochemicals and the breakthrough of traditional herbs in the management of sexual dysfunction［J］. Int J Androl, 2000（23）：821.

［3］吴晨，阳崇德，刘才平. 地龙药理作用的研究新进展［J］. 中药药理与临床，2002，18（2）：481.

［4］王身艳，秦明珠，李飞，等. 蜂房补肾壮阳活性部位研究［J］. 中国中药杂志，2002，27（5）：383.

［5］Chen J, Chiou W F, Chen C C, et al. Effect of the plant extract osthole on the relaxation of rabbit corpus cavernosum tissue in vitro［J］. J Urol, 2000, 163（3）：1975.

肝益阳胶囊在增强大鼠勃起功能的同时可增强性欲和射精功能。在此基础上，作者进一步以锰染毒的方法构建了灵长类恒河猴勃起功能障碍模型，实验显示疏肝益阳胶囊可同时改善性欲、勃起功能和射精功能，其结果与大鼠结果相似。此外，疏肝益阳胶囊还可显著增加大鼠游泳耐力时间和常压缺氧条件下的存活时间，表明该药具有抗疲劳和提高耐缺氧能力的作用。上述结果充分显示了疏肝益阳胶囊的整体调节作用。在揭示疏肝益阳胶囊的作用机理方面，同样显示了作用的多环节性。实验结果显示该药能促进未成熟雄性小鼠附属性腺的生长发育，增加睾丸、提肛肌重量，此作用与促性腺激素非常类似，并通过提高成年大鼠血清睾酮水平加以进一步证实。上述结果表明疏肝益阳胶囊可同时作用于下丘脑－垂体－睾丸轴的多个环节。恒河猴实验显示疏肝益阳胶囊可显著缩小勃起功能障碍雄猴的静脉管腔直径，并减慢静脉平均回流速度，表明该药可通过减慢阴茎静脉血流来改善勃起。肌电图结果显示疏肝益阳胶囊治疗前后神经传导潜伏期和诱发电位波幅无变化，表明该药的治疗作用可能与改善勃起的外周神经传导无关。本实验对疏肝益阳胶囊的作用机制做了初步探讨，其完整的作用机制有待进一步研究。

（二）对动脉性勃起功能障碍大鼠 ET 和 CX43 表达的影响[1]

勃起功能障碍（erectile dysfunction，ED）是常见的影响男性生殖健康和生活质量的疾病[2]。我国北京地区的调查研究显示，60 岁以上男性中 89.4% 患有不同程度的 ED[3]。疏肝益阳胶囊（Shuganyiyang Capsule，以下简称 SGYY）是根据"阳痿从肝论治"的理论研制的一种中药制剂，由蒺藜、柴胡、蜂房等 15 种中药组成，作用机制主要为补益肝肾、活血通络，前期临床试验证实，SGYY 对轻度动脉性勃起功能障碍具有良好的疗效[4]。对其进一步的药效学和作用机制研究也表明，疏肝益阳胶囊可以显著改善勃起功能，并可同时改善性欲及射精功能，提高抗疲劳能力。其机制可能与提高雄激素、促肾

［1］ 王济，刘保兴，李东桓，等．疏肝益阳胶囊对动脉性勃起功能障碍大鼠 ET 和 CX43 表达的影响［J］.中华中医药杂志，2011，26（12）：2948-2950.

［2］ Prieto Castro R，Campos Hernández P，et al.Epidemiology of Erectile Dysfunction Risk Factors［J］.Arch Esp Urol，2010，63（8）：637-639.

［3］ 邱智，刘保兴，李宏军，等．北京地区老年男性性生活现状初步调查［J］.中华男科学杂志，2010，16（3）：223-226.

［4］ 王琦，杨吉相，李国信，等．疏肝益阳胶囊治疗勃起功能障碍多中心随机对照试验［J］.北京中医药大学学报，2004，27（4）：72-75.

上腺皮质激素水平和缩小阴茎静脉管腔直径及减慢阴茎静脉回流速度有关[1]。本实验旨在从 ED 相关因子表达的角度，进一步揭示疏肝益阳胶囊治疗 ED 的分子机理。

1. 材料与方法

（1）材料

①动物：3 月龄雄性 SD 大鼠 60 只，体量 250 ～ 300g，购于中国人民解放军军事医学科学院实验动物中心，许可证号：SCXK-（军）0007-004。

②药物与试剂：疏肝益阳胶囊由柴胡、蒺藜、蜂房、蛇床子、地龙、水蛭、九香虫、紫梢花、远志、肉苁蓉、菟丝子、五味子、巴戟天、蜈蚣、石菖蒲 15 味药组成，每克含生药量 5.48g（贵州益佰医药有限责任公司提供，批号：国药准字 Z20030116），每粒胶囊含 0.25g 疏肝益阳细粉，临用时按照所需剂量称取细粉，加 0.5% 羧甲基纤维素钠充分溶解，再用蒸馏水配制成适当浓度混悬液。对照药用西地那非粉末（郑州荔诺生物科技有限公司），临用时称适量加蒸馏水溶解。Real-time PCR 引物（尚柏生物医学有限公司合成）：

ET（NM_053568）114bp，上游：5'-GCA GCA GGC TCTCAG TCC TTT-3'，下游：5'-CAG CAA CAA TCC TCC AGT CACA-3'；CX43（NM_012567）111bp，上游：5'-CTA CAG CGC AGAGCA AAA TCG-3'，下游：5'-GCA GCA ACT TTT TTG GCA TTCT-3'；ACTIN（NM_031144.2）150bp，上游：5'-CCC ATC TATGAG GGT TAC GC-3'，下游：5'-TTT AAT GTC ACG CAC GATTTC-3'。大鼠 ET-1 ELISA 试剂盒（购自美国 RB 公司）。

③实验器材：6× 手术放大镜（天津光学仪器总厂），显微外科手术器材，单孔冷光照明灯，倒置荧光显微镜（Nikon Eclipse），低温离心机（SIGMA），全自动多功能酶标仪（MULTISKAN MK3，Thermo），双光束紫外分光光度计（Lnican），PCR 仪（MJ Research Inc，Programmable Thermal Controller PTC-100），荧光定量 PCR 仪（Roche Light Cycler 2.0），水平电泳仪（J-MA X），凝胶成像仪（AlPHa Innotech Flurochem）。

（2）方法

①建立大鼠血管性勃起障碍模型并分组：3 月龄雄性 SD 大鼠 60 只，适应性饲养 3 天后，经交配实验有正常的勃起和性功能，随机分为 5 组，每组 12 只，分别为假手术组、模型组、西地那非组、SGYY 大剂量治疗组、SGYY 小剂量治疗组，除假手术组外，

---

[1] 王琦，倪平，吴卫平，等.疏肝益阳胶囊治疗勃起功能障碍的作用机理研究［J］.中国中药杂志，2005，30（1）：58-62.

各实验组参照文献[1]选用双侧髂内动脉结扎法建立血管性勃起障碍模型：10%水合氯醛麻醉，腹部正中切口切开皮肤，分离腹壁肌肉组织，暴露腹主动脉和髂总动脉，在手术放大镜下沿髂总动脉走行小心分离直至髂内动脉，以8.0线结扎双侧髂内动脉。观察1周，无感染等并发症者成模。假手术对照组以相同方法分离至髂内动脉，除不采取结扎外，其余手术过程同实验组。手术后观察2周，各组因感染或其他手术并发症死亡只数分别为：假手术组3只，模型组3只，西地那非组4只，SGYY大剂量组5只，SGYY小剂量治疗组4只。

②给药及取材：成模后灌胃给药：SGYY大剂量治疗组1g/(kg·d)，SGYY小剂量治疗组0.5g/(kg·d)，西地那非组10.5mg/(kg·d)，模型组和假手术组以等体积蒸馏水灌胃，疗程30天。给药结束1周后处死动物，取血浆检测ET-1含量；取阴茎组织进行ET及CX43 mRNA表达的检测。

③实时荧光定量PCR（real-time PCR）法检测大鼠阴茎组织ET、CX43 mRNA表达：取组织100mg，抽提总RNA，紫外分光光度计测定RNA浓度。将提出的RNA加入水、引物（Oligo dT）、5×逆转录酶缓冲液、dNTPs、RNA酶抑制剂、AMV逆转录酶等进行逆转录反应。最后按照试剂盒说明书进行实时荧光定量PCR反应，共45个循环，退火温度60℃。程序运行结束后，按照各样品扩增动力曲线拐点（Ct值），与actin相比，计算其相对浓度（concentration ratio，CR），以CR值代表mRNA表达情况。

④酶联免疫吸附法（ELISA）检测大鼠血浆ET-1含量：按照试剂盒说明书进行操作：将各浓度标准品及样品加入相应的反应板孔中100微升/孔，每个样品设2个复孔。轻轻混匀，37℃温育60分钟，甩尽板内液体，加入生物素标记的抗体100微升/孔，37℃温育90分钟，洗板，加入辣根过氧化物酶标记的亲和素100微升/孔，37℃温育30分钟，洗板，加显色液50微升/孔，37℃避光显色15分钟，加入终止液100微升/孔，混匀后使用酶标仪检测450nm A值。以A值为纵坐标，标准品浓度为横坐标制作标准曲线，根据公式计算得出各样品中ET-1浓度值。

⑤统计学方法 数据以x̄±s表示，采用SPSS 13.0软件进行方差分析，以$P < 0.05$表示差异有统计学意义。

2. 结果

（1）疏肝益阳胶囊对血管性勃起功能障碍大鼠阴茎组织CX43 mRNA表达的影响

模型组CX43 mRNA表达量显著低于假手术对照组（$P < 0.01$）；西地那非组、疏

————————

[1] El-Sakka A，Yen T S，Lin C S，et al.Traumatic arteriogenic erectile dysfunction：a rat model[J].Int J Impot Res，2001，13（3）：162-171.

肝益阳大、小剂量组与模型组比较，CX43 mRNA 表达量均显著增加（$P < 0.01$）。见表 4-33。

表 4-33　各组大鼠阴茎组织中 CX43 mRNA 表达量比较（$\bar{x} \pm s$）

组别	n	CR值
假手术对照组	9	0.994 ± 0.024
模型组	9	0.310 ± 0.049[**]
西地那非组	8	0.794 ± 0.104[△△]
SGYY大剂量组	7	0.614 ± 0.062[△△]
SGYY小剂量组	8	0.428 ± 0.053[△△]

注：与假手术对照组比较，**$P < 0.01$；与模型组比较，△△$P < 0.01$。

（2）疏肝益阳胶囊对血管性勃起功能障碍大鼠阴茎组织 ETmRNA 表达的影响

模型组大鼠阴茎组织 ET mRNA 表达显著高于假手术组（$P < 0.01$）；西地那非组、疏肝益阳大、小剂量组与模型组比较，ET mRNA 表达均显著减少（$P < 0.01$）。见表 4-34。

表 4-34　各组大鼠阴茎组织中 ET mRNA 表达量比较（$\bar{x} \pm s$）

组别	n	CR值
假手术对照组	9	0.278 ± 0.045
模型组	9	0.960 ± 0.069[**]
西地那非组	8	0.388 ± 0.036[△△]
SGYY大剂量组	7	0.544 ± 0.023[△△]
SGYY小剂量组	8	0.732 ± 0.083[△△]

注：与假手术对照组比较，**$P < 0.01$；与模型组比较，△△$P < 0.01$。

（3）疏肝益阳胶囊对血管性勃起功能障碍大鼠血浆 ET-1 含量的影响

模型组与假手术对照组比较，血浆 ET-1 含量显著升高（$P < 0.01$）；西地那非组与模型组比较，ET-1 含量显著减少（$P < 0.01$）；疏肝益阳治疗组与模型组比较，ET-1 含量显著降低（$P < 0.05$，$P < 0.01$）。见表 4-35。

表 4-35　各组大鼠血浆 ET-1 含量比较（$\bar{x} \pm s$）

组别	n	ET-1（pg/mL）
假手术对照组	9	0.36 ± 0.22
模型组	9	2.43 ± 1.31**
西地那非组	8	$0.31 \pm 0.11^{\triangle\triangle}$
SGYY大剂量组	7	$0.99 \pm 1.35^{\triangle}$
SGYY小剂量组	8	$0.48 \pm 0.27^{\triangle\triangle}$

注：与假手术对照组比较，**$P < 0.01$；与模型组比较，$\triangle P < 0.05$，$\triangle\triangle P < 0.01$。

3. 讨论

阴茎勃起受激素分泌、神经反射、血液循环、阴茎正常的解剖结构及平滑肌收缩等多种因素影响。研究表明，内皮素参与维持阴茎疲软状态的调节[1][2]。内皮素是已知作用最强的血管收缩剂之一，是由 21 个氨基酸组成的多肽家族，包括 ET-1、ET-2 和 ET-3[3]。有报道发现 ET-1 在两种类型的糖尿病性 ED 动物模型以及病人血浆中表达水平均明显升高，提示其在阴茎勃起功能障碍发病中具有重要作用[4]。勃起的产生和维持需要来自神经系统勃起信号的协调统一，阴茎海绵体局部的缝隙连接（gap junction，GJ）介导的细胞间通讯机制的协调统一也非常关键。GJ 的主要成分是联结蛋白（connexin，CX），在阴茎组织主要是 CX43，可协调诸多平滑肌细胞之间的同步舒张，对诱导阴茎海绵体平滑肌松弛与维持勃起有重要的作用。据报道，ED 患者阴茎海绵体 CX43 的表达较正常减少，其减少的程度与年龄增加呈正相关[5]。中医学认为阴茎勃起是由脏腑、经络及气血津液相互协调作用的结果，而尤其与肝肾密切相关。中医男科对勃起障碍（阳痿）的发生，

[1] Huang S C.Endothelin receptors in gastrointestinal smooth muscle[J].Curr Protein Pept Sci,2005,6(6): 547-557.

[2] Mumtaz F H, Lau D H, Siddiqui E J, et al.PHarmacological properties of endothelin-1 in the rabbit corpus cavernosum［J］.In Vivo, 2006, 20（2）: 243-246.

[3] Lan C, Das D, Wloskowicz A, et al.Endothelin-1 modulates hemoglobin-mediated signaling in cerebrovascular smooth muscle via RhoA/Rho kinase and protein kinase C［J］.Am J physiol Heart Circ Physiol, 2004, 286（1）: 165-173.

[4] Disanto M E.Contractile mechanisms in diabetes-related erectile dysfunction[J]. Curr PHarm Des,2005,11(31): 3995-4010.

[5] Christ G J.Gap junctions and Ion channels:relevance to erectile dysfunction［J］.Int J Impot Res,2000,12（Supp 14）: 15-25.

传统观念多责之于肾。根据现代社会男性阳痿发病的实际情况，提出阳痿发病因于肝者居多，应从肝论治[1]。肝藏血，主疏泄，主宗筋，肝血在肝气的疏导下对阴茎的快速充盈是阴茎勃起的物质基础[2]。突破了在脏腑定位上以"肾"为中心、在病机病因上以"虚"为重点、在治疗上以"补肾壮阳"为主导的传统观念，认为阳痿最基本的病理变化是肝郁肾虚血瘀，三者有机联系，互为因果，共同作用。根据上述理论研制的疏肝益阳胶囊由蒺藜、柴胡、地龙、蜂房、蛇床子等15味中药组成，方中蒺藜、柴胡调达肝气，疏肝解郁；地龙通利经络；蜂房、蛇床子温肾壮阳，诸药合用具有疏肝解郁、活血通络、补肾振痿的功效。西地那非（Sildenafil）商品名为万艾可，在香港等地区也称为"伟哥"，是目前西医治疗 ED 的一线药物[3]。本实验以 Sildenafil 作为阳性对照药，发现疏肝益阳胶囊可以显著降低 ED 大鼠血浆 ET-1 含量，使阴茎组织 ET 表达水平下降，并使 CX43 表达升高。这一实验结果表明 SGYY 发挥治疗作用的机制之一是通过调节阴茎组织 ET 及 CX43 表达，从而改善阴茎血管和平滑肌功能，协调其同步舒张实现的。众所周知，中药是以多靶点而不是通过单一机制发挥作用，有关疏肝益阳胶囊作用机制的研究仍有待进一步深入。

（三）对动脉性勃起功能障碍大鼠 eNOS 通路及 PDE5 表达的影响实验[4]

勃起功能障碍（erectile dysfunction，ED）是常见的、影响男性生殖健康和生活质量的疾病，不同种族和不同地区，本病的发病率有较大差异，总体在 10% ～ 52% 之间，尤其以 40 ～ 70 岁男性居多。西方国家每 1000 名男性人口中每年有 25 ～ 30 例新增 ED 病例[5]。我国北京地区新近的一项调查研究显示，89.4% 的 60 岁以上男性患有不同程度的 ED，其中，26.8% 的 60 ～ 64 岁男性由于重度 ED 终止性生活（2 年以上无性交），50% 的 70 岁以上男性由于重度 ED 终止性生活。该调查还显示，ED 的主要影响因素有年龄、

［1］ 王琦.王琦男科［M］.郑州：河南科学技术出版社，2006：49.
［2］ 王琦.宗筋论［J］.中华中医药杂志，2006，21（10）：579-581.
［3］ Turko I V，Ballard S A，Francis S H，et al.Inhibition of cyclic GMP binding cyclic GMP specific PhosPhodiesterase（Type 5）by sildenafil and related compounds［J］.Mol Pharmacol，1999（56）：124-130.
［4］ 王济，王琦，李东桓，等.疏肝益阳胶囊对动脉性勃起功能障碍大鼠一氧化氮合酶通路及 5 型磷酸二酯酶表达的影响［J］.北京中医药大学学报，2011，34（5）：318-321.
［5］ PRIETO C R，CAMPOS H P，et al. Epidemiology of erectile dysfunction［J］.RISK FACTORS.Arch Esp Urol.2010，63（8）：637-639.

心脑血管疾病、糖尿病、肥胖以及下尿路综合征等[1]。疏肝益阳胶囊是根据"阳痿从肝论治"理论研制的一种中药制剂，前期临床实验证实，该药对心理性及轻度动脉性勃起功能障碍肝郁肾虚及肝郁肾虚兼血瘀证具有良好的疗效[2]。实验拟进一步揭示疏肝益阳胶囊治疗 ED 的分子机理。

1. 材料

（1）实验动物

雄性 SD 大鼠，鼠龄 3 个月，体重 250 ～ 300g，购于中国人民解放军军事医学科学院实验动物中心，许可证号：SCXK-（军）0007-004。

（2）药物与试剂

疏肝益阳胶囊（贵州益佰医药有限责任公司提供，批号：国药准字 Z 2003-0116）由柴胡、蒺藜、蜂房、蛇床子、地龙、水蛭、九香虫、紫梢花、远志、肉苁蓉、菟丝子、五味子、巴戟天、蜈蚣、石菖蒲 15 味药物组成，每克含生药量 5.48 g，每粒胶囊含 0.25g 疏肝益阳药物细粉。临用时按照所需剂量称取细粉，加 0.5% 羧甲基纤维素钠充分溶解，再用蒸馏水配制成适当浓度混悬液。西地那非粉末（郑州荔诺生物科技有限公司提供），临用时称适量加蒸馏水溶解。

PCR 引物序列：eNOS（202 bp）上游：5'- GCGC–CAGGCTCTCACTTACTT–3'，下游：5'- TGCCACG–GATGGAAATTGTT–3'；cGMP（171 bp）上游：5'-GCAGGAAG AACAGGCAGAAATG–3'，下游：5'-TG–CATAGTGTATGGCGAAACCA–3'；PDE5（171 bp）上游：5'-GCAGGAAGAACAGGCAGAAATG–3'，下游：5'- TGCATAGTGTATGGCGAAA CCA–3'；β–actin（150bp）上游：5–CCCATCTATGAGGGTTACGC–3，下游：5–TTTAAT GTCACGCACGATTTC–3。western blot 所用抗体均购自 Santa Cruz 公司。

（3）仪器

6× 手术放大镜（天津光学仪器总厂），显微外科手术器材，低温离心机（Sigma），全波长酶标仪（Tecan），双光束紫外分光光度计（Lnican），PCR 仪（MJ Research Inc，Programmable Thermal Controller PTC–100），荧光定量 PCR 仪（Roche Light Cycler2.0），水平电泳仪（BIO PARK），凝胶成像仪（Alph a Innotech Flurochem）等。

———————

[1] Qiu Z, Liu B X, Li H J, et al.Sexual function of aging males in Beijing: a primary investigation [J]. Zhonghua Nan Ke Xue, 2010, 16（3）：223–226.

[2] 王琦，杨吉相，李国信，等.疏肝益阳胶囊治疗勃起功能障碍多中心随机对照试验 [J].北京中医药大学学报，2004，27（4）：72–75.

2. 方法

（1）建立大鼠血管性勃起障碍模型

大鼠适应性饲养 3 天后，参照文献[1]方法选用双侧髂内动脉结扎法建立血管性勃起障碍模型。10% 水合氯醛腹腔注射麻醉，腹部正中切口切开皮肤，分离腹壁肌肉组织，暴露腹主动脉和髂总动脉，在手术放大镜下沿髂总动脉走行小心分离直至髂内动脉，以 8.0 线结扎双侧髂内动脉。观察 2 周，无感染等并发症者，造模成功。

（2）动物分组和给药

将成模后的大鼠随机分为 4 组：疏肝益阳胶囊小剂量治疗组、疏肝益阳胶囊大剂量治疗组、西地那非组、模型组，另设假手术组。成模 2 周后灌胃给药：小、大剂量治疗组分别予疏肝益阳胶囊 0.5mg/(kg·d)、1g/(kg·d)，西地那非组予西地那非 10.5mg/(kg·d)，模型组和假手术组以等量蒸馏水灌胃，疗程 30 天。给药结束 1 周后处死大鼠，取阴茎海绵体组织检测。

（3）实时荧光定量 PCR 法检测

检测海绵体组织 eNOS、cGMP、PDE5 mRNA 表达。取组织 100 mg，抽提总 RNA，紫外分光光度计测定 RNA 浓度。将提出的 RNA 加入水、引物（Oligo dT）、× 逆转录酶缓冲液、dNTPs、RNA 酶抑制剂、AMV 逆转录酶等进行逆转录反应。最后按照试剂盒说明书进行实时荧光定量 PCR 反应，退火温度 60℃。程序运行结束后，按照各样品扩增动力曲线拐点（Ct 值），与 actin 相比，计算其相对浓度，以相对浓度（Concentration Ratio，CR）代表 mRNA 表达情况。

（4）western blot 法检测

检测海绵体组织 eNOS、PDE5 蛋白表达。取组织约 20mg，加入蛋白裂解液，用玻璃研磨器于冰上匀浆，测定蛋白浓度。聚丙烯酰胺凝胶电泳，电泳结束后转膜。加一抗孵育（稀释比例为 1∶200），再加 HRP 标记的二抗，与膜共同孵育 2～3 小时。孵育结束后，ECL 化学发光显色液显色，将显色后的膜拍照，并用 Lab Works 软件对图像进行灰度分析。

（5）统计方法

采用 SPSS 软件包进行单因素方差分析，组间比较用 LSD 法。数据以（x̄±s）表示，以 $P < 0.05$ 为差异有显著性意义。

---

[1] El-sakka A，Yen Ts，Lin CS，et al.Traumatic arteriogenic erectile dysfunction：a rat model [J]．Int J Impot Res，2001，13（3）：162-171.

3. 结果

（1）ED 大鼠阴茎组织 eNOS 表达变化

疏肝益阳胶囊对血管性勃起障碍大鼠阴茎组织 eNOS 表达的影响，结果见表 4-36。

表 4-36　各组大鼠 eNOS mRNA 和蛋白表达情况比较（$\bar{x} \pm s$）

组别	剂量	n	mRNA 表达（CR）	蛋白表达（灰度值）
假手术组	—	9	1.064 ± 0.100	0.231 ± 0.036
模型组	—	9	0.318 ± 0.049**	0.099 ± 0.034**
西地那非组	10.5 mg/kg	8	0.964 ± 0.036##	0.241 ± 0.052##
大剂量治疗组	1.0 g/kg	7	0.684 ± 0.052##	0.167 ± 0.044#
小剂量治疗组	0.5 g/kg	8	0.464 ± 0.061#	0.119 ± 0.021
F			125.081	8.238
P			0.000	0.003

注：与假手术组比较 ＊＊$P < 0.01$；与模型组比较 #$P < 0.05$，##$P < 0.01$。

Note：＊＊$P < 0.01$ compared with sham-operation group；#$P < 0.05$ ##$P < 0.01$ compared with model group.

（2）ED 大鼠阴茎组织 cGMP 表达变化

疏肝益阳胶囊对血管性勃起障碍大鼠阴茎组织 cGMP mRNA 表达的影响，结果见表 4-37。

表 4-37　各组大鼠 cGMP mRNA 表达情况比较（$\bar{x} \pm s$）

组别	剂量	n	mRNA 表达（CR）
假手术组	—	9	1.032 ± 0.045
模型组	—	9	0.464 ± 0.144**
西地那非组	10.5 mg/kg	8	1.068 ± 0.059##
大剂量治疗组	1.0 g/kg	7	0.782 ± 0.061##
小剂量治疗组	0.5 g/kg	8	0.582 ± 0.049#
F			54.944
P			0.000

注：与假手术组比较 ＊＊$P < 0.01$；与模型组比较 #$P < 0.05$，##$P < 0.01$。

（3）ED 大鼠阴茎组织 PDE5 表达变化

疏肝益阳胶囊对血管性勃起障碍大鼠阴茎组织 PDE5 表达的影响，结果见表 4-38。

表 4-38 各组大鼠 PDE5 表达情况比较（$\bar{x} \pm s$）

组别	剂量	n	mRNA 表达（CR）	蛋白表达（灰度值）
假手术组	—	9	0.998 ± 0.035	0.134 ± 0.026
模型组	—	9	2.310 ± 0.149**	0.320 ± 0.047**
西地那非组	10.5 mg/kg	8	1.540 ± 0.045##	0.181 ± 0.018#
大剂量治疗组	1.0 g/kg	7	1.116 ± 0.036##	0.199 ± 0.045#
小剂量治疗组	0.5 g/kg	8	1.98 ± 0.092#	0.234 ± 0.134#
F			225.059	14.291
P			0.000	0.002

注：与假手术组比较 **$P < 0.01$；与模型组比较 #$P < 0.05$，##$P < 0.01$。

4. 讨论

西医认为阴茎勃起是一个复杂的心理、生理过程，受正常的激素分泌、健全的神经反射、血液循环的协调运动及阴茎的正常解剖结构等多种因素影响。NO/cGMP/PKG 途径是目前公认的阴茎勃起的机制[1][2]。NO 可活化胞浆内可溶性鸟苷酸环化酶（GC），转化5-鸟嘌呤三磷酸（GTP）为 3', 5', 环鸟苷 - 磷酸（cGMP），后者为细胞内第二信使，降低平滑肌细胞胞浆内钙离子浓度，引起平滑肌松弛，增加阴茎血流灌注，从而诱发阴茎勃起。5 型磷酸二酯酶（PDE5）能水解 cGMP 和 cAMP，用药物抑制 PDE5 活性可以减少 cGMP 的降解，增加海绵体 cGMP 的含量，从而增加阴茎勃起功能。这也就是西地那非（万艾可）的作用机理[3]。西地那非可选择性地阻断 5 型磷酸二酯酶，阻止环磷酸鸟苷过快分解，有利于生理性勃起的产生和维持，从而达到治疗的目的。西地那非在发挥良好治疗作用的同时，也存在一些令患者难以忍受的副反应如脸红、眼红、头痛、眩晕等，

[1] Sezen S F. Intracavernosal pressure monitoring in mice：responses to electrical stimulation of the cavernous nerve and to intracavernosal drug adminietration［J］. J Androl, 2000（21）: 311-315.

[2] Hickey M J.Role of inducible nitric oxide synthase in the regulation of leucocyte recruitment［J］.Clin Sci, 2001, 100（1）: 1-12.

[3] Padma-nathan H.Sildenafil citrate（Viagra）treatment for erectile dysfunction：an updated profile of response and effectiveness［J］.Int J Impot Res, 2006（18）: 423-431.

还发现一些少见但严重的副反应，如心血管副作用、瞳孔神经麻痹等[1]。中医学认为阴茎勃起是脏腑、经络及气血津液相互协调作用的结果，而尤其与肝肾密切相关。中医男科对男性疾病的发生，传统观念多责之于肾。根据现代社会男性阳痿发病的实际情况，提出阳痿发病因于肝者居多，应从肝论治[2]。肝藏血，主疏泄，主宗筋，肝血在肝气的疏导下对阴茎的快速充盈是阴茎勃起的物质基础[3]。突破了在脏腑定位上以"肾"为中心、在病机病因上以"虚"为重点、在治疗上以"补肾壮阳"为主导的传统观念，认为阳痿最基本的病理变化是肝郁肾虚血瘀，三者有机联系，互为因果，共同作用。根据上述理论研制的疏肝益阳胶囊由蒺藜、柴胡、地龙、蜂房、蛇床子等15味中药组成；方中蒺藜、柴胡调达肝气、疏肝解郁，地龙通利经络，蜂房、蛇床子温肾壮阳，诸药合用具有疏肝解郁、活血通络、补肾振痿的功效。用于肝郁肾虚和肝郁肾虚兼血瘀证所致的功能性阳痿和轻度动脉供血不足性阳痿，症见阳痿、阴茎痿软不举或举而不坚、胸闷善太息、胸胁胀满、腰膝酸软、舌淡或有瘀斑、脉弦或弦细。疏肝益阳胶囊对心理性及轻度动脉性勃起功能障碍（肝郁肾虚及肝郁肾虚兼血瘀证）具有良好的疗效，它可以显著改善勃起功能，同时改善性欲及射精功能，提高抗疲劳能力。其机理可能与提高雄激素、促上腺皮质激素水平和缩小阴茎静脉管腔直径及减慢阴茎静脉回流速度有关[4]。疏肝益阳胶囊作用机制的研究结果显示，给予大、小剂量的疏肝益阳粉末可以使血管性勃起障碍模型大鼠阴茎组织 eNOS mRNA 表达明显增加，小剂量组对 eNOS 蛋白表达影响不明显，但可以显著增加 eNOS mRNA 表达，分析可能为疏肝益阳胶囊对基因表达调控的不同环节所起的作用不同所致。另外，疏肝益阳胶囊大、小剂量均可显著增加动脉性 ED 模型大鼠阴茎海绵体组织 NOS/cGMP 通路的另一个重要分子 cGMP mRNA 表达，并且显著降低cGMP 抑制物 PDE5 mRNA 和蛋白表达，在对 PDE5 的作用方面与西地那非相似。以上实验结果表明，疏肝益阳胶囊可调控阴茎海绵体舒张的主要信号通路分子表达，这可能是疏肝益阳胶囊治疗 ED 的主要机制之一。

[1] 高国政，张奇峰，常丽萍.口服中西药治疗阴茎勃起功能障碍的研究状况[J].辽宁中医药大学学报，2008，11（9）：205-207.
[2] 王琦.王琦男科学[M].2版.郑州：河南科学技术出版社，2006.
[3] 王琦.宗筋论[J].中华中医药杂志，2006，21（10）：579-581.
[4] 王琦，倪平，吴卫平，等.疏肝益阳胶囊治疗勃起功能障碍的作用机理研究[J].中国中药杂志，2005，30（1）：58-62.

第五节　临床治验举例

一、功能性阳痿案

（一）功能性阳痿（肝郁气滞）案

初诊日期：1999 年 5 月 4 日。

张某，男，25 岁，已婚，农民。

主诉：婚后 3 年不育。

病史：患者婚后 3 年不育，未查精液（不能取出精液），在当地医院服补肾药无效。因大爷家在北京，让其来京求治。患者婚后新婚蜜月，阴茎勃起不坚，性生活失败，心情抑郁。以后逐渐性欲淡漠，虽偶有勃起，但行房即软，三年来从未有过性交插入。有遗精史，有晨勃和夜间勃起。现勃起困难，心情抑郁，无其他不适，大小便正常。无遗传病和其他病史，不嗜烟酒。无手淫史。

望、闻、切诊：神志清楚，精神正常，面部红润。语言清晰，未闻及异常气味。身体结实，头发皮肤无异常，头面五官、颈项、胸廓、腰背、四肢爪甲正常，后阴排泄物未见。舌体活动自如，舌质淡，苔薄白，舌底脉络无紫暗，脉弦。

男科体查体：阴毛浓密，阴茎大小正常，双侧睾丸 20#，附睾无结节，压痛（－）。前列腺大小正常，无结节，压痛（－），中央沟存。

理化检查：无。

辨证分析：患者主诉不育，但究其病史，乃性无能所致。有晨勃和夜间勃起，为功能性阳痿。新婚性生活失败，心情抑郁。肝主宗筋，肝气郁滞，不能疏理宗筋气血，则宗筋血不充盈而痿。阳痿又加重肝郁，形成循环。舌质淡，苔薄白，脉弦，为肝气郁滞之舌脉。

西医诊断：功能性阳痿。中医诊断：阳痿（肝郁气滞）。

治法：①性行为指导；②中药治以疏肝理气。

方药：四逆散加味。

柴胡 10g，枳壳 10g，白芍 10g，炙甘草 6g，刺蒺藜 30g。14 剂。

医嘱：舒情怀，注意生活调摄。

1999 年 5 月 18 日二诊：服上方 6 剂，患者阴茎能勃起，硬度可，采取床边位性交姿势，即成功。此后患者继续服药，勃起硬度进一步增加，一周同房5次，每次能持续6～7分钟，心情怡悦。患者虽不育就诊，但首先是性功能障碍，必须先治疗其性无能。其发病原因主要是性知识缺乏，其后导致肝气郁滞。治疗在用药的同时，而指导其性知识，结果在短时间内达到满意的疗效。嘱注意房室适度，如担心生育问题，可以作检查精液。

（二）功能性阳痿（肝郁血瘀）案

初诊日期：2000年2月29日。

王某，男，47岁，已婚，干部。

主诉：阴茎勃起不坚5个月。

病史：患者自去年10月份以来性功能下降，性生活时勃起不坚，不能插入，服用安雄及壮阳中药，无效。现有晨勃，诱发可勃起，但行房则举而不坚，不能插入，精神抑郁，寐差，大小便正常。10月份前头部受伤史，心情不畅，无后遗症。乙肝表面抗原阳性，否认其他病史。

望、闻、切诊：神志清楚，精神忧郁，面色正常。语言清晰，未闻及异常气味。形体适中，皮肤毛发无异常，头面五官、颈项、胸廓、腰背、四肢爪甲正常，后阴排泄物未见。舌体活动自如，舌质淡，苔薄白，舌底脉络无青紫，脉弦。

男科查体：阴毛浓密，阴茎大小正常，双侧睾丸20#，附睾无结节，压痛（－）。前列腺偏大，无结节，压痛（－），中央沟存。

理化检查：无。

辨证分析：患者有晨勃和诱发勃起，属功能性阳痿。9月份头部受伤史，心情不畅，可影响肝之疏泄。肝失疏泄，不能畅达宗筋气血，则行房举而不坚，不能插入。性事无能，心神不定，则精神抑郁，寐差。舌质淡，苔薄白，脉细，为肝气郁结之舌脉。综合辨证，本病病机为肝郁血瘀。

西医诊断：功能性阳痿。中医诊断：阳痿（肝郁血瘀）。

治法：疏肝活血。

方药：柴胡疏肝散加味。

柴胡10g，枳壳10g，白芍10g，香附10g，川芎10g，炙甘草10g，丁香6g，丹参20g。14剂。

医嘱：舒情怀，注意生活调摄。

2000年3月4日二诊：服上方后，患者性欲增强，晨勃勃起有力，尝试性生活1次，能勃起插入，1分钟左右即射精，自信心增强，寐亦安。舌质淡，苔薄白，脉弦。上方加茯苓 10g，远志 10g，刺蒺藜 30g，蜈蚣 3g，以图更进一步。14 剂。

按：本案行房阴茎勃起不坚，不能插入，但有晨勃，亦有诱发勃起，故临床诊断为"功能性阳痿"。结合临床表现，追问病史，10 月份前头部受伤史，心情不畅，可致肝脏疏泄失常，辨证为"肝郁血瘀"。治疗用柴胡疏肝散加丁香、丹参，疏肝活血。二诊，患者勃起功能正常，性事能插入，但早泄。效不更方，在前方基础上，加远志、茯苓安神安志，刺蒺藜、蜈蚣进一步疏理气血。

（三）功能性阳痿（肝气郁结）案

初诊日期：1999 年 3 月 9 日。

于某，男，30 岁，已婚，农民。

主诉：阳痿 2 年多。

病史：2 年前结婚，初次性生活即未成功，以后每次性生活时，精神都特别紧张，偶尔能插进去，但马上就射精，造成性生活极不和谐，加之妻子的嘲讽，精神负担极重。长时间的精神压抑，终致完全不能勃起。现性欲淡漠，完全不能勃起，偶有晨勃，胸胁胀满，烦躁易怒。大小便正常，不嗜烟酒，素体健康。

望、闻、切诊：神志清楚，精神抑郁，面色正常。语言清晰，未闻及异常气味，身体适中，头发及皮肤无异常，头面、五官、颈项、胸廓、腰背、四肢爪甲正常，后阴排泄物未见。舌体活动自如，舌质暗红少苔，脉沉弦。

男科查体：阴毛稠密，阴茎大小正常，双侧睾丸 17#，附睾无结节，无压痛，前列腺大小正常，无结节及压痛，中央沟正常。

理化检查：无。

辨证分析：此案阳痿系肝气郁结所致。因肝主宗筋，肝气郁结，阳气不舒，宗筋失养，故阳痿。肝主疏泄，疏泄失职，故精神抑郁，烦躁易怒；肝气郁结，气机紊乱，则胸胁胀满；舌脉为肝气郁结之象。

西医诊断：功能性阳痿。中医诊断：阳痿（肝气郁结）。

治法：疏肝解郁。

方药：四逆散加味。

柴胡 12g，枳实 10g，白芍 15g，白蒺藜 30g，大蜈蚣 1 条，郁金 10g，香附 10g，赤芍 10g，九香虫 10g，川牛膝 10g，当归 10g。7 剂。

医嘱：舒情怀，防郁怒。注意生活调摄，加强体育锻炼，以增强体质。

1999 年 3 月 18 日二诊：诉服上方 7 剂后，已稍能勃起但不坚、临房而软。胸胁胀满等症已减。舌脉同前。守方进 14 剂。

1999 年 4 月 5 日三诊：服上方 14 剂后，已能勃起，硬度中等，但能完成性生活，4 分钟后射精，女方亦达到性高潮。继服 14 剂，以固疗效。

按：本患之成，系因结婚劳累，加之对性知识的匮乏，以及妻子的不理解而最终成完全不能勃起。临证时此案例较多，成因于失志，治疗时不宜补阳，宜宣其郁，通其志，则阳气舒而痿自起。故治疗以四逆散、香附、郁金、白蒺藜疏肝解郁；蜈蚣疏肝通络起痿，见因郁致痿者，用之多获佳效；肝郁日久，易克脾土，致脾胃虚弱，故加用一味"九香虫"，《本草纲目》谓"其入脾肾阳明经，治膈腔滞气，脾肾亏虚"，借其飞升走散活泼之性，而温运脾阳，通过补益强养调畅阳明以恢复温养荣润宗筋之能，而使宗筋强健，阳道以兴；以当归、赤芍、川牛膝养血、活血、通络以润宗筋；最终使肝郁舒阳明畅，宗筋得濡，而阳痿自起。

（四）功能性阳痿（肝气郁滞）案

初诊日期：2000 年 2 月 10 日。

张某，男，40 岁，未婚，工人。

主诉：阳痿 2 个月。

病史：本患者 1 年前交一女友，2 个月前拟与之结婚，试行同房，阴茎勃起未插入阴道即疲软。现勃起不坚，不能完成性交，有晨间勃起，诱发亦能勃起。胸胁胀满，精神抑郁，大小便正常。即往身体健康，无烟酒嗜好。

望、闻、切诊：神志清楚，精神抑郁，面色正常。语言清晰，偶叹息，未闻及异常气味。皮肤毛发无异常，头面五官、颈项、胸廓、腰背、四肢爪甲正常，后阴排泄物未见。舌体活动自如，舌质淡，少苔，脉弦。

男科查体：阴毛稠密，阴茎大小正常，双侧睾丸 18#，附睾无结节，压痛（－）。前列腺正常，无结节，压痛（－），中央沟浅。

阴茎彩超示正常。

辨证分析：肝主宗筋，疏泄气机，使气血运行正常。若肝气郁滞，疏泄失职，则气血运行不畅，必致宗筋失养，而致阳痿。疏泄不及，肝气郁结则精神抑郁；肝为刚脏，其性躁烈，肝气郁结，气机紊乱，则胸胁胀满、叹息，舌脉为肝气郁结之象。

诊断：功能性阳痿（肝气郁滞）。

方药：柴胡疏肝散加味。

柴胡 10g，枳壳 10g，甘草 6g，白芍 10g，香附 10g，白蒺藜 30g，蜈蚣 1 条。7 剂。

并进行心理疏导、性行为指导。

医嘱：疏情怀。

2000年2月20日二诊：诉服上方2剂后，阴茎勃起较前坚硬，晨间勃起20分钟，性交成功。嘱继服14剂。

按:《杂病源流犀烛·前阴后阴源流》中说"有失志之人，抑郁伤肝，肝木不能疏达，亦阳痿不起""气机调畅，则宗筋和，用事彰"。情志不畅，肝郁气滞，为阳痿常见病因，疏肝达络是治疗本病之大法。故本患者以柴胡疏肝散加白蒺藜、蜈蚣。白蒺藜善治肝郁之阳痿，周慎斋云："阳痿，少年贫贱之人犯之，多属于郁……用白蒺藜炒去刺，水法丸服，以其通阳也。"蜈蚣，辛温，入肝经。《医学衷中参西录》谓之："其走窜之力最速，内而脏腑，外而经络，凡气血凝聚之处，皆能开之。"另外，此型阳痿，心理疏导及性方法指导亦尤为重要，往往能起到事半功倍的效果。由于方法得当，用药精专，方取桴鼓之效。

（五）功能性阳痿（肝气郁滞，血行不畅）案

初诊日期：2000年2月15日。

丁某，男，40岁，已婚，干部。

主诉：阴茎勃起不坚、早泄4年余。

病史：患者4年来，性欲减退，早泄，性生活时阴茎渐勃起不坚，难以插入，有时虽勉强插入，但不敢抽动，抽动即易射精，服安雄、补肾中药无效。现性欲低下，有早晨勃起，性生活2周1次，阴茎勃起不坚，插入不抽动即软，抽动则不能控制射精，心情抑郁，腰不酸，阴囊汗出，寐欠安，大小便正常。既往身体健康，无烟酒嗜好。

望、闻、切诊：神志清楚，精神沉郁，面色正常。语言清晰，偶有叹息，未闻及异常气味。身体偏胖，皮肤毛发无异常，头面五官、颈项、胸廓、腰背、四肢爪甲正常，后阴排泄物未见。舌体活动自如，舌质淡，苔薄白，舌底脉络暗紫，脉弦。

男科查体：阴毛稠密，阴茎大小正常，双侧睾丸15#，附睾无结节，压痛（-）。前列腺正常，无结节，压痛（-），中央沟存。

阴茎彩超：阴茎动脉背动脉血流明显增多，背静脉无变化。

辨证分析：精之藏在肾，其主在心。神志不定，精关不固，故见早泄。肝肾同源，肝主疏泄，精液的贮藏与排泄亦有赖于肾的藏精与肝的疏泄功能的协调，早泄日久，肝肾不调，又影响肝之疏泄。肝主宗筋，过阴器，调节血液的运行。性事无能，致肝气郁结，心情抑郁不畅。肝气郁结，气滞血瘀，又可加重阴器血液运行障碍，以致阴茎勃起无能。舌质淡，苔薄白，舌底脉络暗紫，脉弦，为肝气郁滞，气血失调之舌脉。综合辨证，本病病机为神志不定，肝气郁滞，血行不畅。

西医诊断：功能性阳痿。中医诊断：早泄（神志不定，精关不固）；阳痿（肝气郁

滞，血行不畅）。

治法：安神定志，疏理气血。

方药：孔圣枕中丹加减。

茯苓 10g，远志 10g，炒枣仁 10g，灵磁石 30g，生龙骨 30g，刺蒺藜 30g。14 剂。

医嘱：①戒酒，忌辛辣厚味。②舒情怀，注意生活调摄，房事有节。

2000 年 3 月 21 日二诊：服上方 14 剂，患者性生活阴茎勃起硬度增强，可自行插入，性交时间可达 5 分钟，自信心增加，但仍感阴茎勃起硬度欠佳，总有马上射精感，阴囊潮湿。舌质淡，苔薄白，脉弦。上方去灵磁石，加五味子、丁香、蛇床子。

茯苓 10g，远志 10g，炒枣仁 10g，五味子 10g，生龙骨 30g，刺蒺藜 30g，丁香 6g，蛇床子 10g。14 剂。

2000 年 4 月 4 日三诊：服上方后，患者性欲明显增强，性生活阴茎勃起硬度较好，能正常插入抽动，控制射精较前延长。舌质淡，苔薄白，脉弦。效不更方，14 剂。

2000 年 4 月 25 日四诊：服上方后，患者有性生活 2 次，阴茎可勃起插入，射精能维持 10 分钟左右，阴囊稍潮湿，但有时头晕。停药一周，感性功能又减退。舌质淡，苔薄黄，脉弦。上方去蛇床子，加黄柏 10g，牡蛎 30g，14 剂。

2000 年 5 月 16 日五诊：服上方后，患者性生活质量明显改善，阴茎勃起正常，插入至射精可维持 20 分钟左右，头晕偶有，但总担心早泄。舌质淡，苔薄白，脉弦。

茯苓 10g，远志 10g，炒枣仁 10g，五味子 10g，生龙骨 30g，刺蒺藜 30g，丁香 6g，灵磁石 15g。 14 剂。

按：早泄与心、肝、肾关系密切。《灵枢·本神》曰："肾藏精，精舍志。"志是心意所存，《灵枢·本神》谓："心有所忆谓之意，意之所存谓之志。"故《临证指南医案·遗精》曰："夫精之藏制虽在肾，而精之主宰则在心。"肝肾同源，精液的贮藏和排泄，亦有赖于"肾藏精"和"肝主疏泄"功能的协调。故早泄日久，可影响肝的疏泄功能，出现肝郁气滞，心情抑郁。肝主宗筋，性事宗筋用血，有赖肝脏调节血液运行。气滞血行不畅，致性事宗筋勃起不坚。本"治病求本"的原则，用孔圣枕中丹加减，用茯苓、远志、炒枣仁、灵磁石、生龙骨安神定志，刺蒺藜疏理气血以振痿。二诊，患者性事改善，但仍感阴茎勃起硬度欠佳，总有马上射精感，阴囊潮湿，去灵磁石，加五味子味酸敛肝、补肾生精，丁香、蛇床子兴奋性神经，合安神定志之品，一兴奋一镇静，相反相成，且蛇床子能燥湿。三诊，效不更方。四诊，患者性功能改善明显，因有时头晕停药，性功能又减退，去蛇床子辛温，加黄柏清肾火坚肾阴，牡蛎助龙骨重镇潜阳，安神定志。五诊，患者性生活质量明显改善，症情缓解，但总担心早泄，去黄柏、牡蛎，加磁石重镇纳肾。纵观本案，立法用药以安神定志为根本，但重镇中有兴奋。重镇与兴奋是相反相成的两个方面，有利有弊，重镇太过可抑制性兴奋，而影响阴茎的勃起，但辛温兴奋太过，又易动火。故应根据病情变化用药，但基本用药原则不变。

（六）阳痿（胆虚惊恐）案

初诊日期：1998年10月10日。

范某，男，32岁，已婚，教师。

主诉：阳痿2年。

病史：本患者2年前，一日白天正与妻子同房，阴茎刚刚勃起，未得插入阴道，外面有几个小孩子正在玩耍，不慎扔砖头打碎了他家的玻璃，遂致阴茎疲软。从此后任何刺激都不能勃起，在当地医院治疗近1年多，未见效果。遂于1998年10月10日来我院就诊。现阳痿伴悸动易惊，胆怯，夜多恶梦，大小便正常，素胆小。

望、闻、切诊：神志清楚，精神焦虑。语言清晰，未闻及异常气味，头发黑密，皮肤无异常，头面五官、颈项、胸廓、腰背、四肢爪甲正常，后阴排泄物未见。舌体活动自如，舌质淡，苔薄白，脉弦细。

男科查体：阴毛稠密，阴茎大小正常，双侧睾丸18#，附睾无结节，压痛（−）。前列腺大小正常，无结节及压痛，中央沟存。

阴茎彩超示：正常。

辨证分析：本患者阳痿之成系由胆虚惊恐伤肾所致。其人素胆小，突遭惊吓，又正值同房之时，恐则气下，故致阳痿。胆气虚，则胆怯多疑，悸动易惊；惊恐伤肾，则夜多恶梦；舌苔薄白，脉弦细，皆为胆虚惊恐伤肾所致之征象。

诊断：中医诊断：阳痿（胆虚惊恐伤肾）。

治法：益肾补肝，壮胆宁神。

方药：启阳娱心丹。

人参10g，菟丝子10g，当归10g，白芍6g，远志10g，茯神6g，石菖蒲10g，生枣仁10g，白术15g，山药10g，甘草6g，柴胡10g，砂仁6g。7剂。

医嘱：①舒情怀、注意生活调摄、加强体育锻炼，以增强体质。②不要整日忧虑惊慌。

1998年10月20日二诊：诉服7剂后，悸动易惊，胆怯、梦多均有好转，阴茎已稍有勃起。但不坚。继服上方14剂。

1998年11月5日三诊：诉阴茎已能勃起，同房后2分钟射精，其他症状均已好。嘱其继服本方14剂以固疗效。

二、器质性阳痿案

（一）血管性阳痿（肝脉不和，气血失调）案

初诊日期：1997 年 12 月 16 日。

胡某，男，34 岁，已婚，干部。

主诉：阴茎勃起不坚、早泄 1 年余。

病史：患者 1996 年 10 月开始逐渐出现阴茎勃起不坚、早泄，服用安雄及各种补肾中药无效。现性欲低下，偶有晨勃、不坚，性生活阴茎勃起困难、不坚，难以插入，早泄，甚则阴茎不能勃起，无性生活，心情抑郁，喜叹息，多梦，大小便正常。平素身体健康，工作应酬饮酒较多。

望、闻、切诊：神志清楚，精神正常，面部愁容。语言清晰，偶有叹息，未闻及异常气味。身体壮实，皮肤毛发无异常，头面五官、颈项、胸廓、腰背、四肢爪甲正常，后阴排泄物未见。舌体活动自如，舌质淡，苔薄白，舌底脉络无紫暗，脉弦细。

男科查体：阴毛浓密，阴茎大小正常，双侧睾丸 15#，附睾无结节，压痛（－）。前列腺大小正常，无结节，压痛（－），中央沟存。

理化检查：①性激素：FSH 8.1mIU/mL、LH 6.9mIU/mL、PRL 5.6ng/mL、T 443ng/dL。②阴茎彩超：阴茎深静脉关闭不全。

辨证分析：肝主宗筋，过阴器，调节血液的运行，阴器血液运行有赖于肝的调理。患者阴茎彩超"阴茎深静脉关闭不全"，说明其阴器血液运行障碍。工作应酬饮酒较多，酒伤肝脉，肝脉不和，则阴器血液运行失其调理，出现阴茎勃起不坚。肝藏血、藏魂，性事无能，心情抑郁，致肝气郁结，魂失所藏，故喜叹息，多梦。肝气郁结，血行不畅，又可加重阴器血液运行障碍，严重时阴茎不能勃起，无性生活。肝肾同源，肝主疏泄，精液的贮藏与排泄有赖于肾的藏精与肝的疏泄功能的协调，肝失疏泄，故性欲低下，早泄。舌质淡，苔薄白，脉弦细，为肝气郁结，气血失调之舌脉。综合辨证，本病病机为肝脉不和，气血失调。

西医诊断：血管性阳痿（阴茎深静脉关闭不全）。中医诊断：阳痿（肝脉不和，气血失调）。

治法：调和肝脉，疏理气血。

方药：桃红四物汤加减。

桃仁 10g，红花 6g，生地 15g，当归 10g，赤芍 10g，川芎 10g，香附 10g，刺蒺藜

15g，牛膝 10g。14 剂。

①戒酒，忌辛辣厚味。②舒情怀，注意生活调摄，房事有节。

1998 年 1 月 6 日二诊：服上方后，晨勃次数增加，不坚。续用上方 7 剂，有性欲要求，但性生活阴茎勃起困难，不能插入行房，心情抑郁，喜叹息，多梦，大小便正常。药证相符，效不更方，继用上方 28 剂。

1998 年 2 月 24 日三诊：继用上方后，晨勃变硬、次数明显增加，性欲增强，有性生活 2 次，阴茎勃起不坚，勉强插入，早泄，心情抑郁，喜叹息，多梦，大小便正常。阴器血液运行渐调，但气郁日久，有碍于肝脉的进一步调和，法以疏理气血为主，用柴胡疏肝散加减。

柴胡 10g，香附 10g，枳壳 10g，川芎 10g，赤芍 10g，当归 10g，桃仁 10g，红花 6g，乌药 10g，淫羊藿 15g，茯苓 10g，炙甘草 6g。28 剂。

1998 年 3 月 24 日四诊：服上方后，晨勃良好，性欲明显增强，性生活每周 2 次，性生活时阴茎勃起坚硬，插入至射精 3 分钟以上，偶有早泄，有性高潮，心情愉快，寐安，大小便正常。阴茎彩超：阴茎深静脉关闭良好，动脉血流明显增加。肝脉调和，气血调畅，阴器血液运行正常，拟方再图进步。

柴胡 10g，香附 10g，枳壳 10g，川芎 10g，赤芍 10g，当归 10g，红花 10g，刺蒺藜 15g，淫羊藿 15g，茯苓 10g，丁香 6g。28 剂。

按：阳痿治疗，中医辨证有房劳伤精、大卒惊恐伤心肾、忧郁太过伤肝、湿热下注肝肾等。随着现代检测手段的发展及西医关于阳痿的论述，中医治疗阳痿应把阳痿的西医诊断认识和中医辨证结合起来，不能见生气就肝郁、饮酒就湿热。本案以阴茎彩超"阴茎深静脉关闭不全"为依据，结合中医辨证认识，认为其病机为肝脉不和，气血失调。患者虽工作应酬饮酒较多，但并无湿热表现。治疗以桃红四物汤活血养血、调和肝脉为主，加香附、刺蒺藜疏理气血，牛膝补肾、引血下行。二诊，患者有性欲要求，晨勃次数增加，药证相符，效不更方。三诊，患者性功能进一步增强，并有性生活 2 次，但阴茎勃起勉强、早泄，肝郁症状未缓，用柴胡疏肝郁疏理气血为主，加桃仁、红花活血，乌药温肾固缩，淫羊藿补肾生精（现代药理有促进精液分泌作用），助肝之疏泄，使精液的贮藏与排泄协调，茯苓益肾宁神、安魂定魄。四诊，患者阴茎勃起功能正常，偶有早泄，阴茎彩超"阴茎深静脉关闭良好，动脉血流明显增加"，用柴胡疏肝散加红花、刺蒺藜进一步疏理气血，淫羊藿补肾生精，茯苓益肾宁神，丁香调节性神经治早泄（现代药理实验表明丁香、细辛对中枢神经系统有抑制作用）。在治疗过程中，特别强调器质性阳痿要坚持用药，疗程较长，用方用药要进退有序，选药要有针对性。纵观本案，围绕病机变化，先用桃红四物汤调和肝脉，后用柴胡疏肝散疏理气血，有主有次。用药加减针对性强，二诊调和肝脉为主时加香附、白蒺藜疏理气血，香附为气中之血药，刺蒺藜疏肝气、通肝络；三诊疏理气血为主时加桃仁、红花活血。肝肾同源，调肝兼顾补肾，用温肾之品有助于肝之疏泄，使精液的贮藏与排泄协调。刺蒺藜、淫羊藿、茯苓、丁香是治疗阳痿、早泄常用之品。刺蒺藜疏中有通，《慎斋遗书》用单味治阳痿；淫羊藿补而不燥，有促进精液分泌作用；茯苓益肾，阳痿兼心神不安、阴囊潮湿、脱发常用之；丁香调节性神经作用，是根据古方秃鸡散治阳痿，结合现代药理丁香、细辛对中枢神经系统有抑制作用，在临床实践所得。

（二）糖尿病血管性阳痿（肝郁气滞，血脉瘀阻）案

初诊日期：1999 年 5 月 11 日。

王某，男，45 岁，已婚，干部。

主诉：阴茎勃起不坚 10 年余。

病史：患者 1989 年开始出现阴茎勃起不坚，以后逐渐加重，1998 年阴茎不能勃起，无性生活，服用安雄 4 个月及《金匮》肾气丸、六味地黄丸、男宝等各种补肾中药无效。现性欲低下，夜间偶有勃起，阴茎根部硬，龟头软，无晨勃，房事阴茎不能勃起，无性生活，心情抑郁，喜叹息，腰痛，全身汗出湿衣如水洗、汗凉，不口渴，饮食一般，大小便正常。糖尿病病史 8 年，腰部有外伤史。

望、闻、切诊：神志清楚，精神正常。语言清晰，偶有叹息，未闻及异常气味。身体偏少，皮肤毛发无异常，头面五官、颈项、胸廓、腰背、四肢爪甲正常，排泄物未见。舌体活动自如，舌质淡，苔薄白，舌底脉络无紫暗，脉弦细。

男科查体：阴毛分布正常，阴茎大小正常，阴囊汗出如流水，双侧睾丸 15#，附睾无结节，压痛（－），精索静脉不曲张。前列腺大小正常，无结节，压痛（－），中央沟存。

理化检查：①性激素：FSH 4mIU/mL、LH 4mIU/mL、PRL 6ng/mL、T 544ng/dL、E_2 24pg/mL、P 1.4ng/dL。②阴茎彩超：阴茎深静脉关闭不全。

辨证分析：肝主宗筋，过阴器，调节血液的运行，阴器血液运行有赖于肝的调理。患者阴茎彩超"阴茎深静脉关闭不全"，说明其阴器血液运行障碍，肝失调理。性事无能，心情抑郁，致肝气郁结，肝失疏泄，见性欲低下，喜叹息。肝气郁结，血行不畅，又可加重阴器血液运行障碍，出现阴茎勃起不坚加重，渐至阴茎不能勃起，无性生活。腰部外伤史，损伤血脉，不通则痛，故腰痛。全身汗出湿衣如水洗、汗凉，阴囊汗出如流水，为糖尿病肾阴不足，虚火上灼肺金，肺卫不固所致。舌质淡，苔白，脉弦，为肝郁气滞，血脉不和之舌脉。综合辨证，本病病机为肝郁气滞，血脉瘀阻。

西医诊断：糖尿病血管性阳痿（阴茎深静脉关闭不全）。中医诊断：消渴（阴虚内

热）；阳痿（肝郁气滞，血脉瘀阻）。

治法：疏理气血，活血化瘀。

方药：柴胡疏肝散加减。

柴胡 10g，赤白芍各 10g，枳壳 10g，炙甘草 10g，川芎 10g，香附 10g，桃仁 10g，红花 6g，桑叶 10g（泡水服）。14 剂。

医嘱：①戒酒，忌辛辣厚味。②舒情怀，注意生活调摄，房事有节。

1999 年 5 月 25 日二诊：服上方后，患者性欲、勃起感觉有改善，偶有晨勃及夜间勃起、不坚，无性生活，全身汗出明显减少，阴囊潮湿，腰痛减轻，大小便正常。舌质淡，苔白，脉弦。症情改善，药证相符，在前方基础上，加活血通络之品，以进一步改善宗筋血运。

柴胡 10g，赤白芍各 10g，枳壳 10g，炙甘草 10g，川芎 10g，香附 10g，桃仁 10g，红花 6g，当归 10g，丹参 10g，蜈蚣 3g，刺蒺藜 30g，桑叶 10g（泡水服）。7 剂。

1999 年 6 月 1 日三诊：服用上方后，患者性欲增强，有意识能勉强勃起、不坚，晨勃及夜间勃起较硬，仍无性生活。全身汗出进一步减少，阴囊潮湿，腰稍不适，大小便正常。舌质淡，苔白，脉弦。症情进一步改善，效不更方，42 剂。

1999 年 7 月 13 日四诊：服用上方后，患者有晨勃及夜间勃起，硬度可，性生活能勃起，不硬，勉强插入，全身微汗出，阴囊黏湿，腰不痛，大小便正常。舌质淡，苔白，脉弦。血脉得调，故腰不痛，性功能改善。在前方基础上，减活血通络之品，治以行气活血为主。

柴胡 10g，赤白芍各 10g，枳壳 10g，炙甘草 10g，川芎 10g，香附 10g，红花 6g，丹参 10g，刺蒺藜 15g，丁香 6g，桑叶 10g（泡水服）。30 剂。

按：糖尿病引起阳痿，主要有血管病变、神经损害、内分泌因素等三个方面。患者性激素正常，夜间偶有勃起，因而神经损害、内分泌因素不是其引起阳痿的原因。阴茎彩超"阴茎深静脉关闭不全"，说明血管病变是其引起阳痿的原因。患者糖尿病病史 8 年，虽不及阴茎勃起不坚病程 10 年余，但糖尿病病理改变早已存在。久病入络，宗筋血脉失调，可出现阴茎勃起不坚。性事无能，心情抑郁，致肝气郁结，肝失疏泄，血行不畅，又可加重阴器血液运行障碍，出现阴茎勃起不坚加重，渐至阴茎不能勃起。因此，本案病机为肝郁气滞，血脉瘀阻。全身汗出湿衣如水洗、汗凉，阴囊汗出如流水，为糖尿病原有症状，乃肾阴不足，虚火上灼肺金，肺卫不固所致。治疗用柴胡疏肝散疏理气血，加赤芍、桃仁、红花活血化瘀。二诊在症情改善基础上，加当归、丹参养血活血，蜈蚣、刺蒺藜疏肝通络振痿，以进一步改善宗筋血运。三诊效不更方。四诊腰痛症状消失，说明血脉瘀阻得以改善，去桃仁、当归、蜈蚣活血、通络之品，加丁香调节性神经，合刺蒺藜调理肝肾。丁香，《医林纂要》谓之"补肝、润命门。"纵观本案，糖尿病是引起阳痿的病因，但并未遵从中医传统"治病求本"之思路而治"消渴"，而是根据现代医学糖尿病引起阳痿的三个方面认识，结合阴茎彩超"阴茎深静脉关闭不全"，明辨病机。整个治疗过程，根据症情变化，行气活血与活血化瘀主次有序。行气活血选川芎、香附、红花，三药行气与活血各有偏重，香附为气中之血药，川芎、红花为血中之气药，用药极有针对性。针对糖尿病全身汗出湿衣如水洗、汗凉，阴囊汗出如流水症状，用桑叶治之，药后汗减，体现了其丰富的治疗经验和对症治疗思路。桑叶甘寒，养阴清热，治疗消渴阴虚内热汗出。《本草经疏》谓："桑叶，甘所以益血，寒所以凉血，甘寒相合，故下气而益阴，是以能主阴虚寒热及因内热出汗。"《石室秘录》大汗方、止汗神丹、遏汗丸均用桑叶以止汗。

（三）静脉性阳痿（气虚血瘀）案

初诊日期：2000 年 1 月 25 日。

张某，男，59 岁，已婚，干部。

主诉：阴茎不能勃起 3 年。

病史：患者因阴茎不能勃起，3 年无性生活。曾服用安雄、补肾中成药无效。现晨勃不坚，无性生活，手足冰凉，腰酸痛，心情不畅，大小便正常。已戒烟 3 年，不嗜酒。高血压病 1 年，每日服"寿比山""洛汀新"各 2 粒。

望、闻、切诊：神志清楚，精神安静，面色正常。语言清晰，未闻及异常气味。身体偏瘦，头发白而稀少，皮肤无异常，头面五官、颈项、胸廓、腰背、四肢爪甲正常，后阴排泄物未见。舌体活动自如，舌质淡，苔薄白，舌底脉络紫暗，脉弦涩。

男科查体：阴毛稀少，阴茎大小正常，双侧睾丸 20#，附睾无结节，压痛（－）。前列腺偏大，无结节，无压痛，中央沟变浅。

理化检查：①阴茎彩超：阴茎背静脉血流增多。②性激素：FSH 8.4mIU/mL、LH 1.71mIU/mL、PRL 12.9ng/mL、T738ng/dL，E_2 17pg/mL。

辨证分析：患者阴茎彩超示"阴茎背静脉血流增多"，说明其阴器血脉失调。肝藏血、主疏泄，其脉过阴器，阴器血液运行有赖于肝的调理。肝气虚，不能固摄宗筋之血，则宗筋充而不盈，不能勃起。气虚不能推动血液运行于四末，故手足冰凉。肝肾同源，腰为肾府，血脉瘀滞，不能濡养，故腰酸痛。性事无能，心情抑郁，致肝脉不和，又可加重阴器血液运行障碍，致阴茎不能勃起。舌质淡，苔薄白，舌底脉络紫暗，脉弦涩，为血脉瘀滞之舌脉。综合辨证，本病病机为气虚血瘀。

西医诊断：静脉性阳痿（静脉关闭不全）。中医诊断：阳痿（气虚血瘀）。

治法：益气和血，活血通脉。

方药：当归补血汤合桃红四物汤加减。

黄芪 30g，当归 10g，桃仁 6g，红花 6g，赤芍 10g，川芎 10g，柴胡 10g，香附 10g，丁香 6g，丹参 15g。14 剂。

医嘱：①戒烟，忌辛辣厚味。②舒情怀，注意生活调摄，房事有节。

2000 年 2 月 15 日二诊：服上方后，晨勃次数增加，阴茎勃起硬度可，但不能维持，不足半分钟即软，无性生活。腰不酸痛，手足冰凉。舌质淡，苔薄白，脉弦涩。药证相符，效不更方，继用上方加威灵仙 30g 以通肝脉。14 剂。

2000 年 2 月 29 日三诊：服上方后，阴茎勃起硬度可，时间较前延长，能持续 1 分钟左右，无性生活。手足冰凉开始好转。舌质淡，苔薄白，脉弦涩。继用上方。28 剂。

2000 年 3 月 28 日四诊：服上方后，阴茎勃起硬度增强，能与地面平行，并有性生活 1 次，但不足 1 分钟即软。手足冰凉减轻。舌质淡，苔薄白，脉滑涩。上方加刺蒺藜 30g，生龙骨 20g。14 剂。

2000 年 4 月 11 日五诊：患者服上方 14 剂，阴茎勃起硬度可，有性生活 2 次，开始阴茎勃起硬度坚，能自行插入行房，行房不足 1 分钟即软，未射精。手足冰凉明显好转，血压平稳，降压药"寿比山""洛汀新"减为每日 1 片。舌质淡，苔薄白，脉弦涩。

黄芪 30g，当归 10g，柴胡 10g，赤芍 10g，川芎 10g，红花 6g，刺蒺藜 30g，川牛膝 15g，威灵仙 30g，葛根 15g。14 剂。

2000 年 4 月 25 日六诊：患者服上方 14 剂，性生活 1 次，阴茎勃起硬度增强，能自行插入行房，行房 1～2 分钟，即射精痿软。手足渐温和，血压平稳。舌质淡，苔薄白，脉弦涩。继用上方，以巩固疗效。14 剂。

按：本案为静脉性阳痿（静脉关闭不全），经益气活血治疗 3 个月，阴茎能勃起行房。患者病程 3 年，用药未果，关键在于未能正确诊断。对于老年性阳痿，不能动则补肾，用雄激素。观本案用药，注重气血药的运用。病程日久，血瘀亦可气滞，故除黄芪外，用川芎、红花、刺蒺藜调理气血，柴胡疏理肝气，当归、赤芍、川牛膝活血。威灵仙有调节血管弹性的作用，有助于动、静脉血管功能的恢复。临床上，用其治骨梗、胆结石，取其解痉之功；用其治疗关节炎、中风，取其通络，实亦是其解血管痉挛之力。

（四）静脉性阳痿（肝脉不和，气不摄血）案

初诊日期：2000 年 3 月 7 日。

李某，男，37 岁，已婚，工人。

主诉：阴茎勃起不坚 1 年余。

病史：患者1年来阴茎勃起功能逐渐减退，晨勃偶见，不硬，性生活阴茎勃起功能差，插入困难，甚则不能插入，勉强插入，不足1分钟即射精痿软。服用补肾壮阳药无效。现晨勃少有，性欲低下，性生活2周1次，阴茎勃起不坚，难以插入，不足1分钟即泄，心情懊恼，腰腿酸软，乏力，阴囊潮湿，寐差，经常恶梦纷扰，惊吓而醒，记忆力减退，大小便正常。既往身体健康。嗜酒，每天一顿，饮白酒半斤，至今近2年，烟每天10支。

望、闻、切诊：神志清楚，精神沉郁，面色潮红。语言清晰，未闻及异常气味。身体适中，皮肤毛发无异常，头面五官、颈项、胸廓、腰背、四肢爪甲正常，后阴排泄物未见。舌体活动自如，舌质淡，苔薄黄，舌底脉络紫暗，脉细滑。

男科查体：阴毛稠密，阴茎大小正常，双侧睾丸15#，附睾无结节，压痛（-）。前列腺大小正常，无结节，无压痛，中央沟存。

理化检查：①阴茎彩超：阴茎背动脉血流量增加，背静脉血流量稍增加。②性激素：FSH 5.6mIU/mL、LH 2.3mIU/mL、PRL 11.4ng/mL、T 755ng/dL、E_2 21.8ng/dL。

辨证分析：患者嗜酒贪杯，损伤肝脉，影响肝的疏泄功能。肝藏血，调节阴器的血液运行。阴茎彩超示"阴茎背静脉血流量稍增加"，说明阴器血液运行失调，气不摄血。性事无能，心情懊恼，致肝郁气滞，又可加重阴器血液运行障碍。肝肾同源，精液的贮藏与排泄有赖于肾藏精与肝主疏泄功能的协调，肝失疏泄，故早泄。血不养精，肾精亏虚，则腰腿酸软，乏力。早泄日久，耗伤心神，心肾不交，则寐差，经常恶梦纷扰，惊吓而醒，记忆力减退。阴囊潮湿，为血瘀化热所致。舌质淡，苔薄黄，舌底脉络紫暗，脉细滑，为肝脉不和之舌脉。综合辨证，本病病机为肝脉瘀滞，心肾亏虚。

西医诊断：①静脉性阳痿（静脉关闭不全）；②酒精性阳痿。中医诊断：①阳痿（肝脉不和，气不摄血）；②早泄（神志不定，精关不固）。

治法：益气活血，安神定志。

方药：当归补血汤合桃红四物汤加味。

黄芪60g，当归10g，桃仁10g，红花10g，赤芍10g，川芎10g，生地10g，生龙骨30g。14剂。

医嘱：①戒烟酒，忌辛辣厚味。②舒情怀，注意生活调摄。

2000年4月4日二诊：服上方后，性欲增强，晨勃次数增加，性生活阴茎勃起增强，能自行插入，近1个月有性生活6次，但仍早泄，1～2分钟即射精。腰腿酸软明显减轻，体力渐觉恢复，自信心增强，寐安，阴囊不潮湿，大小便正常。舌质淡，苔薄白，脉弦细。药证相符，效不更方，继用上方加远志10g，茯苓10g，生牡蛎30g，刺蒺藜30g，葛根15g，以安神定志，疏理气血。14剂。

2000年6月6日三诊：服上方后，患者诉阴茎勃起硬度已明显增强，每次性生活都能插入自如，但早泄改善不如勃起，时间虽较治疗前有所延长，但不足2分钟。舌质淡，苔薄白，脉弦细。

黄柏10g，砂仁6g，天冬15g，生地10g，茯苓10g，远志10g，生龙骨30g，灵磁石20g。14剂。

按：酒精性阳痿临床并不少见，其发病表现为先兴奋，后抑制，影响阴茎的兴奋及损伤阴茎血管而致勃起障碍。阴茎勃起不坚，性事不能满足，可致肝气郁结，肝失疏泄。肝肾同源，肝主疏泄，精液的贮藏与排泄有赖于肾藏精与肝主疏泄的功能协调，肝疏泄失职，每致早泄。患者阴茎彩超示"阴茎背静脉血流量稍增加"，说明阴器血液运行失调，气不摄血。一诊用当归补血汤合桃红四物汤益气活血，加龙骨安神定志。二诊，患者阴茎勃起插入，但1～2分钟即射精，加远志、茯苓、生牡蛎，以增强安神定志之力。三诊，患者阴茎勃起功能明显好转，但早泄改善不大，病机已经发生变化，治疗当以"安神定志，益肾固精"为法，用三才封髓丹加减。

（五）血管性阳痿（肝脉不和，气血失调）案

初诊日期：1997年12月16日。

胡某，男，34岁，已婚，干部。

主诉：阴茎勃起不坚、早泄1年余。

病史：患者1996年10月开始逐渐出现阴茎勃起不坚、早泄，服用安雄及各种补肾中药无效。现性欲低下，偶有晨勃、不坚，性生活阴茎勃起困难、不坚，难以插入，早泄，甚则阴茎不能勃起，无性生活，心情抑郁，喜叹息，多梦，大小便正常。平素身体健康，工作应酬饮酒较多。

望、闻、切诊：神志清楚，精神正常，面部愁容。语言清晰，偶有叹息，未闻及异常气味。身体壮实，皮肤毛发无异常，头面五官、颈项、胸廓、腰背、四肢爪甲正常，后阴排泄物未见。舌体活动自如，舌质淡，苔薄白，舌底脉络无紫暗，脉弦细。

男科查体：阴毛浓密，阴茎大小正常，双侧睾丸15#，附睾无结节，压痛（－）。前列腺大小正常，无结节，压痛（－），中央沟存。

理化检查：①性激素：FSH 8.1mIU/mL、LH 6.9mIU/mL、PRL 5.6ng/mL、T 443ng/dL。②阴茎彩超：阴茎深静脉关闭不全。

辨证分析：肝主宗筋，过阴器，调节血液的运行，阴器血液运行有赖于肝的调理。患者阴茎彩超示"阴茎深静脉关闭不全"，说明其阴器血液运行障碍。工作应酬饮酒较多，酒伤肝脉，肝脉不和，则阴器血液运行失其调理，出现阴茎勃起不坚。肝藏血、藏

魂，性事无能，心情抑郁，致肝气郁结，魂失所藏，故喜叹息，多梦。肝气郁结，血行不畅，又可加重阴器血液运行障碍，严重时阴茎不能勃起，无性生活。肝肾同源，肝主疏泄，精液的贮藏与排泄有赖于肾藏精与肝主疏泄的功能协调，肝失疏泄，故性欲低下，早泄。舌质淡，苔薄白，脉弦细，为肝气郁结，气血失调之舌脉。综合辨证，本病病机为肝脉不和，气血失调。

西医诊断：血管性阳痿（阴茎深静脉关闭不全）。中医诊断：阳痿（肝脉不和，气血失调）。

治法：调和肝脉，疏理气血。

方药：桃红四物汤加减。

桃仁10g，红花6g，生地15g，当归10g，赤芍10g，川芎10g，香附10g，刺蒺藜15g，牛膝10g。14剂。

医嘱：①戒酒，忌辛辣厚味。②舒情怀，注意生活调摄，房事有节。

1998年1月6日二诊：服上方后，晨勃次数增加、不坚。续用上方7剂，有性欲要求，但性生活阴茎勃起困难，不能插入行房，心情抑郁，喜叹息，多梦，大小便正常。药证相符，效不更方，继用上方28剂。

1998年2月24日三诊：继用上方后，晨勃变硬、次数明显增加，性欲增强，有性生活2次，阴茎勃起不坚，勉强插入，早泄，心情抑郁，喜叹息，多梦，大小便正常。阴器血液运行渐调，但气郁日久，有碍于肝脉的进一步调和，法以疏理气血为主，用柴胡疏肝散加减。

柴胡10g，香附10g，枳壳10g，川芎10g，赤芍10g，当归10g，桃仁10g，红花6g，乌药10g，淫羊藿15g，茯苓10g，炙甘草6g。28剂。

1998年3月24日四诊：服上方后，晨勃良好，性欲明显增强，性生活每周2次，性生活阴茎勃起坚硬，插入至射精3分钟以上，偶有早泄，有性高潮，心情愉快，寐安，大小便正常。阴茎彩超：阴茎深静脉关闭良好，动脉血流明显增加。肝脉调和，气血调畅，阴器血液运行正常，拟方再图进步。

柴胡10g，香附10g，枳壳10g，川芎10g，赤芍10g，当归10g，红花10g，刺蒺藜15g，淫羊藿15g，茯苓10g，丁香6g。28剂。

按：阳痿治疗，中医辨证有房劳伤精、大卒惊恐伤心肾、忧郁太过伤肝、湿热下注肝肾等。随着现代检测手段的发展及西医关于阳痿的论述，中医治疗阳痿应把阳痿的西医诊断认识和中医辨证结合起来，不能见生气就肝郁、饮酒就湿热。本案以阴茎彩超示"阴茎深静脉关闭不全"为依据，结合中医辨证认识，认为其病机为肝脉不和，气血失调。患者虽工作应酬饮酒较多，但并无湿热表现。治疗以桃红四物汤活血养血、调和肝脉为主，加香附、刺蒺藜疏理气血，牛膝补肾、引血下行。二诊，患者有性欲要求，晨勃次数增加，药证相符，效不更方。三诊，患者性功能进一步增强，并有性生活2次，但阴茎勃起勉强、早泄，肝郁症状未缓，用柴胡疏肝散疏理气血为主，加桃仁、红花活血，乌药温肾固缩、淫羊藿补肾生精（现代药理有促进精液分泌作用），助肝之疏泄，使精液的贮藏与排泄协调，茯苓益肾宁神、安魂定魄。四诊，患者阴茎勃起功能正常，偶有早泄，阴茎彩超"阴茎深静脉关闭良好，动脉血流明显增加"，用柴胡疏肝散加红花、刺蒺藜进一步疏理气血，淫羊藿补肾生精，茯苓益肾宁神，丁香调节性神经治早泄（现代药理实验表明丁香、细辛对中枢神经系统有抑制作用）。在治疗过程中，特别强调器质性阳痿要坚持用药，疗程较长，用方用药要进退有序，选药要有针对性。纵观本案，围绕病机变化，先用桃红四物汤调和肝脉，后用柴胡疏肝散疏理气血，有主有次。用药加减针对性强，二诊调和肝脉为主时加香附、白蒺藜疏理气血，香附为气中之血药，刺蒺藜疏肝气、通肝络。三诊疏理气血为主时加桃仁、红花活血。肝肾同源，调肝兼顾补肾，用温肾之品有助于肝之疏泄，使精液的贮藏与排泄协调。刺蒺藜、淫羊藿、茯苓、丁香是治疗阳痿、早泄常用之品。刺蒺藜疏中有通，《慎斋遗书》用单味治阳痿；淫羊藿补而不燥，有促进精液分泌作用；茯苓益肾，阳痿兼心神不安、阴囊潮湿、脱发常用之；丁香调节性神经作用，是根据古方秃鸡散治阳痿，结合现代药理丁香、细辛对中枢神经系统有抑制作用，在临床实践所得。

（六）静脉性、动脉性、前列腺增生症（肝脉不畅，气血失调）案

初诊日期：1999年11月23日。

陈某，男，65岁，已婚，干部。

主诉：阴茎不能勃起近2个月。

病史：患者3年来，因前妻病故无性生活。1999年10月再婚，性生活阴茎不能勃起，在协和医院服用"安雄"无效。现无性欲低下，早晨偶有阴茎稍勃起的感觉，无夜间勃起，性生活阴茎不能勃起困难，心情抑郁，腰酸冷，阴囊不潮湿，夜尿4次，大便秘结。习惯性便秘30年，现每天服"通便灵"。否认心脑血管病史，无烟酒嗜好。

望、闻、切诊：神志清楚，精神正常，面部红润。语言清晰，偶有叹息，未闻及异常气味。身体偏瘦，皮肤无异常，头发黑白相间，头面五官、颈项、胸廓、腰背、四肢爪甲正常，后阴排泄物未见。舌体活动自如，舌质暗，苔薄黄，舌底脉络暗紫，脉滑。

男科查体：阴毛偏稀，阴茎大小正常，双侧睾丸20#，附睾无结节，压痛（−）。前列腺增大，无结节，压痛（−），中央沟浅。

理化检查：①阴茎彩超：阴茎背静脉血流增加，阴茎动脉硬化。②性激素：FSH

11mIU/mL、LH 5.9mIU/mL、PRL 3.5ng/mL、T 563ng/dL、E$_2$ 39pg/mL。

辨证分析：患者阴茎彩超示"阴茎背静脉血流增加，阴茎动脉硬化"，说明其阴器供血和存血障碍。肝藏血，主疏泄，调节血液的运行。前阴作为诸筋之综合，有赖于血的濡养，其性事功能需依赖于血的充盈，才能得以发挥，而这一功能的体现，则在于肝调节血液的运行。故阴器供血和存血障碍属肝调理气血失常所致。肝肾同源，肝失疏泄，故不能行肾气。腰为肾之府，肾气不行，故腰凉。膀胱气化有赖肾气的蒸腾，肾气不行，故夜尿增多。舌质暗，苔薄黄，舌底脉络暗紫，脉滑，为肝脉不畅，气血失调之舌脉。综合辨证，本病病机为肝脉不畅，气血失调。

西医诊断：①静脉性阳痿（阴茎静脉关闭不全）；②动脉性阳痿（阴茎动脉硬化）；③前列腺增生症。中医诊断：阳痿（肝脉不畅，气血失调）

治法：养血活血，疏理气血。

方药：当归 10g，赤芍 10g，生地 10g，川芎 10g，威灵仙 15g，丁香 6g，红花 6g，刺蒺藜 30g。14 剂。

医嘱：①戒酒，忌辛辣厚味。②舒情怀，注意生活调摄，房事有节。

1999 年 12 月 7 日二诊：服上方 14 剂，患者每天早晨 3～5 时，阴茎有膨胀感，心里产生性欲要求，但性生活不能勃起。舌质淡，苔薄黄，脉滑。用柴胡疏肝散进一步疏理气血。

柴胡 10g，枳壳 10g，赤芍 10g，川芎 10g，香附 10g，威灵仙 15g，丁香 6g，红花 6g，刺蒺藜 30g，蜈蚣 3g。14 剂。

2000 年 1 月 4 日三诊：服上方后，患者阴茎有胀大感，有性欲，但性生活不能勃起插入性交，夜尿 3～4 次，腰部凉。舌质淡，苔薄黄，脉滑。上方去蜈蚣，加桃仁 10g，以增强活血化瘀之力。14 剂。

2000 年 2 月 22 日四诊：服上方 14 剂，患者症情同前，未能继续好转。舌质淡，苔薄黄，脉滑。上方加黄芪 30g，当归 10g，川牛膝 10g，益气活血，以助血运；肉苁蓉 30g，补肾精，润肠通便。

柴胡 10g，枳壳 10g，赤芍 10g，川芎 10g，香附 10g，威灵仙 15g，丁香 6g，红花 6g，刺蒺藜 30g，桃仁 10g，黄芪 30g，当归 10g，川牛膝 10g，肉苁蓉 30g。14 剂。

按：患者经三次就诊，虽有一定效果，但疗效不显，有多方面因素。一是病情复杂，阳痿既有阴茎血管硬化导致的供血因素，又有静脉关闭不全的原因，属于复合性血管性阳痿；二是血管性阳痿疗程长，不能寄希望于短时间痊愈，且停药容易反复；三是年龄因素及 3 年无性生活，宗筋气血失养，肾气渐亏。故四诊在"养血活血，疏理气血"的基础上，加用黄芪、当归益气活血，肉苁蓉补肾精。

（七）动脉性阳痿（肝郁气滞，血脉不畅）案

初诊日期：2000 年 3 月 7 日。

刘某，男，59 岁，已婚，编辑。

主诉：阴茎勃起不坚 32 年。

病史：患者 1968 年结婚，婚后性生活不满意，阴茎勃起不坚，早泄（＜1 分钟），以后逐渐发展致勃起困难，甚则未射精即软，1978 年离异。1989 年再婚（爱人 31 岁），婚后性生活阴茎勃起困难，服用安雄及补肾中药无效。现夜间、晨间勃起少，不坚，性生活阴茎勃起困难，插入时间短，有时不能插入，心情不畅，喜叹息，大小便正常。不嗜烟酒，无心脑血管病史。

望、闻、切诊：神志清楚，精神安静，面色正常。语言清晰，未闻及异常气味。身体适中，头发黑白相间，皮肤无异常，头面五官、颈项、胸廓、腰背、四肢爪甲正常，后阴排泄物未见。舌体活动自如，舌质淡，苔薄白，舌底脉络紫暗，脉弦。

男科查体：阴毛正常，阴茎大小正常，双侧睾丸 20#，附睾无结节，压痛（－）。前列腺偏大，无结节，无压痛，中央沟变浅。

理化检查：①阴茎彩超：阴茎动脉供血不足。②性激素：FSH 8.7mIU/mL、LH 2.5mIU/mL、PRL 24.1ng/mL、T 741ng/dL、E2 42.5pg/mL。

辨证分析：患者阴茎彩超示"阴茎动脉供血不足"，说明其阴器血脉充盈失常。肝藏血、主疏泄，其脉过阴器，血脉充盈有赖肝之疏泄。婚后性生活不满意，肝失疏泄，可导致阴茎勃起不坚。性事无能，肝气郁结，故心情不畅，喜叹息。肝气郁结，致肝脉不和，又可加重阴器血液运行障碍，致阴茎不能勃起。肝肾同源，精液的贮藏与排泄有赖于肾藏精与肝疏泄功能的协调，肝失疏泄，故早泄。舌质淡，苔薄白，舌底脉络紫暗，脉弦细涩，为气滞血瘀之舌脉。综合辨证，本病病机为肝郁气滞，血脉不畅。

西医诊断：动脉性阳痿（阴茎动脉供血不足）。中医诊断：阳痿（肝郁气滞，血脉不畅）。

治法：疏肝解郁，理气活血。

方药：柴胡疏肝散加减。

柴胡 10g，枳壳 10g，赤白芍各 10g，川芎 10g，香附 10g，炙甘草 3g，刺蒺藜 30g，红花 10g，川牛膝 10g。14 剂。

医嘱：①戒烟，忌辛辣厚味。②舒情怀，注意生活调摄，房事有节。

2000 年 3 月 21 日二诊：服上方后，性欲增强，每天早晨有勃起，硬度逐渐变坚，服药期间未过性生活，但治疗信心增强。舌质淡，苔薄白，脉弦。药已对证，上方去川牛

膝，加桃仁、丹参，以加强活血通脉之功。

柴胡 10g，枳壳 10g，赤白芍各 10g，川芎 10g，香附 10g，炙甘草 3g，桃仁 10g，红花 6g，丹参 10g，刺蒺藜 30g。14 剂。

2000 年 4 月 4 日三诊：服上方后，晨勃坚硬，服药期间有性生活 2 次，阴茎勃起硬度可，能行房事 2 ～ 3 分钟。腰酸明显减轻，心情愉快。舌质淡，苔薄白，脉弦。药证相符，效不更方。14 剂。

按：本案患者阳痿 32 年，用性激素、补肾药无效。其病之因为婚后性生活不满意，肝失疏泄所致，但病程日久，久病入络，血脉不畅，可加重病情。阴茎彩超示"阴茎动脉供血不足"，说明其阴器血脉充盈失常。治疗应在疏肝解郁的基础上，理气活血，故用柴胡疏肝散疏肝解郁、理气活血，加刺蒺藜、红花活血理气，以调理气血，川牛膝引血下行。二诊，性欲增强，每天早晨有勃起，硬度逐渐变坚，说明药已对证，加桃仁、丹参，以加强活血通脉之功。三诊，服药期间有性生活 2 次，阴茎勃起硬度可，能行房事 2 ～ 3 分钟，药证相符，效不更方。纵观本案，治疗以畅达气血为宗旨，认为阴茎彩超"阴茎动脉供血不足"，是因气滞所致，活血需选用血中之气药刺蒺藜、红花，以畅达气血。气行血畅，阴茎勃起增强，用桃仁、丹参加强活血通脉之功，桃仁合红花，能通血中瘀滞，丹参有活血养血之功。

（八）血管性阳痿（神志不定，肝郁血瘀）案

初诊日期：1998 年 11 月 24 日。

黄某，男，46 岁，已婚，干部。

主诉：阴茎勃起不坚 15 年余。

病史：患者 1984 年开始出现阴茎勃起不坚，服用萎必治、安雄及各种补肾中药无效，近半年性生活阴茎勃起困难、不坚，难以插入。现性欲低下，偶有晨勃、不坚，性生活阴茎勃起软弱无力，难以插入，早泄，腰酸乏力，阴囊不潮湿，心情抑郁，喜叹息，寐欠安，大小便正常。平素身体健康，婚后一直早泄。

望、闻、切诊：神志清楚，精神沉郁。语言清晰，偶有叹息，未闻及异常气味。身体壮实，皮肤毛发无异常，头面五官、颈项、胸廓、腰背、四肢爪甲正常，后阴排泄物未见。舌体活动自如，舌质淡，苔薄白，舌底脉络紫暗。脉弦滑。

男科查体：阴毛浓密，阴茎大小正常，双侧睾丸 20#，附睾无结节，压痛（－）。前列腺大小正常，无结节，压痛（－），中央沟存。

理化检查：①性激素：FSH 8.6mIU/mL、LH 7.8mIU/mL、PRL 5.4ng/mL、T 559ng/dL。②阴茎彩超：阴茎动脉供血不足。

辨证分析：肝主宗筋，过阴器，调节血液的运行，阴器血液运行有赖于肝的调理。患者阴茎彩超示"阴茎动脉供血不足"，说明其阴器血液运行障碍。肾藏精，精舍志，肾志为心神所主。患者婚后一直早泄，射精阈值低下，说明其神志不定，精关约束不力。肝肾同源，肝主疏泄，精液的贮藏与排泄有赖于肾藏精与肝主疏泄功能的协调，早泄日久则肝肾不调，肝失疏泄。肝失疏泄，气机不畅，肝脉瘀滞，则阴器血液运行障碍，出现阴茎勃起不坚。肝藏血、藏魂，肝失疏泄，魂失所藏，故心情抑郁，喜叹息，寐欠安。肝气郁结，血行不畅，又可加重阴器血液运行障碍，严重时阴茎不能勃起，无性生活。舌质淡，苔薄白，脉弦细，为肝气郁结，气滞血瘀之舌脉。综合辨证，本病病机为肾志不定，肝郁血瘀。

西医诊断：血管性阳痿（阴茎动脉供血不足）。中医诊断：阳痿（神志不定，肝郁血瘀）。

治法：安神定志，疏肝活血。

方药：孔圣枕中丹加减。

灵磁石 30g，生龙骨 30g，石菖蒲 10g，远志 10g，丁香 10g，茯苓 15g，刺蒺藜 30g，川芎 10g，香附 10g。7 剂。

医嘱：①戒酒，忌辛辣厚味。②舒情怀，注意生活调摄，房事有节。

1998 年 12 月 1 日二诊：服上方后，晨勃次数增加，性欲增强，有性梦，行房一次，阴茎勃起不坚，未插入即泄，腰酸乏力，心情抑郁，喜叹息，寐欠安，多梦，大小便正常。舌质淡，苔薄白，脉弦细。早泄日久，损伤肝肾，继用上方加五味子 10g，补肾敛肝，7 剂。

1998 年 12 月 8 日三诊：服上方后，晨勃次数增加，性欲增强，有性梦，行房一次，阴茎勃起不坚，未插入即软，腰酸乏力，心情抑郁，喜叹息，寐欠安，多梦，大小便正常。舌质淡，苔薄白，脉弦细。上方加淫羊藿 30g，肉苁蓉 15g，补益肾精，14 剂。

1998 年 12 月 22 日四诊：服上方后，晨勃良好，性欲明显增强，行房一次，阴茎勃起不坚，插入即泄，腰酸减轻，心情抑郁，喜叹息，寐欠安，多梦，大小便正常。舌质淡，苔薄白，脉弦细。上方去石菖蒲 10g，茯苓 10g，五味子 10g，加赤芍 10g，14 剂。

灵磁石 30g，生龙骨 30g，远志 10g，丁香 10g，刺蒺藜 30g，川芎 10g，香附 10g，赤芍 10g，淫羊藿 30g，肉苁蓉 15g。14 剂。

1999 年 1 月 5 日五诊：服上方后，阴茎勃起功能增强，性生活阴茎可勃起插入，但时间较短，抽动数次即射精或未射精即软，腰酸明显减轻，心情好转，寐安，大小便正常。舌质淡，苔薄白，脉弦细。上方去远志 10g，丁香 10g，加桃仁 10g，红花 10g，丹参 10g，14 剂。

灵磁石 30g，生龙骨 30g，丁香 10g，川芎 10g，香附 10g，赤芍 10g，桃仁 10g，红花 10g，丹参 10g，淫羊藿 30g，肉苁蓉 15g，刺蒺藜 30g。14 剂。

1999 年 1 月 19 日六诊：服上方后，阴茎勃起较硬，性生活阴茎勃起可自行插入、抽动，时间较前延长，至射精可持续 1 分钟左右，腰不酸，心情明显好转，寐安，大小便正常。舌质淡，苔薄白，脉弦细。药证相符，效不更方，继用上方 14 剂。

1999 年 2 月 2 日七诊：服上方后，有夜间勃起及晨勃，阴茎勃起良好，性生活每周 2 次，性生活阴茎勃起坚硬，插入至射精 2 分钟左右，有性高潮，腰不酸，心情愉快，寐安，大小便正常。舌质淡，苔薄白稍腻，脉弦细。拟方再图进步。

灵磁石 30g，生龙骨 30g，远志 10g，丁香 10g，刺蒺藜 30g，川芎 10g，香附 10g，丹参 10g，淫羊藿 30g，肉苁蓉 15g。14 剂。

按：阳痿与早泄关系密切，早泄日久，性事不能满足，可致肝气郁结，肝失疏泄。肝主宗筋，过阴器，阴器血液运行有赖于肝的疏泄而充盈。本案阴茎彩超示"阴茎动脉供血不足"，说明其阴器血液运行障碍，但究其病因，患者婚后一直早泄。根据《灵枢·本神》"肾藏精，精舍志""心主神明"的论述，结合西医"早泄病人射精阈值低下，性事射精不能控制"的认识，认为"神志不定，精关约束不力"是其基本病机。肝肾同源，肝主疏泄，精液的贮藏与排泄有赖于肾藏精与肝主疏泄功能的协调，早泄日久则肝肾不调，肝失疏泄，阴器血液运行障碍，出现阴茎勃起不坚。肝气郁结，血行不畅，又可加重阴器血液运行障碍，严重时阴茎不能勃起。治疗以孔圣枕中丹安神定志为主，加丁香、茯苓安神定志，调节性神经；刺蒺藜、川芎、香附疏理气血。其中以磁石替龟板，用磁石强肾定志。二诊，患者晨勃次数增加，性欲增强，行房阴茎勃起不坚，未插入即泄，加五味子补肾敛肝，调理肝肾。三诊，患者性功能进一步增强，但阴茎勃起不坚，未插入即软，腰酸乏力，加淫羊藿、肉苁蓉补益肾精。四诊，患者晨勃良好，性欲明显增强，阴茎仍勃起不坚，去石菖蒲、茯苓、五味子，加赤芍活血，以增强阴茎动脉供血。五诊，阴茎勃起功能增强，性生活阴茎可勃起插入，但时间较短，去远志、丁香，加桃仁、红花、丹参，使阴茎动脉供血进一步增强。六诊，阴茎勃起较硬，性生活阴茎勃起可自行插入、抽动，时间较前延长，至射精可持续 1 分钟左右，药证相符，效不更方。七诊，有夜间勃起及晨勃，阴茎勃起良好，性生活每周 2 次，性生活阴茎勃起坚硬，插入至射精 2 分钟左右，有性高潮，以"益肾定志，疏理气血"为法拟方再图。在治疗过程中，根据病情之病因主次，定志、补肾、疏肝、活血四法主次有序，所选定志之品兼有起痿之功，灵磁石、生龙骨、茯苓定志兼补肾，石菖蒲、远志、丁香具有定志和兴奋双重作用，能调节性神经治阳痿。

（九）高血压病阳痿（气血瘀滞，痰毒内蕴）案

初诊日期：1997 年 6 月 17 日。

郝某，男，53 岁，已婚，编辑。

主诉：阴茎不能勃起半年余。

病史：患者 1989 年元月因高血压病出现脑溢血，始服降压药开博通。病后觉阴茎勃起不坚，但性生活能插入。1996 年 4 月桥脑出血，左半身麻木，加用络活喜、尼莫地平。1996 年 6 月出院至今，服降压药开博通（12.5mg，每日 3 粒）、络活喜（5mg 每日 1 粒）。出院后半年因担心性生活会导致血压增高而无房事。1997 年初开始性欲淡漠，阴茎渐不能勃起。现阴茎不能勃起，有时可出现夜间勃起，勃起不坚，性欲淡漠，心情抑郁，口唇发麻，左肢体麻木，大便不畅，但不干，小便滴沥。血压时有波动，血压 135/90mmHg。舌质淡，苔白腻，脉弦。既往高血压病 35 年。

望、闻、切诊：神志清楚，精神正常，面部愁容。语言欠清晰，偶有叹息，未闻及异常气味。身体壮实，皮肤毛发无异常，头面五官、颈项、胸廓、腰背、爪甲正常，左侧肢体活动不利，后阴排泄物未见。舌体活动自如，舌质淡，苔白腻，舌底脉络紫暗，脉弦细。

男科查体：阴毛稀疏，阴茎大小正常，双侧睾丸 20#，附睾无结节，压痛（－）。前列腺偏大，无结节，压痛（－），中央沟存。

理化检查：无。

辨证分析：患者患高血压病 35 年，有脑出血病史，为肝阳上亢，肝脉不和，血溢脉外。肝主宗筋，过阴器，调节血液的运行，肝脉不和，则阴器血液运行失其调理，出现阴茎勃起不坚。血溢脉外，经络失和，故语言欠清晰，左侧肢体活动不利。服用抗高血压病药，药毒日久，伤肝入络，致阴器血液运行不畅，出现阴茎不能勃起，无性生活。肝藏血、藏魂，性事无能，心情抑郁，致肝气郁结，魂失所藏，故喜叹息，多梦，性欲淡漠。药毒内蕴化热，损伤肾精，不能濡润大肠，故大便不畅。舌质淡，苔白腻，舌底脉络紫暗，脉弦滑，为药毒伤胃，痰湿内蕴，蕴而化热，血脉瘀滞之舌脉。综合辨证，本病病机为气血瘀滞，痰毒内蕴。

西医诊断：高血压病阳痿。中医诊断：阳痿（气血瘀滞，痰毒内蕴）。

治法：疏肝活血，化痰通络，凉血解毒。

方药：刺蒺藜散加味。

刺蒺藜 30g，香附 10g，炙水蛭 6g，地龙 10g，葛根 15g，蜈蚣 3g，羚羊粉 0.3g（冲）。7 剂。

医嘱：①戒酒，忌辛辣厚味。②舒情怀，注意生活调摄，房事有节。

1997年6月24日二诊：服上方7剂，患者有性欲要求，阴茎有胀大感，信心倍增，口唇发麻消失，左肢体麻木，大便不畅。舌质淡，苔白腻，脉弦滑。血压135/90mmHg。药证相符，继用上方加肉苁蓉30g，路路通10g，益精血以润肠，通血络以振痿。14剂。

1997年7月8日三诊：服上方14剂。患者阴茎能勃起性交，并有1次性生活（半年来第1次性成功），大便每天可排解，但射精困难，左肢体麻木。血压135/90mmHg。舌质淡，苔白腻，脉细滑。上方去香附，加丹参10g，茜草15g，活血通络。

刺蒺藜30g，炙水蛭6g，地龙10g，葛根15g，肉苁蓉30g，路路通10g，茜草15g，丹参10g，蜈蚣3g，羚羊粉0.3g（冲）。14剂。

1997年7月22日四诊：服上方后，患者有性欲要求，有晨勃及夜间勃起，性生活2次，阴茎能勃起插入，时间短，射精困难。左肢体麻木好转，活动较前自如，大便能排解。血压120/90mmHg。舌质淡，苔白腻，脉细滑。上方去茜草、路路通、羚羊粉，加香附、川芎、赤芍、川牛膝、茯苓疏理气血，利水湿，通精窍。

刺蒺藜30g，炙水蛭6g，地龙10g，葛根15g，肉苁蓉30g，香附10g，川芎10g，丹参10g，赤芍10g，川牛膝10g，蜈蚣3g，茯苓10g。7剂。

1997年7月29日五诊：服上方后，患者晨勃及夜间勃起正常，房事阴茎能勃起插入，时间能持续2～3分钟，射精困难，左肢体麻木进一步减轻，活动基本正常，大便正常。血压120/90mmHg。舌质淡，苔薄白稍腻，脉细滑。上方去香附、川芎、川牛膝、丹参、地龙、肉苁蓉，加远志、磁石安神定志。

刺蒺藜30g，炙水蛭6g，蜈蚣3g，葛根15g，赤芍10g，茯苓10g，远志10g，磁石15g。14剂。

按：本案阳痿半年，有高血压病史35年。高血压病阳痿在疾病导致阳痿中，发病率较高，临床表现为性欲淡漠、勃起障碍、射精障碍。其病因复杂，主要有三个方面。一是高血压病阴茎动脉血管硬化，可导致阴茎海绵体供血不足；二是抗高血压药物既可降低维持阴茎供血的收缩压，又可抑制中枢神经，这两个原因都可影响阴茎勃起；三是顾虑性生活时血压升高而抑制性欲，久之性欲淡漠。高血压病阳痿病因虽然复杂，但应分清主次。本案从发病过程和临床表现来看，高血压病阳痿诊断明确。致病原因，心理性、药物性和血管性因素均具备，血管性因素是根本，心理性、药物性因素是诱发因素，其中以心理性因素为主。中医辨证为血瘀气滞，痰毒内蕴。治疗在控制原发病高血压的基础上，分清血瘀、气郁、药毒之标本缓急。选用药以刺蒺藜散加味。刺蒺藜疏理气血，疏中有通，《慎斋遗书》用单味刺蒺藜散治阳痿，《临证指南医案》用以开郁，现代药理研究表明其有降低血压作用，体现了治疗高血压病阳痿选方用药的针对性。辅以"气中之血药"香附行气解郁，用水蛭、葛根活血化瘀，地龙、蜈蚣化痰通络，羚羊粉凉血解毒以解抗高血压药物之毒，水蛭、葛根、地龙、羚羊粉药理研究均有降低血压作用。二诊，患者有性欲要求，阴茎有胀大感，左肢体麻木，大便不畅，加路路通以加强通络之功，肉苁蓉补久病耗伤之精血以润肠通便。三诊，阴茎勃起正常，能行房事，射精困难，左肢体麻木，去香窜之香附，加丹参、茜草清血热、化瘀血以治痹。其中茜草《本草正义》谓之："《别录》止血，以血热涌泄言之。一以清血中之热，一以通壅积之瘀，斯血循故道而不横逆。"对高血压病肝阳上亢出血有治疗作用。并且，茜草药理研究有止咳化痰之功，对高血压病痰湿内蕴亦有治疗作用。四诊，患者血压平稳，左肢体麻木好转，活动较前自如，阴茎能勃起插入，但时间短，射精困难。去茜草、羚羊粉、路路通，加香附、川芎、赤芍疏理肝经气机，以改善阴茎供血；川牛膝通精窍，茯苓安心神。川牛膝，《本草通玄》谓之："性主下行，且能滑窍。梦遗失精者，在当所禁。"叶天士亦谓川牛膝能滑利精窍。此外，川牛膝能引血下行以降压，引血下行以增加阴茎供血，《药性论》用以"治阴痿"；茯苓利水渗湿化痰以降压，其安心神有利于精液的疏泄。五诊，患者血压平稳，肢体活动进一步改善，大便能通，房事阴茎勃起正常，射精仍困难，舌质淡，苔薄白稍腻，脉细。气血得通，痰湿得化，精血得充，故去香附、川芎、川牛膝、丹参、地龙行气血通络之品及益肾通便之肉苁蓉，加远志、磁石以安神定志，使志定肾固，肝肾调和，则精关开合正常。盖精之所藏在肾，所泄在肝。

（十）内分泌阳痿（肾虚肝郁，痰热瘀滞）案

初诊日期：1997 年 9 月 24 日。

王某，男，28 岁，已婚，农民。

主诉：阴茎不能勃起 5 年余。

病史：患者 1992 年结婚，因性功能障碍离异。1994 年第二次结婚，婚后无性欲，阴茎不能勃起，无性生活，在山西省各大医院治疗，服用睾酮及各种补肾中药无效。1994年底因头晕经常发作，在北京天坛医院 CT 诊断为"脑垂体瘤"，行脑垂体瘤切除术，术后头晕愈，1996 年复查脑垂体瘤未见。现无性欲，无晨勃及夜间勃起，各种刺激阴茎不能勃起，无性生活，不怕冷，心情抑郁，喜叹息，头脑昏沉，大小便正常。

望、闻、切诊：神志清楚，情绪极度低落，面部愁容。语言清晰，时有叹息，未闻及异常气味。身体较胖，皮肤细腻，胡须、腋毛稀少，双侧乳房增大，头面五官、颈项、腰背、四肢爪甲正常，后阴排泄物未见。舌体活动自如，舌质淡，苔薄白，舌底脉络无紫暗，脉弦细。

男科查体：阴毛稀少，阴茎大小正常，双侧睾丸 12#，附睾无结节，压痛（－）。前列

腺大小正常，无结节，压痛（－），中央沟存。

理化检查：性激素：FSH 1.0mIU/mL、LH 4.0mIU/mL、PRL 174.4ng/mL、T 208ng/dL。

辨证分析：患者"脑垂体瘤"，睾酮偏低，泌乳素明显增高，垂体功能紊乱。垂体病变，与肾的关系密切。身体较胖，皮肤细腻，胡须、腋毛稀少，为肾精亏虚的表现。宗筋所养在肾，肾精不足，宗筋失养，则痿而不振；宗筋所用在肝，宗筋血液运行有赖于肝的调理，肾精亏虚，不能涵养肝木，肝失疏泄，则宗筋血液运行失调，出现勃起无能。肝藏血、血舍魂，性事无能，心情抑郁，致肝气郁结，魂失所藏，故情绪极度低落，面部愁容，头脑昏沉，喜叹息，多梦。乳头乃肝经所属，乳房乃胃经所过。肝郁化火，气血紊乱；肝胃不和，痰湿内生。痰热瘀滞乳房，则见乳房增大；痰热瘀滞清窍，则头脑昏沉。舌质淡，苔薄白，脉弦细，为肝气郁结，气血失调之舌脉。综合辨证，本病病机为肾虚肝郁，痰热瘀滞。

西医诊断：内分泌阳痿（高泌乳素血症）。中医诊断：阳痿（肾虚肝郁，痰热瘀滞）。

治法：清热化痰，活血化瘀，益肾调肝。

方药：小柴胡汤加减。

柴胡 10g，黄芩 10g，牡蛎 20g，麦芽 60g，丹皮 10g，丹参 10g，淫羊藿 15g，女贞子 15g。30 剂。

医嘱：①戒酒，忌辛辣厚味。②舒情怀，注意生活调摄，房事有节。

1998 年 3 月 18 日二诊：服上方后，患者头脑清醒，精神轻松，心情舒畅愉快，但仍无性欲，无晨勃及夜间勃起，各种刺激阴茎不能勃起，无性生活。舌质淡，苔薄白，脉弦细。药已对证，在前方的基础上，加疏肝通络之品，以助阴器血运。

柴胡 10g，黄芩 10g，牡蛎 20g，麦芽 60g，丹皮 10g，丹参 10g，淫羊藿 15g，女贞子 15g，远志 10g，肉苁蓉 15g，蜈蚣 3g，刺蒺藜 15g。30 剂。

1998 年 6 月 16 日三诊：继用上方后，患者偶有晨勃及夜间勃起，在妻子帮助下阴茎可勃起 1～2 分钟，但行房即软，无法插入，治疗信心增强，仍无性欲。舌质淡，苔薄白，脉弦细。虽性事无能，但有勃起现象，说明阴器血运好转。性欲仍无，肾气不足，在前方的基础上，治以益肾调肝为主。

柴胡 10g，黄芩 10g，麦芽 60g，女贞子 15g，淫羊藿 15g，仙茅 10g，肉苁蓉 15g，巴戟天 10g，鹿角片 10g，菟丝子 10g，枸杞子 10g，五味子 10g，蛇床子 10g，丁香 6g。30 剂。

按：内分泌阳痿，中医主要从肾论治。内分泌阳痿有单纯睾酮低下、高泌乳素血症等，应以内分泌检查为依据，结合中医辨证认识。高泌乳素血症阳痿，除阳痿外，临床症状表现为两个方面，一是第二性征不显，二是乳房增大。《灵枢·五音五味》曰："宦者去其宗筋，伤其冲脉，血泄不复，皮肤内结，唇口不荣，胡须不生。"说明肾精不足，冲脉失调，可致第二性征不显。乳房增大与肝、胃关系密切，乳头乃肝经所属，乳房乃胃经所过。本案病机为肾虚肝郁，痰热瘀滞。一诊以清热化痰、活血化瘀为主，益肾调肝为辅，邪去则正易复，治疗以小柴胡汤加减。取柴胡、黄芩清肝热，加牡蛎、麦芽化痰散结，丹皮、丹参活血、化瘀，淫羊藿、女贞子益肾调肝，其中丹皮能助柴胡清肝经血热。二诊，患者头脑清醒，精神轻松，心情舒畅愉快，仍无勃起，加肉苁蓉、远志补肾定志，蜈蚣、刺蒺藜疏肝通络振痿。三诊，患者有勃起现象，但仍无性欲，房事无能，用淫羊藿、仙茅、肉苁蓉、巴戟天、鹿角片、菟丝子补肾精，枸杞子、五味子益肾补肝，蛇床子、丁香通阳振痿。患者病程较长，病机本为肾虚，标为肝郁、痰热瘀滞。治疗标本兼顾，一诊以治标为主，使热清、痰消、瘀化，患者头脑清醒，精神轻松，心情舒畅愉快；二诊标本并重，补肾疏肝通络振痿，出现勃起现象；三诊治本为主，补肾调肝，通阳振痿。整个治疗过程反映了先生注重病机的标本变化，用药层次分明。同时，在治疗过程中重用麦芽，现代药理研究表明，麦芽含麦角生物碱，能抑制泌乳素增高，体现了专病专药的治疗思路。

（十一）精神病药物性阳痿（肝郁化热，痰瘀内蕴）案

初诊日期：2000 年 3 月 21 日。

马某，男，38 岁，已婚，饲养员。

主诉：阴茎勃起不坚 10 年余。

病史：患者 1990 年因精神分裂症服用氯丙嗪、氯氮平、维思通等多种抗精神病药 9 年，阴茎不能勃起，无性生活。精神分裂症控制后，偶有晨勃，不坚，与爱人同房无勃起，在北京数家医院服用睾酮及各种补肾中药无效。现精神分裂症基本控制（每天服用抗精神病药，氯氮平、维思通各 1 片），性欲低下，晨勃偶见，不坚，手淫刺激阴茎偶有半硬状态，性生活则阴茎不能勃起，心烦，喜叹息，寐差，大小便可。嗜烟，每日 1～2 包。无心血管病史。

望、闻、切诊：神志清楚，精神烦躁，面色正常。言语较多，声音洪亮，未闻及异常气味。身体适中，头发皮肤无异常，头面五官、颈项、胸廓、腰背、四肢爪甲正常，后阴排泄物未见。舌体活动自如，舌质淡，苔薄白根腻，舌底脉络紫暗，脉弦滑。

男科查体：阴毛稀少，阴茎大小正常，双侧睾丸 15#，附睾无结节，压痛（－）。前列腺正常，无结节，无压痛，中央沟存。

理化检查：无。

辨证分析：患者精神分裂症，肝之疏泄失常。肝主筋，宗筋血脉充盈有赖于肝之疏

泄。肝失疏泄，阴器血液运行失其调理，则阴茎勃起不坚。服用镇静之品，药毒伤肝，肝脉不和，又可加重阴器血液运行障碍，致阴茎不能勃起。肝热内蕴，扰动心神，则心烦，言语较多，声音洪亮，寐差。舌质淡，苔薄白根腻，舌底脉络紫暗，脉弦滑，为痰瘀内蕴之舌脉。综合辨证，本病病机为肝郁化热，痰瘀内蕴。

西医诊断：①精神病阳痿；②药物性阳痿。中医诊断：阳痿（肝郁化热，痰瘀内蕴）。

治法：疏肝活血佐清肝热，安神定志化痰。

方药：四逆散加减。

柴胡 10g，枳壳 10g，赤芍 10g，蜈蚣 3g，青蒿 30g，丹参 15g，丁香 6g，远志 10g，茯苓 10g，磁石 30g。14 剂。

医嘱：①戒烟，忌辛辣厚味。②舒情怀，注意生活调摄，房事有节。

2000 年 4 月 11 日二诊：服上方后，患者症情同前，阴茎勃起功能无改善，心情急躁，担心该病不能治疗。舌质淡，苔薄白，脉弦细。上方加羚羊粉 1g，生甘草 3g。14 剂。

2000 年 4 月 25 日三诊：服上方后，患者对性刺激有反应，阴茎有膨胀感。舌质淡，苔薄白，脉弦细。上方去丁香、茯苓、磁石，加川牛膝 15g，威灵仙 30g，刺蒺藜 30g，石菖蒲 10g。14 剂。

2000 年 5 月 16 日四诊：服上方后，性欲增强，晨勃次数增加，硬度逐渐增强，15 日有性生活 1 次，可勃起插入，行房 2 分钟，有射精高潮，心情怡悦。舌质淡，苔薄白，脉弦细。药证相符，效不更方。14 剂。

2000 年 5 月 30 日五诊：患者服上方期间，每 3 天过 1 次性生活，阴茎勃起硬度满意，但 2 分钟左右即射精，希望大夫帮其提高性生活质量。舌质淡，苔薄白，脉弦细。阴茎勃起得到改善，但神志不定，不能安肾，故早泄。治疗以安神定志为法。

磁石 30g，生龙骨 30g，丁香 6g，远志 10g，茯苓 10g，青蒿 30g，威灵仙 12g，九香虫 10g，蛇床子 10g，石斛 15g。14 剂。

按：本案为精神病阳痿。精神病本身可出现阳痿，抗精神病药物亦可导致阳痿。从病程来看，本案服抗精神病药物前，已有阳痿，说明阳痿是精神病所致，抗精神病药物是加重的因素。综合辨证，病机为"肝郁化热，痰瘀内蕴"。治疗用四逆散加蜈蚣、丹参、青蒿疏肝活血清热，磁石、丁香、远志、茯苓安神定志化痰。二诊，性事无能，心情急躁，加用羚羊粉、生甘草，以清肝热、解肝毒。三诊，患者性刺激有反应，阴茎有膨胀感，加川牛膝、威灵仙、刺蒺藜，以进一步疏理气血，充盈宗筋。四诊，患者阴茎勃起有性生活，说明药证相符。五诊，针对患者阴茎勃起改善，但早泄，用安神定志法治之。纵观本案，治疗用药，始终重用青蒿，认为青蒿清肝热而不伤肝阴，且其气芳香，有升发之性，能疏解肝郁。

（十二）药物性阳痿（热毒内蕴，肝郁血瘀）案

初诊日期：1997年6月3日。

王某，男，28岁，离异，建筑工人。

主诉：阴茎不能勃起2年余。

病史：患者1994年因精神病服用多虑平、氯氮䓬、泰尔登、佳静安定等多种抗精神病药，阴茎渐不能勃起，无性生活，在北京数家医院服用萎必治、睾酮及各种补肾中药无效，1995年离婚。现精神症状基本控制（仍服用抗精神病药），性欲低下，无晨勃及夜间勃起，性刺激阴茎不能勃起，无性生活，心烦易怒，喜叹息，寐差，大便秘结，小便常。

望、闻、切诊：神志清楚，精神略呆钝，面色暗晦。语言清晰，言语较多，声音洪亮，未闻及异常气味。身体壮实，皮肤毛发无异常，头面五官、颈项、胸廓、腰背、四肢爪甲正常，后阴、排泄物未见。舌体活动自如，舌质红，苔黄腻，舌底脉络青紫且粗张，脉弦滑。

男科查体：阴毛稠密，阴茎大小正常，双侧睾丸20#，附睾无结节，压痛（-），精索静脉不曲张。前列腺大小正常，无结节，压痛（-），中央沟存。

理化检查：无。

辨证分析：患者因精神病服用抗精神病药，药毒日久，伤肝入络。肝主宗筋，过阴器，调节血液的运行。药毒伤肝入络，阴器血液运行失其调理而不畅，出现阴茎勃起不坚，甚则阴茎不能勃起，无性生活。精神抑郁，肝失疏泄，故精神略呆钝，面色暗晦，性欲低下，喜叹息。药毒内蕴化热，扰动心神，则心烦易怒，言语较多，声音洪亮，寐差；损伤肾精，不能濡润大肠，则面色暗晦，大便秘结。舌质红，苔黄腻，舌底脉络青紫且粗张，脉弦滑为热毒内蕴之舌脉。综合辨证，本病病机为热毒内蕴，肝郁血瘀。

西医诊断：药物性阳痿。中医诊断：阳痿（热毒内蕴，肝郁血瘀）。

治法：解毒安神，疏肝活血。

方药：羚羊角汤合柴胡疏肝散加味。

羚羊粉0.3g（冲），茯苓10g，远志10g，磁石20g，柴胡10g，枳壳10g，赤芍10g，生甘草6g，川芎10g，香附10g，刺蒺藜30g。14剂。

医嘱：①戒酒，忌辛辣厚味。②舒情怀，注意生活调摄，房事有节。

1997年6月10日二诊：服上方7剂，患者有性意识则阴茎能勃起，但勃起不坚，寐不佳，大便仍干，4～5天1次，舌质淡红，苔黄，脉弦滑。续以前方，加石菖蒲10g，

肉苁蓉 30g，决明子 15g。

1997 年 6 月 17 日三诊：服上方 7 剂，患者阴茎勃起正常，大便 2～3 天 1 次，寐不佳。舌质淡红，苔薄黄，脉弦。续以前方减肉苁蓉、决明子、磁石、羚羊粉，加酸枣仁、丹皮、桃仁。

柴胡 10g，枳壳 10g，赤芍 10g，炙甘草 6g，香附 10g，川芎 10g，远志 10g，茯苓 10g，白蒺藜 30g，石菖蒲 10g，酸枣仁 15g，丹皮 6g，桃仁 10g。7 剂。

1997 年 6 月 24 日四诊：服上方七剂，患者阴茎勃起正常，大便 2 天 1 次，仍诉寐不佳。舌质淡红，苔薄黄，脉弦。拟交泰丸加味。

川连 6g，肉桂 3g，延胡索 10g，法半夏 10g，蝉衣 30g，琥珀粉（冲服）3g。7 剂。

按：本案因精神病服用多种抗精神病药，阴茎渐不能勃起。中医阳痿药毒所致者论述较少，主要是药石所致。现代西医认为，抗高血压类、抗精神病类、抗雄激素类药物，可影响性欲、勃起，抗精神病类药物还可抑制雄激素对大脑的性兴奋刺激作用。患者因精神病服用抗精神病药，药毒日久，伤肝入络。肝主宗筋，过阴器，调节血液的运行。药毒伤肝入络，阴器血液运行失其调理而不畅，出现阴茎勃起不坚。药毒内蕴化热，扰动心神，则心烦易怒，言语较多，声音洪亮，寐差；损伤肾精，不能濡润大肠，则面色暗晦，大便秘结。本案病机为热毒内蕴，肝郁血瘀。用羚羊角汤（《宣明论方》，羚羊角、茯苓、远志、人参、大黄、甘草）去人参、大黄，加磁石凉血解毒、安神定志；柴胡疏肝散加白蒺藜疏肝活血。二诊，患者阴茎有性意识则阴茎勃起，大便干结，寐不佳。久病耗伤精血，故大便干结 4～5 天 1 次。加肉苁蓉、决明子补肾精、清肝热、通便，石菖蒲醒神开窍，振奋性神经。三诊，患者阴茎能勃起，大便 2～3 天 1 次，寐不佳。在前方基础上，去肉苁蓉、决明子、磁石、羚羊粉，加桃仁、丹皮以通瘀，以进一步改善阴茎供血环境。四诊，患者阴茎勃起正常，仍夜寐欠佳，拟交泰丸加延胡索、法半夏、蝉衣、琥珀粉四味，安神镇静。纵观本案，用药注重虚实。实有肝郁、肝瘀、肝热（毒），用柴胡疏肝散疏肝活血，桃红化肝瘀，羚羊粉清肝热、解肝毒。羚羊粉为解肝经热毒之妙品，能解毒又能清热，凉血又能散。虚有肾精损伤，用肉苁蓉补肾精，合决明子通便，补而不热，体现了用药之精细。

附 1：早泄论治

早泄是指性交时，男方尚未与女方接触或欲接触时，或刚接触时即射精，阴茎随之痿软，以致不能进行正常性交的病证。正如《沈氏尊生书》所说："未交即泄，或乍交即泄。"

（一）病因病机

现代医学认为，本病多数是由恣情纵欲，手淫过频及心理因素等原因导致皮层中枢性兴奋增强，脊髓射精中枢兴奋性增高等功能紊乱，或尿道炎、前列腺炎、精囊炎等泌尿生殖系炎症刺激，使射精中枢兴奋或降低而引起。中医认为此病症主要由肾虚精关不固所致。临床中，本病属于肝气郁结，气机失调者甚多。肝属木，主疏泄，如性欲过旺，所欲不遂，或家庭不和、社会矛盾、事业坎坷等因素，均可导致情志不舒，肝气郁结，使肝脏疏泄精液的功能失常，或肝郁日久横逆乘脾，脾之固摄的能力降低，同时肝之疏泄太过，或肝气郁久化火，相火扰动精室，也有因素体虚弱，加之性知识缺乏，每逢性交心惊胆怯，尤其是第一次性交失败之后，或女方性欲过旺，男方担心满足不了女方需要，长此以往，心虚胆怯，可引起早泄。

（二）辨证论治

1. 肝气郁结

早泄兼精神抑郁，心烦易怒，胸胁不舒，脉弦，治宜疏肝解郁，方选四逆散加味；肝郁犯脾，表现早泄，兼肝气郁结之证及面色萎黄，乏力体倦，或腹痛泄泻，大便稀溏，舌质淡，舌苔白或腻，脉弦缓，治当疏肝健脾，方用逍遥散加减。

2. 肝气郁久化火

相火扰动精室，多见早泄，胸胁苦满，口苦口干，小便黄赤，失眠多梦，舌红苔黄，脉弦数等症，治以清肝泻火，方用龙胆泻肝汤加味。

3. 心胆虚弱

房事胆怯，临房早泄，平时表现多梦易惊，坐卧不安，心烦意乱，遇事害怕，饮食乏味，舌苔淡红，脉象虚弦等症，可选柴胡加龙骨牡蛎汤加减治疗，此方具有和解少阳胆气，益气安神，收敛射精之功，具有补中寓泄，涩中有通，通中有补之特点，若胆气不和为主，且胆郁日久，气郁生病，舌苔白腻，脉滑，治当清胆祛痰，方选温胆汤加味。

4. 注意事项

（1）治疗原发疾病

由于本病的原因有由器质性疾病所致者，故应在辨证论治的基础上，重视对器质性疾病的治疗，如有精囊炎、前列腺炎等疾病，宜加用鹿衔草、蒲公英、茜草、夏枯草等清热消炎之品。如有尿道炎等泌尿系炎症，可加用车前草、蒲公英、鹿衔草、益母草等以消炎症。只有重视炎证的治疗，才能巩固疗效。无论何因所致早泄，加入鸡内金、水蛭、刺猬皮等专病专药，可以提高疗效。

（2）重视心理咨询及行为指导

叮嘱病人在性交过程中要彻底放松精神，提倡性前爱抚；其次运用性技巧，如阴茎挤捏法、九浅一深法、动静结合法、间歇法、牵拉阴囊法等控制射精。可用香酊外搽（丁香、细辛、五倍子各15g，将上三味浸于95%的150mL乙醇中2周，过滤取液），涂擦龟头，半小时后同房。通过药物及心理、行为指导，大多数早泄患者可以康复。

（三）临床经验[1]

早泄是男科常见的一种性功能障碍性疾病，肾失封藏是其主要病机，一般多采用固肾涩精之法治疗。随着社会的发展和人们生活方式的转变，现代人面临的压力越来越大，竞争使人们精神心理失衡，故早泄由精神心理因素引起者越来越多，治疗当以安志固肾为第一法则。

理论依据

（1）精神心理因素对本病的发生起着关键性的作用

心主神志，肾藏精，精舍志，精神心理活动与心肾两脏的关系最为密切，心肾两脏功能正常是维持正常精神心理活动的基础。若心肾功能异常则可导致精神心理活动异常，精神心理活动异常亦可导致心肾功能失调。本病的发生总由肾失固摄所致，而引起肾失固摄的原因复杂多样，或外感六淫，或七情内伤，这些原因往往通过心主神志功能的异常导致肾失固摄，正如《辨证录》中所谓："心喜宁静，不喜过劳，过劳则心动，心动则火起而上炎，火上炎则水火相隔，心之气不能下交于肾，肾之关大开矣，盖肾之气必得心气相通，而始能藏精而不泄。今心不能摄肾而精焉得而不走乎。"说明心肾不交是本病发生的主要原因。

（2）大凡安神药亦有固肾作用

在大量的临床实践中发现，对于本病的治疗若只采用一些专事固涩收敛的药，效果往往不明显，临床常加入一些具有安神作用的药物则其效大增。这是因为安神药除了具有养心安神的功效外，还具有一定的固涩作用，心肾同治往往收到良好的治疗效果。

（3）专病专方

对于本病，应抓住其主要病因病机进行专病专方的治疗，临证多用加味三才封髓丹。药用：远志、茯苓、五味子、龙骨、牡蛎、磁石、天冬、熟地黄、党参、黄柏、砂仁。

---

[1] 王停，王臻，姚建平，等.王琦教授治疗早泄的经验[J].山西中医，2001，17（4）：4.

方中远志、茯苓、五味子、龙骨、牡蛎、磁石安神定志；天冬、熟地黄、党参益气养阴补肾；黄柏苦寒坚阴；砂仁纳五脏六腑之精归于肾；诸药共奏安志固肾之功。

（四）临床治验举例

射精过快（心肾不交）案

初诊日期：1997 年 8 月 25 日。

徐某，男，30 岁。

主诉：射精过快伴勃起障碍半年。

现病史：今年 2 月起，出现射精过快，刚插入即泄，或未插入即软，有时一触即泄。曾在北医三院予服虎威丹及外用药物涂抹龟头，症状无明显好转。既往勃起尚好，性生活也较满意，无尿频、尿急、尿痛等不适，眠差，时有烦躁，手足心热。

查体：T36.5℃、P78 次 / 分、R20 次 / 分、BP120/70mmHg。

辨证分析：证属肾阴不足，阴虚火旺，虚火扰心，心神不宁，虚火灼扰精室，固摄失权则精液早泄。

西医诊断：射精过快。中医诊断：早泄（心肾不交）。

立法：滋阴降火，宁心安神。

方药：三才封髓丹加减。

①知母 10g，黄柏 10g，生熟地 10g，砂仁 3g，天冬 10g，党参 10g，鸡内金 10g，白花蛇舌草 15g，龙骨 20g，牡蛎 20g。7 剂。

②心理疏导，性行为指导。

医嘱：避免刺激性食物。

二诊：诉经服用中药和心理疏导，性生理知识的讲解及采用行为疗法，目前射精过快明显好转，阴茎勃起亦较前好转。上方去白花蛇舌草，加枳壳、蛇床子、远志各 10g，继服 14 剂。

三诊：服完 14 剂后，同房时阴茎勃起硬度已恢复至发病前，同房多可持续 5 ～ 6 分钟，最长时间可达 10 分钟，眠好，食纳佳，二便正常，嘱服知柏地黄丸 1 个月，巩固疗效。

按：早泄一症的论治，多从补肾固精着手。对此症的论治强调从心论治，清心火、宁心神是治疗之本，少佐滋补肾阴。对早泄、遗精之症，喜用鸡内金，乃取其涩精止遗之功。同时对患者进行心理疏导，嘱其放松紧张情绪，不宜高度集中在性感受上，对病情严重者可嘱使用避孕套，让患者明白射精并非都是肾虚，不宜盲目进补。此外，还应给患者性行为指导，通过综合疗法，达到治疗目的。

附2：阴茎异常勃起论治

阴茎异常勃起，是指在无性欲要求或无刺激情况下，阴茎海绵体呈持续性痛性勃起，久举不衰，能维持数小时、数天乃至更长时间，属中医"阳强"范畴。《灵枢·经筋》称"纵挺不收"，《千金要方》《世医得效方》等谓"强中"，《诸病源候论》谓"强中病者，茎长兴盛不萎"。《石室秘录》等皆有"阳强不倒门"。

（一）病因病机

现代医学认为，引起阴茎异常勃起多由精神因素及血液动力学改变所致，常见原因还有：①血液学异常，如镰状细胞疾病及白血病。②感染，如前列腺及后尿道炎症。③神经性疾病，如中枢神经系统疾病、损伤性截瘫。④损伤，阴茎损伤后可使神经受损或栓塞海绵体而造成异常勃起。⑤肿瘤，原发或转移性肿瘤浸润阴茎，或使神经机能不协调而发生血管改变。⑥药物因素及极少数原因尚不清楚的特发性勃起。因此，一旦发病，须尽快查明原因，再进行治疗。

中医学对阴茎异常勃起早有认识，《灵枢·筋经》指出："足厥阴之筋病……伤于热则纵挺不收。"《石室秘录·男治法》亦明示"阳强不倒，此属火炎上而肺金之气不能下行"所致。《本草经疏》也指出："阳强不倒，属命门火实。"故一般认为肝经湿热，相火偏亢是本症发生的主要病机。长期以来，历代医家多以清泻肝火或滋阴降火施治。

（二）辨证论治

阳强与不射精并存，多见于青、壮年，是男子不育症原因之一。其病因，古人认为是由于长期饮食金石丹药、火毒内盛所致。临床所见病因病机较多，常见病因有以下两种：

1. 肝胆火旺

本病多由素体火盛，又偏嗜辛辣甘温之品以致。阴茎勃起靠气血充盈，当茎中动脉血流量持续达到勃起量，或超量的情况下，形成了阳强状态，肝胆火旺，血运得火之推动，厥阴脉络，血液充斥，故阴茎久举不衰。

2. 气血瘀滞

青壮年男子，性欲易冲动，欲念不遂，可导致气滞精血郁积，阻于脉络，形成阴茎静脉回流受障导致本证。

总之，宗筋瘀滞是阴茎异常勃起的主要病机。其病变的主要脏腑责之于肝，其次在肾。肝主经筋，足厥阴之脉，循阴股，绕阴器，前阴为宗筋之会，宗筋乃诸筋之所聚，诸筋皆统于肝。精神情志失调及外伤等均可导致肝脉失和，茎络阻滞，瘀血停聚，宗筋瘀滞而纵挺不倒，出现阴茎异常勃起。

（三）综合治疗

临床多采用疏肝通络，活血化瘀的治疗法则，以使宗筋气血通畅而阴茎勃起自然消退。常选既疏肝通窍，又活络化瘀之红花散、虎杖散加味治疗。常用药物有：虎杖、王不留行、水蛭、红花、急性子、路路通、枳壳、柴胡、赤芍、地龙、川牛膝、甲珠、蜈蚣等药。虎杖、王不留行、甲珠、红花、路路通、赤芍、川牛膝活血通络止痛；水蛭、地龙、蜈蚣为活血通络之良药，水蛭入肝经，通经破滞，蜈蚣最善通达瘀脉；柴胡、枳壳理气疏筋，条达肝之络脉。此外，通窍活血汤、血府逐瘀汤等活血化瘀方剂亦可随证加减选用。

若阴茎勃起异常经治疗未见好转，或阴茎疼痛剧烈，皮肤呈青灰色，海绵体呈木样坚硬，或见排尿困难，甚者出现尿潴留，系血瘀水停，预后欠佳，治疗当采用海绵体抽吸和 β 肾上腺素能受体兴奋剂灌洗，甚则采用手术分流治疗。

（四）临床治验举例

1. 阴茎异常勃起（阴虚阳亢，茎络瘀阻）案

初诊日期：2000 年 4 月 27 日。

闵某，男，24 岁，已婚，工人。

主诉：阴茎夜间勃起不倒 1 年多。

病史：患者夜间阴茎持续勃起 3～4 次，每次 1 小时左右，已有 1 年。现阴茎胀大不舒，腰酸，有时会阴部不适，晨起咽干，不渴，夜间寐差易醒，大小便可。既往身体健康，无烟酒嗜好。

望、闻、切诊：神志清楚，精神倦怠。语言清晰，偶而叹息，未闻及异常气味。身体偏瘦，皮肤毛发无异常，头面、五官、颈项、胸廓、腰背、四肢、爪甲正常，后阴排泄物未见。舌体活动自如，舌质淡暗，舌底脉络紫暗，苔薄白，脉沉涩。

男科查体：阴毛深密，阴茎大小正常，双侧睾丸 15#，附睾无结节，无压痛。前列腺正常，无结节，无压痛，中央沟存。

理化检查：无。

辨证分析：患者阳强，系阴虚阳亢，茎络瘀阻所致。肝肾阴亏，无以制火，相火偏亢，热扰宗筋，则阴茎坚挺不收，硬胀不舒；肾水不能上济于心，致心火亢盛，故心烦少寐口干，腰为肾之府，肾阴不足则肾府空虚，故腰酸。会阴胀及舌脉均为瘀血阻络之

象。综合辨证，本病病机为阴虚阳亢，茎络瘀阻。

西医诊断：阴茎异常勃起。中医诊断：阳强（阴虚阳亢，茎络瘀阻）。

治法：滋肾泻火，软坚通络。

方药：天冬 10g，肉桂 3g，丹参 15g，地龙 10g，赤白芍各 10g，川牛膝 15g，川楝子 10g，香附 10g。14 剂。

医嘱：①节制房事，避免各种强烈的性刺激。②注意精神调节。③少食肥甘厚味及饮酒。

服上方 14 剂后，寐安，夜间阴茎不勃起，唯晨间 4～5 时，勃起 1～2 小时，胀大不舒，舌淡苔薄，脉沉涩。上方去香附，加黄柏 10g。

2. 阴茎异常勃起（心肾不交，脉络瘀阻）案

初诊日期：1997 年 12 月 1 日。

彭某，男，31 岁，已婚，工人。

主诉：每天夜间勃起不倒达 3～4 小时。

病史：2 年前，因工作不慎碰伤阴部，当时疼痛难忍，未行处理自愈。近半年出现异常勃起可持续半小时到 1 小时，伴胀痛，射精后亦不减轻。曾在当地诊断为"异常勃起"，遍服中西药无效。遂来本院治疗。现每晚勃起达 3～4 小时；伴胀痛不舒，失眠多梦，五心烦热，乏力、尿黄便干。不嗜烟酒、素体健康。

望、闻、切诊：神志清楚，面色潮红，语言清晰，未闻及异常气味，身体偏瘦，皮肤无异常，头面、五官、颈项、胸廓、腰背、四肢、爪甲正常，未见后阴排泄物，舌质红暗，少苔，脉细数。

男科查体：阴毛密，阴茎大小正常，但皮下有瘀斑，双睾丸 16#，无结节及压痛，前列腺大小正常，无结节，无压痛，中央沟存。

理化检查：无。

辨证分析：本案由心肾不交，虚火扰动，脉络阻滞所致。肾阴亏虚，无以制火，热扰宗筋则阴茎坚挺不收，硬胀不舒；肾水不能上济于心，致心火亢盛，故心烦失眠，多梦；虚火上浮则面色潮红；阳虚火旺，下移小肠，故见小便黄；阴液不足，致肠道津亏，故便干。此外，瘀血阻络，血滞不归经，则见阴茎坚硬不软及阴茎皮下瘀斑，舌脉为阴虚络阻之象。

西医诊断：阴茎异常勃起。中医诊断：阳强（心肾不交，脉络瘀阻）。

治法：滋阴泻火，祛瘀通络。

方药：知柏地黄汤加味。

生地 15g，玄参 12g，山药 12g，丹皮 10g，知柏 12g，黄柏 10g，赤芍 10g，地龙

10g，桃仁 12g，炙水蛭 6g。7 剂。

医嘱：①少食肥甘厚味，不宜饮酒及吃辛辣食物。②节制房事，避免各种强烈的性刺激。

1997 年 12 月 10 日二诊：诉服药后已 2 日未出现异常勃起，其他症状均有改善，上方继服 14 剂。

1997 年 12 月 25 日三诊：诉服上剂后复发 1 次，但半小时后即消退，未再复发，其他症状亦好转。

按：本患形体消瘦，结合脉证，知其素体阴虚，又因外伤阴茎，致茎络阻滞，阴虚更甚，阴虚火热又加重茎络的瘀阻，乃阴虚络阻相互为患，导致异常勃起。治疗以知柏地黄滋其阴，降其火；桃仁、赤芍、地龙、水蛭等祛其瘀而通其络。阴液恢复，相火复其本位，络脉通畅，自无血滞经络，异勃乃愈。

3. 性欲亢进（血瘀宗筋）案

初诊日期：1997 年 7 月 29 日。

陆某，男，66 岁，已婚，工人。

主诉：性欲亢进 3 个月。

病史：患者无明显原因，近 3 个月性欲亢进，阴茎时时勃起，每天夜间有性要求，性交 2 次，其妻苦不堪言，让其女带父就诊。既往身体健康，嗜烟酒，白酒每日 1 斤。

望、闻、切诊：神志清楚，精神低沉，面色潮红。沉默少言，语言清晰，未闻及异常气味。身体偏瘦，头发黑白相间，皮肤无异常，头面、五官、颈项、胸廓、腰背、四肢、爪甲正常，后阴排泄物未见。舌体活动自如，舌质淡，苔薄白，舌底脉络无紫暗。脉弦。

男科查体：阴毛稀疏，阴茎大小正常，双侧睾丸 15#，附睾无结节，压痛（－）。前列腺偏大，无结节，压痛（－），中央沟存。

理化检查：无。

辨证分析：前阴为宗筋所聚，肝经络阴器，抵少腹。肝经阳气郁滞，阳气不达阴器，则阴茎寒冷；性事后肝经阳气郁遏加重，不能温通少腹，故少腹拘急疼痛；舌质淡，苔薄白，脉弦细为肝阳郁滞之舌脉。综合辨证，本病病机为血瘀宗筋。

西医诊断：性欲亢进。中医诊断：阳强（血瘀宗筋）。

治法：活血通络，畅达宗筋。

方药：血府逐瘀汤加减。

柴胡 10g，赤芍 10g，桃仁 10g，红花 6g，川牛膝 15g，地龙 10g，炙水蛭 3g，丹参 15g，天冬 15g。7 剂。

医嘱：忌烟酒，注意生活调摄。

1997年8月5日二诊：服上方7剂，性欲要求有所遏抑，阴茎异常勃起亦渐减轻。舌质淡，苔薄白，脉弦。仍宗原法再进，上方加香附10g，川芎10g，肉桂3g。7剂。

4. 阴茎异常勃起（浊热内扰，气阴两虚）案

初诊日期：1999年2月2日。

张某，男，28岁，已婚，工人。

主诉：阴茎频繁勃起8年。

病史：患者阴茎频繁勃起，难以控制，在北京各大医院就诊，经心理治疗、服用滋阴降火中药等，未见效机。现稍有欲念，阴茎即起，不能控制，勃起后尿道口流出大量白色黏性分泌物，气短乏力，心烦不安，大小便正常。婚后5年，性生活正常。无烟酒嗜好，既往身体健康。

望、闻、切诊：神志清楚，精神安静，面部正常，语言清晰，未闻及异常气味。身体壮实，头发皮肤无异常，头面、五官、颈项、胸廓、腰背、四肢、爪甲正常，后阴排泄物未见。舌体活动自如，舌质淡，苔薄黄，舌底脉络无紫暗。脉滑。

男科查体：阴毛稠密，阴茎大小正常，双侧睾丸12#，附睾无结节，压痛（－）。前列腺大小正常，无结节，压痛（－），中央沟存。

理化检查：前列腺液常规正常。

辨证分析：患者勃起后，尿道口流出大量白色黏性分泌物，为浊热内蕴之表现。浊热内扰，相火妄动，上扰心神，故稍有欲念阴茎即起，不能控制。气短乏力，心烦不安，为浊热耗伤气阴所致。舌质淡，苔薄黄，脉滑，为内有蕴热之舌脉。综合辨证，本病病机为浊热内扰，气阴两虚。

西医诊断：阴茎异常勃起。中医诊断：阳强（浊热内扰，气阴两虚）。

治法：清热排浊，益气养阴。

方药：当归贝母苦参丸合三才封髓丹加减。

当归10g，浙贝10g，苦参10g，天冬10g，生地15g，党参10g，黄柏10g，砂仁6g，龙骨30g，茯苓10g，鸡内金10g，炙甘草6g。7剂。

医嘱：①忌食火锅、涮羊肉，辛辣厚味。②舒情怀，注意生活调摄。

1999年3月9日二诊：服上方7剂，阴茎勃起不再频繁，并可控制异常勃起，自觉体力恢复，心情渐舒，唯尿道口时有白色黏性分泌物。舌质淡，苔薄黄，脉滑。上方加萆薢10g，车前子10g（包）。

按：本案阴茎频繁勃起8年，经多方求治无效。抓住"阴茎勃起后尿道口流出大量白色黏性分泌物"这一症状，辨证为浊热内扰，引动相火，日久耗伤气阴。治疗用当归贝母苦参清热排浊，三才封髓丹清相火、益气阴，加龙骨、茯苓安心神，鸡内金固精止遗。服方 7 剂，阴茎频繁勃起即被控制。二诊，加萆薢、车前子分清别浊，清热利湿。

5. 阴茎异常勃起（气滞血瘀、脉络瘀阻）案

患者崔某，男，28 岁，干部，1992 年 5 月 26 日初诊。阴茎异常勃起 2 年余，勃起时阴茎呈青紫色，且伴有胀痛不舒，每于视听感官受刺激时表现尤为明显。近来以致无任何刺激也时常自行勃起，精神不能集中，烦躁易怒，夜寐不安，多梦，健忘，舌质暗红，脉沉细。诊断为气滞血瘀，脉络瘀阻。治以行气活血，化瘀通络为法，方以血府逐瘀汤加减：柴胡 10g，生地 15g，川芎 10g，桃仁 10g，红花 10g，枳壳 10g，赤芍 10g，牛膝 15g，丹参 15g，延胡索 10g。

服上方 14 剂后，阴茎勃起次数明显减少，但勃起时，阴茎仍为青紫色。心烦、多梦症状消失。上方加路路通 10g，三七粉 3g（冲）。又服上方 10 剂后，诸症状均消失。

按：阴茎异常勃起症，中医称为阳强。既往多认为本病多由命门火旺所致，故治疗多从清泄命门之火着手。殊不知该病往往以血脉瘀阻为主要病机。现代医学也证实，多数阴茎异常勃起的病人，均为阴茎海绵体静脉回流不畅所致。本例患者因情志不遂、肝气郁结、气机阻滞"则血行不畅、瘀血阻络，故造成阴茎异常勃起，久举而不衰。治疗选用血府逐瘀汤加减，经调治 20 余剂，则气血得畅，血脉得通，久举之阴茎自衰。

第五章 男性不育论治

男性不育不是一种独立的疾病，而是多种疾病或因素引起的一种结果。由于其原因很多，临床上除需探明肯定原因之外，主要根据精液检查结果来进行诊断。本章论述的男性不育症为精液异常不育，包括精子密度低下、成活率低下、活动力低下、精液白细胞过多、精子畸形过多和精液不液化等。

西方医学对不育的优势主要体现为病因学研究不断进步、诊断方法先进、辅助生殖技术的应用等，但困惑的是有的找到了明确原因，却缺少特异性治疗，或因为其副作用影响治疗。中药治疗不育的历史悠久，拥有大量有关"种子"生殖的方药，如五子衍宗丸、育麟丹、固本种子丸等数百首，可供进一步发掘与研究。中药对丘脑－垂体－性腺轴具有双向整体调节作用，且有调节环核苷酸、补充微量元素和促进 DNA 合成等多环节作用，显示出广泛的药理基础。

研究文献的基础上，我在男性不育理论方面首次提出了精室论，临床注重辨病辨证结合治疗男性不育，对各种原因导致的男性不育提出了个人见解及治疗思路。根据临床实际，首次提出当代社会导致男性不育最常见的少、弱精症的病机为"肾虚夹湿热瘀毒虫"，治则为"补肾益精、活血化瘀兼清利湿热"，突破了中医长期以肾虚精亏为病机、以补肾为主的思维定式。据此开发了黄精赞育胶囊（原名优生宝胶囊），首次采用恒河猴不育模型，观察研究了"黄精赞育胶囊"的药效学、毒理学作用。采用多中心、随机、对照观察中药方药治疗少、弱精症的疗效和不良反应，检测指标统一规范，临床研究结果具有循证医学依据，提高了对生殖方药疗效研究的可信度。在中医生殖医学领域，首次运用中药进行了子代安全性的追踪观察，证实了中医方药治疗男性不育症的安全性。运用复杂科学思维模式，采用多学科交叉研究方法，深入到分子生物学和超微病理学水平上阐明中药提高人类精子质量的机制，为现代生殖研究提供了新的认知方法，丰富了生殖医学的研究内容，为中医药开展临床和生殖基础研究提供了理论与实践支持。对现代条件下的男性不育，进行了从病因病机—治则治法—药效药理—生殖毒理—作用机制—循证研究—子代追访—疗效评价等 8 个方面的系列综合研究，为中医生殖医学的同类研究提供了很好的示范作用。黄精赞育胶囊已经成为我国第一个治疗男性不育的中药新药。

论治男性不育的主要学术思想为：

1. 病机为"肾虚夹湿热瘀毒"

在不育症病机认识方面，传统多责乎肾之阴阳精气不足，虽不止于肾，亦不离于肾。1988 年，根据多年临床实践，我明确提出了"肾虚夹湿热瘀毒"（20 世纪 90 年代初又加上"虫"）是现代男性不育症的主要病机，并对 438 例男性不育症病例进行临床研究。结果提示瘀血、肾虚、湿热三者构成不育症病变核心，它们单独为患或相互作用导致了疾病的发生、发展，对疾病的演变起着决定性的作用。

2. 病性是"邪实居多，正虚为少"

从生理方面看，育龄男性是从"肾气盛，天癸至，精气溢泻"到"筋骨隆盛，肌肉壮满"的时期，机体"阴平阳秘"，精力旺盛，体力充沛，正气充实，邪气难袭，若病以邪实居多，正虚为少。从不育病因病机方面看，情志内伤、病邪外感、过食肥甘、恣贪酒色等，多为实邪，最易导致气血瘀滞、湿热下注，虽有先天禀赋不足、精气虚衰所致者，为数亦少。现代生活方式的变化、生存环境的影响（如污染等）、饮食结构的变化、疾病谱的改变，使正虚的发病率大大降低，而产生湿热、血瘀、痰湿的机会明显增加。

3. 病位上重点把握"肾、肝、脾"三脏

男性不育症的发生发展是瘀血、肾虚、湿热三者单独为害或相互作用、夹杂的结果，其表现证型主要为瘀血阻络、湿热下注、湿热夹瘀、肾阴不足和肾精亏虚，提示临床辨证时，应主要着眼于这几方面，在病位上重点把握肾、肝、脾三脏。肾虚以肾阴亏虚、精血不足居多，瘀血与肝的关系密切，湿热多见于肝经湿热和脾胃湿热下注。

第一节　男性不育理论研究

一、概述

（一）精室论

男子有没有贮藏精液的器官，中医界历来争论较多。我在《中医藏象学》中对男子的精室进行了论述，阐明了中医精室的位置、功能、作用、与经络、气血的关系。

精室的功能：主生精，主泌精液。精室为肾所属，与奇恒之腑相类，古之无名，其经脉与肾经和督脉相通。精室与肾、肝、命门关系密切。精室之病，主要为精液病，涉及精室本身及阴器（阴茎、前列腺等），既有外因，又有内因，也受它脏病变的影响。精室的主要病证有血精、脓精、少精、精冷、精液不液化等。精室病证的治疗大法为清热解毒、补肾益精。这些内容涉及前列腺疾病、精囊疾病以及精子发育异常的各种疾病，为中医男科的治疗提供了较好的思路。

（二）肾虚夹湿热瘀毒虫

"肾虚"，指先天禀赋不足，后天肾失滋养，肾精亏虚所致的生殖功能低下、无精症、少精子症、弱精子症等；"湿热"，指过食肥甘辛辣或酗酒等，酿热生湿，或湿邪浸淫，损害生精功能等，包括前列腺炎、精囊炎及其他生殖系统炎症等；"瘀"，指各种生殖系统慢性病变形成的血瘀、痰瘀等病理改变，例如精索静脉曲张、精液不液化等各种生殖系统慢性病变；"毒"，是指化学药品、汽油、农药、工业废气及放射线辐射、食棉籽油等因素对生殖器官、生精功能的损害；"虫"，指性传播疾病等中的各种微生物对生殖系统的损害，如结核杆菌、梅毒螺旋体、生殖道奈瑟菌、支原体、衣原体、滴虫、弓形虫以及部分病毒等。

（三）男性免疫性不育症辨体论治理论探讨

男性免疫性不育症的发生，最重要的原因是机体的自身免疫反应，然而，并非所有发生自身免疫反应的男性都会患不育症。男性免疫性不育症是在内外致病因素作用下导致的病理改变，机体内环境失稳和适应性调节功能失常，即体质禀赋异常是其根本。男性免疫性不育症的辨体论治思路关键在于改善、纠正其过敏体质，调节机体免疫机能，将过敏原（精子）与机体的不良免疫反应降到最低限度。

二、精室论[1]

精室，又名精房、精宫、男子胞，是男子奇恒之府，为生殖之精生贮之处，具有生精和主泌精液的作用，是肾主生殖的重要组成部分。《石室秘录》说："胞胎为一脏，男女皆有。"胞居于女，名女子胞，在男则言男子胞，《类经》云"胞……在男子则为精室，在女子则为血室"，《类经附翼》谓其位置为"居直肠之前，膀胱之后，当关元、气海之间"。

（一）精室的功能

1. 主生精

精有水谷之精和生殖之精两种。《素问·六节藏象论》说："肾者，主蛰，封藏之本，

---

[1] 王琦.中医藏象学［M］.北京：人民卫生出版社，2005.

精之处也。"《难经》认为生殖之精不藏于肾，而藏于命门，"命门者，精神之所舍也，男子以藏精，女子以系胞，其气与肾通"。清代唐容川在《血证论》中说："男子之胞，一名精室，乃藏精之处。"说明男子胞（精室）为贮精之处，"精室的贮精来自于肾阳的充足，肾气足，精气盛，命门火盛，则精室贮满充盈，其满则溢，与精窍相通"，精窍也称精关，当指射精管口，精液主要由睾丸所产生的精子和精囊腺、前列腺、尿道球腺等腺体的分泌液组成，精子虽产生于睾丸，但必经附睾及输精管才能得以发育成熟。因此精室与现代解剖学上的男子睾丸、附睾、前列腺、精囊腺等器官的综合作用相似。《医经精义》说"前阴有精窍，与溺窍相对，而各有不同，溺窍内通膀胱，精窍内通精室"，又说"精室，乃气血交会，化精成胎之所，最为重要""男子藏精之所，尤为肾所司"。《医学衷中参西录》则认为精室为"生精之处"和"化精之所"。可见，精室有促成生殖之精成熟以及藏精和生育功能。

2. 主泌精液

精液由精子和精浆两部分组成。精室是男性生殖系统的重要贮藏及排泌之处。精室功能的正常，有赖于肾阳的充足，肾气盛则精满。精之排泄需津液的滋润，肾阴有滋养阴液的作用。精液的分泌与精子的活动相辅相成，若肾中阴阳和谐，则精子化生充旺，精液分泌充足。如下焦被湿热所犯，精宫受损，即使肾之阴阳和谐，精液排泌也会发生障碍。若肾之阴阳亏损，则精化不足，精液稀少难行，使生育功能受损。

3. 精室与经络

精室为肾所属，与奇恒之腑相类，古之无名，其经脉与肾经和督脉相通。督脉之腧穴作用可使精室功能发生改变，如会阴穴可直接作用于精室。此外，邪犯精室时，膀胱经之腧穴也有治疗作用。肝统前阴，宗筋为肝所主，前阴为肝所统。肝筋结于阴器，《灵枢·经脉》曰："足厥阴之脉，起于大指丛毛之际……上腘内廉，循阴股，入毛中，过阴器，抵少腹。"肝寄相火，具有鼓动阴器，启闭精窍，主司精液溢泻的作用。督脉损伤，阳气流经受阻，常会导致精关不通，或生精不能。

（二）精室与脏腑

1. 精室与肾

肾主生殖，精室在肾气作用下，贮排精液有常。肾阳不足，或命火衰弱，使肾阴亏虚，肾精不足，精室化生精子能力减弱，则会出现精冷、精清、少精之症。肾阳过旺，命火过盛，精室化生精子的作用超强，则会出现多精症、精液不液化等证。肾脉损伤，波及膀胱，影响精关的开合，或使邪毒内侵，可引发精室的病变。

2. 精室与肝

肾藏精，贮于精室，主生长、发育与生殖。生殖之精产生于肾，男女生殖之精相合，就能孕育新的生命。而肝则是司生殖之藏，一者肝脉绕阴器，肝气行于筋，则阴茎勃起伸缩自如；二者肝主藏血，调节血量，宗筋受血则能兴奋。若肝血充盈，则宗筋得以滋养，用事之时以有形之血使阴茎胀大充盈，进而精室所贮之精得以排泄；三者肝主疏泄，具有调畅气机和情志的作用，肝主疏泄，肝脉经气运行不畅，宗筋失常，可致阳痿、射精困难，郁结日久，则使精室排泄失控，产生遗精、滑泄；四者精血同源，血不足，则精化生不足，肾衰精少，则导致不育。

3. 精室与命门

命门学说的不同观点之一，即是认为命门在女子为子宫，在男子为精室。明代张景岳就认为命门"为藏精之所，先天立命之门户，父母交会之际，男之施由此门而出，女之摄由此门而入，及胎元既足，复由此出。其出其入，皆由此门，谓非先天立命之门户乎""既知此处为命门，则男子之藏精，女子之系胞，皆有归着"。《医学实在易》认为："命门在女性为产门，在男子为精关。"而精室所产生的精气正是命火旺盛的根基。

（三）精室病病因

精室之病，主要为精液病，涉及精室本身及阴器（阴茎、前列腺等），既有外因，又有内因，也受他脏病变的影响。

精室之病的外因多由感受湿热、寒凝筋脉，外伤损睾等，出现淋浊、滑精、子痈、子肿、囊缩、寒疝等。

精室之病的内因多为情志损伤、房劳伤肾、气血失调、机体久病（如肺痨），由此引发阳痿、遗精、早泄、精液异常、子肿、子痰、狐惑、白淫等。

（四）精室病病机

寒主收引、凝滞，寒邪伤及阴器、精室，则使局部气血流通不畅，阴部经脉失常，变生寒邪致病诸证。

湿性黏滞、重浊，湿与热结，随湿下注，留注精室，变生精液异常之证，或见梦遗、滑精。

藏精不足，精关失和，火衰其本，使阳虚之证迭生，导致男性不育、精液病的发生。

肾失封藏，精关不固，则生梦遗、滑精之变。外伤脉络受阻，或瘀血阻络，均可导致血溢脉外，出现赤浊、血精。

（五）精室病发病

正气不足，气血失调，阴阳乖逆，是精室病发病的内在原因。外邪侵袭，他脏病及，是加速精室出现病变的条件。

精室病发病随年龄增长而变生诸病，少时遗精、滑精；中青年男性不育、精液异常；年老癃闭、淋浊。

精室病发病常与性事有关，守其常，则病不所及，失其常，则随之应起，如早泄、遗精、精液异常。

精室发病常局部严重，周身较轻，且不同病种各有特点。精室病发病多与季节气候变化影响不大，但大疫流行常需预防。治疗周期相对较长。

（六）精室的主要病证

1. 血精

血精是指精液中混有血液，既是病名，又是症状，常见于精囊炎患者。多与房劳过度有关，肾虚是其主要病机。其有轻重之别，轻者需借助于显微镜观察，重者肉眼可见。急性起病者多有寒战、发热等全身症状，下腹部疼痛，放射至腹股沟、会阴部，痛性射精，日久不愈，可转为慢性。临床辨证分为阴虚火旺证、湿热蕴结证、心脾两虚证等，分别使用滋阴降火、清热利湿、健脾养心等方法治之。

2. 脓精

脓精是精液中混有脓液和白细胞的病证，多因湿热下注，或他病伤及精室所致。以清热利湿、凉血解毒等方法治之。

3. 少精

少精，即精子减少症，多由先天不足，或房室不节，耗伤肾精，或五劳七情，久病及肾，下元不固或肾阳不足，命火衰微，不能温煦脾阳，脾肾阴虚不能运化水谷精微或气虚两虚，精水亏乏，精亏血少，以致精子数减少。其治疗当补肾填精、温补命门、调和气血、补血填精等。

4. 精冷

精冷，证候名，指精液清冷、活动力弱，亦指排精后身体打冷战，多由肾虚、命火衰微而致。治宜滋阴补肾。

5. 精清

精清，是指精液清稀、少精。多因先天禀赋不足、命火衰微，或湿热侵及精室所致。治宜滋补肾阴，或清热利湿。

6. 精瘀

精瘀，是指精子计数超过正常，甚至 1～2 倍，而精浆并不多见，可造成男性不育。常与肾虚湿阻有关。临床辨证以肾气亏虚和湿热下注较常见，其治疗当补气益肾、清热利湿。

7. 精液不液化

精液不液化是指在室温下（25℃）60 分钟精液仍不能液化或仍含有不液化的凝块者。多因房室过度，阴虚火旺，精液受灼而黏稠难化，或素体元阳不足，阴虚及阳，精宫虚寒，阳不化阴而致精液不液化，或因湿热下注，阻滞阴道，精浊混淆难化。治法有滋阴降火、温肾散寒、清热利湿等。

（七）精室病辨证

依所见证候不同，参照脏腑辨证，结合精液化验检查予以辨证。

（八）精室病的治疗

1. 治疗大法

（1）清热解毒法

清热解毒法是用具有清热、泻火、解毒作用的药物治疗因湿郁热毒所致的各种男科疾病，如囊痈、热淋等。常用方有黄连解毒汤、普济消毒饮等，又可在非清热解毒方剂中加入清热解毒之品。

（2）补肾填精法

精室病变常与肾精亏损有关，也与先天禀赋不足有关，因此，补肾填精法是精室疾病的常用治法。适用于肾阳虚衰而精亏者，代表方剂有右归丸、左归丸等。

2. 常用方剂

（1）清热解毒方

①五味消毒饮（《医宗金鉴》）

功用：清热解毒，消散疔疮。主治各种疔毒、痈疮疔肿。

处方：金银花、野菊花、蒲公英、紫花地丁、紫背天葵子各一钱二分。

用法：水二盅，煎八分，加酒半盅，再滚二三沸时热服。滓加水再煎服。被盖出汗为度。

②五味连翘散（《外科集验方》）

功用：清热解毒，主治一切积热、结核、疬、痈疽、恶疮、肿疖。

处方：沉香、连翘（去蒂）、桑寄生、丁香（去梗）、射干、独活、乳香、升麻、大黄（蒸）、木通、羌活、甘草、麝香、青木香各等分。

用法：上㕮咀，每服四钱，水二盏，煮取八分，食后热服，以利下恶毒为度。

（2）补肾填精方

①七子散（《备急千金要方》）

功用：温肾壮阳，益气补虚。主治男子虚羸，头昏目眩，精气衰少无子。

处方：五味子、牡荆子、菟丝子、车前子、蒺黄子、石斛、薯蓣、干地黄、杜仲、鹿茸、远志各三钱，附子、蛇床子、川芎各二钱半，山茱萸、天雄、人参、茯苓、黄芪、牛膝各钱半，桂心四钱，巴戟天五钱，肉苁蓉四钱，钟乳粉二钱。

用法：上二十四味，研为细末，每服三钱，一日两次，酒调下。不知，增至五钱，以知为度。不能饮酒者，蜜和丸服亦可。

②五子衍宗丸（《医学入门》）

功用：补肾填精，疏利肾气。用治肾虚、精子稀少，无精、死精，腰膝酸软，头晕耳鸣，阳痿，早泄，小便余沥不尽等。

处方：枸杞子、菟丝子各八两，五味子一两，覆盆子四两，车前子二两。

用法：为末，炼蜜为丸，睡前淡盐汤下二钱。或作汤剂。

3. 常用药物

入肾经药物和入命门的药物可酌情参照使用。

（四）自然疗法

精室之病可依据中医辨证论治的原则，施以针灸、气功、食疗之法。

三、肾虚夹湿热瘀毒虫

男性不育症是指育龄夫妇同居未采取避孕，由于男方的原因而女方两年以上未能受孕或生育。据统计，男性不育的发病率占不孕不育夫妇的 25% ~ 40%。

古今医家对男性不育症的病机，多从肾虚（肾虚、阳虚、精亏）精少、精冷立论。但随着工业的发展，生态环境的污染，对人类健康包括生殖功能产生了种种危害使男性不育的诊治产生了变革。

（一）肾虚夹湿热瘀毒虫是男性不育的主要病机

1. 基本概念

肾虚：指先天禀赋不足，后天肾失滋养，肾精亏虚的生殖功能低下，表现为少精症、弱精症等；湿热：指过食肥甘辛辣，或过量饮酒酿热生湿，或受湿热之邪浸淫对生精功能的损害，包括前列腺炎及其他生殖系统炎症；瘀：指各种生殖系统的慢性病变形成的血瘀、痰瘀等致病因素，包括精索静脉曲张、精液液化障碍等；毒：指化学药品、汽油、农药、工业废气及辐射，食棉籽油（棉酚）及腮腺炎等对生殖器官、生精功能的损害；虫：主要指性传播疾病及种种微生物感染，包括梅毒螺旋体、淋球菌、衣原体、支原体、滴虫及结核杆菌和白色念珠菌等。基本概念的确立，为中医诊治男性不育症的辨证求因拓宽了新的视野和思路。

2. 肾虚夹湿热瘀毒虫的认识依据

肾藏精，为生殖之本。湿热、瘀滞、毒、虫等是引起男性不育的常见致病因素，可单独为患或相互影响，造成对生精或精子生存的损害，降低或导致男性丧失生育能力。

（1）肾精是决定男性生育的根本。男性生育正常与否，与肾精盛衰密切相关。《素问·上古天真论》指出："丈夫……二八，肾气盛，天癸至，精气溢泻，阴阳和，故能有子。"天癸指促进性征及生殖器官发育和成熟的一种物质，具有参与生殖之精的化生和促进孕育等功能。生殖之精归肾所藏，其化生与天癸有直接关系，生殖之精的数量和质量与肾气盛衰关系密切。如先天发育不良，后天失养，或房事过度，或湿热瘀毒虫等外邪内侵累及于肾，均易造成肾的精气亏虚，导致男性不育。因此，肾精充足，肾气强盛，是维持男性生育的重要基础。

（2）男性不育的病因，单纯肾精亏虚者较少见，不能覆盖临床。为了进一步证实"肾虚夹湿热瘀毒虫"是男性不育这一主要病机认识，我们对 40 例男性不育症的完整病例做了病因学调查和病机分析。对各种证型中的致病（病变）因素进行分析、筛选、归纳。统计结果见表 5-1。

表 5-1　男性不育症 140 例致病（病变）因素出现频率比较

致病因素	例数	频率（%）
湿热	102	25.43
瘀血	104	25.94
肾虚	84	20.95
肝郁	29	7.23
痰湿	8	2.00
寒邪	4	1.00

致病因素	例数	频率（%）
脾虚	8	2.00
无证可辨	62	15.46

表 5-1 提示，瘀血、湿热、肾虚证出现频率较高（均 > 20%），其次是无证可辨（ > 15%），其他因素出现的频率较低（均 < 10%）。在无证可辨的患者中，现代医学检测提示，大多数支原体感染者均无明显症状可辨。但支原体可内侵精室，破坏精液的内环境，影响精子的生存、成熟及成活，使精子密度下降，精子成活率及活动力降低，畸形率上升，从而导致不育。此外，长期接触毒物，有睾丸炎病史及长期食棉籽油史的不育者也大多无明显症状可辨。结果表明，瘀血、肾虚、湿热、毒、虫是构成男性不育的病变核心，它们单独为害或相互影响，导致了疾病的发生发展，危害着男性的生育功能。通过分析发现，"肾虚夹湿热瘀毒虫"为男性不育主要病机的观点，具有实践及理论依据，有其内在的合理性，也符合临床实际。

从现代医学角度看，男性不育症的发生发展与各种发育异常、免疫异常、感染因素、精索静脉曲张、毒素损害有关。

从中医学的生理、病理看，男性育龄是从"肾气盛，天癸至，精气溢泻"到"筋骨隆盛，肌肉壮满"的时期，机体精力旺盛，体力充沛，正气充实，邪气难袭。若邪气内侵，既可表现为虚夹邪实的证候，也可以表现邪实的证候，因肾精亏虚是男性不育内在的病理基础，湿热、瘀滞、毒、虫等既可为外在的致病邪气，又可为病变过程中的病理征象。肾气虚易受致病邪气（湿热、瘀、毒、虫）的侵袭，有的不育证候表现虽以邪实为主，但邪盛必然损伤正气，导致肾精本质的亏虚。因此，凡是少精症、弱精症的男性不育，无论是以肾虚为主或是以湿热、瘀滞、毒、虫等为主要证候，其病机核心仍为"肾虚夹湿热瘀毒虫"。肾精亏虚型的临床主要表现：精液量少，精虫稀少，活力弱，成活率低，性机能减退，腰酸耳鸣，脱发，性器异常或性征异常等；肾虚夹湿热型：精虫稀少，精液液化不良，精液中可见较多白细胞或脓细胞，畸形精子多，阴囊潮湿或痒，小便滴白，会阴重坠或灼热，尿黄尿赤，舌红苔黄腻，脉弦滑；肾虚夹瘀滞型：精子稀少，不射精或无精子，活力弱，成活率低，精索静脉曲张，阴囊、睾丸坠痛，唇舌紫暗，脉弦或涩；肾虚夹毒虫：精虫稀少或无精子，成活率低，活力弱，无明显临床症状，但有长期接触毒物史，或有食棉籽油史，精液或血液支原体抗体测定呈阳性，支原体感染者还可见畸形精子多，胞浆小体附着物多等。

（二）补肾填精、活血化瘀、兼清湿热是其治疗原则

男性不育有其特殊的发病机理，肾精亏虚是本，湿热瘀毒虫为标。男性不育的治疗，强调以辨病与辨证相结合为指导思想，应将虚实置于同等重要的地位，重视精液分析及其相关的实验室检查，综合确立治疗原则。

根据肾虚夹湿热瘀毒虫为男性不育的主要病机，应在补肾填精的基础上，根据不同证型分别兼顾清利湿热、活血化瘀、解毒杀虫等方药。研制的具有补肾填精治疗男性不育症基本方（黄精赞育胶囊）药物组成：制首乌、菟丝子、枸杞子、覆盆子、沙苑子、当归、丹参、肉苁蓉。肾精为生殖之本，精血互生，肾气依赖肾之阴阳平衡及协调化生。因此方中菟丝子、枸杞子、覆盆子补肾填精，促进精子的生成和发育；制首乌具有补肝益肾、填精养阴之功，肉苁蓉具有益肾补阳填精之效，二药合用，平调肾之阴阳；当归、丹参补血活血，血充则精旺，其活血作用又能促进机体和生殖机能的新陈代谢。黄精赞育胶囊是治疗肾精亏虚的主要方药，常随症加味如下：

肾虚夹湿热症状明显的精子异常不育症，加蒲公英、败酱草清热解毒，大贝母、冬葵子、天花粉利湿排浊。

肾虚夹瘀血症状明显的不育症，加柴胡、川芎、水蛭、桃仁、红花理气活血祛瘀。

肾虚夹毒的不育症，除服用黄精赞育胶囊治疗外，宜脱离污染环境，戒除烟酒不良习惯或停食棉籽油等，以消除致毒因素。

由支原体、淋球菌、结核杆菌等病菌微生物感染引起的不育症，加百部、蛇床子、马齿苋、鱼腥草等杀虫解毒药。

在男性不育症的用药方面，应避免苦寒，需用甘寒之品，以达到祛邪而不伤正。如肾虚夹毒虫所致的不育症，不用苦参和白花蛇舌草，二药虽有较好的杀虫解毒作用，但对精子均有灭活之弊。

多年的临床观察发现，黄精赞育胶囊对弱精症、少精症、畸形精子过多等精液异常的男性不育症具有良好的治疗效果。我们对203例服用黄精赞育胶囊治疗的不育症结果统计表明，总有效率为85.22%。经超薄切片冷冻蚀刻电镜超微结构研究观察，黄精赞育胶囊能使精子发生过程的病理状态向常态方向转化，并经电镜追踪观察确认是提高和逆转人类精子质量的有效药物。

对"肾虚夹湿热瘀毒虫"这一男性不育病机，陈可冀、王沛等教授认为对临床有普遍指导意义，有助于疾病认识的深化，从而使诊治水平得到提高。

四、男性免疫性不育症的辨体论治理论探讨[1]

男性免疫性不育症是指因男性本身免疫功能异常而导致男性正常生殖活动紊乱所造成的不育。本症主要表现为不育，可表现为原发性不育及继发性不育，一般多无其他临床症状，有的可伴有疲乏无力、腰膝酸软或易感冒等症状。中医治疗本病取得一定优势，但许多患者抗精子抗体（AsAb）阳性，却无明显的"证"可辨，免疫性不育症的辨体论治可为本病的治疗提供新的思路。

（一）男性免疫性不育症与过敏体质

1. 过敏体质概念

中医体质学中的体质概念表述为：体质是个体生命过程中，在先天遗传和后天获得的基础上表现出的形态结构、生理机能和心理状态方面综合的、相对稳定的特质[2]。9种中医体质中的特禀质属于特异性体质，特禀质中包括过敏体质。过敏体质与过敏性疾病之间有着非常密切的关系，对过敏体质是在禀赋遗传基础上形成的一种特异体质，在外在因素的作用下，生理机能和自我调适力低下，反应性增强，其敏感倾向表现为对不同过敏原的亲和性和反应性呈现个体体质的差异性和家族聚集的倾向性[3]。这一概念的提出，强调了过敏性疾病的产生关键是其特异性病理体质——过敏体质，过敏体质在特定过敏原作用下才导致过敏疾病的产生。即人的体质是发病之本，过敏原则是重要的外部条件。

2. 免疫性不育症的形成与过敏体质的关系

过敏性疾病的发生，大多具有明显的个体差异，这种差异来自于个体遗传所致的特异病理体质。没有这种特异病理体质的机体，一般不会发生过敏性疾病，包括免疫性不育等自身免疫性疾病。体质的构成是来源于父母之精，《灵枢·天年》曾对此作过描述："愿闻人之始生……以母为基，以父为楯……血气已和，营卫已通，五脏已成，神气舍心，魂魄毕具，乃成为人。"《灵枢·决气》亦曰："两神相搏，合而成形。"《灵枢·寿夭刚柔》指出："人之生也，有刚有柔，有弱有强，有长有短。"人之基源于父母，且出生时

---

[1] 吴宏东，王琦.男性免疫性不育症的辨体论治思路探讨［J］.北京中医药大学学报，2009，32（12）：800-802.

[2] 王琦.中医体质学［M］.北京：中国医药科技出版社，1995.

[3] 王琦，骆庆峰.过敏体质的概念、形成与调控原理［J］.北京中医药大学学报，2004，27（2）：6-8.

就存在着个体差异，这种差异也来自于父母的先天禀赋；禀赋不足的体质在常态下维持着阴阳相对平衡的易感性，在没有致病因子的作用下，或者这种作用没有达到阈值，个体仅维持着这种易感性不致引起疾病。而在致病因子的作用下，且这种作用达到或超过了易患性的最低界限时，就会导致疾病的发生。男性免疫性不育的发生，最重要的原因是机体的自身免疫反应，然而，并非所有发生自身免疫反应的男性都会患不育症。因此，有学者认为，引发免疫性不育的原因，可能还包括某种遗传因素的影响。有研究表明，在决定机体对精子是否会发生免疫反应以及免疫应答强度，免疫应答基因起着一定的作用。LENZI[1]的研究认为，可以假设精子自身免疫反应的形成有其遗传学的基础，这种假设得到了对单卵孪生子研究结果的支持，发现在输精管切除的孪生子中，抗精子的免疫反应是由遗传因素所引发的。关于自身免疫导致不育的发病机理，另有学者指出，血睾屏障常因精子抗原少量的"生理性"渗漏而受到破坏。但并非所有男子均发生自身免疫反应，这是因为少量精子抗原的漏出引起了机体的免疫耐受性；同时精母细胞又激活了非特异性抑制性 T 细胞（Ts），因此抑制了自身免疫反应的发生。只有在上述免疫调节机制发生障碍，而且有遗传因素影响的情况下才会出现自身免疫反应[2]。由此可见，遗传因素对免疫性不育患者 AsAb 的形成具有较大影响。

体质的形成不仅是先天禀赋的，同时也是后天获得的，是自然环境、社会生活等方面综合作用的结果。西医学认为，精子在睾丸内产生、成熟，正常情况下，血睾屏障及精浆免疫抑制等具有防止抗精子免疫反应发生的能力。但生殖道损伤及梗阻、输精管手术、睾丸损伤、隐睾、生殖道感染和精索静脉曲张等，可以造成血睾屏障及生殖道免疫屏障的损伤，使精子漏出，或巨噬细胞进入生殖道，其精子抗原和精浆抗原激活免疫系统而发生体液或细胞免疫[3]。人精浆具有多种免疫抑制作用，可防止机体对精子抗原产生自身或同种免疫，上述有害因素可诱发机体产生抗精浆免疫抑制物抗体，导致精浆免疫抑制物（SPIM）下降，这些均可导致男性免疫性不育的发生。在同一有害因素作用下，并不是所有人均罹患免疫性不育，很明显，这是过敏体质者机体生理功能和适应性调节能力紊乱或低下的表现。而未发生免疫性不育者，具有正常的生理功能和适应性调节能力。外因是条件，内因是根本，外因通过内因而起作用，男性免疫性不育是在内外致病因素作用下导致的病理改变，机体内环境失稳和适应性调节功能失常，即体质禀赋

［1］ Lenzi.Post vasectomy antisperm immune reaction after testosterone induced azoomspermia［J］.Br J Urol，1987（59）：277-279.
［2］ 丁训诚，蒋学之，顾祖维，等.男性生殖毒理学［M］.北京：中国人口出版社，1997.
［3］ 徐晓峰，王益鑫.抗精子抗体产生的机制及其作用研究［J］.生殖与避孕，1991，17（1）：8-12.

异常是根本。

（二）男性免疫性不育症的辨体论治

1. 辨体论治思路

男性免疫性不育症治疗的总体思路是急则治标，缓则治本。治本即修正、改善直至扭转过敏体质。主要采取扶正的方法，益气固表，调整机体的免疫功能，增强其稳定性，此为非特异性治疗。针对患者生殖道炎症、精索静脉曲张等因素，可同时采用特异性、针对性治疗，以祛除其诱因，达到标本同治。主要采取祛邪的方法，凉血祛风、清利湿热，达到抑制免疫反应和调节免疫平衡的作用，所谓"邪去则正安也"。

2. 辨体论治的临床及实验研究

临床可用玉屏风散加味作为中药免疫调节剂。在此基础上可以加凉血消风、清热祛湿之品以为祛邪之用，另外还可选用现代药理研究证实具有抗过敏、调节免疫功能的药物，据此研制出的免疫调节剂过敏康Ⅱ号胶囊具有良好的抑制变态反应，调节免疫机能，改善过敏体质的作用。王氏等[1]选择42例AsAb阳性的男性不育患者，给予过敏康Ⅱ号胶囊治疗，以ELISA法检测治疗前后的AsAb，并进行精液参数分析。结果发现过敏康Ⅱ号胶囊可使AsAb阳性患者抗体转阴，精子数量、质量得到提高。骆氏等[2]对过敏康Ⅱ号胶囊治疗男性免疫性不育进行了实验研究。方法为对NIH雄鼠采用主动免疫法建立血清AsAb阳性动物模型，分别选用醋酸泼尼松以及过敏康Ⅱ号胶囊，观察药物对NIH雄鼠血清AsAb的影响。结果发现过敏康Ⅱ号胶囊确有抑制AsAb产生的作用，为临床治疗AsAb阳性免疫性不育患者提供了实验依据。吴氏等[3]观察过敏康Ⅱ号胶囊对AsAb阳性大鼠睾丸Bcl-2、Bax表达的影响。采用主动免疫法建立血清AsAb阳性动物模型，灌胃给药，采用免疫组化方法观察药物对AsAb阳性大鼠睾丸Bcl-2、Bax表达的影响。结论认为调节睾丸Bcl-2、Bax的表达是过敏康Ⅱ号清除或抑制AsAb、起治疗作用的机制之一。

──────────

［1］ 王琦，骆庆峰，赵厚薇.过敏康Ⅱ号胶囊治疗男性免疫性不育42例临床观察［J］.中医杂志,2005,46(2):119-121.

［2］ 骆庆峰，王琦，牛欣.过敏康Ⅱ号胶囊对NIH雄性小鼠血清抗精子抗体的影响［J］.北京中医药大学学报,2003,26（3）:41-43.

［3］ 吴宏东，王琦，董静.过敏康Ⅱ号胶囊对AsAb阳性大鼠睾丸Bcl-2、Bax表达影响的实验研究［J］.中国男科学,2007,21（4）:39-41.

（三）男性免疫性不育症辨体论治的意义

男性免疫性不育症运用中医中药治疗尤其是辨体治疗具有一定的优势，通过整体性的调节作用，既可提高已被减弱的免疫稳定功能，又可消除有害的自身免疫反应，并能避免不良反应。中医体质学理论对男性免疫性不育的辨体论治，以体质为背景研究药物对病理性体质的作用，改善男性免疫性不育患者的过敏体质，有利于未病先防和治病求本。体质秉承于先天，得养于后天，个体体质具有可调性。防治男子免疫性不育症的关键是，通过改善、纠正其过敏体质，调节机体免疫机能，从而使机体对外因刺激的适应性逐渐增强，将过敏原（精子）与机体的不良免疫反应降到最低限度。辨体论治男性免疫性不育的思路突破了传统的治疗方法，拓展临床思维空间，丰富临床诊疗体系，虽不能涵盖免疫性不育治疗的全部，但对于突破辨证论治传统思维，无疑具有较大的启发作用。辨体论治免疫性不育症从改善过敏体质这一根本问题着手，有助于完善与丰富中医对于此类疾病的诊疗思路和方法。

第二节　男性不育诊疗标准研究[1]

一、诊断标准

1. 不育症诊断婚后时间的确定

长期以来，有定为 1 年的，有定为 2 年的，也有定为 3 年的。根据有关调查表明，男女性生活正常，不采取任何避孕措施，一般在婚后（同居）12 个月，有 80% 左右女方可以怀孕，第 12～24 个月 10% 可以受孕。因此，国际妇科联合会将不育症的时间定为 2 年。《中药治疗男性不育的临床研究指导原则》（以下简称《原则》）将不育时间定为婚后"一年以上"，这一时间符合 WHO《不育夫妇标准检查与诊断手册》（以下简称《诊断手册》）"至少 12 个月"的规定。但在表述上宜以有效的性生活时间为准，描述不育的时间宜用月数，而不用年表示。

2. 男性不育的轻重分级问题

对男性不育的轻重分级的检验，《原则》只涉及"精子浓度"与"精子活动力"分级

---

[1] 王琦.对《中药治疗男性不育的临床研究指导原则》有关问题的商讨［J］.中药新药与临床药理，1999，10（4）：27-32.

两个方面。就精子浓度而言，WHO《诊断手册》精液标准的精子浓度低于 $20 \times 10^6/mL$ 为少精症，而《原则》以精子浓度 $\geq 40 \times 10^6/mL$ 为 A 级；$< 40 \times 10^6/mL$、$\geq 20 \times 10^6/mL$ 为 B 级（属轻度不育症指标之一），低于 $40 \times 10^6/mL$ 为少精子症。《原则》与《诊断手册》之间的差异应予统一。精子活动分级问题，《原则》中男性不育的轻重程度按精子活动力分级，即重度（0 度，不活动，无向前运动）、中度（Ⅰ度，活动不良，运动微弱）、轻度（Ⅱ度，活动一般，有中等的向前运动）。但因轻、中、重度未能按百分比显示其比例，临床难以依此诊断与掌握运用。按照 WHO《诊断手册》，即 A 级快速向前直线运动的精子少于 25%，即属于弱精子症，或 A+B 级，即快速直线运动 + 慢性直线运动的精子之和 $< 50\%$，也属弱精子症，《原则》应明确按此作为诊断标准。我们课题组在临床验证方案中作了以下分级，见表 5-2。

表 5-2　男性不育轻重分级标准

精子（精液）检查	轻	中	重
精液量	<2mL	1~1.5mL	<1mL
精子浓度	B群级	C、D群级	E群级
活动力	A+B为41%~49%或a为21%~24%	A+B为21%~40%或A为11%~20%	A+B<20%或A<10%
毛细管穿透试验	9~11分	1~8分	0分

3. 精液分析

精液分析是一个综合指标，其中一项出现异常，即可导致不育症，因而不能忽略对精浆的诊断。精浆诊断主要包括精液量、黏稠度与 pH 值几个方面。

（1）精液量

国内有关精液量标准一般为 2.0 ~ 6.0mL，少于 1.5mL 或大于 8mL 则视为异常。精液量少，精子总量必少，精液量过多，往往精子被稀释，使密度降低。《原则》对此从入选标准到疗效性观察均未提及，临床上确有精液量 < 2.0mL 的患者，WHO《诊断手册》对精液量 < 2.0mL 而精子数低于正常标准诊断为少精子症，并有"无精液"的诊断名词（精液为 0.0mL）。《原则》对此应有相应规定。

（2）黏稠度

精液黏稠度有偏高、中等、偏低之分，偏高、偏低都可影响生育。外观或黏稠度异常，则属精子有凝集现象或精浆异常。

（3）pH 值

精液的 pH 值大小，对精子的活动力、成活率以及正常的代谢均有很大影响。pH 值一般为 7.2 ～ 7.8，如果 < 7.2 或 > 7.8 均为异常，使精子活力下降。《原则》中在疗效性观察中有检测要求，但诊断标准未明确，亦未提示正常值。

二、中医辨证存在的问题

1. 病证关系颠倒，表述含混

《原则》中，对男性不育的中医辨证分为肾阳虚证、肾阴虚证、痰湿内蕴证、肝郁血瘀证四型。肾阳虚证主症是：①精液过冷，婚后不育。这里"精液过冷"如何判定？"婚后不育"，本患不育之病，却又置于证下。②性欲淡漠或阳痿、早泄。其一，阳痿、早泄均为各自独立病名，此处却置于证下，颠倒了二者关系；其二，《原则》中"阳痿"分出心脾两虚证等 6 个证型，"早泄"分肝经湿热证等 4 个证型，这 10 个分证均统于男性不育的"肾阳虚证"之下，成了证中有病，证中有证，无法理清；其三，《原则》规定"性生活不正常"属于剔除病例，而阳痿、早泄当属性生活不正常范畴，这里却列为主症。

2. 中医辨证与化验指标的关系

中医辨证中以某一化验指标作为某证之"主症"及"次症"的较多。如以肾阴虚证为例，主症之一是"性欲强烈，性交过频，婚久不育"，而主症之二即为"精液不化或死精子过多，或精子过少，畸形精子过多"，这里包含了男性不育的四个诊断，即精液液化障碍、死精子症、重度少精子症、畸形精子过多症，这四者《原则》在病例选择标准的西医诊断标准中，除少精子症外，余均未涉及，就中医辨证而言，这里的性欲强烈、性交过频，由于年龄或其他因素疾病的影响，也难作确切界定。另外，化验指标是不是属于中医的证候？如果《原则》规定的某证候即有某化验指标，制定的依据是什么？如肝郁血瘀证的"死精子过多"的结论，是经过多少样本数的统计处理而确定的？均有待商榷。

3. 中医辨证与临床实际的关系

《原则》中男性不育的中医辨证分型缺少足够的临床依据，因而也难以反映临床实际。近年大量临床报告表明，生殖道感染导致的男性不育已成为重要方面。生殖道炎症、前列腺炎及与感染密切相关的精液不液化、免疫性不育等已成为常见的病因。其中支原体、衣原体感染、非淋球菌性生殖道炎等引起的男性不育已逐年上升，被喻为"男性不育的新病原"。在 979 例调研中发现，解脲支原体感染者 536 例，占 54.75%，衣原体感染者 405 例，占 41.37%，证明解脲支原体感染是不育症常见病因，而非淋菌性生殖道炎引起的不育症已达 30% 以上，已与世界卫生组织报道接近。我们认为按照影响生育的不同病因进行分类，如先辨别生殖道感染、内分泌紊乱、抗精子抗体、精索静脉曲张等病因再予辨证，进行有针对性治疗，使之符合临床实际。

4.中医辨证分型与治疗的关系

新药研制是一个极其复杂的科研过程，一般需要数年时间，人力、财力投入较大，如果按《原则》的分证，至少要有四类对应的不同证型的中药，这样是否符合中医的临床实际？这些分型与药效学有何内在联系？

三、试验病例标准

1.年龄规定

《原则》规定年龄限定20～50岁，建议改为24～40岁为宜。国内学者认为，不育年限3年以内的男性可自然受孕的机会较大，不育年限的增加，提示有严重的生物学障碍。我们通过对979例男性不育者调查，统计不育时间平均为4.5年，在我们治愈的患者中以在5年之内为多。又我国婚姻法规定，男性为22周岁为法定结婚年龄，《原则》应与国家法律规定的年龄相符，以符合"婚后"一词应用。

2.病例纳入标准

实验室检查应明确精子浓度在E级和B级之间，精子活动力A级＜25%，或A+B级＜50%。

四、关于疗效判定标准

"显效"，对精子数量及活动力均有指标要求，即"治疗3～6个月，精子数量、活动力等常规检查已正常，精子功能检测已正常"；而"有效"只对精子数量有指标要求，即"精液常规检查有群级间改善，如C级进入B级"，而对精子活动力未提出指标要求，应加入精子活动有改善，如Ⅰ度进入Ⅱ度等。我们在临床中的观察表明，精子质量的改善比数量的提高更为重要，已怀孕的并不等于精子数已恢复到$40 \times 10^6/\text{mL}$，而弱精子症的患者精子数量大多却是正常的。疗效判定标准的治愈、显效、有效、无效4项中，都归集于在检验指标上，对证候改善与否并无任何要求，而对其辨证分型有何意义？

五、临床试验

1.疗效性观察

除精液常规分析如pH值、精子数、成活率、活动力、精子浓度、形态等项外，应要求一定样本数（不少于 30 例）的精子功能检测，进行精子毛细管穿透试验和检测血清性激素（LH、FSH、T）。精液分析等主要疗效指标要有治疗前、治疗后第 2、4、6 月共 4 次检查的具体数据。并明确规定具体方法。

2. 方法学问题

《原则》对临床观察有设立阳性药对照要求，但说"尽量采用双盲法"，未作肯定的要求。虽然中草药制剂治疗不育症的报道众多，由于缺乏科学实验依据及方法学的偏差，无法得到认可。因此作为生殖药进入国家新药二期临床，应有方法学作为支持，才更具有说服力，故采用盲法是必须的。

3. 对照药的选择

"对照药应选择公认治疗同类病证的有效药物"问题。首先什么是公认的治疗男性不育的中药？其次什么是同类病证的有效药？即公认的治疗阳虚证、痰湿内蕴证、肝郁血瘀证不育的中药是什么？目前执行起来很困难。

4. 疗程问题

男性不育的治疗，一般多根据精子发生过程周期而定，《原则》在临床试验中规定，以 1～3 个月为一疗程。而在"疗效判定标准"的"显效"中规定，治疗后"3～6 个月"，前后要求不一。我们在执行中，规定服药 6 个月后进行疗效判定，除非是不足疗程就怀孕的痊愈患者，时间有可能提前。

5. 受试对象

临床方案中应提出注意以下问题：①应禁止受试对象酗酒及过度吸烟，避免有害环境因素，如高温、放射线、有毒物质接触及精神刺激；②高热病人可影响精子发生过程，应记录其发病因素、用药等。

六、关于子代观察婴儿智能体格发育的问题

有关子代观察问题，《原则》中并未作出要求，实施过程中，新药审评中心要求按西药生殖药做子代观察。后来我们进行黄精赞育胶囊治疗男性不育研究时，在完成动物子代观察的基础上，对人类子代进行观察研究，对痊愈患者，进行女方围产期检查记录和新生儿 6 个月后发育随访观察，包括智能、体格发育影响等，此项工作正在进行中。该研究在中国是第一次，在全世界也是第一次，其研究结果将为人类生殖医学提供重要研究线索与依据。

第三节　男性不育治疗研究

根据世界卫生组织的一项 1982～1985 年的调查研究显示：不育病例中，男方因素占 20%，女方因素占 38%，男女双方占 27%，原因不明占 15%，如果把后两者平均计算，不育男性原因约为 40%。近 20 年来人类精子数量平均每年以 2% 的速度下降，男性不育的发病率仍将上升。显然包括男性在内的人类自身生育能力的下降，是本世纪医学研究难题之一。

现代医学对不育的优势主要是：①病因学研究不断进步，如发现 Y 染色体的微缺失，感染性疾病因素增多等。②诊断方法进步，出现遗传学试验、精子功能试验新方法等，制定了 WHO 男性不育检查诊断流程表。③辅助生殖技术：包括宫腔内人工授精、体外授精（人工授精），单精子卵细胞浆内显微注射从少精子症、弱精子症的应用扩展到梗阻性无精子症、不射精的治疗等。

但现代医学也面临着一些困惑，有的找到了明确原因，但缺少特异性治疗或因为其副作用而影响治疗，如克罗米芬虽然对精子浓度与成活率有显著效果，但对精子活动力有抑制作用，使精子对地鼠卵的穿透能力与宫颈黏液的穿透能力下降，因而不能增加怀孕率。相比之下，中药治疗具有一定的优势：①历史悠久，早在 2000 年前《黄帝内经》中就有"肾主生殖"的记载，拥有大量有关"种子"生殖的方药，如五子衍宗丸、育麟丹、固本种子丸等共 300 余首，可供进一步发掘与研究。②中药对机体的整体调节作用，显示对丘脑－垂体－性腺轴的双向调节作用，并可调节环核苷酸，促进 DNA 合成等多环节作用。③显示广泛的药理基础。④可促进精子生成，提高精子密度、活力，具有抗精子抗体转阴作用等。⑤对少、弱精子症、免疫性不育等进行大量临床实践，取得了较好疗效。

一、病因病机

中医学把男性不育的病因分为先天不足与后天失养两类。

明代《广嗣纪要》中"五不男"中的"天""犍""二变"，均指先天性因素导致的男子不育。后天失养可因湿、热、寒邪外侵或内生，导致气血失调，冲任督带损伤，脏腑功能失常，产生湿热下注，寒湿凝聚，痰瘀互结等而致不育。或因饮食不节、劳逸失度、手淫、跌仆损伤等，使气血阴阳、脏腑经络受损，产生湿热、瘀血、痰凝，相火旺盛，肝气郁滞，肝肾不足，肾阴肾阳偏衰等而致不育。或因七情内伤，使脏腑经络、阴阳气血等功能失调，产生气郁、痰凝、瘀血、肝肾亏虚等而致不育。

二、用药指导思想为"补肾填精、活血化瘀、兼清湿热"

1. 补肾填精

肾精亏损是男性不育的主要病机之一。朱丹溪谓："有精虚精弱不能成胎者。"清·陈士铎《辨证录》对男性不育亦有"精空""精少"之论，其治疗原则为"精少者添其精"。因此，补肾填精是基本大法。现代临床所见，男性不育属肾阳虚惫、命门火衰较少，故不宜温肾壮阳火热之品，久用温热反致阴精耗损。补肾填精具有三方面内涵：

其一，育肾阴以填精。肾阴、肾精互为相依，同为肾的物质基础，故以黄精、枸杞、五味子、熟地黄等滋阴填精。

其二，益肾气以生精。《内经》明训："肾气盛，精气溢泻，阴阳和，故有子。"故以菟丝子、紫河车、淫羊藿等益肾气以生精。

其三，调气血以化精。气血相依，精血同源，故以党参、当归等品使气血充盛则精得化生。

现代研究亦证明不少补肾之品具有三方面的作用：①具有雄性激素及促性腺激素样作用，而且具有调节下丘脑 – 垂体 – 性腺轴功能紊乱及调节全身机能作用。②不少补肾药可通过调节细胞内第二信使物质的活性和动态平衡而达到调整阴阳的目的。③肾虚的实质表现为丘脑、垂体、甲状腺、肾上腺、卵巢、睾丸等腺体呈退行性病变，而补肾药可改善其功能。

2. 活血化瘀

男性不育所见之"瘀"可包括"精瘀""血瘀""冲任之瘀"。所谓"精瘀"是"精稠"或"精浊"；"血瘀"多见于精索静脉曲张及睾丸损伤；"冲任之瘀"，是冲任之脉为运行气血、通调天癸之道，男子精路不通、脉络瘀阻常与冲任之瘀有关。活血化瘀药物可改善组织供血和循环，减少炎症反应及水肿，减少局部炎症的渗出，抑制纤维增生，促进腺组织的软化和缩小。改善组织缺血、缺氧，则可使睾丸、前列腺精索静脉丛的血循环改善，生精细胞功能得到重新调节，促进精子的产生、提高活力。因此，在补肾药中配伍活血化瘀药如丹参、水蛭能起到良好作用。

3. 清热利湿解毒

男子精子成活率降低与精浆的质量密切相关，精囊、前列腺等副性腺炎症是其常见原因，检查可见精子畸形率高，精液中白细胞、脓细胞增多。近年来发现解脲支原体感染亦是影响精子质量的重要因素。因此，可选用蒲公英、败酱草、车前子等清热、利湿、泄浊、解毒之品，现代药理研究证明这些药物对微生物有明显的抑制作用。

三、用药特点为"阴阳并调、补中有通、补中有清"

1. 阴阳并调

补益肾阳选用淫羊藿、菟丝子等滋养肾阴，填补精髓选用黄精、枸杞子、熟地黄等，可使阳得阴助，阴得阳化而生化无穷。奇经空虚常为精少，淫羊藿、紫河车等皆为填补奇经之品。阴阳并调符合中医"精气溢泻，阴阳和，故能有子"的理论。

2. 补中有通

精血喜动恶滞，若瘀滞不通或阻塞积聚则可引起精液异常或生精障碍，近年研究表明，精索静脉曲张等血瘀证在男性不育中广泛存在，表现为血液流变学改变及生殖系统供血不良，故寓通瘀于补肾中，可增强疗效。

3. 补中有清

湿浊壅塞、精道不畅是男性不育的常见病理机制。临床所见，慢性前列腺炎、精囊炎、附睾炎等引起的不育，精液内有脓细胞、白细胞、红细胞等，应用蒲公英、败酱草等清热利湿解毒之品，可提高精子数量和质量。

另外，在应用中医理论指导用药的同时，可吸收现代药理研究成果，进行针对性用药。男性不育症患者精浆中锌、锰水平明显低于正常人，黄精、枸杞子含锌量较高，淫羊藿含锰量较高，临床常配伍应用。动物实验表明，蛇床子有类似性激素样作用，能使正常小白鼠延长交尾期，去势的小白鼠出现交尾期。淫羊藿能兴奋性机能，主要是使精液分泌亢进，精囊充满后刺激感觉神经间接兴奋而起。蜂房有类似性激素样作用，能促进性腺、性器官发育，有助精子生成。维生素E与生育有密切的关系。川断含有丰富的维生素E，当归有抗维生素缺乏症的作用。

四、辨病与辨证论治

男性不育需辨病与辨证相结合论治。[1]

（一）少、弱精子症的治疗

精液多次检查精子密度均低于每毫升2000万方可明确诊断。临床可见精液量或多或

---

[1] 王琦.男性不育的中医治疗.全国中医男科班讲稿，2001.

少或正常，精液稀薄，或自觉排精时有冷感，可伴阳痿、遗精、早泄、腰痛、尿频、尿急、尿痛、会阴下坠、失眠、性欲改变等。部分患者无临床症状，有精索静脉曲张、前列腺炎等病史。血浆 FSH 明显升高属原发性少精子症，血浆 FSH 和 LH 低于正常属继发性少精症。

弱精子症指精子成活率低下，即排精后 1 小时精子成活率小于 50%；精子活力低下，前向运动精子（A 级 +B 级）在排精 1 小时内少于 50%，以上常同时并见。患者可有生殖系统炎症史，或精索静脉曲张史，或嗜烟酒史，或毒物接触史。或有炎症症状，或有神经衰弱、性功能障碍等表现，部分患者可无临床症状。

首先应明确有关病因学分类，见表 5-3 至表 5-5。

表 5-3　精液异常

精子异常	精浆异常
少精子症（观精子浓度变化）	精浆量
弱精子症（活动精子的百分比，精子运动速度，穿透率）	精液外观
畸形精子过多	精液黏稠度
少弱畸形精子	白细胞异常

表 5-4　精液各项指标的下限

精液量	2.0mL或更多
pH	7.2 ~ 7.8
精子浓度	$\geq 20 \times 10^6$/mL
活动率	50%或更多存活，即不被着色
活动力	采集后60分钟内，40%或更多具有前向运动（Ⅱ级或Ⅲ级），或25%或更多具有快速直线前向运动（Ⅲ级）
畸形率	<50 %
白细胞	$< \times 10^6$/mL

表 5-5　精子活力低下的病因分类：WHO 男性不育病人诊断标准分类

全身性疾病	免疫性疾病
精索静脉曲张	特发性精子活力低下症
生殖道感染	特发性精子活力低下症
内分泌疾病	

中医对少、弱精子症的治疗，根据"肾藏精，主生殖"的理论，补肾生精，以调补肾阴肾阳、填补肾精或益气养血为治疗大法。

1. 温补肾阳，温肾填精

代表方：

金匮肾气丸：干地黄、山药、山茱萸、泽泻、茯苓、丹皮、桂枝、附子。右归饮（《景岳全书》）：熟地黄、山药、枸杞子、覆盆子、山茱萸、炙甘草、杜仲、肉桂、制附子。

常用药：淫羊藿、菟丝子、鹿角胶（鹿茸/鹿角片）、肉苁蓉、仙茅、巴戟天、附子、肉桂、锁阳。

主要思路：温补肾阳，用于肾阳不足，精子缺乏等症。

2. 滋补肾阴

代表方：

六味地黄丸（《小儿药证直诀》）：熟地黄、山药、山茱萸、丹皮、泽泻、茯苓。治疗肾阴不足，精血亏损不育症。大补阴丸（《丹溪心法》）：黄柏、知母、熟地、龟甲、白芍、陈皮、牛膝、锁阳、当归；原方去虎骨。

常用药：熟地、枸杞子、山茱萸、五味子、生地、女贞子、桑椹子。

主要思路：滋阴降火，补精益肾，用于肾精不足，虚火亢盛不育症。

3. 补益肾精

代表方：

五子衍宗丸（《摄生众妙方》）：枸杞子、菟丝子（酒熏，捣饼）、五味子（研碎）、车前子、覆盆子（酒洗去目）。

常用药：淫羊藿、枸杞子、黄精、何首乌、紫河车、菟丝子、肉苁蓉、吴茱萸、鱼鳔胶。

主要思路：根据中医"阴中求阳，阳中求阴"的理论，很少单独运用补肾阴药或补肾阳药。处方多为阴阳并补，但根据阴阳偏颇，补阴补阳，有所偏重。

4. 益气养血，种子

代表方：

补中益气汤（《脾胃论》）：党参、黄芪、白术、陈皮、柴胡、升麻、当归、炙甘草。

主要思路：补中益气汤，提高精子运动力（排卵期性交 3 次，性交前空腹服补中益气丸 7.5g，精液量增加 26.8%，密度增加 12.4%，运动力增加 52.4%，可提高受孕率）。

5. 整体调节作用

对垂体重量影响：巴戟天、仙茅、当归。

对前列腺的影响：菟丝子、淫羊藿、枸杞子。

对精囊腺的影响：菟丝子、淫羊藿、沙苑子、肉苁蓉、枸杞子、当归。

对环核苷酸的影响：知母、黄柏、熟地、女贞子。

对精子影响：①促进病理性精子膜结构改变：淫羊藿、黄精、当归、丹参、枸杞子等（主要是头部、中段及尾部）。②改变精子蛋白质分子结构：黄芪、淫羊藿、何首乌、桑椹子、枸杞子等（改变精子蛋白质分子结构、特征，使精子膜结构功能达到精子成熟状态）。③提高精子酶活性：改善精子能量代谢，提高 LDH 酶的活性，使精子膜表面的 F-WGA 受体数量增加。

促进 DNA 合成：补中益气汤（增加 DNA、RNA、蛋白质合成）。

调节微量元素：当归、女贞子中含锌、锰最多，菟丝子、巴戟天、沙苑子含锰最多，黄芪含微量元素 14 种，当归含微量元素 23 种，锌、硒、锰等可提高精子密度、运动力、运动速度。

（二）液化障碍的治疗

精液不液化症，是指精液射出后超过 30 ～ 60 分钟仍不液化。精液经玻璃质酸酶作用，水解玻璃质酸，胶冻状精液水解为液化状态。若玻璃质酸含量过高，玻璃质酸酶含量低，精液难以水解而液化迟缓，使精子在精液凝块中的时间延长，活力降低，减缓或抑制精子的穿透力，引起不育。西医采用酶制剂（α- 淀粉酶、玻璃质酸酶）或精液体外处理。中医治疗的代表方为知柏地黄丸，常用药有水蛭、丹参、赤芍、车前子、败酱草、天花粉、石膏、海浮石、浙贝母、牡蛎、天花粉。

既往主要以阴虚火旺、热灼津液等论治，以知柏地黄汤为主方，滋阴降火；亦有从阳不化气，精冷血凝论治，用金匮肾气丸之类。近来有学者提出：①“精凝”与血瘀相关（精血同源），可用水蛭、丹参、赤芍类活化纤溶系统。有关研究证实，精液不液化患者全血黏度、血浆比黏度及红细胞压积与正常值比较有显著差异，提示精液不液化与血瘀有关。现代药理研究证明，水蛭含有水蛭素、抗血栓素等成分，能活化纤溶系统，与丹参、赤芍等活血化瘀药配伍，有降低血黏度，加速微循环等作用。②精液中 pH 值＞ 8.8 时提示生殖道感染，可予清热利湿药（天花粉、败酱草等）抑制生殖道炎症，改善液化因素。③清热化痰药可促进酶的分解。

（三）精索静脉曲张的治疗

根据睾丸上方精索静脉在平卧、站立和站立加 Valsalva 动作是否存在反流确诊和分级。当精索静脉管径＞ 0.2cm，可确诊。精索静脉曲张是畸形精子增多与精子活力降低的重要因素。西医采用精索静脉高位结扎，术后精液质量改善率为 50%～80％，女方受孕率为 30% 以上，中药对 II 度以内的精索静脉曲张有一定疗效。

常用方：

血府逐瘀汤（《医林改错》）：当归、牛膝、红花、生地黄、桃仁、枳壳、赤芍、柴胡、甘草、桔梗、川芎；桃红四物汤（《医宗金鉴》）：桃仁、红花、赤芍、当归、川芎、生地黄。

常用药：丹参、莪术、川楝子、川牛膝、柴胡、生牡蛎、地鳖虫。

主要思路：行气、活血、化瘀、通络。

（四）免疫性不育抗精子抗体（AsAb）治疗

免疫性不育约占男性不育的 6%。睾丸产生精子有多种抗原，因前列腺炎、附睾炎、输精管炎等生殖系统感染、外伤、高温、化学损害，破坏血睾屏障，精子进入血液。在女性，精子通过女性生殖道破损进入血流，附着精子表面抗原，刺激机体产生抗体，影响精子细胞精子生成；干扰精子正常运动，产生精子凝集受体，影响精子穿透宫颈黏膜及穿透卵透明带；影响受精卵，引起胚胎死亡（有胚囊无胚芽）流产。西医多采用免疫抑制剂治疗：①低剂量的持续疗法，泼尼松 15mg/d，分 3 次口服，3～12 个月，成功率为 24%～56%。②大剂量间歇疗法，甲泼尼龙 40mg/d，每月连服 3 天、5 天或 7 天，成功率为 22%～40%。③妻子月经第 1～10 天，每日泼尼松龙 40mg，待 AsAb 下降，增加至 80mg，服 9 个月经周期，妊娠率为 33％。中医对抗精子抗体（AsAb）的治疗有调节免疫功能的作用。

代表方：知柏地黄丸。

常用药：赤芍、丹皮、益母草、薏苡仁、丹参、白花蛇舌草。

主要思路：①补肾滋阴，以调节细胞免疫功能低下（知柏地黄加鳖甲、女贞子等）。②凉血活血，抑制免疫亢进反应（二至丸、赤芍、丹参、益母草等）。③清热解毒，抑制免疫反应（白花蛇舌草、蒲公英、薏苡仁、金银花、天花粉等）。④脱敏（忍冬藤、赤芍、当归、玉屏风散等）。

（五）高泌乳素血症

血清泌乳素（PRL）值 2 次以上＞ 30mg/mL 即可诊断为高泌乳素血症。PRL 升高使下丘脑－垂体－性腺轴功能紊乱，睾酮分泌明显下降，导致性功能障碍，少精不育。西医用溴隐亭治疗，疗效仅有 4%～5%，反应较大。中药治疗可降低 PRL 水平，解除对性腺轴抑制，促进性腺激素（FSH、LH）的释放，提高血中性激素含量。

代表方：

芍药甘草汤（《伤寒论》）：白芍、甘草。

常用药：当归、蛤蚧、鹿角胶、柴胡、郁金、香附、川芎。

主要思路：①芍药甘草汤有调节激素作用，可使血清睾丸酮、泌乳素水平正常化。②补肾药可促进性激素水平。③疏肝解郁药可消除乳房增大。

（六）弓形虫感染（TOX–DNA）

弓形虫是对人体危害较大的寄生虫，其引起的疾病称弓形虫病，是遍及世界的人畜共患传染病。我国有散在性分布，进入人体引起全身性感染，也可侵犯某个系统或器官，可通过 PCR 检测酶联免疫吸附性试验（ELISA）确诊，发病率为 8.1%～9.81%。弓形虫感染对生殖道的影响主要是：①对精子直接破坏；②生精细胞内及精子内繁殖导致精子细胞死亡；③生殖道感染引起免疫反应，产生抗体；④毒性作用，睾丸生精功能受到影响；⑤引起妊娠早产、流产、胎儿死亡、先天性畸形。

常用药：白花蛇舌草、丹参、丹皮、红藤、制大黄。

主要思路：清热解毒杀虫（土茯苓、贯众、仙鹤草、白花蛇舌草），清热利湿（车前子等），活血化瘀（丹皮、制大黄、红藤等）。

（七）感染因素引起的不育

生殖系特异性和非特异性感染均可影响精子的发生、运动，抑制附性腺分泌。生殖道炎症如前列腺炎及与感染有关的精液不液化、免疫性不育已成为最常见的病因。淋病、梅毒、结核、滴虫、白色念珠菌等感染可导致睾丸功能下降，精液中可以查见许多病原微生物如淋球菌、肝炎病毒、支原体等。

1. 精液白细胞增多症

精液白细胞增多症是造成男性不育的重要原因之一，使精子质量（密度、活力、速度）受到影响。

常用药：白花蛇舌草、土茯苓、车前子、黄柏、知母、柴胡、枳壳、蒲公英、败酱草。

主要思路：清热解毒，利湿化浊。

2. 慢性前列腺炎

慢性前列腺炎与男子不育症的关系，逐渐引起国内外医学界的关注和重视。1963 年，施锡恩、吴阶平指出：前列腺炎能改变精液成分，影响精子活力而导致不育。1973 年，E.S.E 哈费兹认为，精子形态异常与前列腺炎等生殖道炎症有密切关系。1986 年，王少金主张在慢性前列腺炎治愈后再生育，更有实际意义。1988 年，徐福松统计的 404 例男性不育症病人中，明确由性腺（副性腺）炎症引起者有 113 例，占 28%，而慢性前列腺炎所致者 77 例，占 19%。慢性前列腺炎在男性不育症中的地位是不容忽视的。本病大都为感染病原微生物所致，常见的病原菌有两类：①杆菌类：以大肠杆菌最多，其次为变形杆菌、克雷伯杆菌和罕见的革兰阴性杆菌；②球菌类：金黄色葡萄球菌最多，其次为肠球菌、链球菌等，近年有淋菌感染之迹象。此外，还有真菌、病毒、滴虫、支原体等。滥用抗生素治疗非细菌性前列腺炎的危害正日益为人们所关注。

国外曾有调查报告显示，治疗慢性前列腺炎多首选抗生素类药物，当意识到无效时，通常继续第二疗程，甚至非细菌性前列腺炎长期使用各种抗生素也较常见。值得注意的是，动物实验证实抗生素对精子生成或精子功能有不利影响，少数制剂在临床中业已证实。例如：柳氮磺胺吡啶（SASP）应用长达 40 年后已证实与不育有关。故 Schlegel 指出，对患有慢性前列腺炎又有生育要求者，非抗生素治疗可能改善精子质量，反之也可能有不利的影响。此外，对非细菌性前列腺炎病人用抗菌治疗虽可能改善症状，但同样会因改变尿道和前列腺中的菌群，出现治疗后的尿路病原体。

代表方：

五味消毒饮（《医宗金鉴》）：金银花、野菊花、蒲公英、紫花地丁、紫背天葵。

常用药：茯苓、车前子、丹参、丹皮、黄柏、冬瓜子、天花粉。

主要思路：清热解毒，活血化瘀。

3. 支原体感染

支原体作为致病微生物，其大小介于病毒与细菌之间，在一组男性不育的病例中，精液中可发现解脲支原体阳性率达 48.3%，由支原体和衣原体引起的非淋球菌尿道炎逐渐增多，由于支原体有很强的吸附力，感染后可吸附在精子的头部和中段，进而改变精子的活动力，影响精子运动，抑制精子穿卵能力，对男性不育有着重要的影响，被称为"男性不育的新病源"。

常用药：虎杖、土茯苓、马齿苋、山豆根、丹参、忍冬藤、海金沙、赤小豆、鱼腥草。

主要思路：清热解毒，利湿杀虫。

（八）无精子症

无精子症是指射出的精液经离心沉淀后显微镜检未发现精子。一般应连续3次化验方可明确诊断。可分为梗阻性和生精障碍性两型。梗阻性无精子症，患者第二性征发育正常，性欲、性功能正常，血睾酮测定正常。检查可发现输精管缺如、炎性输精管串珠状改变、附睾部位结节状改变、梗阻近端扩张等异常。生精障碍性无精子症，多有睾丸先天发育不良、外伤、炎症、血管病变、神经、内分泌病变、毒物损害、变态反应等影响因素，且睾丸体积变小，病理检查可有异常改变。

无精子症首先要区分梗阻性无精子症和非梗阻性无精子症（表5-6、表5-7），并需全面考察男性不育因素（表5-8、表5-9）。真性无精子症是指睾丸缺乏生精能力。假性无精子症，是指睾丸有生精功能，但因输精管阻塞而不能排出精子。

病因诊断分类：

表5-6 无精子症常见病因分类

梗阻性：	腮腺炎后睾丸炎：
先天性输精管精囊发育缺陷	精索静脉曲张
附睾输精管阻塞	射线损伤
附睾发育不良	化学药物损伤
射精管梗阻	酗酒
外科手术创伤	唯支持细胞综合征
非梗阻性：	低促性腺激素性性腺功能低下症
Klinefelter综合征	高催乳素血症
隐睾	特发性无精子

表5-7 无精子症病因分类（按WHO诊断分类标准）

医源性疾病	感染性疾病
全身性疾病	内分泌疾病
先天性疾病	特发性无精子症
后天性睾丸损害	梗阻性无精子症
精索静脉曲张	

表5-8　各类无精子症和少精子症病人的激素变化

T	LH	FSH	可能诊断
降低	降低	降低	继发性性腺机能减退症
			（1）Kallmann综合征
			（2）垂体瘤
			（3）高泌乳素血症
降低	增高	增高	原发性性腺功能减退
			（1）克氏综合征
			（2）睾丸炎
			（3）隐睾
			（4）其他
			选择性FSH分泌异常
正常	正常	增高	（1）垂体FSH性腺瘤
正常	正常	降低	（2）选择性FSH缺陷症
正常	正常	增高	选择性生精上皮发育不全
			（1）生精上皮发育不全
			（2）唯支持细胞综合征
增高	增高	增高	雄激素耐受综合征

内分泌不育主要引起精子发生障碍，导致少精子症和无精子症。其诊断主要是通过性激素的测定结合临床症状而确定的。目前的测定主要是血清睾酮（T）、促黄体生成素（LH）和促进卵泡激素（FSH）等生殖内分泌激素，见表5-8。

表5-9　男子不育症的病原分类

睾丸前分类	睾丸性因素	睾丸后因素
内分泌性	遗传性	性交功能异常
促性腺激素分泌不足	克氏综合征	勃起功能障碍
性腺功能低下症	Y染色体缺失	性心理
	纤毛不动综合征	内分泌/神经/血管性
	先天性异常	射精异常
	感染性（睾丸炎）	性心理
	抗精子生成物质	泌尿、生殖器手术后

睾丸前分类	睾丸性因素	睾丸后因素
	发热	神经性
	化疗	相关药物
	药物	梗阻性
	放疗	附睾因素
	血管	先天性
	扭转	感染
	精索静脉曲张	管腔因素
	免疫性	遗传性：肺胞囊纤维化
	原发性不育	获得性：输精管结扎
		感染性
		附睾的病变
		附睾性精子活力低下者
		免疫性
		原发性

中医辨证多属肾精亏虚：一般无明显临床症状，或可见生长、发育迟缓、障碍，面色少华，舌质淡红，苔薄白，脉细弱。检查可见睾丸偏小，质地偏软。治宜补肾填精，用六味地黄丸合五子衍宗丸加减。或属寒凝血瘀：见精液清稀，无精子，输精管增粗，睾丸胀痛，阴囊湿冷，面色晦暗，舌质红，苔薄白，脉沉紧。治宜散寒祛瘀生精，用逐瘀汤加减。或属湿热交阻：多有睾丸炎、前列腺炎等病史，无精子，精液黏稠，伴小便色黄或浊、腰酸腰痛、睾丸潮湿不适，性欲正常或亢进，舌红苔黄腻，脉滑数。治宜清热利湿生精，方用龙胆泻肝汤或程氏萆薢分清饮加减。

中药对无精子症治疗报道虽多，但因缺乏病因学分类，其疗效很难评估。一般来说对梗阻性无精子症中因感染因素（输精管的梗阻大多是获得性的，其中感染造成的梗阻较常见，而淋病和结核是最常见的附睾性梗阻）所致者常用方剂是血府逐瘀汤或桃红四物汤加三棱、莪术、土茯苓、蒲公英、白花蛇舌草等。

棉酚中毒导致的无精子症可试用土茯苓为主治疗。研究发现，土茯苓对棉酚中毒有解毒作用。

辅助生殖技术（ART），又称助孕技术，是医学发展中治疗不育不孕的高新技术。广义的辅助生殖技术包括人工授精和人工受精。人工授精（IUI），是指将男方精子注入女方子宫腔的助孕方法；人工受精则以体外受精－胚胎移植（IVF-ET）为核心，还包括由其派生出来的配子输卵管内移植（GIEF）、冻融胚胎、赠卵与代孕、单精子卵细胞浆内显微注射（ICSI）等技术。①宫腔内人工受精：要求男方的精液常规正常，女方的输卵管至少有一侧畅通。女方接受促排卵治疗，男方的精子经过优选后作宫腔内人工授精。一个周期的成功率为30%左右。②体外受精－胚胎移植（IVF-ET）：又称"试管婴儿"，主要适用于输卵管因素所致的不孕，是指女方接受促超排卵治疗后，从其卵巢内取出数个卵子，在实验室里让它们与经优选后的男方精子径自结合，形成受精卵，发育至胚胎，然后转移到子宫内，使之着床，妊娠。一个周期治疗后的临床妊娠率在25%左右，出生率为20%左右。③配子输卵管内移植（GIEF）：要求女方的输卵管至少有一侧通畅。与VIF最根本的不同在于它混合精卵子后，被转移到输卵管内。④冻融胚胎：如一次促超排卵可取得多个胚胎且胚胎质量较好，或由于发生DHSS不适宜移植，可将胚胎冷冻保存，至自然周期时再解冻、移植。此技术可减少患者的花费并减少损伤，一次冻融移植的成功率为10%～15%。⑤赠卵与代孕：赠卵主要适用于不能产生卵子的妇女（如卵巢早衰，手术、放疗、化疗所致卵巢去势，染色体核型异常所致的性腺发育不全），携带遗传性疾病的妇女或反复IVF失败。代孕适用于子宫缺如（如手术切除）、严重子宫发育缺陷、畸形或子宫破裂、严重宫腔粘连的患者，其技术关键在于必须使受者与供者的子宫内膜同步发育。⑥单精子卵细胞浆内显微注射：主要适用于男性少精症、弱精症、畸精症，可通过将一个精子注射进一个卵子来实现受精。成功率与常规IVF一样高甚至更高。

大约每10对夫妇中，就有一对因不育而就诊，而男性不育的比例逐渐上升。目前，可供选择的治疗方法有限，如激素替代治疗促性腺激素低下症，但大剂量肾上腺皮质激素治疗精子自身免疫还有争议；还缺少有效的治疗少精子症和无精症的药物。人工授精技术，临床怀孕率仅为28.4%～39%，先天畸形率达3.9%。因此需要开展更多的开展不孕不育的研究。中医治疗男性不育积累了大量的临床经验，并在理论上不断更新，为现代生殖医学提供了新的认识和事实，显示了良好的发展前景，必将为人类生殖健康作出新的贡献。

男性不育检查需要按照WHO的诊断流程表进行（表5-10）。

表5-10 WHO男性不育检查诊断流程表

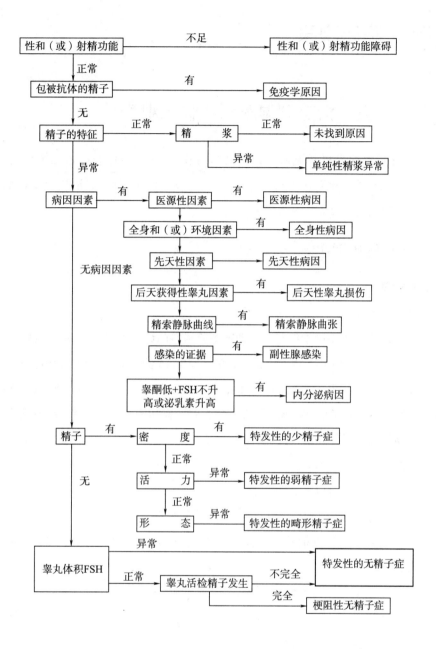

第四节 临床观察

一、益肾活血、清热利湿解毒法临床观察[1]

男性不育是男性人群常见病证，占已婚男性的 6%，不育夫妇占已婚育龄夫妇的 15%～16%，其中男性不育占 20%～25%[2]。我们运用益肾活血、清热利湿解毒法治疗男性不育，取得较满意疗效，报告如下：

（一）研究对象和方法

1. 研究对象

（1）病例来源

全部病例均来源于中国中医科学院西苑医院男科门诊就诊患者。共计 55 例，年龄为 22～43 岁，病程 2～18 年，以 2～3 年为多，原发 46 例，继发 9 例。腮腺炎病史 9 例，生殖系炎症史 18 例，精索静脉曲张 14 例，结核史 3 例，肝炎史 4 例。嗜烟、饮酒和食用棉籽油 23 例。少精子症 28 例，无精子症 3 例，成活率低下 34 例，活力低下 36 例，液化异常 9 例，液量异常 3 例，pH 值异常 2 例。

（2）诊断标准

所有患者须同时符合以下 2 项标准：

①育龄夫妇婚后正常同居 2 年以上，双方均未采取任何避孕措施而女方未孕，经查女方无任何孕育障碍而男方精液异常者。如属继发性不育，则以末次孕育日期至就诊时间满 2 年为诊断时限。

②精液异常：根据 WHO 推荐的精液正常项目与标准、精液异常的项目与标准[3] 及《实用男性学》提供的标准，确定本研究精液异常由以下 8 项指标组成。患者精液检查（2 次以上）结果具备其中 1 项以上者，即可定为精液异常。a. 精液量＜2mL；b. pH 值

————————

[1] 骆斌，王琦，何春水.益肾活血清热利湿解毒法治疗男性不育 55 例 [J].北京中医药大学学报，1997，20（1）：55-56.

[2] 马青年，马晓年，马智，等.实用男性学 [M].天津：天津科学技术出版社，1988.

[3] 世界卫生组织编，凌援宁译.人类精液及精液‐宫颈黏液相互作用检验手册 [M].北京：人民卫生出版社，1989.

< 7.2 或 > 7.9；c. 精子密度 < 20×10⁹/L；d. 活率 < 60%；e. 活力（Ⅲ、Ⅳ级精子）< 40%；f. 形态异常（畸形率）> 20%；g. 液化时间 > 1 小时；h. 白细胞数 > 5 个 /HP。

2. 观察内容及方法

门诊观察，观察前连续 2 次查精液 8 项常规指标，观察中每 2 周复查 1 次精液常规，满 1 个疗程后连续查 2 次精液常规。观察开始和结束时分别检测精子平均运动速度各 1 次。观察治疗前后和治疗过程中体征和症状改善情况，并进行记录和评分。治疗满 1 个疗程（3 个月为一疗程）后，于 3 个月内随访。精液 8 项常规检查由西苑医院化验室测定，精子平均运动速度由国家计生委科研所测定。临床症状观察根据治疗后变化情况，分别统计其积分值，并分虚实两证型进行比较，最后用统计学处理判断。观察药物为科研制剂生精胶囊，由江苏省扬州市中药厂加工，主要药物有何首乌、益母草、枸杞子、蒲公英、路路通、车前子等 10 余味中药。每粒胶囊含生药 0.5g。每次 6 粒，每日 3 次，观察期间停服其他中西药。

3. 疗效评定标准

（1）精液异常的疗效标准

治愈：经 1 个疗程治疗已生育。临床治愈：经 1 个疗程治疗未生育，但精液 8 项化验指标均达正常范围。有效：具备下列条件之一为有效：精液量恢复正常 pH 值，正常精子密度净增加 5×10⁹/L，精子成活率或活力增加 15% 以上，畸形率下降 10%，液化时间在 1 小时以内，WBC < 5/HP。如遇无精子患者出现少量精子亦为有效。无效：经 1 个疗程治疗无任何改变者。

（2）临床症状、疗效积分评定标准

临床症状积分：3 分（++），症状反复出现 2 分（+），症状时轻时重或间断出现 1 分（+）：症状轻或偶尔出现 0 分（-）。疗效评定：显效为积分值下降 > 5 分；有效为积分值下降 3 ～ 5 分；无效为积分值下降 0 ～ 2 分。

（二）治疗结果和疗效分析

1. 治疗效果

用生精胶囊治疗 1 个疗程后，治愈 8 例，临床治愈 14 例，有效 26 例，无效 7 例，总有效率为 87.27%。在治愈的 8 例中，精液不液化 3 例，另 5 例为其他精液指标异常。在无效的 7 例中，无精子症占 2 例，精液不液化占 1 例，其他指标异常占 4 例。

2. 生精胶囊对精液常规 8 项指标的影响

为探索生精胶囊获效机理及对精液各项指标的影响，我们将治疗前后各项精液检测指标分别进行统计、比较，结果见表 5-11、表 5-12、表 5-13、表 5-14：

表 5-11　治疗前后精液量、pH 值变化（n=55；$\bar{x} \pm s$）

项目	疗前	疗后
精液量（mL）	2.68 ± 0.83	2.92 ± 0.55
pH值	7.24 ± 0.25	7.39 ± 0.34

表 5-11 结果表明，治疗前后精液量、精液 pH 值变化无显著差异（$P > 0.05$）。

表 5-12　治疗前后精子密度、成活率、活力、形态及精液白细胞数目变化（n=55；$\bar{x} \pm s$）

项目	疗前	疗后
精子密度（×10^7/L）	2462.1 ± 687.3	4956.5 ± 1136.8**
活率（%）	43.5 ± 8.1	54.3 ± 9.2**
活力（%）	27.5 ± 6.4	39.8 ± 6.9**
畸形率（%）	34.6 ± 5.2	30.4 ± 7.1*
WBC（个/HP）	6.0 ± 2.5	2.4 ± 1.9**

*$P < 0.05$，**$P < 0.001$。

表 5-12 结果表明，治疗前后精子密度、成活率、活力和精液白细胞数目有非常显著的差异治疗前后精子畸形率呈显著性差异（$P < 0.05$）。提示生精胶囊对上述 5 项指标的异常均有明显改善作用。

表 5-13　治疗前后精液液化情况比较（例）

项目	例数	>1小时	<1小时	不液化率（%）
疗前	55	9	46	16.36
疗后	55	1	54	1.82

χ^2=5.39，$P < 0.05$。

表 5-13 表明，治疗前后精子不液化率存在显著性差异（$P < 0.05$），说明服用生精胶囊可显著改善液化异常。

表 5-14　三项主要精液异常指标总疗效比较

项目	序号	例数	痊愈		有效		无效		总有效	
			例	%	例	%	例	%	例	%
计数异常	1	28	10	35.71	7	25.00	11	39.29	17	60.71
活力低下	2	36	8	22.22	13	36.11	15	41.66	21	58.33
精不液化	3	9	8	88.89	0	0	1	11.11	8	88.89

表 5-14 中项目 1 与项目 2、项目 1 与项目 3、项目 2 与项目 3 相比较 $P > 0.05$。表 5-14 结果表明，生精胶囊对 3 项精液异常改善的总有效率为：精液不液化 > 计数异常 > 活力低下，但经 χ^2 检验 P 值均 > 0.05，无显著差异，说明生精胶囊对此 3 项指标的改善效果相近似。

3. 对精子平均运动速度影响

在 55 例患者中，有 25 例治疗前后均进行了平均速度测定。治疗前平均速度为 24.8±2.33μm/s，治疗后为 28.4±2.46μm/s，经检验 $P < 0.01$，有显著差异。结果表明：生精胶囊能明显提高精子平均速度。

4. 对临床症状影响

55 例男性不育患者治疗前临床症状积分值为 15.6±4.2，治疗后为 9.4±2.8，经检验 $P < 0.01$，有显著差异，表明生精胶囊可明显改善临床症状。为分析其对实证不育和虚证不育临床症状的改善效果，我们对治疗后虚实两证型的临床症状积分变化进行了比较，见表 5-15。

表 5-15　治疗后两证型组临床积分变化比较（例）

组别	例数	显效	有效	无效	总有效率（%）
实证组	38	9	23	6	84.21
虚证组	11	2	3	6	45.45

经 χ^2 检验，$P < 0.05$，表 5-15 结果表明在改善临床症状方面，生精胶囊对实证疗效明显优于虚证。

（三）讨论

古今医家有关男性不育病机论述颇多，多从肾虚、精少精冷、精塞、相火盛、气衰等立论，其中以肾虚立论为多，而从血瘀、湿热等邪盛处立论少。通过临床调研及参照古今有关男性不育的论述,王琦教授提出,男性不育症特别是精液异常之不育,其主要病机是"肾虚夹湿热瘀毒虫",病机特点是正虚邪盛,虚实夹杂,互为因果。以邪盛为主,正虚次之。病位在肾、肝、脾。辨证之本为肾虚、血瘀、湿热或三者交织夹杂。据此病机特点我们采用补肾、活血、清热利湿解毒等法并举,确定基本方,临床可视具体病证加减使用,为方便患者服用,利于观察,暂定胶囊剂型。基本方由何首乌、枸杞子、丹参、益母草、蒲公英、车前子、路路通等 10 余味中药组成。诸药合用,共奏补肾益精、活血通络、清热解毒、疏利湿热之效。结果表明,根据该法则确立的药物具有显著改善精子密度、成活率、活力和精液白细胞数目的作用,可使精液不液化状况得到纠正。治疗后精子平均运动速度明显提高,表明精子活动能力得到增强。对临床症状有明显改善作用,而对于辨证中属实证的患者,临床症状改善更为明显。研究结果还表明该方改善精子密度、活力、液化异常的效果相似,说明其对精液指标异常的改善不具选择性作用,而是具有普遍改善作用。对精子密度、活力和液化情况的普遍改善,说明该方具备从整体上纠正精液异常的功效。这种功效可能与中药整体调节人体机能有密切关系,其治疗机制为扶正祛邪作用的针对性发挥。生精胶囊在改善临床症状方面,对实证优于虚证。一方面说明其具有较强逐邪能力,另一方面可能是实证型不育在病变程度上不及虚证。另通过药理研究表明,生精胶囊中所含药物富含多种微量元素、维生素和有效成分,具有提高性激素水平,补充维生素、微量元素锌等,抑菌消炎,改善局部血液循环等作用[1][2][3]。其中补肾阳药对下丘脑 – 垂体 – 性腺轴有显著影响,可以纠正内分泌失调,对中枢神经系统具有双向调节作用,对蛋白质、DNA 和 RNA 合成具有促进作用,可以改善组织细胞的代谢功能,促进生殖细胞增生[4][5][6]。通过这项研究也说明了饮酒、食用棉籽油、生殖系炎症、精索静脉曲张等生活习惯和疾病是导致男性不育的重要因素。因此对男性不育的治疗除了辨证论治运用药物改善精液异常外,祛除病因也是预防和治疗男性不育的重要措施。

[1] 邝安堃.助阳中药对正常雄性大鼠肾上腺皮质、睾丸及甲状腺激素浓度的影响[J].中西医结合杂志,1989,9(12):737-738.
[2] 郭连澍.补肾壮阳法治疗男性不育症机理探讨[J].中医杂志,1989(10):26-27.
[3] 岳仁宗.丹参药理作用研究新进展[J].新中医,1991(11):54-55.
[4] 吴国忠.壮阳中药的现代药理研究进展[J].中医药研究,1989(5):33-35.
[5] 彭国瑞.五味子对家兔泌尿生殖系统酶组织化学的影响及其抗衰延老作用的初步观察[J].上海中医药杂志,1989(2):43-45.
[6] 赵伟康.固真方对雄性大鼠下丘脑 – 垂体 – 性腺 – 胸腺轴作用的实验研究[J].中医杂志,1982(12):43-45.

二、解脲支原体与男性不育临床研究[1]

解脲支原体是人类泌尿生殖道的常见病原体，与许多泌尿生殖道的感染和不育症有关[2]。近年来，越来越受到人们的高度重视，美国生育协会已提议把解脲支原体列为供精者精液的检查常规之一[3]。而中医药对其的研究才刚刚起步，研究不深。我经过多年临床实践，总结提出男性不育的发病机理是由于"肾虚夹湿热瘀毒虫"所致。我们探讨了解脲支原体与男性不育中医辨证的关系，为临床治疗提供了有价值的参考依据。

（一）资料与方法

1. 一般资料

本研究共观察对象 148 例，均为原发性不育症。年龄最小者 23 岁，最大者 42 岁，其中 23 ～ 26 岁者 42 例，27 ～ 30 岁者 61 例，31 ～ 34 岁者 29 例，35 ～ 42 岁者 16 例。婚龄 2 ～ 4 年者 48 例，5 ～ 7 年者 63 例，8 ～ 15 年者 37 例。职业为工人 42 例，农民 21 例，干部 32 例，军人 21 例，其他 35 例。

2. 西医诊断标准

西医诊断标准参照《中药新药临床研究指导原则》制定[4]。

3. 中医辨证诊断标准

根据男性不育发病机理——肾虚夹湿热瘀毒虫，辨证诊断这里的"肾虚"，包括了生精功能低下，性事过频等；"湿热"，则包括前列腺炎症，过量饮酒及其他生殖系统炎症等；"瘀"，包括精索静脉曲张、精液不化等；"毒"，是指农药、棉籽油及辐射等；"虫"，是指各种微生物等方面的因素。

4. 检测方法

（1）标本收集

用手淫方法收集精液于清洁干燥的玻璃瓶内，立即送检。

（2）解脲支原体分离培养和鉴定

①培养基（总体 100mL）：牛肉浸液 70mL，蛋白胨 1.0g，NaCl 20.5g，KH_2PO_4 0.15g，

[1] 胡海翔，王琦.解脲支原体与男性不育中医辨证关系的研究[J].中国中医基础医学杂志，1996, 2（6）: 51.

[2] 曹兴午.支原体与解脲支原体[J].中国性学，1994（1）: 5.

[3] O'leary WM.Fricie J.The correlation of human maleinfertility with the presence of Mycoplasma T-S-trains.[J] Andrologia，1975（7）: 309.

[4] 中华人民共和国卫生部编.中药新药临床研究指导原则[M].1993.

4g/L 酚红 0.5mL。调 pH 至 6.0，加热融化后滤纸过滤，高压灭菌。以无菌手续加入小牛血清 20mL，250g/L 鲜酵母浸液 10mL，青霉素 20 万单位，400g/L 脲素（滤菌器除菌）0.5mL，分装试管，每管 4mL，如倾注平板，在上述液体培养基中加入琼脂粉 1.0g。

②分离培养与鉴定：用灭菌滴管吸取精液 0.1mL 接种于液体培养基内，每份标本接种 2 支，置于缸内，37℃培养，分别于 24 小时、48 小时、72 小时观察结果。如解脲支原体生长则解脲素使培养基 pH 升高，液体变红色，即为阳性。将变红的培养悬液用 0.45μm 微孔滤膜过滤，滤液转种 1 支液体培养基，如仍出现阳性反应，且液体澄清，可确定为解脲支原体。将培养悬液转种于平板基中，观察集落形态。取培养悬液沉淀或集落涂片，染色后观察支原体形态。

（二）结果

解脲支原体检出率与中医辨证结果：本文共调研 148 例不育症患者，结果检出 81 例有解脲支原体感染。在 81 例患者中，我们随机系统地对 36 例患者进行了中医辨证，但这些患者均无临床症状。因此，中医无证可辨，以辨病为指标，可属"虫"的范畴。

（三）讨论

1. 辨病与辨证有机结合，以辨病为指标

证和病是统一的两个方面，由于中医学和西医学的理论体系不同，它们从不同角度去认识疾病。通过"证"与"病"规律性联系的研究使辨证在唯物辩证法思想基础上统一起来，兼取中西医学之长，从而对疾病的认识更加全面、深入，丰富诊断和治疗手段，做到从疾病的特殊性和普遍性这两个方面及其相互联系上去认识疾病，具有重大理论意义和实践意义。

就中医辨证来说，虽然对机体的反应与全身情况有一个总的了解，但对发病原因、病理过程与实质性损害等具体细节了解不够深入，因此，诊疗时有一定的局限性。本研究中的 36 例解脲支原体感染患者，临床上没有明显自觉症状，往往无证可辨。但精液培养解脲支原体阳性，单纯"辨证"就会认为病人无病，放弃治疗，不利于诊治疾病。运用现代科学手段通过精液分离培养与鉴定检查，证据确凿地阐明疾病发生的因素，即是精液中的微生物（解脲支原体）的感染，对疾病作出准确的诊断，提高了辨证论治所急需补充的内容。

辨病与辨证有机结合，以辨病为指标，从医学史上看，对肺痨的认识就是一个典型实例。《普济本事方》明确指出本病的病因为"肺虫"。迨至宋代在前人认识到具有传染

特点的基础上，复创"痨虫""瘵虫"之说，如《仁斋直指方》即指出"治瘵疾，杀瘵虫"的论点。由此观之，中医学早就有辨病与辨证有机结合，以辨病为指标的论述。

2. 解脲支原体感染与"虫"相关

解脲支原体感染的患者虽然大多数没有临床症状，我们认为它属于"虫"邪内侵精室，破坏精液内环境，影响精子的生成、成熟及存活，导致精子密度下降，精子成活率、活动力降低，畸形率上升等精子的异常改变。上述研究一方面进行中医辨证分析，另一方面应用分离培养实验进行解脲支原体的检测，其研究结果以辨病为指标，36 例解脲支原体阳性者，均属于"虫"的范畴。由此看来，解脲支原体感染与"虫"确有一定的关系。因此，把男性不育的宏观辨证和微观的解脲支原体感染指标结合起来进行治疗，就能找到抑制解脲支原体感染的有效方药，为中医药治疗男性不育开拓了新的途径。

三、中药杀虫汤治疗精液解脲支原体感染的临床研究[1]

近年来，解脲支原体与男性不育的关系受到人们的重视，而中医对其研究才刚刚起步。我经过多年临床实践，总结提出男性不育的发病机理是由于"肾虚夹湿热瘀毒虫"所致，遂拟定了中药杀虫汤，治疗 36 例精液解脲支原体感染患者，疗效满意。现报道如下。

（一）临床资料

1. 研究对象

本研究临床观察男性不育症患者均符合西医诊断标准[2]，精液培养解脲支原体阳性。病例全部来源于门诊。

2. 临床分组

采用随机对照法分为两组。中药杀虫汤组 36 例，年龄为 23～42 岁，平均 27.5 岁，不育病程 2～10 年，平均 4.5 年。美满霉素组 20 例，年龄 23～40 岁，平均 26.5 岁，不育病程 2～7 年，平均 4 年。两组病例的年龄、病程等具有可比性。

3. 中医病机

"肾虚夹湿热瘀毒虫"的发病机理中"肾虚"，包括了生精功能低下、性事过频等；

---

［1］ 胡海翔，王琦.中药杀虫汤治疗精液解脲支原体感染的临床研究［J］.北京中医药大学学报，1997，20（3）：60-61.
［2］ 中华人民共和国卫生部.中药新药临床研究指导原则［M］.1993.

"湿热"，则包括前列腺炎症、过量饮酒及其他生殖系统炎症等；"瘀"，包括精索静脉曲张、精液不液化等；"毒"，是指农药、棉籽油及辐射等；"虫"，是指各种微生物等方面的因素。中药杀虫汤组 36 例患者均属于"虫"的范畴。

（二）治疗方法

1. 中药杀虫汤组

由马齿苋、败酱草、蛇床子、百部、白花蛇舌草、虎杖、丹皮、甘草组成，具有清热解毒、利湿杀虫之功效，水煎服，每日 2 次，每次 200mL，饭后 1 小时服。

2. 美满霉素组

该药能透过衣原体和支原体的胞膜。其最低抑菌浓度（MIC）：沙眼衣原体为 200mg/L，解脲支原体为 300mg/L。每次 100mg，口服，每日 2 次。

以上 2 组均连续用药 1 个月为一疗程，治疗期间不加用其他药物。由于解脲支原体是通过性接触传播的，男女双方可相互传染，因此，双方同时服药可提高疗效。

3. 观察项目

所有患者于治疗前后进行解脲支原体检测。中药杀虫汤组进行精液常规分析及电镜扫描，并做治疗前后对比分析。统计学处理采用 χ^2、t 检验。

（三）结果

1. 疗效标准

以精液培养解脲支原体转阴作为疗效标准。经 1～2 个疗程的治疗，精液培养解脲支原体阴性者为痊愈，2 个疗程结束时仍为阳性者为无效。

2. 疗效分析

中药杀虫汤组 36 例中，痊愈 27 例，占 75.0%；无效 9 例，占 25.0%。1 个疗程痊愈者 23 例，占总痊愈者的 85.2%。2 个疗程痊愈者 4 例，占 14.8%。美满霉素组 20 例中，痊愈 9 例，占 45.0%；无效 11 例，占 55.0%。1 个疗程痊愈者 6 例，占总痊愈者的 66.7%。2 个疗程痊愈者 3 例，占 33.3%。中药杀虫汤组与美满霉素组疗效之间比较 $P < 0.05$（表 5-16）。

服用中药杀虫汤后，精液常规分析多数指标均有改善，与解脲支原体转阴同步（表 5-17）。

表 5-16　中药杀虫汤、美满霉素治疗解脲支原体感染疗效比较

组别	例数	痊愈	无效	治愈率（%）
中药杀虫汤	36	27	9	75.0*
美满霉素	20	9	11	45.0

注：*$P < 0.05$。

表 5-17　中药杀虫汤治疗前后精子计数、活动率的比较（$\bar{x} \pm s$）

时限	例数	精子计数（$\times 10^{11}$个/L）	活动率（%）
治疗前	36	0.36 ± 0.31	37.24 ± 19.84
治疗后	36	$0.72 \pm 0.56*$	$56.26 \pm 21.28*$

注：* 与治疗前比较 $P < 0.01$。

在精子活动力方面，治疗前运动级别低于Ⅱ级者 22 例（其中Ⅲ级者 12 例），治疗后均得到提高；治疗前精子畸形率超过 30% 者 24 例，治疗后均得到纠正。

中药杀虫汤组，有 5 例在治疗前电镜扫描为 50% ～ 60% 的精子头部或尾部附着大小不等的颗粒状物。发现大量畸形精子，多数为卷尾畸形及头 - 尾成角畸形。此外，尚有尖头伴卷尾畸形。服药一疗程后，其电镜扫描观察结果：精子头部、体部完整，光滑裸露，尾部无支原体附着，呈直尾状。

由此可见，中药杀虫汤对于解脲支原体感染者转阴疗效明显，同时在提高精子计数、成活率、活动力及降低畸形率等方面更为显著。值得注意的是 27 例痊愈患者中，有 6 例妻子怀孕。

3. 副作用观察

中药杀虫汤组服药后无明显不适。美满霉素组服药后都有不同程度的消化道反应，如恶心、厌食、呕吐，部分病例有头晕、乏力，但停药后不久消失。

（四）讨论

解脲支原体可引起男性不育，其可能的机理有：①侵入曲精小管，干扰精子的正常生成；②造成大量精子畸形及凝集；③影响精子的运动；④妨碍精卵识别、融合等一系列受精过程；⑤解脲支原体黏附在精子上，易于"搭车"通过子宫颈微生物屏障，进入女方体内。已有报道，解脲支原体可引起子宫内膜炎、输卵管炎、卵巢炎及自发性流产等。

由于支原体无细胞壁结构，故干扰细胞壁合成的抗生素如青霉素、头孢菌素等对它无作用。目前，西医公认的四环素、强力霉素、红霉素、美满霉素等对解脲支原体较敏感，但已有不少菌株产生耐药[1]。解脲支原体感染的患者虽然大多数没有临床症状，但它属"虫"之邪内扰精室，破坏精液内环境，影响精子的生成、成熟及存活，导致精子密度下降，精子活动率、活动力降低及畸形率上升等异常改变。基于上述理论，从西医学角度出发，把微观辨证与宏观辨证相结合，制定出治疗精液解脲支原体感染的杀虫汤。该方的功效为清热解毒，利湿杀虫，改善精子的生成、成熟和生存条件，提高精子质量。该方经过几年来的临床验证，证实其在治疗精液解脲支原体感染的同时改善了精液质量。

四、精液不液化症的临床研究[2]

精液不液化症是男科临床常见病症，占男性不育病因的 7% ~ 42.65%。目前，有关本症的病因病理尚未完全阐明，治疗上尚感棘手。为了探讨本症的病因规律，了解其精液、前列腺液（EPS）等微观指标病理特点，以指导临床治疗，我们从宏观和微观角度对本病进行了临床调研，现将结果报告如下。

（一）一般资料调查

1. 年龄

本组 306 例患者中，年龄最大 46 岁，最小 21 岁，平均年龄 28.12±2.31（$\bar{x}\pm s$），其中发病率最高的年龄段为 25 ~ 29 岁（53.27%），其次为 30 ~ 34 岁（30.07%），说明本病多见于 25 ~ 34 岁的生育年龄。

2. 职业

306 例患者中，以工人发病率最高（30.39%），其次为干部（23.20%）和知识分子（16.34%），农民比例较低（6.86%）。这可能与调查地区位于城市有关。工人发病率较高可能与其职业有关，如高温环境、热电辐射、噪音、振荡等因素均可能影响生殖内环境。干部、知识分子发病率偏高，与其易患前列腺炎有关。

3. 婚龄

306 例患者中，婚龄最短者 1 年，最长者 12 年，平均婚龄 4.25±1.36（$\bar{x}\pm s$）。在婚龄构成比中，以 4 ~ 5 年最多（39.22%），其次为 6 ~ 7 年（31.70%）。认为本症患者婚

———————

[1] 星和彦. 精子受精能力与其尾部运动的关系 [J]. 产科妇人科，1990，57（4）：1042.

[2] 杨欣，王琦. 炎性精液不液化症病因学研究 [J]. 中国中医基础医学杂志，1991（11）：45–48.

龄以 4～7 年居多，可能与一些患者婚后推迟生育年龄，以及该婚龄段易患前列腺炎[1]等因素有关。

4. 病程

306 例患者中，病程最长 11 年，最短 1 年，以 4～5 年居多（40.85%），其次为 6～7 年（30.72%）和 2～3 年（21.57%）。表明本病病程多集中在 2～7 年。

（二）生活习惯、环境因素调查

不良生活习惯以吸烟（23.85%）、饮酒（22.48%）最常见。此外，婚前有手淫史、接触高温环境等因素亦各占一定比例。

（三）相关疾病调查

306 例患者中，伴发疾病以慢性前列腺炎最多（61.16%），其次为精囊炎（14.88%）。这一结果与以往认为本症多伴有前列腺炎的认识是一致的，但发病率较有关报道偏低[2]。

（四）症状、体征调查

1. 症状

306 例患者中，具有明显临床症状者 117 例（38.24%），其中以局部症状居多（54.70%），性生殖症状（29.91%）次之，而全身症状仅占 15.39%。局部症状主要有阴囊潮湿或湿痒，尿黄尿浊，会阴、肛门、后尿道不适或疼痛、尿道灼热感等；性生殖症状主要有射精费力或不畅、射精痛、早泄、遗精等；全身症状有头晕身重、神疲乏力、腰膝酸软、体胖多痰、口干口黏等。

2. 体征

体征主要指前列腺指诊情况，在 306 例患者中，有 74 例伴前列腺炎者前列腺指诊表现为压痛、偏大、灼热感等。本症患者的舌苔脉象表现多样，相对集中出现的有舌淡红苔薄黄、舌暗红苔黄腻、舌淡苔白腻脉滑数、脉弦数、脉细数、脉沉细或细弱。

---

[1] 吴少刚. 慢性前列腺炎的中医临床研究（附 310 例临床报告）[C]. 中国中医研究院 91 级硕士研究生毕业论文，1994.

[2] 佟慕光. 不孕与不育 [M]. 上海：上海科学技术出版社，1984.

（五）致病因素调查

根据对 117 例本症患者临床表现调查结果，归纳本症的中医病因主要有瘀血、湿热、肾虚、痰浊、肝郁、寒湿六类。其中以湿热（42.74%）、痰浊（32.48%）出现频率最高，均大于 20%，而其他因素出现频率较低（均小于 10%）。说明湿热、痰浊与本症的发病密切相关，从而构成了精液不液化症中医病因核心。

（六）精液检查

1. 精液常规检查

对 213 例本症患者精液常规检查结果作了统计，并与正常生育者精液参数进行比较。结果表明，本症患者精液参数与正常生育者相比差异极为显著，其中精子成活率、活动力均显著低于正常生育男性相应指标（$P < 0.05$，$P < 0.01$）精液 pH 值明显升高（$P < 0.01$），液化时间显著延长（$P < 0.01$），见表 5-18。

表 5-18　精液不液化症患者与正常生育男子精液参数比较（$\bar{x} \pm s$）

检查项目	n	精液不液化症组	正常生育组（n=102）[*]	P
精液量（mL）	213	3.41 ± 1.60	3.20 ± 1.30	>0.05
pH值	197	7.64 ± 0.51	7.50 ± 0.40	<0.01
精子计数（$\times 10^6$/mL）	192	58.40 ± 43.10	64.10 ± 52.40	>0.05
精子活率（%）	192	73.50 ± 16.50	76.00 ± 10.00	<0.05
精子活力（级）	192	4.87 ± 1.68	6.46 ± 1.13	<0.01
液化时间（分）	213	110.54 ± 31.30	10.50 ± 9.90	<0.01

注：* 为李氏等[1]报告的 102 例正常生育男子精液参数指标。

[1]　李文正，等.正常精液部分生化指标（附 102 例报告）[J].中华泌尿外科杂志，1985，6（6）：347.

2. 精浆生化分析

精液中精子仅占 5%，其余为精浆，精浆由附性腺分泌物混合而成。通过对精浆生化成分分析，有助于了解附性腺功能状况。我们对部分精液不液化症患者精浆果糖、酸性磷酸酶，以及微量元素锌、镁、铜、铁、钙等 7 项生化指标进行了测定，并与正常生育男性相应指标作对比、分析，结果见表 5-19、表 5-20。

表 5-19　精液不液化患者与正常生育男性精浆果糖、酸性磷酸酶含量比较（$\bar{x} \pm s$）

检测项目	精液不液化症组（n=50）	正常生育组（n=102）*	P
果糖（mg%）	274±76	256±104	>0.05
酸性磷酸酶（布氏单位/mL）	753±311	882±412	<0.05

注：* 为李文正报告的 102 例正常生育男子精液生化指标。

表 5-19 结果显示，本症患者精浆果糖含量与正常生育者无明显差异（$P > 0.05$），而酸性磷酸酶含量显著低于正常生育者（$P < 0.05$）。

表 5-20　精液不液化症患者与正常生育男性精浆微量元素含量比较（$\bar{x} \pm s$）

检测项目	精液不液化症组（n=50）	正常生育组（n=102）*	P
锌（μg/mL）	147.47±66.51	176.881±71.246	<0.01
镁（μg/mL）	140.34±47.44	156.191±62.632	<0.05
铜（μg/mL）	0.523±0.211	0.4738±0.1963	>0.05
铁（μg/mL）	0.584±0.326	0.4734±0.4575	<0.05
钙（μg/mL）	191.47±61.62	204.863±50.425	>0.05

注：* 为李永海[1] 报告的我国正常生育力男子的精浆微量元素正常值。

表 5-20 结果表明，本症患者精浆锌、镁含量较正常生育男性明显降低（$P < 0.01$，$P < 0.05$），铁含量显著升高（$P < 0.05$），而铜、钙含量无明显差异（$P > 0.05$）。

3. 精浆淀粉酶测定

精浆中含有淀粉酶（AMY），并对精液液化起重要作用。为探讨 AMY 与本症发病的

---

[1]　李永海. 西安地区正常生育力男子的精浆微量元素研究 [J]. 微量元素，1989（2）：22.

关系，我们采用对硝基本酚基质动力学法，对 35 例精液液化异常和 12 例正常生育男子精浆 AMY 含量进行了检测比较。结果表明，不液化症组精浆 AMY 含量显著低于正常生育男子（$P < 0.01$），液化不全组与正常生育者虽无显著性差异（$P > 0.05$），但有明显下降趋势，见表 5-21。

表 5-21　精液化异常患者与正常生育男性精浆 AMY 含量比较（$\bar{x} \pm s$）

分组	n	AMY含量（μ/L）	P
正常育组	12	17.66 ± 8.53	
不液化组	21	10.11 ± 5.12	<0.01
液化不全组	14	12.15 ± 4.71	>0.05

（七）前列腺液检查

1. EPS-pH 值测定

采用精密试纸（范围 5.5 ～ 9.0，E.Merek）对 112 例精液不液化症患者和 35 例正常人的 EPS-pH 值进行测定比较，以探讨两者间的差异。结果精液不液化症患者 EPS-pH 值显著高于正常人（$P < 0.05$），见表 5-22。

表 5-22　精液不液化症患者与正常人 EPS-pH 值比较（$\bar{x} \pm s$）

组别	n	pH值	P
精液不液化症组	112	6.51 ± 0.31	
正常人组	35	6.45 ± 0.13	<0.05

2. 精液与前列腺液（EPS）白细胞检测比较

将新鲜精液经瑞 - 吉氏染色[1]，置油镜下观察，根据形态特征将生精细胞与白细胞区别开来，计算精液中白细胞的百分率。采用该法对 42 例精液白细胞≥ 10% 的不液化症患者进行 EPS 检查，再随机抽取精液白细胞< 10% 者 20 例复查 EPS，并对二者进行比较。结果表明，精液白细胞检出率与前列腺感染存在显著正相关（$P < 0.01$），见表 5-23。

---

[1] 曹兴午 .107 例生育组与不育组精子形态与生精细胞定性与定量分析［J］. 中华医学检验杂志，1992（2）：86.

表 5-23　精液不液化症精液与 EPS-WBC 检测比较

精液白细胞（%）	n	EPS白细胞（个/HP）		P
		精液不液化症组	正常生育组（n=102）*	
≥10	42	36	6	85.71
<10	20	2	18	10.00

（八）讨论

1. 精液不液化症与前列腺功能密切相关

许多研究证实，前列腺功能状况对精液理化性质和生化成分具有一定影响，促液化因子直接来自前列腺。因此，对精液不液化症研究的重点在于探讨二者间的相关性。调研结果表明，精液不液化症患者多无明显临床表现（61.76%）。在 117 例有症状的患者中，出现频率最高的是局部症状（54.70%）和性生殖症状（29.91%），本症患者亦无明显体征，多数患者前列腺指诊无明显异常，但伴有前列腺炎时，肛指诊可见前列腺肿大、触压痛、质软或质硬等，说明本症的临床表现在某种程度上与前列腺炎有着密切的内在联系。

精浆锌、镁、钙、酸性磷酸酶是前列腺的特征产物，果糖是精囊的特征产物，检测精浆中这些具有器官特征的产物，对性器官功能状况有诊断意义[1]。对精液不液化症患者精浆果糖、酸性磷酸酶含量测定结果表明，本症患者精浆果糖含量与正常生育者无明显差异（$P > 0.05$），而酸性磷酸酶含量明显降低（$P < 0.05$），说明本症患者存在前列腺功能低下或紊乱，而与精囊功能无明显相关。一般认为，在前列腺功能低下或紊乱时，与精液液化有关的酶（如淀粉酶、透明质酸酶、胰蛋白酶样酶等）分泌减少，从而导致液化障碍及精液黏稠度增加。我们的研究结果表明，本症患者精浆淀粉酶含量显著降低（$P < 0.01$），进一步证实了精浆淀粉酶含量减少确与精液不液化有关。对本症患者精浆微量元素含量测定结果提示，精液不液化与前列腺功能障碍及锌、镁等微量元素代谢紊乱有一定关系。

前列腺液是精液主要组成部分，EPS-pH 值与精液 pH 值密切相关。调研结果表明，本症患者精液、EPS-pH 值显著高于正常生育者（$P < 0.01$，$P < 0.05$），而且精液白细胞检出率与 EPS 白细胞之间存在显著的正相关（$P < 0.01$）。说明前列腺炎时，EPS-pH

---

[1]　李永海.男性副性腺感染与精液质量及不育的研究概况[J].男性学杂志,1988,2（3）:178.

值明显升高，使精液 pH 值亦升高，从而影响液化酶的活性。

总之，精液不液化症与前列腺功能密切相关，精液液化异常是前列腺分泌功能失常的直接病理结果之一。尽管许多不液化症患者无明显临床症状、体征，但精液、EPS 常规检查存在微观指标单项或多项异常，故认为此类患者可能存在"机能性前列腺炎"或"隐匿性前列腺炎"。

2. 精液不液化症的病理机制

既往认为，精液不液化症多由肾虚或湿热下注所致，治疗大都趋向于补肾温阳、滋阴降火，或清利湿热。但从临床实际来看，肾虚有之，并非多见。文献报道[1]和我们的观察结果都表明，本症有肾虚见症者不足 10%，而湿热下注亦仅反映了本症病理的一个侧面。从调研结果来看，本症多见于生育期青壮年，发病与职业、生活习惯以及环境因素有一定关系。从生理角度和客观实际来讲，该年龄段正处于"肾气平均，筋骨劲强""筋骨隆盛，肌肉满壮"之际，患者多体格强健，气血旺盛，肾之阴阳不足者少见。而现代生活方式改变、饮食营养改善以及环境污染等因素为痰湿内生提供了客观条件。从病程调研结果看，本症病程多集中在 2 ～ 7 年（93.14%），中医认为"久病必瘀""痰瘀同源"。这里的瘀不仅指血瘀，还包含了因痰湿病邪所致血流变异常的病理状态[2]。临床上本症患者多有精液稠厚黏滞、射精不爽或射精痛等症状，亦提示本症存在"瘀"的病理改变。

《杂病症治·卷十九·选方》："痰属湿，津液所化，关乎元气，气化则痰可为津液，气不化则津液即为痰涎。"精液检查结果表明，本症患者精浆酸性磷酸酶、淀粉酶含量降低，微量元素锌、镁等代谢紊乱。微量元素过多或过少，均可影响酶的活性致内分泌障碍，载体功能失常，核糖核酸和脱氧核糖核酸合成障碍，真元之气不振，使体内津液不归正化，凝聚而成痰浊[3]，从而构成了痰湿内生的微观物质基础。湿热由生，由痰湿久羁郁化也可因下身污秽，性事不洁或他病湿热下注所致。现代医学证实，本病多伴有附性腺感染，尤其是慢性前列腺炎。而慢性前列腺炎多属下焦湿热范畴，湿热蕴结是其主要病机。从症状调研结果看，本症患者临床表现以阴囊潮湿或湿痒、尿黄尿浊、尿道灼热等湿热为病的见症为主，或可兼见头晕身重、神疲乏力等痰湿之症。而精液黏稠、液化异常、pH 值升高则为湿热、痰浊的微观征象[4][5]。对本症中医病因归类统计结果表明，与

［1］ 方新生.化痰行瘀治疗精液不液化症 59 例［J］.四川中医，1995（7）：29.
［2］ 洪善贻.液精煎治疗精液不液化致不育症 72 例［J］.中医杂志，1995，36（10）：609.
［3］ 李以义.百疾皆生于痰［M］.北京：学苑出版社，1991.
［4］ 田复祥.男性不育患者精液 pH 值测定与中医辨证分型初探［J］.中医药研究，1993（3）：19.
［5］ 孟庆余.男性不育症的微观辨证［J］.山东中医杂志，1994，13（6）：213.

本病发病相关的六类致病因素中，湿热、痰浊居主要地位，提示湿热、痰浊是精液不液化症的主要病因，湿热痰浊蕴结、瘀滞精室是其主要病机。

五、液化灵治疗精液不液化症的临床研究[1]

运用自拟液化灵治疗精液不液化症 54 例，另设 30 例口服痰易净和维生素 C 的对照组进行临床观察研究。

（一）临床资料

本组 84 例，随机分为 2 组，经 Ridit 检验，两组的年龄、婚龄、病程均无显著性差异（$P > 0.05$），具有可比性。

中药组 54 例，年龄 22 ～ 38 岁，平均 27±3.12 岁（均值 ± 标准差，下同）。婚龄最短 2 年，最长 6 年，病程 2 ～ 5 年。有相关疾病史者 23 例（42.59%），有吸烟或饮酒史者 19 例（35.19%）。

西药组 30 例，年龄 21 ～ 39 岁，平均 26±2.45 岁。婚龄最短 2 年，最长 7 年，病程 1 ～ 6 年。有相关疾病史者 11 例（36.7%），有吸烟或饮酒史者 8 例（26.7%）。

本组 84 例均符合《人类精液及精液 – 宫颈黏液相互作用检验手册》[2] 推荐的精液变量正常值项目与标准，精液异常项目与标准及《实用男性学》[3] 提供的"男性不育分类诊断标准""精液常规分析标准"。所有患者同时符合以下两项：婚后同居 2 年以上，性生活正常，未避孕而不育，经检查属男性精液异常者精液液化时间＞1 小时，精液黏稠度增高，拉丝度≥ 2 度，或精液黏度计测定值＞ 17±4.7 秒。

排除病例标准参照《中药新药治疗男性不育的临床研究指导原则》相关内容，结合本症临床实际拟定。包括：配偶有不孕疾患性生活不正常，性功能障碍如阳痿、早泄、不射精、逆行射精等，患有先天畸形、输精道梗阻、睾丸萎缩、精囊缺如、生殖系结核、性病及精索静脉曲张Ⅱ度以上者，血清（精浆）抗精子抗体（AsAb）阳性者，无精症、死精症及严重的少精症，服用抗肿瘤药、抗癫痫药、激素、麻醉剂、磺胺类药、棉酚类避孕药等影响生精及精子活力的药物者，合并心血管、肝肾和造血系统严重原发

[1] 杨欣，王琦．液化灵治疗精液不液化症的临床研究［J］．中医杂志，1996，37（11）：682–685.
[2] 世界卫生组织编．凌援宁，等译．人类精液及精液 – 宫颈黏液相互作用检验手册［J］．北京：人民卫生出版社，1989.
[3] 天津科学技术出版社编．实用男性学［M］．天津：天津科学技术出版社，1988.

疾病、精神病、内分泌疾病者，不符合诊断标准，未按规定用药，无法判定疗效或资料不全者。

（二）观察及治疗方法

所有病例治疗前先查血、尿、大便常规和肝肾功能，正常者给药，疗程结束后复查血、尿、大便常规和肝肾功能，治疗前后分别检查精液常规（治疗前后各查2次，取其平均值）包括精液量、pH值、液化时间、黏稠度、精子计数、成活率、活动力，并观察其形态；精浆生化指标，包括酸性磷酸酶、淀粉酶，以及微量元素锌、铜、镁；前列腺指诊，前列腺液pH值，镜检，精液支原体检测，扫描电镜观察，症状、体征。

中药组给予液化灵冲剂（苍术、黄柏、浙贝母、白芥子、麦芽、茯苓、车前子、山楂），每次1袋（含生药10g），每日3次。

西药组给予痰易净（每片250mg，泰国Atlantic出品，广州白云山制药厂分装），每次250mg，每日3次。维生素C每次200mg，每日3次。

以上两组均连续用药30天为一疗程，治疗期间不加用任何药物或治疗方法。对伴前列腺炎者，先用中药汤剂或抗生素治疗，待症状消失，前列腺液检查正常后再给予试验药物。

（三）疗效分析

1.疗效评定标准

治愈：配偶受孕或精液常规检查连续2次，液化时间＜30分钟，精液、前列腺液各项指标均正常，症状、体征消失；显效：治疗后虽未受孕，但精液在30分钟～1小时内全部自行液化或部分液化，精液、前列腺液各项指标接近正常，症状积分值下降＞5分；有效：治疗后精液液化时间较治疗前明显缩短，精液、前列腺液各项指标明显好转，症状积分值下降＞3分；无效：治疗前后无变化，症状积分值下降＜3分。

临床症状积分标准：

3分：症状反复出现或持续出现；2分：症状时轻时重或间断出现；1分：症状轻或偶尔出现；0分：无明显症状。

2.综合疗效评定

参照疗效评定标准，中药组54例中治愈32例（59.3%），显效11例（20.4%），有效5例（9.3%），无效6例（11.1%）；总有效率88.9%。西药组30例中治愈3例（10.0%），显效5例（16.7%），有效9例（30.0%），无效13例（43.3%），总有效率56.7%。两组疗效有显著性差异（$P < 0.01$）。

治疗前中药组症状积分值为 9.3±3.6 分，治疗后为 4.6±2.1 分，二者间有显著差异（$P < 0.01$）。西药组治疗前症状积分值为 7.1±2.6 分，治疗后为 6.1±3.3 分，二者间无差异（$P > 0.05$）。治疗后中药组症状积分值明显低于西药组（$P < 0.05$）。说明液化灵对改善临床症状作用明显。

3. 精液检查结果

根据临床调研结果，我们将精液 pH 值、液化时间、1 小时液化率、精液黏度、精子活力和成活率作为主要观察指标，对两组治疗前后精液检查结果进行了统计比较。

表 5-24 示，治疗前中药组与西药组的精液 pH 值、精子活力、活率无明显差异（$P > 0.05$），治疗后两组的 3 项指标较治疗前均有不同程度改善（P 值分别为 < 0.05和 < 0.01），但中药组较西药组改善更显著（P 值分别为 < 0.05 或 < 0.01）。

表 5-24 示，治疗前精液液化时间、1 小时液化率、黏稠度，两组间无明显差异（$P > 0.05$），治疗后与治疗前比较，中药组和西药组都有显著变化（$P < 0.01$），但以中药组更明显（$P < 0.05$）。此外，在对精液其他指标影响方面，两组的精液量无明显差异（$P > 0.05$），精液白细胞计数减少以中药组明显（$P < 0.05$）。治疗后中药组精子计数和精子形态较治疗前有改善趋势，但无显著性差异（$P > 0.05$）。以上结果说明，中药组对精液质量的改善作用较西药组显著。

表 5-24　两组治疗前后精液检查结果分析

指标	西药组（30例）		中药组（54例）	
	治疗前	治疗后	治疗前	治疗后
pH值	7.80±0.31	7.61±0.24	7.83±0.43	7.15±0.25
精子活力（级）	4.01±0.9	5.11±1.0	3.13±0.7	4.04±0.8
精子活率（%）	41.2±6.8	54.1±7.1	40.6±7.4	59.1±8.2
1小时液化率（%）	0.16±0.04	0.81±0.02	0.14±0.05	0.97±0.03
液化时间（分）	106.4±25.5	32.2±8.7	117.3±27.8	28.14±9.65
黏稠度（秒）	32.1±98	17.6±3.6	31.5±10.1	15.7±4.4

注：表中数据为均值 ± 标准差，以下表同。

表 5-25　治疗前后精浆生化成分的改变比较

指标	西药组（30例）		中药组（54例）	
	治疗前	治疗后	治疗前	治疗后
酸性磷酸酶（布氏单位/mL）	643±211	651±231	671±262	831±364
淀粉酶（U/L）	13.94±4.01	14.12±2.89	14.34±5.72	17.92±8.16
锌（μg/mL）	110.36±57.4	121.14±49.1	121.33±61.07	147.42±30.12
镁（μg/mL）	51.44±26.73	55.19±24.47	56.18±27.96	67.45±19.27
铜（μg/mL）	0.87±0.21	0.79±0.23	0.94±0.19	0.46±0.31

表 5-26　治疗前后前列腺液（EPS）常规检查结果比较

项目	西药组（30例）		中药组（54例）	
	治疗前	治疗后	治疗前	治疗后
EPS-pH值	6.83±0.14	6.62±0.20	6.74±0.21	6.44±0.195
卵磷脂小体	1.82±0.54	1.91±0.61	1.74±0.61	1.87±0.53
EPS白细胞（HP）	10.3±1.1	8.2±1.2	12.1±1.2	6.9±1.3

4. 精浆生化成分的变化

促液化酶（如淀粉酶等）来自前列腺，酸性磷酸酶、锌、镁是前列腺特征产物，检测这些指标能客观地反映前列腺功能状况，亦是疗效观察指标。对两组治疗前后精浆生化成分测定结果表明，西药组治疗前后无明显改变（P 均 > 0.05），而中药组精浆酸性磷酸酶、淀粉酶、锌、镁含量在治疗后显著增加 $P < 0.01$ 或 $P < 0.05$），铜的含量则明显降低（$P < 0.05$），治疗后两组间差异亦非常明显（$P < 0.01$ 或 $P < 0.05$），说明液化灵对改善前列腺分泌功能作用显著（表 5-26）。

5. 精液解脲支原体检测

治疗前两组精液解脲支原体检出率，中药组为 44.4%，西药组为 40.0%，均无明显差异（$P > 0.05$），而治疗后中药组降至 29.6%，西药组降至 23.3%，亦无明显差异（$P > 0.05$）。说明中西药物对由解脲支原体感染引起的精液不液化症疗效较差。提示对此类患者的治疗，应适当配合针对支原体有治疗作用的西药，或于中药方中酌加解毒杀虫药物，以提高疗效。

6. 前列腺检查

文献报道和我们的调研结果均表明，精液不液化症患者多伴慢性前列腺炎，此时前列腺液（EPS）pH 值明显升高，卵磷脂小体减少，以及前列腺液中白细胞增高或正常[1]。因此，治疗前后 EPS-pH 值、卵磷脂小体、EPS 白细胞的变化，可作为疗效观察指标。为统计方便，采用等级资料对卵磷脂小体检测结果记分。

表 5-26 示，治疗后两组 EPS-pH 值较治疗前均有明显降低（$P < 0.05$ 和 $P < 0.01$），以中药组更显著（$P < 0.05$）；卵磷脂小体分值治疗前后两组均无差异（$P > 0.05$），组间亦无明显差异（$P > 0.05$），其原因可能与该指标无特异性，且治疗期间变化较大有关。西药组 EPS 白细胞无变化（$P > 0.05$），中药组治疗后较治疗前明显减少（$P < 0.01$）。说明液化灵具有明显抗炎性变作用。治疗前中药组前列腺肛指检查异常者 11 例，治疗后均有不同程度的改善，表现为前列腺腺体光滑、质软、饱满、压痛消失等。

7. 扫描电镜观察

为了解治疗前后精浆的显微变化，我们对中药组部分患者精液作了扫描电镜观察。结果表明，不液化的精液在电镜下呈细而长纤维蛋白相互交错，并与粗纤维连接成网络，使精子活动的空隙减少，精子运动受限。治疗后已液化了的精液，精浆纤维网织结构完全断裂并消失，只见无定型的非结晶球状形体，精子不被纤维牵制，运动活跃。

（四）讨论

我们认为，对精液不液化症的治疗，不宜分型过繁，应针对湿热痰浊这一基本病理机制，充分发挥专方专药药简力专的特点，从而确立了"清热化湿，消痰祛浊"治疗大法。按照这一指导思想拟定了液化灵的组方，该方以二妙散为基础加味组成。方中苍术苦温燥湿；黄柏苦寒，苦以燥湿，寒以清热，二药合用功能清热、燥湿、解毒；浙贝母是解郁散结，清热化痰要药；白芥子消痰瘀，能去皮里膜外之痰。佐麦芽健中运脾，茯苓淡渗益脾，以充化源；车前子甘寒滑利，性善降泄，功在祛湿清热化痰，尚能通启精窍，三味配合以治痰湿之本。尤巧在山楂与麦芽相伍，取酸甘化阴之意，借以酸化血液，以降低精液 pH 值，与西医用维生素 C 治疗本症有异曲同工之妙。况且山楂尚能行结气，消瘀血，协同贝母开郁结、白芥子辛窜通络，从而改善前列腺微循环，促进腺管分泌物排泄通畅，利于腺体功能恢复。全方寒温同用，滋清并重，攻补兼施。攻，即清热、化湿、消痰、祛浊、散结、化瘀；补，即益阴生津，顾护中土。从而体现"治病求本""治

---

[1] 徐福松.男性病治疗学［M］.南京：江苏科学技术出版社，1991.

勿忘湿热""治勿忘痰""治勿忘瘀"的病因学特点。

现代药理学研究证实，本方中多种药物如山楂、麦芽、茯苓等含有丰富的维生素 B、维生素 C、氨基酸、蛋白质、磷脂、糖类等营养物质[1]，有利于改善生殖内环境，为精子提供所需能量。而山楂、黄柏等药物所具有的良好抗菌作用[2]，能减轻副性腺炎性改变，促进其功能恢复。此外，麦芽中含有淀粉酶，能加速精液液化[3]，亦是获得良效的关键。

前列腺液为精液的 $1/10 \sim 1/3$[4]，前列腺液所含丰富的生化成分，如卵磷脂小体、酶类、游离氨基酸、蛋白质，以及微量元素锌、镁等，对维持精浆正常理化性质和精子生存、成熟的生殖内环境具有重要作用，前列腺分泌功能障碍可导致上述成分的不足，影响精液质量，主要表现在精液液化异常，黏稠度增高及精子活力、成活率低下[5]。运用液化灵治疗后，精浆酸性磷酸酶、锌、镁等前列腺分泌的特征性产物的含量显著增加，提示液化灵能促进前列腺分泌功能恢复，显著改善精浆的理化性质。

精液中含有多种酶，其中以蛋白水解酶含量最高，参与精液凝固、胶凝与液化。精液液化障碍是由于蛋白水解酶系中的液化酶减少或缺乏所致。我们的研究结果也证实，精液不液化症患者精浆淀粉酶含量显著降低。液化酶属中医之"精微物质"，由津气所化[6]，在病理状态下，脏腑功能失调，气不化津，津液代谢失常变生痰浊，以致液化酶生化之源不足。运用液化灵治疗后，精浆淀粉酶含量显著增加，精液液化时间缩短，黏稠度降低。电镜下，治疗后液化了的精液中原有的纤维网织结构完全降解消失，变成无定型的非结晶状态，精子的"束缚"得以解除，运动活跃。说明液化灵通过清热化湿，消痰祛浊，以正本清源，使液化酶生化有源，从而提高精液液化酶的含量（活性）。

精液的 pH 值主要受精囊液和前列腺液 pH 值的影响。一般认为，精囊液偏碱性，前列腺液偏酸性，二者的动态平衡保证了精液呈弱碱性（pH7.2 ~ 7.8），在阴道酸性环境中具有很强的缓冲功能，为精子受精所必须。慢性前列腺炎时，由于 EPS–pH 明显升高[7]，精液 pH 值随之增高，进而影响精液液化酶的活性。对治疗前后精液（EPS）白细胞、pH 值测定比较结果表明，治疗后精液白细胞检出率、pH 值明显低于治疗前。说明液化灵能纠正精液 pH 值，改善精液酸碱环境。这一作用可能通过抗炎性变、改善前列腺功能而实现的。

［1］ 江苏新医学院.中药大辞典（上、下册）［M］.上海：上海科学技术出版社，1992.
［2］ 阴健.中药现代研究与临床应用［M］.北京：学苑出版社，1993.
［3］ 戴西湖，古今男科医案选按［M］.北京：华夏出版社，1990.
［4］ 谢文英.男性学［M］.上海：上海科学技术出版社，1991.
［5］ 邓春华.慢性前列腺炎引起不育者前列腺液的细菌学研究［J］.男性学杂志，1994，8（2）：99.
［6］ 林涛.中药加针挑治疗精液不液化症［J］.新中医，1992（12）：35.
［7］ 谢桐.前列腺外科［M］.北京：人民卫生出版社，1983.

根据临床观察，精液不液化的同时，往往伴有精子活力、成活率低下或兼有计数、形态的异常。运用液化灵治疗后，精子计数、活力、成活率、畸形率均有不同程度的改善，其中以精子活力、成活率改善尤为明显。提示液化灵在发挥针对性治疗作用的同时，通过整体调节作用，改善了精子生成、成熟和生存的生殖内环境条件，使精液质量得到普遍改善。

第五节　黄精赞育胶囊（优生宝）研究

一、概述

黄精赞育胶囊，原名优生宝，系根据不育病机"肾虚夹湿热瘀毒虫"理论研制，作为国家第一个治疗男性不育的新药，由枸杞子、熟地黄、蒲公英等多种中药组成。其组方原则为改善睾丸生精功能，抑制附属性腺炎症。长期以来，对该药进行了临床、实验及机制研究。

（一）临床及实验研究

1991年，发表《中药提高人类精子质量的研究报告》，首次用电镜证实：中药能改变精子发生和病理过程，提高精子的质量。对中药能改变、提高人类精子质量问题作了肯定的、科学的阐述。1993年，发表《优生宝治疗男性不育症148例的临床观察及实验研究》，证实优生宝作用快而稳定，生精效果显著，精子成活率高，恢复精子活动力确实，精子形态正常，畸形率低。电镜超微结构观察结果表明，优生宝能明显提高人类精子质量，对病理精子膜结构能进行改变，使精子发生过程的病理状态转变为常态，为人类优生提供了科研途径。实验表明，优生宝能调节雄性动物整个机体内分泌生殖功能，达到生精目的。《黄精赞育胶囊治疗男性不育症：多中心随机对照试验》一文，报道1997年7月至1999年9月，在严密研究设计的支持下，中药治疗少精症、弱精症的临床疗效、安全性和适应证得到了科学的评价。

（二）机制研究

1996年10月，《优生宝补益肝肾治疗男性不育机理的实验研究》一文主要探讨中药优生宝"补益肝肾，生精助育"的机理。实验表明，优生宝能使未成熟大白鼠附属性器官前列腺、贮精囊、提肛肌明显增重，又能提高成熟大白鼠血清睾丸酮含量，并有雄性激素样作用。优生宝还能拮抗棉酚，保护睾丸生精上皮细胞作用，从而升高精子数和精子活动力，有助育功效。急性毒性、长期毒性及生殖毒性试验表明，本品长期服用安全。2005 年发表《黄精赞育胶囊优选方对弱精子症大鼠精子运动能力的影响》，发现黄精赞育胶囊优选方具有提高精子密度、活力、活率及运动速度的作用。2006 年，发表《黄精赞育胶囊对弱精子症大鼠精子鞭毛超微结构的影响》，报道黄精赞育胶囊提高精子运动能力与其修复损伤的线粒体及外周致密纤维有关。2008 年，发表《黄精赞育胶囊优选方处理前后精子的超微结构研究》，报道运用原子力显微镜（AFM）技术对比观察正常精子和病理性精子在黄精赞育胶囊优选方作用前后超微结构的动态变化，认为黄精赞育胶囊通过修复活动力低精子超微结构的病理形态学缺陷，可能是优选方改善弱精子质量的机制之一。

二、黄精赞育胶囊（优生宝）治疗男性不育的临床及实验研究

（一）148 例临床观察及实验研究[1]

在世界人口中，男性占 50% 以上，和女性一样，男性也有着自身特有的生理和病理特点，双方共同承担着生命的受孕过程。同样，导致不孕的原因也不能忽视男方的因素。据世界卫生组织（WHO）调查 1 万对不育夫妇中，可能导致男性不育的因素占 33%，女性不育的因素占 25%，双方共同因素占 20%，双方找不到原因占 15%。换句话说，不育因男方的原因占 55% 以上。

近年来，国内外不断有文献报道，男性精子的质量有下降的趋势，男性不育的患病率逐渐上升。而中医药以其独特的理论和治疗手段，通过调整下丘脑－垂体－性腺轴的功能，以及内分泌的异常，改善精子的质量，调节免疫机能等治疗男性不育，取得明显的疗效。现将现黄精赞育胶囊（优生宝）治疗男性不育症的临床及实验研究总结报告如下：

临床研究

1. 病例选择标准

（1）诊断标准

婚后 1 年以上，同居，性生活正常，未避孕而不育，经检查属男性睾丸生精过程或

---

[1] 王琦，倪萍，吴卫平.优生宝治疗男性不育症 148 例的临床观察及实验研究［A］.中国性学会首届学术会议论文集，1996.

附属性腺的功能异常者。符合该诊断标准，年龄20～50岁的男性已婚患者可纳入调研对象。本文148例系总结1992年9月至1994年4月诊治的患者。

（2）男性不育的轻重分级

①按精子浓度分级

重度：E、F群级。

中度：C、D群级。

轻度：B群级。

A：精子浓度$\geqslant 40 \times 10^6$/mL。

B：精子浓度$\geqslant 20 \times 10^6$/mL，而＜A。

C：精子浓度$\geqslant 10 \times 10^6$/mL，而＜B。

D：精子浓度$\geqslant 10 \times 10^6$/mL，而＜C。

E：精子浓度＜10×10^6/mL。

F：无精子但性染色体正常。

②按精子活动力分级：WHO推荐的精子活动力检查分级：

0度：不活动，无前向运动。

Ⅰ度：活动力不良，运动微弱。

Ⅱ度：活动一般，有中等的前向运动。

Ⅲ度：活动良好，前向运动活跃。

2. 一般资料

（1）年龄

本组148例不育症患者中，年龄在23～45岁之间，年龄在26～30岁之间为发病率最高的年龄段（52.70%），25岁以下发病率最低（4.05%）。年龄最小25岁，最大45岁，平均年龄为31.2岁。

（2）职业

在本组病例中，工人发病率最高（31.08%），其次为农民（18.38%），再次为司机（17.57%）。

（3）病程

本组148例男性不育患者中，病程最短1年，最长12年，其中不育患者病程1～3年者占30.41%，病程3～5年占49.32%，病程5～12年者占20.27%。

（4）相关疾病调查

根据统计结果，支原体感染患者最多（52.70%），其次为前列腺炎（23.65%）和精索静脉曲张（9.46%）。

（5）不良习惯及工作环境调查

本组 131 例患者中，饮酒比例最高（56.76%），次之为高温环境（36.49%）和长期食用棉籽油（18.92%）。

（6）辨证分型

在 148 例不育症患者中，各分型所占比例为：肾阴虚型（52.70%）、肝郁血瘀型（23.65%）、肾阳虚型（15.54%）、痰湿内蕴型最少（8.11%）。

3. 治疗方法和治疗结果

（1）治疗方法

本组 148 例患者均用优生宝进行治疗，每次 5 粒，每日 3 次，3 个月为 1 个疗程。每个疗程间隔 10 天，最多 3 个疗程，服药期间停服其他中西药物，此外无特殊禁忌。

（2）疗效判定标准

①治愈：配偶受孕。

②显效：虽未受孕，但治疗 3 ~ 6 个月后精子数量、活动力等常规检查已正常，精子功能检测已正常，但精液常规检查有群级间改善，如 C 级进入 B 级。

无效：治疗前后无变化。

（3）治疗结果

经优生宝治疗 148 例不育症患者，服药 1 ~ 3 个疗程后，疗效统计结果如下（表 5-27）。

表 5-27　服优生宝 1 ~ 3 个疗程疗效统计

疗程	治疗前	治疗后				
		痊愈	显效	有效	无效	总有效率（%）
1个疗程	148	19（12.84%）	75（50.68%）	29（19.59%）	25（16.89%）	83.11
2个疗程	148	26（17.57%）	89（60.14%）	18（12.16%）	15（10.14%）	89.86
3个疗程	148	51（34.46%）	61（41.22%）	21（14.19%）	15（10.13%）	89.87

本组数据表明，服用优生宝治疗男性不育症以 2 ~ 3 个疗程者效果最好，总有效率分别为 89.86% 和 89.87%。

4. 疗效分析

（1）优生宝治疗对精液的影响

为分析优生宝对精液各项指标的影响，对治疗前后各项精液检测指标分别进行了统计、比较。

①优生宝对精液量、pH 值的影响

表 5-28　治疗前后精液量、pH 值变化（$\bar{x} \pm s$）

观察项目	治疗前（n=148）	治疗后（n=148）	P
精液量	2.87 ± 0.48	3.04 ± 0.61	>0.05
pH值	7.24 ± 0.24	7.38 ± 0.34	>0.05

表 5-28 果表明，治疗前后精液量、精液 pH 值变化无明显差异（$P > 0.05$），说明优生宝对精液量、pH 值无明显影响。

②优生宝对精子密度、活率、活动力、形态及精液的细胞数目的影响（表 5-29）

表 5-29　治疗前后精子密度、活率、活动力、形态及精液细胞数的变化（$\bar{x} \pm s$）

观察项目	治疗前（n=148）	治疗后（n=148）	P
精子密度（$\times 10^6$/mL）	25.62 ± 6.87	49.56 ± 11.70	<0.001
pH值	43.54 ± 8.10	56.40 ± 9.21	<0.001
活动力（%）	27.51 ± 6.42	38.80 ± 6.85	<0.001
畸形率（%）	33.67 ± 5.18	29.71 ± 6.56	<0.05
精液中细胞数目（个/HP）	6.60 ± 2.52	2.40 ± 1.91	<0.05

从表 5-29 看出，治疗前后精子密度、活率、活动力有极显著性差异（$P < 0.001$），精液中细胞数目精子畸形率呈显著性差异（$P < 0.05$），说明优生宝对上述五项指标异常有明显的改变作用。

③优生宝对精液液化时间的影响（表 5-30）

表 5-30　治疗前后精液液化时间的影响

组别	<30秒（例）	>30秒（例）	不液化率（%）
治疗前	123	25	16.89
治疗后	144	4	2.70

χ^2=10.78，$P < 0.001$。

表 5-30 统计结果表明，治疗前后精液不液化率存在极显著性差异（$P < 0.001$），说

明服用该药治疗可以显著改善精液液化异常。

④优生宝对精子泳动速度的影响：在 148 例中，对 83 例患者进行了治疗前后精子泳动速度测定，治疗前平均为 24.8±2.23μm/s，治疗后为 28.4±2.46μm/s，$P < 0.01$，呈非常显著性差异。表明优生宝具有明显提高精子平均速度的作用。

（2）精浆中锌、铜的测定

采用原子吸收分光光度计对 47 例有生育力的健康男子，92 例男性不育患者及 53 例少精症、无精症患者，经优生宝治疗前后精浆中锌、铜含量进行测定。结果表明，47 例有正常生育力的男子与 92 例不育症患者的精浆中锌平均含量存在着非常显著性差异（$P < 0.01$），而铜的含量无显著性差异（$P > 0.05$）。见表 5-31、5-32。

表 5-31　47 例正常生育男子与 92 例男性不育症精浆中锌、铜含量的比较（$\bar{x} \pm s$）

分组	例数	锌（μg/mL）	铜（μg/mL）
正常	47	194.22 ± 102.44*	168.98 ± 99.44**
不育	92	164.12 ± 78.38*	162.22 ± 95.24**

注：* 正常组与不育组比较 $P < 0.01$；** 正常组与不育组比较 $P > 0.05$。

53 例少精症、无精症患者经治疗后精浆中锌含量比治疗前增高，有显著性差异（$P < 0.05$），铜无显著性差异（$P > 0.05$）。

表 5-32　53 例少精症、无精症患者优生宝治疗前后锌、铜含量比较（$\bar{x} \pm s$）

例数	项目	治疗前	治疗后	P
53	锌	174.14 ± 85.38	206.75 ± 119.36	<0.05
53	铜	120.78 ± 79.25	198.98 ± 76.14	>0.05

（3）20 例睾丸活检

经优生宝治疗后无精症 20 例，进行睾丸活检，结果均为严重生精功能障碍。提示用优生宝治疗无精症应掌握病性程度，病性严重的宜考虑其他治疗。

（4）血清促卵泡激素（FSH）、促黄体生成素（LH）、睾酮（T）的变化

从测定 120 份不育症患者标本中，将资料完整并且属于少精症、无精症范围的 57 例患者治疗前后的结果进行分析。结果表明，T 在服药前后比较差别不大（$P > 0.05$），无显著性差异；LH、FSH 在服药前后均同对照组有较大差别（$P < 0.01$），有显著性差异。

提示优生宝对少精症、无精症患者血清的 FSH、LH 有一定的调节作用（表 5-33）。

表 5-33　57 例少精症、无精症患者血清 T、FSH、LH 治疗前后含量比较（$\bar{x} \pm s$）

例数	项目	治疗前	治疗后	P
57	T（ng/dL）	812.27 ± 228.87	747.32 ± 205.53	>0.05
57	LH（mIU/mL）	7.64 ± 5.20	13.26 ± 13.40	<0.01
57	FSH（mIU/mL）	6.57 ± 4.80	12.69 ± 12.20	<0.01

（5）前列腺炎检查

本组患者中，伴有前列腺炎者 35 例，我们对其进行治疗前后前列腺液检查。结果表明，优生宝对前列腺液的改变无显著性作用（$P > 0.05$），但服用优生宝，有 14 例怀孕，说明前列腺炎不一定是不育症的主要致病因素，不育症合并前列腺炎的治疗，可能与优生宝的其他作用有关，其机理有待进一步探讨。

（6）中医辨证分型与疗效的关系

在平均组 148 例中，肾阴型治愈 23 例，占 45.1%；肝郁血瘀型治愈 16 例，占 31.37%；肾阳虚型治愈 8 例，占 15.69%；痰湿内蕴型治愈 4 例，占 7.84%；临床使用进一步说明，优生宝具有补肾益精、清化瘀热的功效，对肾虚型及肝郁血瘀型不育患者疗效满意。

5. 讨论

（1）从本组病例一般资料的研究来看，发病年龄以 26 ～ 30 岁间为最多（52.70%），这可能与这个年龄段是生育最适年龄段，就诊者较多有关。在职业方面以工人为最多（31.08%），病程方面以 3 ～ 4 年者最高。在不育症与相关疾病的关系方面，以支原体感染最高（52.70%），不育生活习惯方面以饮酒者比例最高（56.76%）。

（2）从本组的辨证分型统计看，肾阴虚者最多（52.70%），其次为肝郁血瘀（23.65%），再次为肾阳虚（15.54%）和痰湿内蕴（8.11%），这与笔者提出的不育症的病机主要为肾虚夹湿热瘀毒是相吻合的。这里的"肾虚"包括了生精功能低下，性事过频等"湿热"；包括前列腺炎症，过量饮酒及其他生殖系统炎症等"瘀"；包括精索静脉曲张，精液不液化等"毒"（是指性传染性疾病及辐射等方面的因素）。优生宝正是根据这一理论研制而成。

（3）本组治疗前后精液检查分析结果提示：优生宝对精液的量以及 pH 值的影响无显著差异；对精子畸形率的改善有显著性差异；对精子数量、精子浓度、活率、活动力、精液液化时间及精子泳运速度均有明显的效果，有非常显著差异。

（4）睾丸病理检查结果提示，优生宝对于无精症病理结果为严重生精障碍的患者不适用，这样可避免盲目无效治疗，以利于确立治疗方案，提高疗效。

（5）本组对 92 例男性不育患者精浆中锌、铜量测定的结果表明，绝大多数男性不育患者精浆中锌含量均不在正常值范围，与正常生育男子精浆中锌量有极显著差异（$P < 0.01$）。铜的含量无变化，与正常生育男子精浆中铜无显著性差异（$P > 0.05$）。锌、铜与不育症之间存在着一定的相关性。精浆中锌、铜量是一个复杂的代谢过程，其机理尚不十分清楚，有待进一步探索。

（6）睾丸的生精过程受脑下垂体 FSH 及 LH 调控，如果这种激素受到干扰，必然要影响到精子的发生。我们对 57 例少精症、无精症患者在用优生宝治疗前后，作了血清 FSH、LH 及 T 的放免测定，发现 T 在治疗后无明显变化（$P > 0.05$），而 FSH、LH 在治疗后其浓度有明显升高（$P < 0.01$），由低于正常值恢复到正常水平。提示优生宝对 FSH、LH 有一定的促进分泌的作用，即对曲细精管、精母细胞的发育，精子的成熟都有着较好的生理作用。

实验研究

1. 超薄切片及冷冻蚀刻的电镜超微结构观察

近年来我们对精子及精子的发生进行了全面研究，特别是中药治疗不育症患者的精子进行了连续观察，以探究中药对精子质量及发生过程的影响和作用。

在 148 例男性不育患者中，选择治疗已满 3 个月（一个疗程）者 50 例追踪观察，发现在服用优生宝后，精子发生过程的病理状态向常态方面转变。兹将谢某的电镜追踪观察结果报告如下：

该患者治疗前电镜观察：精子发育不成熟脱落、畸形精子、精子头部无极性、精子膜蛋白集聚中断膨胀、畸形核结构破坏。

治疗 2 个月以后电镜下见精子膜蛋白集聚中段轻度肿胀畸形。

治疗 3 个月以后电镜下见活动精子形态正常，头部有极性，中段正常，蛋白分布均匀。

从 1667 年荷兰学者列文虎克利用发明不久的显微镜，首次观察到了人类精子的活动而轰动当时科学界，到 1988 年，历史经历了 321 年，我们首次用电镜证实，中药能改变精子发生和病理过程，提高精子的质量。此项研究表明：

（1）对中药能改变、提高人类精子质量问题作了肯定的、科学的阐述，为人类控制精子发生过程开辟了研究前景和可行性论证。

（2）对服用中药后使精子发生过程的病理状态转变为常态的电镜超微结构观察，在国内外属首次报告。表明我国中医男科学已达到了细胞病理学水平。

（3）对男性不育原因的研究有所发现，揭示受精可能性主要取决于精子质量，而精子极性、膜结构的病理性变化，能够通过中药进行改变，主要表现在对精子头部（顶体和细胞核）、中段线立体及尾部。上述精子发生过程改变获得成功，并非局部治疗或对精子个别处理，而是通过中药整体调节实现的，显示了中医中药的优势。

（4）丰富了男性学、精子学等内容，为人类优生提供了研究线索。通过中药对生殖细胞发生过程的改变作用，提示可用中药进行男性避孕研究，寻找正常精子发生转化为不育精子的过程，为计划生育、控制人口增长开辟新途径。

（5）该项研究表明，基础研究与临床研究相结合可在互补机制中得到迅速发展。

2. 药物实验

优生宝是治疗男性不育症的有效药物之一，临床使用证明，该药对肾阴虚及肝郁血瘀型的不育患者疗效较佳。我们通过动物实验，探讨了该药的药理作用、作用机理及毒性问题。

（1）材料

实验用药材采购于济南药材批发站，将原药材按优生宝方剂的比例称取，水煎，过虑，浓缩后，贮于4℃环境下备用，该药制剂每毫升药液中含生药1g。

甲状腺素利血平生理盐水混悬液，每百毫升含甲状腺素500ng，利血平3.3ng。

睾丸酮放射免疫测定药盒由中国科学院动物研究所内分泌室提供。

FJ–2101G液体闪烁计数仪，西安市二六二厂生产。

五子衍宗丸：佛山市制药二厂生产，批号：91001H。

棉籽油：购于河南省林县县直属粮店，经定性鉴定，证实内含棉酚。

动物：NIH系小白鼠及SD系大白鼠，由中国中医研究院实验动物室提供。

（2）方法与结果

①对动物体重的影响：雄性小鼠100只，体重21g左右，随机分为2组，分别灌服优生宝液与生理盐水，每日1次，连续7天。实验结束后，对照组与药物组动物体重（g）分别为26.9±3.4，27.6±2.9，统计学t检验，$P < 0.01$。

②负重疲劳游泳试验：雄性小鼠40只，体重19±3g，随机分为2组，分别灌服等量的优生宝液及生理盐水，每日1次，连续20天。实验时，每个动物负重2g，逐一放入12℃温水中。结果：动物平均游泳时间（分）对照组为4.7±1.2，药物组为5.2±1.5，组间比较 $P < 0.05$。

③对动物睾丸、附性腺重量的影响：雄性未成熟大鼠26只，体重90～100g，随机分组，分别经口灌胃等量的生理盐水和优生宝液，2mL/100g，连续15天，实验第16天，处死动物，剪取睾丸及附性腺（精液囊、前列腺），精密称重，换算成mg/100g体重。结果：对照组与药物组动物睾丸重量分别为411.0±30.0、526.2±103.0，组间差异 $P < 0.01$；附属

性腺器官重量，对照组 209.0±116.8，药物组 338.3±139.1，统计学 T 检验 $P < 0.05$。

④雄性大白鼠血清睾丸酮含量的影响：雄性大白鼠，体重 110～130g，随机分组经优生宝液 2mL/100g 和等容量的五子衍宗丸制剂，经口灌胃给药，每日 1 次，连续 15 天。实验第 16 天，给药后禁食 12 小时，将动物乙醚麻醉，肝素抗凝，心脏取血，分离血清，按 WHO 规定方法用放射免疫法测定血清睾丸酮（ng/L）。结果：五子衍宗丸组 53.3±16.8，优生宝组 147.3±130.1，统计学 t 检验比较组间差异，$P < 0.05$。

⑤对棉籽油（棉酚）负荷大鼠精子数及精子活力的影响：雄性大白鼠，体重 210～240g，各模型组均经口灌服棉籽油 6mL/kg。每日 1 次，连续 14 天，对照组每天经口灌胃等体积的生理盐水，第 7 天起各组均经口灌胃给药，每日 1 次，连续 14 天。末次药后 24 小时处死动物，测定精子数及精子活力，结果见表 5-34。

表 5-34　对棉籽油负荷大鼠精子数及精子活力的影响（$\bar{x} \pm s$）

组别	剂量	精子数（百万/100mg）	升高率（%）	精子活力（%）	升高率（%）
对照组		44.7 ± 7.2		31.8 ± 3.3	
优生宝	2000	56.1 ± 6.2**	25.5	46.6 ± 4.1**	46.5
五子衍宗丸	2000	40.6 ± 13.1	9.1	39.8 ± 7.6*	25.0

注：与对照组比较 *$P < 0.05$，**$P < 0.01$，n=8。

表 5-34 表明，优生宝对精子数及精子活动均有明显升高的作用（$P < 0.01$）。说明优生宝能防止棉籽油所致的精子数减少及精子活力下降。

⑥急性毒性测定：健康 NIH 系小白鼠，体重 18～23g，雌雄各半，给予优生宝液经口灌胃，每日 2 次，连续观察 7 天。实验期间，未见动物有任何异常现象，经计算小白鼠对优生宝液的最大耐受量为 76g/kg 体重。

⑦亚急性毒性试验：健康 SD 系大白鼠 30 只，体重 130±16g，随机分组，连续灌服优生宝液及生理盐水 30 天。活杀动物，摘取动物的心、肝、脾、胃、肾、睾丸组织，进行组织病理学检查，光镜下未见药物所致组织器质性损伤。

（3）讨论

①睾丸生精功能障碍是男性不育症的主要病因，表现为少精症、无精症及精子活力差。精子在睾丸曲细精管的生成及通过附睾和输精管通道并在其中成熟都需要雄激素，雄激素能维持附属性腺器官的发育。因此，雄激素水平的低下可导致精子发生和成熟障碍、附属性腺器官的萎缩。实验研究证明，优生宝能使动物体重明显增加（$P < 0.01$）；

显著增强小鼠体力和耐缺氧能力，使其负重疲劳游泳时间显著延长（$P < 0.05$），表明本品有抗疲劳和抗缺氧功效，长期服用可增强体质。能使未成熟大鼠附属性腺器官前列腺、贮精囊、提肛肌明显增大，重量增加（$P < 0.05$），睾丸重量增加非常明显（$P < 0.01$），又有明显提高成熟大白鼠血清睾酮含量（$P < 0.05$），具有雄激素样作用。我们认为，优生宝通过作用于睾丸，使其生精作用得以增强，进而影响机体生殖系统。本品还能使幼年大白鼠胸腺萎缩，降低大白鼠肾上腺内维生素 C 的含量，有促皮质激素样作用。

（2）精血喜动恶滞，若瘀滞不通，或阻塞积聚则可引起精液异常和生精障碍。近年来的研究表明，精索静脉曲张等血瘀证在男性不育症中广泛存在，表现为血液流变学改变及生殖系供血不良，故于补肾中寓以化瘀可增强疗效。为此，我们又进行了血液流变学实验研究。结果表明，优生宝有降低血液黏度，减少血小板聚集，降低纤维蛋白原生成能力的作用，从而加快血流速度，改善血液循环。

（3）棉籽油可以引起男性不育，其活性成分为棉酚。而棉酚主要是通过破坏睾丸生精上皮细胞而抗精子发生，优生宝能使棉酚负荷大鼠精子数及精子活力升高（$P < 0.01$），提示该药有拮抗棉酚，保护睾丸生精上皮细胞的作用，有助育功效。

3. 优生宝治疗恒河猴睾丸生精功能障碍研究

选择福建非人灵长类实验中心提供的健康成年性成熟雄性恒河猴造模后，用优生宝治疗，效果显著。其治疗作用机制为：

（1）改善睾丸血供

优生宝具有改善血液流变功能，睾丸动静脉管腔内径缩小，增加动脉血流量，降低静脉回流速度，以达到提高睾丸组织中的血流量。

（2）促进睾丸精细胞生长发育

优生宝可使曲细精管内生精细胞、精子细胞和精子生长发育活跃，细胞数大量增加。曲细精管横径变长、管腔内细胞层数增多，生精细胞增殖活跃，初级精母细胞减数分裂增多，精子畸形数减少，精子密度增加、活力提高。

（3）促进雄性激素睾酮的分泌

服用优生宝能促进睾丸 Leydig 细胞生长发育、分泌睾酮增多，而睾酮增加促进生精细胞发育成熟，促进精子的生长。

（4）通过调节神经递质，促进精子发育

优生宝治疗后，机体内神经递质中 DA 恢复至正常生理水平，间接调节睾丸生殖细胞生存的生理环境，以适应精子生长发育。

（5）促进前列腺和精囊腺分泌功能增加

优生宝还能作用于前列腺和精囊腺，使其腺腔扩大、分泌物增多、腺体功能旺盛。

小 结

优生宝系纯天然中草药制剂，无毒性，无副作用，具有补肾益精、清化瘀热之功效。经过对 148 例男性不育症患者几年的临床观察，证实优生宝作用快而稳定，生精效果显著，精子成活率高，恢复精子活动力确实，精子形态正常。畸形率低电镜超微结构观察结果表明，优生宝能明显提高人类精子质量，能改变病理精子膜结构能，使精子发生过程的病理状态转变为常态，为人类优生提供了科研途径。实验证明，优生宝能调节雄性动物整个机体内分泌生殖功能，达到生精目的。该药具有安全、有效、稳定、方便等特点，药源广泛，为治疗男性不育症较好的药物。

（二）多中心随机对照试验

我国男性不育的发病率为 2%～5%[1]。其病因可大致分为三类：影响睾丸生精功能因素，影响精子功能因素，影响精子输送因素。其涉及遗传、理化、环境、内分泌、免疫、微生物感染等多种因素[2][3]。中药治疗男性不育由来已久，近年来国内外学者开始从基础及临床两个方面探讨中药的疗效和作用机理。黄精赞育胶囊作为国家第一个治疗男性不育的新药，由枸杞子、熟地黄、蒲公英等多种中药组成。其组方原则为改善睾丸生精功能，抑制附属性腺炎症。1993～1995 年，我们通过恒河猴睾丸生精功能障碍模型显示黄精赞育胶囊可加速睾丸血液循环；促进睾丸间质细胞生长发育，增加睾酮分泌量；拮抗化学毒物对睾丸生精上皮细胞的损害，使生精细胞增殖活跃；使前列腺、精囊分泌物增多。在安全性方面，经急性毒性试验显示小白鼠均健存；长期毒性试验显示，Wistar 大鼠各器官及化验指标均正常；生殖毒性试验显示，药物对 Wistar 大鼠胚胎无毒性及致畸潜力[4]。在此基础上，我们于 1997 年 7 月～1999 年 9 月，在北京、江苏、福建、河南等 6 家医院对黄精赞育胶囊进行临床研究，以观察黄精赞育胶囊对少精症、弱精症的有效性及安全性。

1. 资料与方法

（1）研究对象

纳入标准、排除标准、病情分级标准均参照《中药新药治疗男性不育的临床研究指导原则》制定。

———————

［1］ 曹坚 . 我国男性生殖健康的现状与未来［J］. 中华医学杂志，1998，7（8）：83-84.

［2］ 董强 . 精浆核氧化酶与男性不育［J］. 国外医学（泌尿系统分册），2001（21）：254-255.

［3］ 吴阶平 . 泌尿外科学［M］. 济南：山东科学技术出版社，1993.

［4］ 倪谨，倪平，徐曼，等 . 优生宝补肾益精治疗男性不育机理的实验研究［J］. 中国中医基础医学杂志，1995（2）：33-34.

①纳入标准：24～40岁的已婚男性，少精子症、弱精子症等引起的男性不育或经检查合并有轻度附属性腺炎症（EPS，20个/HP或精液常规WBC，7个/HP），轻度精索静脉曲张，精子密度在（1～40）×10⁶/mL；精子活动力a+b＞20%而＜50%，或a＞10%者。

②排除标准：配偶有不孕症，性生活不正常，精卵结合障碍者；服用影响生精及精子活力的药物者；患者有生殖系统先天畸形、输精管道梗阻、睾丸萎缩（睾丸体积小于10mL）者；免疫性不育、精索静脉曲张Ⅱ度以上者；睾丸炎、附睾炎、中重度前列腺炎者；生殖器官手术史、外伤史，影响生育功能者；对本药过敏者；不符合纳入标准，未按规定用药，无法判断疗效或资料不全等影响疗效和安全性判断者。

③少精症、弱精症的诊断标准、病情分级标准

少精症、弱精症的诊断标准依照WHO标准[1]

少精症：精子密度低于20×10⁶/mL

少精症病情分级：轻度：B群级；中度：C、D群级；重度：E、F群级。

A：精子密度40×10⁶/mL；B：精子密度20×10⁶/mL，而＜A；

C：精子密度10×10⁶/mL，而＜B；D：精子密度1×10⁶/mL，而＜C；

E：精子密度＜1×10⁶/mL；F：无精子，但染色体正常。

弱精症：精子活动力a级+b级＜50%或a级＜25%者，或活率＜60%，游动速度＜2.5μm/s。

弱精症病情分级：a：快速直线运动；b：慢速直线运动；c：原地摆动；d：不活动。

轻度：a+b在41%～49%或a在21%～24%；中度：a+b在21%～40%或a在11%～20%；重度：a+b＜20%或a＜10%。

少、弱精子症同时存在时，上述两者结合全面分析；两者不统一时，就重不就轻。

（2）试验药品

黄精赞育胶囊，安慰剂胶囊均为每粒0.3g，江苏扬州龙凤药业有限公司产品，批号970708；五子衍宗丸，安慰剂丸均为每粒2g，江苏镇江中药厂产品，批号970718。

（3）研究设计

研究设计采用多中心、单盲、随机、阳性药物对照的方法，设计治疗组与对照组比例为3：1，采用随机数字表将431名受试者分为黄精赞育胶囊（n=322）及五子衍宗丸（n=109）。治疗组采用黄精赞育胶囊4粒、3次/日+安慰剂丸6g，2次/日治疗；对照

---

[1] 世界卫生组织.人类精液及精液–宫腔黏液相互作用检验手册（第3版）[M].北京：科学出版社，1994.

组采用五子衍宗丸 6g，2 次 / 日 + 安慰剂胶囊 4 粒、3 次 / 日，共 6 个月（若 6 个月内配偶怀孕则停药）。痊愈患者对其配偶妊娠期间随访并对分娩后新生儿进行为期半年的体格及智力随访。

（4）疗效评价方法

①疗效评价指标：主要疗效指标：精液常规分析（精子密度、精子活动百分率、精子活力、精子形态、精液 pH 值）；精子毛细管穿透试验。次要疗效指标：血清性激素（T、FSH、LH）。

②疗效评价标准：痊愈：配偶受孕；显效：配偶虽未受孕，但治疗后精子数量已正常（$\geq 40 \times 10^6/mL$）或精子活动力已正常（a+b 级）50% 或 a 级 > 25%）；有效：精液常规检查，精子浓度和精子活动力有群级间改善；无效：治疗前后无变化。

（5）安全性观测指标

黄精赞育胶囊治疗组在治疗前及治疗结束时均行：①一般体检项目；②血、尿常规；③心电图、肝、肾功能检查；④记录与黄精赞育胶囊有关的不良反应及不良事件。

（6）随访情况

对治疗组 57 例痊愈病例配偶进行随访，随访内容包括妊娠高血压、贫血、水肿、羊水、胎位及生产情况。对新生儿进行半年的体格及智力发育随访。

（7）统计学方法

采用依从者效力分析，剔除资料不全、无法判定疗效及安全性者，记录完成试验全过程患者的数据。两个样本均数比较用 t 检验，两个或多个样本率的比较用 X^2 检验，有序分类资料采用 Ridit 检验，采用 SPSS10.0 统计软件包处理，以 $P < 0.05$ 为差异有显著性意义。

2. 结果

（1）受试者人数

共有 431 人参加试验，其中黄精赞育胶囊治疗组 322 人，五子衍宗丸组对照组 109 人。两组基线特征相似，差异无显著性意义（$P > 0.05$）。试验中黄精赞育胶囊治疗组 302 例完成试验全过程，共有 20 例患者（该组患者总数的 6.2%）退出，其中 15 例因未能复诊，资料不全；1 例因服药后胃部不适而停药，停药后症状消失；1 例因患者发热住院停止治疗，1 例因阑尾炎住院手术停止治疗；1 例因出国放弃治疗；1 例因离异放弃治疗。对照组 103 例完成试验全过程，共有 6 例退出（该组患者总数的 6.0%）；1 例因未能复诊，资料不全；1 例因手术停止治疗；4 例因用药后出现面部痤疮、牙龈出血而停药，停药后症状消失。

（2）受试者基线情况

黄精赞育胶囊组、五子衍宗丸组对年龄、病程、病情、合并症、个人史及生活方式，生育史，精液质量等各项相比差异无显著性意义（$P > 0.05$），两组基线特征相似，具有可比性（表5-35）。

表5-35 受试者基线情况

特征	治疗组（n=302）	对照组（n=103）	P
年龄（岁）	30.28	29.79	>0.05
病程（年）	4.01	4.43	>0.05
病情（例，%）			
轻	58（19.2）	22（21.4）	>0.05
中	230（76.2）	76（73.8）	>0.05
重	14（4.6）	5（4.9）	>0.05
合并症			
前列腺炎	42（13.9）	13（12.6）	>0.05
精索静脉曲张	31（10.3）	12（11.7）	>0.05
个人史			
吸烟	153（50.7）	50（48.5）	>0.05
饮酒	68（22.5）	26（25.2）	>0.05
长期用药史	2（0.6）	2（1.9）	>0.05
生育史			
原发性不育	263（87.1）	87（84.5）	>0.05
继发性不育	39（12.9）	16（15.5）	>0.05
精液质量			
少精症	19（6.3）	9（8.7）	>0.05
弱精症	194（64.2）	75（72.8）	>0.05
少、弱精症	89（29.5）	19（18.4）	>0.05

（3）疗效

①总体疗效：黄精赞育胶囊总妊娠率及总显效率分别为 18.9%、52.6%，显著高于五子衍宗丸组（1.9%，20.4%），两组比较差异有显著性（$P < 0.01$）。

②精液参数及性激素：黄精赞育组治疗后精液参数（密度、活率、活动力、畸形率）及毛细管通透试验较治疗前均有显著改善，两者比较差异有显著性（$P < 0.05$）。黄精赞育组与五子衍宗丸组治疗后精液参数（密度、活率、活动力、畸形率）及毛细管通透试验比较，差异有显著性（$P < 0.05$）。精液 pH 值、性激素治疗后两组比较差异无显著性（$P > 0.05$）（表 5-36，表 5-37）。

表 5-36　两组治疗前后精液参数比较

特征	治疗组（n= 302）		对照组（n= 103）	
	治疗前	治疗后	治疗前	治疗后
精子密度 × 10^6/mL	42.28 ± 23.63	60.23 ± 20.46	47.05 ± 23.34	51.54 ± 23.02
精子活率				
正常（例，%）	106（35.1）	218（72.2）	25（24.3）	59（57.3）
精子活动力				
正常（例，%）	25（8.3）	168（55.6）	13（12.6）	30（29.1）
畸形精子				
<20%	149（49.3）	201（66.6）	49（47.6）	60（58.3）
精液pH值	7.27 ± 0.26	7.26 ± 0.24	7.24 ± 0.28	7.23 ± 0.33
毛细管通透试验	9.77 ± 3.79	12.85 ± 2.80	10.28 ± 4.60	11.71 ± 5.09

表 5-37　两组治疗前后性激素比较

性激素	治疗组（n=302）		对照组（n=103）	
	治疗前	治疗后	治疗前	治疗后
T（ng/mL）	917.0 ±（190.92）	968.20 ±（40.71）	806.91 ±（74.62）	924.42 ±（257.3）
FSH（μ/mL）	13.88 ±（6.11）	14.46 ±（5.25）	13.40 ±（8.17）	14.19 ±（6.82）

性激素	治疗组（n=302）		对照组（n=103）	
	治疗前	治疗后	治疗前	治疗后
LH（μ/mL）	13.40 ±（4.13）	14.66 ±（4.59）	18.10 ±（15.26）	16.07 ±（5.45）

③治疗组疗效与相关因素关系：黄精赞育胶囊疗效与病情、年龄、病程均具有一定的相关性。即：轻度病情组优于中度和重度病情组，24～29岁组疗效优于30～34岁组和35岁组，病程2年一组优于4年一组和6年一组。对于少精症、弱精症、少弱精症组治疗疗效相近，差异无显著性意义（$P > 0.05$）。

（4）安全性指标

治疗组302例患者在治疗前均行血、尿常规、心电图、肝、肾功能检查，治疗前1例心电图示窦性心动不齐，左室高电压，治疗后无改变。3例尿常规示少量白细胞，治疗后均正常。治疗前1例血红蛋白偏低，治疗后无改变。治疗前1例轻度转氨酶升高，治疗后无变化。治疗后283例患者复查血、尿常规、心电图、肝、肾功能未发现异常。

治疗组2例晨起空腹服药出现恶心，嘱饭后服后则症状消失；1例服药后出现胃脘部不适；4例服药期间曾出现轻度腹泻（3例由于受凉或饮食不洁所致），未经处理自愈。1例于服药初期出现性欲亢进，后自行缓解。治疗期间未发现特殊不良反应。

（5）随访结果

对治疗组57例痊愈病例配偶进行随访，其中46例已分娩，8例未分娩，3例流产（1例妊娠2个月时流产，原因不详；1例妊娠4个月时习惯性流产；1例妊娠7个月时摔倒后习惯性流产）。随访内容包括妊娠高血压、贫血、水肿、羊水、胎位及生产情况。46例中，随访资料齐全者37例，均为足月正常分娩，新生儿均无先天畸形。对新生儿进行了6个月的随访，体格生长及智力发育均正常。

3. 讨论

近年来，现代医学治疗男性不育的研究方向集中于显微外科及人工辅助生殖技术方面。在药物治疗上虽然种类较多，但由于疗效不确切，迄今仍无一种药物得到FDA认可[1]。中药治疗男性不育的报道很多，但由于缺乏统一的评价标准和科学的研究方法，使其疗效无法得到科学的评价。现代药理学研究发现，中药可改变精子蛋白质分子结构，

---

[1] Crimmel AS, Cornner CS, Monga AM .Withered Yang：a review of traditional Chinese medical treatment of male infertility and erectile dysfunction［J］. J Androl, 2001（22）：173-181.

促进病理性精子的膜结构改变，使其达到精子成熟状态，提高精子酶活性，促进 DNA 合成，改善精子能量代谢，调节微量元素，抑制微生物感染，降低活性氧和过氧化脂质水平，提高精子活力[1][2]。黄精赞育胶囊是由上述改善生精功能，抑制微生物感染的中药组成，其药效作用已得到相关试验证实。本次临床研究发现，黄精赞育胶囊不仅可全面改善精子状态（提高精子密度、活力及减少畸形精子数），而且可提高精子的穿透能力。上述研究表明，黄精赞育胶囊作用机理涉及精子发生和成熟的多个环节，充分发挥了中药整体调节的优势。

本实验资料显示，黄精赞育组的妊娠率及总显效率分别为 18.9%、52.6%，显著优于对照组（1.9%、20.4%），治疗后患者精子参数（密度、活率、活动力、畸形率、毛细管通透试验）较治疗前显著改善。黄精赞育胶囊疗效与病情、年龄、病程均具有一定的相关性，30 岁以下、病程 2～4 年、轻度、中度患者的妊娠率分别为 21.8%、23.2%、36.2%、15.7%。而重度患者的妊娠率及显效率均为 0。因此，其更适合治疗 30 岁以下、病程 2～4 年的轻度、中度患者。本研究发现，33.7% 患者经过治疗后，尽管精液参数已经恢复正常但配偶并未妊娠。因此，黄精赞育胶囊对精子与卵子透明带的结合及顶体反应的影响尚待进一步研究。

黄精赞育胶囊组患者在治疗期间未发生不良反应，治疗前后生化及心电图检查无变化，表明其临床应用安全，妊娠配偶未发现相关异常。近年来，通过单精子卵泡浆内注射技术使许多严重少、弱精症，甚至无精症患者生育下一代，但由于缺乏保护性的自然淘汰机制，这种技术也可将遗传缺陷人为地传给下一代[3]。因此，目前男性不育治疗中，子代的安全性日益受到重视。本试验对此方面进行了有益的尝试，其中一个重要特征在设计中对 57 例痊愈病例进行随访，随访资料齐全者 37 例，均为足月分娩，新生儿均无先天畸形，未有 1 例发生脑积水、唇裂等先天发育异常。随访 6 个月，新生儿的体格及智力状况均正常。本试验表明，黄精赞育胶囊对妊娠配偶及子代的体格及智力无不良影响。

4. 结论

黄精赞育胶囊是一种治疗少精症、弱精症安全、有效的药物。对患者、妊娠期配偶及其子代无不良反应。

［1］ 王琦.王琦男科学［M］.郑州：河南科学技术出版社，1997.

［2］ 商学军.活性氧与弱精子症［J］.国外医学（计划生育分册），2001（20）：18-22.

［3］ 米格尔，李晓红.Y 染色体 DAZ 基因缺失与男性不育［J］.国外医学（计划生育分册），2001（20）：5-8.

（三）中药提高人类精子质量的研究报告[1]

近年来，我们先后接治因精子异常的男性不育患者为 203 例。本报告所依据的是治疗已满 3 个月并进行追踪观察 50 例样本，以观察中药对精子质量及发生过程的影响和作用。规定观察时间为 3 个月，其依据是精子的发生是由精原细胞演变为精子的，用放射性同位素方法测定人的整个生精周期为 74 天，但这种精子从曲细精管到达附睾停留时间为 15 ～ 20 天，附睾会分泌甘油磷酸胆碱、糖、蛋白质等物质，进一步哺育精子，使精子沿着附睾管道系统逐渐成熟起来，成为具有与卵子有结合能力的精子。所以，本报告以 3 个月为一个疗程。

古人有谓"无子由肾冷精衰"，多以温肾壮阳方药治之。然而，我们临床所见多由阴虚、精血不足、湿热蕴郁下焦所致。治疗中注重辨病，以养阴益精为大法，自拟王氏生精汤进行治疗。本方所用药物是通过多次筛选确定的，由何首乌、蜂房、鹿衔草、菟丝子、枸杞等组成。方中何首乌补肝肾精血，枸杞子"补益精气，强盛阴道"。(《本经集注》) 据现代药理研究，何首乌、枸杞子内含微量元素锌、锰量较高，可治精子生成不良；蛇床子动物试验表明，本品有类似性激素样作用，能使正常小白鼠延长交尾期，去势的小白鼠出现交尾期；淫羊藿能兴奋性机能，主要是使精液分泌亢进，精囊充满后刺激感觉神经间接兴奋而勃起；蜂房"治无子主阳痿"，现代药理研究有类似性激素样作用，促进性腺、性器官发育，可助精子生成；丹参、鹿衔草等化瘀，对多种细菌有抑制作用，群药共奏补肾、生精赞育之功。

本方经临床验证、现代药理、电镜追踪观察确认为提高和逆转人类精子质量的有效方剂，但本方对原发性无精子、染色体改变患者无效。

以下分两个部分报告：

1. 超薄切片及冷冻蚀刻电镜超微结构观察

我们近年对精子及精子的发生进行全面观察，特别对中药治疗不育症患者的精子进行了连续观察。服用王氏生精中药后，精子发生过程的病理状态向常态方面转变。兹将谢某的电镜追踪结果报告如下：

该患者治疗前电镜观察：①精子发育不成熟脱落；②畸形精子；③精子头部无极性；④精子膜蛋白集中；⑤中断膨胀、畸形；⑥核结构破坏。

治疗 2 个月以后：①膜蛋白集聚；②中段轻度肿胀；③畸形。

---

[1] 王琦，党连凯.中药提高人类精子质量的研究报告 [J].江西中医药，1991，21（2）：11-12.

此项研究表明：

（1）对中药能改变、提高人类精子质量问题，作了肯定的、科学的阐述。

（2）对服用中药后，使精子发生过程的病理状态转变为常态的电镜超微结构观察，在国内外属首次报告。

（3）该项研究报告，为人类控制精子开辟了研究前景和可行性论证。

（4）表明我国中医男科学进入了细胞病理学水平。

（5）对男性不育原因的研究有所发现。对男性不育，以往多着眼于精子的提高，而本项研究则揭示受精可能性主要取决于精子质量、精子极性、膜结构，说明中药对病理性精子膜结构能进行改变，主要表现在对精子头部（顶体和细胞）、中段线粒体以及尾部。

（6）上述精子发生过程改变获得成功，并非局部对症治疗或精子个别处理，而是通过中药整体调节实现的，显示了中医中药的优势。

（7）该项研究不仅丰富了男性学、精子学等内容，而且对人类优生提供了研究线索。

（8）该项研究通过中药对生殖细胞发生过程的改变作用，提示可用中药进行男性避孕研究，寻找正常精子发生转化为不正常的过程，形成不育精子，为计划生育，控制人口增长开辟新途径。

（9）该项研究表明，基础研究与临床研究相结合可在互补机制中迅速得到发展。

2. 光学显微镜观察

50 例样本是作者在 203 例精子异常男性不育的病例中完成 1～3 个月治疗后取得。对其治疗前后各阶段精液常规的检查进行了分析。

治疗 1 个月后，精子计数与治疗前精子计数对比，经统计学处理 $P > 0.05$；治疗 2 个月后精子计数与治疗前对比 $P < 0.05$；治疗 3 个月后精子计数与治疗前对比 $P < 0.01$。从统计学处理情况看，精子计数明显增加在治疗 2 个月之后，这与精子发生的周期相吻合。

精子计数，治疗 1 个月后增加，上升率为 54％，下降率为 14%，虽有增加但数量多为每毫升 100～1000 万，上升后精子计数达到每毫升 6000 万以上的增加了 5 例；在第一个月的基础上升率为 56%，下降率为 6%，增加的数量多在每毫升 2000 万～6000 万以内，上升后精子计数达到每毫升 6000 万以上增加了 9 例；治疗 3 个月后，在第二个月的基础上升率为 64%，下降率为 3%，增加的数量多在每毫升 4000 万～6000 万，上升后精子计数达到每毫升 6000 万以上的又增加了 16 例。

治疗前有 86% 患者活动率低于 60%，也有 14% 的患者到达 60%，治疗后 64% 的患者活动率达到 60% 以上，还有 36% 的患者活动率低于 60%。经过统计学处理，治疗 1 个月后活动率与治疗前对比 $P > 0.05$，治疗 2 个月后活动率与治疗前对比 $P < 0.05$，治疗 3 个月后活动率与治疗前对比 $P < 0.01$。

精子活动率，治疗 1 个月后活动率增加病例数占 34 %，下降数占 14%，增加量多在 5% ～ 10%，活动率达到 60% 以上的患者 7 例；第二个月治疗后上升病例数占 54 %，下降数占 10%，增加量多在 10% ～ 20%，活动率达到 60% 以上者增加了 12 例；第三个月治疗后，上升病例数占 62%，增量多在 20% ～ 30%，活动率达到 60% 以上者增加了 26 例。

精子形态畸形的治疗：畸形率为 16.4%，治疗后下降到 5.4%，其他项目治疗后都有不同程度的扭转和改善。

可见，治疗后精子计数增加例数为 84%，无变化例数占 14%（其中包括原发性不育及无精子 5 例占 10%），下降病例占 2%；精子活动率增加病例占 90%；精子畸形有下降病例占 100%，各项指标达到正常数值的病例 60%。综上分析说明中药能提高人类精子质量。

三、黄精赞育胶囊（优生宝）治疗男性不育机制研究

（一）治疗男性不育机理的实验研究[1]

男性不育症是男科疾患中难治疾病之一。临床用补益肝肾的优生宝治疗而获得生精助育之功。实验研究表明，优生宝既能促进幼大白鼠性器官的发育，又能提高成熟大白鼠血清睾丸酮含量，并有雄性激素样作用；并能拮抗棉酚，保护睾丸生精上皮细胞，升高精子数和精子活动力等功效。

1. 实验材料

药物优生宝细粉由中国中医研究院基础理论研究所制剂研究室和中外合资扬州王琦男科医药保健品有限公司共同研制提供。临用时称适量加 0.5% 羧甲基纤维素钠混匀，用蒸馏水配制成适当浓度混悬液。

五子衍宗丸为北京中药五厂生产，临用时加 0.5% 羧甲基纤维素纳，用蒸馏水配制成适当浓混悬液。本品药效与优生宝胶囊相似。

动物：昆明种刚离乳雄性幼小白鼠 13 ～ 16g，购于首都医科大学实验动物中心，京动字 89031704300。

Wistar 大白鼠 50 ～ 70g，200 ～ 250g，购于军事医学科学院实验动物中心，京动字

［1］倪瑾，倪平，徐曼，等．优生宝补益肝肾治疗男性不育机理的实验研究［J］．中国中医基础医学杂志，1996，2（5）：33-34.

8712R10。

（1）雄性激素样作用

①幼大白鼠附属性腺器官增重：选用出生20天雄性幼大白鼠，按体重均匀分为四组，每组15只。优生宝组剂量为220mg/kg，133mg/kg，阳性对照组600mg/kg，连续给药一个月，空白对照组口服等体积蒸馏水（含0.5%羧甲基纤维素钠）。于最后一次给药后24小时，将动物处死、称重、解剖，取出前列腺、贮精囊、提肛肌，剥离其周围组织，用扭力天秤称重，并换算成每100克体重各器官重量。实验结果见表5-38。

由表5-38可见，优生宝大剂量组大白鼠的前列腺、贮精囊、提肛肌最重，与对照组相比有明显统计学差异，提示"优生宝"能促进未成熟大白鼠附属性器腺官生长发育。优生宝还能促进蛋白质合成，致使部分附属性腺器官提肛肌明显增重，有同化激素样作用。同化作用是雄性激素生理作用之一。

②对成熟雄性大白鼠血清睾丸酮含量的影响：取体重250～270g成熟雄性大白鼠60只，按体重均匀分为四组，空白对照组剂量同上实验，连续给药六周，于最后一次给药20小时后，用乙醚麻醉，尾动脉取血，分离血清，用包被抗体放射免疫分析法，测定血清睾丸酮含量，实验结果见表5-39。

表5-38　促性腺激素样作用（$\bar{x} \pm s$）

组别	剂量	前列腺+贮精囊 mg/100g体重	提肛肌 mg/100g体重
空白对照		155.0 ± 29.15	135.8 ± 19.15
五子衍宗丸	600	258.1 ± 18.16*	232.6 ± 17.80*
优生宝	220	274.16 ± 15.16**	246.6 ± 10.80**
优生宝	133	201.7 ± 20.9	188.5 ± 14.16

n=15，* $P < 0.05$，** $P < 0.01$。

表5-39　对血清睾丸酮含量的影响

组别	剂量mg/kg	动物数（只）	睾丸酮含量（ng/L）	P
对照		15	6.98 ± 2.85	
阳性对照 （五子衍宗丸）	600	15	9.55 ± 3.42	

组别	剂量mg/kg	动物数（只）	睾丸酮含量（ng/L）	P
优生宝	220	15	13.01 ± 3.12	<0.01
优生宝	133	15	7.69 ± 3.45	

由上表可见，成熟大白鼠口服给药六周后，血清睾丸酮含量大剂量组最高，阳性对照组次之，小剂量组与空白对照组相似，经统计学处理，大剂量组血清睾丸酮含量明显大于对照组，提示优生宝能提高雄性大白鼠血清睾丸酮的含量。

（2）优生宝对大白鼠精子数的影响

取成年（体重 250～300g）雄性大白鼠按体重均匀分为五组，每组 10 只，除对照组外，每组大白鼠每日上午口服醋酸棉酚混悬液每公斤体重 30mg，下午优生宝大剂量组每只加服 2% 优生宝混悬液 5mL，小剂量组 3mL，阳性对照组加服五子衍宗丸混悬液 5mL（15 粒加蒸馏水 40mL），对照组灌服等体积蒸馏水，连续给药 6 周后处死，每只大白鼠剪下睾尾一块，称重，置研钵内，加任氏液 2mL，轻轻研磨成匀浆，稀释 20 倍，在血球计数盘上计数所得的精子数与造模组和对照组比较，用 t 检验，文献报道：大白鼠副睾尾精子正常值范围每 100mg 为 $23 \times 10^6 ～ 75.8 \times 10^6$。实验结果见表 5-40。

表 5-40　对大白鼠精子数的影响

组别	剂量mg/kg	副睾尾精子数百万/100mg组织 $\bar{x} \pm s$	P
对照		64.37 ± 11.98	
造模		12.28 ± 7.48	<0.001*
阳性对照	600	38.45 ± 5.64	>0.05*
（五子衍宗丸）			<0.01**
优生宝	220	43.70 ± 8.78	>0.05*
			<0.01**
优生宝	133	16.38 ± 6.51	<0.01*
			>0.05**

n=10。* 造模组、阳性对照（五子衍宗丸）组，优生宝、大剂量组、小剂量组与对照组比较；** 阳性对照（五子衍宗丸）组，优生宝、大剂量组、小剂量组与造模组比较。

由上表可见，对照组、阳性对照组、大剂量组副睾尾精子数均在正常值范围内，造模组精子数与对照组比较有明显的统计学差异，提示大白鼠口服醋酸棉酚后精子数减少，低于正常，造模成功。大剂量组、阳性对照与对照组比较无明显统计学差异，但与造模组比较有明显的统计学差异，说明优生宝能抑制棉酚对精子数的影响，有助于生育作用。

（3）对大白鼠睾丸和副睾中精子活动力的影响

取试验用雄性大白鼠给药方法，给药时间同前，将动物处死取出睾丸、副睾头和尾各一块置于含有 0.1% 葡萄糖任氏液中，取一滴置载玻片上，在低倍镜下观察精子的活动，并计算活动精子的百分率，以及头尾断裂子的百分率。实验结果见表 5-41。

表 5-41　对大白鼠睾丸和副睾中精子活动力的影响

组别	剂量 mg/kg	活动精子率%			畸形精子率%		
		副睾尾	副睾头	睾丸	副睾尾	副睾头	睾丸
对照		35.6 ± 6.09	44.8 ± 10.0	41.4 ± 11.4	14.1 ± 3.51	39.8 ± 6.46	40.0 ± 7.16
造模		$0.3 \pm 0.48*$	$6.1 \pm 1.31*$	$10.6 \pm 2.9*$	$95.9 \pm 1.66*$	$94.5 \pm 3.92*$	$86.8 \pm 4.66*$
阳性对照（五子衍宗丸）	600	0.5 ± 0.53	$15.0 \pm 2.9**$	15.3 ± 2.54	88.5 ± 8.4	$72.2 \pm 6.69**$	$67.7 \pm 3.4**$
优生宝	220	1.3 ± 1.56	$17.1 \pm 3.8**$	$17 \pm 2.0**$	85.2 ± 5.3	$70.7 \pm 7.57**$	$64.7 \pm 4.16**$
优生宝	133	0.7 ± 0.9	8.3 ± 2.8	12.2 ± 2.6	93.9 ± 4.72	81.6 ± 5.54	74.6 ± 6.16

n=10。* 造模组与对照组比较：$P < 0.01$；** 优生宝大剂量组、五子衍宗丸组与造模组比较：$P < 0.05$。

由上表可见，造模组大白鼠活动精子百分率和畸形精子百分率与对照组比较，有非常显著的统计学差异，说明造模成功。优生宝大剂量组、五子衍宗丸组与造模组比较也有明显的统计学差异，说明优生宝能对抗棉酚，能使活动精子增多，畸形精子减少。

本品经急性毒性试验，剂量为临床一日用量的 96 倍，给小白鼠灌胃，观察七天，未见异常，小白鼠均健存。长期毒性试验，剂量为临床用量 51.2 倍，给大白鼠灌胃，连续六个月，一切化验指标均正常；又经生殖毒性试验，剂量同长毒试验，未观察到药物对胚胎的毒性和致畸潜力。证明本品长期服用安全。

2. 讨论

中医理论认为，肾主生殖，肾气衰则无子。肾气亏虚、肝血不足、精子精液出现异常，则生育力低下，而补益肝肾可促进生殖。

睾丸生精功能障碍是男性不育症的主要病因，表现为少精症、无精症及精子活动力差，精子在睾丸细精管的生成及通过附睾和输精管通道并在其中成熟都需要雄性激素。雄性激素还能促进雄性动物附属性腺器官的发育，并维持其成熟状态。未成熟的或切除睾丸的动物，附属性腺器官则处于幼稚型，附性征也不明显，注射雄性激素则可促进性器官的发育和附性征明显出现。同化作用是雄性激素生理作用之一，由于它有明显促进蛋白合成的作用，致使部分附属性腺器官明显增长，重量增加。雄性激素水平低下可致精子的生成和成熟障碍，附属性腺器官萎缩。本实验证明，优生宝能促使未成熟大白鼠附属性腺器官前列腺、贮精囊、提肛肌明显增重，又能提高成熟大白鼠血清睾丸酮含量，有雄性激素样作用，提示该药能促进雄性机体生殖功能成熟，以及精子生成和成熟的作用。

棉酚可引起男性不育，其主要作用是通过破坏睾丸生精上皮细胞而抗精子发生。优生宝能使棉酚负荷大鼠精子数和精子活动力升高，提示该药能拮抗棉酚，保护睾丸生精上皮细胞的作用，有助育功效。

（二）优选方对弱精子症大鼠精子运动能力的影响[1]

黄精赞育胶囊是治疗男性不育的中药新药，在原方的基础上，依照原组方原则进一步筛选出优选方，为评价其改善精子活力的效果，观察了优选方对弱精子症大鼠精子运动能力的影响，现报告如下。

1. 材料与方法

（1）材料

动物：实验用二级 SD 雄性成年大鼠，体重 230 ～ 250g，北京维通利华实验动物技术有限公司提供，合格证号：SCXK-（京）2002-0003。

药品及试剂：黄精赞育优选方：由北京中日友好医院制剂室制成浓度为 0.5g/mL、1g/mL、2g/mL 三种浓度的浸膏（1mL 分别相当于 0.5g、1g、2g 生药）；黄精赞育胶囊：北京中西男科医药公司产品，批号：031105；五子衍宗丸：北京同仁堂制药厂产品，批号：2030125；雷公藤多苷（GTW）：浙江家园药业有限公司产品，批号：030901。上述药品临用前混悬于 0.5% 的羧甲基纤维素（CMC）中灌胃。M199:Gibco 公司产品，批号：1129880。

仪器：WL-9000 型精子质量检测系统，北京伟力公司产品。

（2）方法

动物分组及给药：80 只大鼠适应性饲养 1 周后，按体重随机分成 8 组：正常组，雷

---

[1] 刘保兴，王琦，赵厚薇，等.黄精赞育胶囊优选方对弱精子症大鼠精子运动能力的影响［J］.中医药学刊，2005（2）：368-369.

中篇 | 临床研究 **261**

公藤多苷组，阴性对照组，五子衍宗丸组，黄精赞育组，黄精赞育优选方（简称优选方）高剂量组、中剂量组、小剂量组，每组10只。正常组：每日予2mL的0.5%CMC，共60天；其余7组先参照文献［1］方法造模：雷公藤多苷（GTW），20mg/（kg·d）灌胃30天，雷公藤多苷组动物处死，观测各项指标；阴性对照组：继续予0.5%CMC 2mL/d。五子衍宗丸组：1.2g/（kg·d）灌胃30天；黄精赞育胶囊组：0.465g/（kg·d）灌胃30天，优选方大、中、小剂量组给药量分别为12、6、3g/（kg·d）灌胃30天。每周称体重，调整给药量。

精子运动分析：精子采集及处理：参考文献[2]方法稍加改进。应用扩散法收集附睾尾精子，左侧附睾取尾部放入3mL37℃生理盐水（需要提前预热）中，剪碎，放置1分钟，取50μL精子混悬液，加入1mL M199中，37℃恒温水浴5分钟，取13μL加到预温的血细胞计数板用于精子质量分析。

计算机辅助精子分析系统（Computer-aided sperm analysis，CASA）分析。

WL-9000型精子质量检测系统（CASA），测试温度37℃，将经处理的精子混悬液涂于计数板上，选取5个视野，于2分钟内完成测试。主要测试指标：精子密度（$\times 10^6$/mL）、精子活力（%）、精子活率（%）、曲线运动速度（VCL，μm/s）、直线运动速度（VSL，μm/s）、平均路径速度（VAP，μm/s）、直线性（LIN，%）、前向性（STR，%）、摆动性（WOB，%）、精子头侧摆幅度（ALH，μm）、鞭打频率（BCF，Hz）、平均移动角度（MAD，°）。

统计学方法　所有数据用均数 ± 标准差（x̄±s）表示，组间比较采用SPSS 11.0软件进行单因素方差分析（ANOVA），以 $P < 0.05$ 为差异有显著性意义。

2. 结果

雷公藤多苷模型评价及优选方对精子密度、活力和活率的影响。

雷公藤多苷模型组，精子密度、活力和活率均显著低于正常组，表明造模成功。与雷公藤模型组相比，优选方3个剂量组中，中剂量组治疗后精子活力、活率和密度显著升高（$P < 0.05$），疗效与黄精赞育组相似（$P > 0.05$），大、小剂量组治疗后精子活力、活率和密度虽可提高，但差异无显著性意义（$P > 0.05$），结果见表5-42。

［1］　方全，蒋学洲，夏卫平，等.康宁口服液治疗雷公藤多苷所致肾虚不育症大鼠的睾丸形态学研究［J］.上海中医药大学学报，2000，14（4）：50-53.

［2］　俞莉春，王沐沂，杨小芳，等.应用计算机辅助精子分析系统检测镉对大鼠精子运动能力的影响［J］.中华劳动卫生职业病杂志，2000，18（4）：223-225.

表 5-42　各组精子密度、活力和活率的比较（x̄±s）

	n	精子密度（10⁶/mL）	精子活力（%）	精子活率（%）
正常对照组	10	11.41 ± 7.34#	12.66 ± 6.15#	34.85 ± 10.61#
阴性对照组	10	3.81 ± 3.21*	7.73 ± 5.56	24.96 ± 7.67
五子衍宗丸组	10	5.08 ± 6.51*	5.10 ± 5.62	29.14 ± 13.32
雷公藤模型组	10	2.93 ± 0.97*	4.42 ± 4.07*	21.92 ± 8.53*
黄精赞育组	10	8.87 ± 3.11#	10.82 ± 5.95	38.23 ± 23.69#
优选方大剂量组	10	5.47 ± 3.01*	10.14 ± 14.33	25.49 ± 21.99
优选方中剂量组	10	9.48 ± 9.32#	16.12 ± 11.98##	39.25 ± 9.46#
优选方小剂量组	10	7.28 ± 3.09	6.19 ± 5.64	24.07 ± 9.99

注：与正常组比较 $*P < 0.05$，$**P < 0.01$；与模型组比较 $\#P < 0.05$，$\#\#P < 0.01$。

　　优选方对精子运动速度的影响：与雷公藤模型组相比，优选方 3 个剂量组中，中剂量组治疗后 VCL、VSL、VAP 显著升高（$P < 0.05$），小剂量组治疗后 VSL 及 VAP 显著升高（$P < 0.05$）；大剂量组治疗后无显著变化（$P > 0.05$），结果见表 5-43。

表 5-43　各组精子运动速度的比较（x̄±s）

	n	VCL（μm/s）	VSL（μm/s）	VAP（μm/s）
正常对照组	10	52.20 ± 5.56#	15.19 ± 2.55##	23.05 ± 2.69##
阴性对照组	10	41.98 ± 8.68	9.82 ± 3.67**	18.15 ± 4.72
五子衍宗丸组	10	42.92 ± 10.64	9.65 ± 5.96**	15.43 ± 7.51**
雷公藤模型组	10	38.80 ± 18.22*	8.75 ± 2.63*	15.56 ± 3.64**
黄精赞育组	10	49.59 ± 11.25	11.54 ± 6.99	18.30 ± 6.56
优选方大剂量组	10	39.76 ± 17.43*	11.92 ± 5.35	16.49 ± 7.75**
优选方中剂量组	10	50.67 ± 12.55#	14.16 ± 3.51#	22.30 ± 4.17##
优选方小剂量组	10	48.63 ± 10.68	13.22 ± 4.86#	20.66 ± 4.60#

注：与正常组比较 $*P < 0.05$，$**P < 0.01$；与模型组比较 $\#P < 0.05$，$\#\#P < 0.01$。

　　优选方对精子运动方式的影响：优选方 3 个剂量组治疗后，LIN、STR、WOB、

ALH、BCF、MAD 与雷公藤模型组相比无显著变化（$P > 0.05$），结果见表 5-44。

表 5-44　各组精子运动方式的比较（$\bar{x} \pm s$）

	n	LIN（%）	STR（%）	WOB（%）	ALH（μm）	BCF（Hz）	MAD（°）
正常对照组	10	23.26 ± 3.86	52.42 ± 6.57	44.19 ± 2.3	0.99 ± 0.37#	9.95 ± 1.98	69.69 ± 14.03
阴性对照组	10	29.57 ± 8.17	69.18 ± 19.21	43.04 ± 4.78	0.57 ± 0.34**	10.71 ± 2.94	61.06 ± 16.80
五子衍宗丸组	10	23.63 ± 15.43	53.64 ± 26.40	37.78 ± 21.02	0.50 ± 0.30**	10.51 ± 5.10	53.26 ± 24.40
雷公藤模型组	10	21.27 ± 15.03	55.80 ± 4.93	38.26 ± 27.79	0.58 ± 0.36*	12.11 ± 1.33	64.52 ± 11.76
黄精赞育组	10	22.28 ± 9.47	60.04 ± 16.44	36.72 ± 8.41	0.72 ± 0.26	10.43 ± 1.57	59.42 ± 14.33
优选方大剂量组	10	19.36 ± 11.74	45.53 ± 26.63	39.91 ± 6.98	0.64 ± 0.41*	8.53 ± 4.61#	44.19 ± 26.39
优选方中剂量组	10	22.11 ± 5.58	49.40 ± 9.61	44.77 ± 5.03	0.89 ± 0.45	11.40 ± 1.19	51.73 ± 24.57
优选方小剂量组	10	20.39 ± 8.55	46.51 ± 16.26	42.94 ± 6.41	0.52 ± 0.33**	11.76 ± 2.09	64.85 ± 9.18

注：与正常组比较 *$P < 0.05$，**$P < 0.01$；与模型组比较 #$P < 0.05$。

3. 讨论

　　精液及附睾精子评价指标（精子计数、精子运动能力、精子形态等）与精子的受精能力密切相关。精子的功能状况和结构变化，可以通过精子运动的改变来反映，因此，精子的运动特性是反映精子质量的综合、直观的指标[1]。CASA 是近年来发展起来的新技术，具有客观、高效、高精度的特点，尤其能分析与精子运动功能相关的多种参数[2]。

　　本实验通过雷公藤多苷建立弱精子症模型，利用其作用于早期精子细胞干扰圆形精子细胞向精子转化，从而影响精子的运动能力[3]。本实验结果表明，模型组精子活力、活率和密度较正常组显著下降，表明造模成功。黄精赞育胶囊的组方原则为"补肾益精，活血化瘀，清利湿热"。实验结果表明，该药具有拮抗棉酚，保护睾丸生精上皮，提高精子数和精子活力的作用[4]。在原方的基础上，我们依照原组方原则进一步筛选出优选方。优选方由黄精、枸杞子、丹参等组成。其中以黄精为君，入脾肺肾经，补肾益精，补脾益气，用于治疗肾虚精亏证；枸杞子滋阴肝肾；丹参活血化瘀，全方共奏"补肾益精，

［1］　王沐沂，Essam E，Overstreet J W，等. 用计算机辅助精子分析系统测定 TCDD 对大鼠精子运动能力的影响［J］. 中国公共卫生，1999，15（5）：374-376.

［2］　郭应禄，胡礼泉. 男科学［M］. 北京：人民卫生出版社，2004.

［3］　叶惟三，钱晓菁，张奉春，等. 雷公藤多苷对精子发生的影响［J］. 基础医学与临床，1998，18（1）：69.

［4］　倪瑾，倪平，徐曼，等. 优生宝补益肝肾治疗男性不育机理的实验研究［J］. 中国中医基础医学杂志，1996，2（5）：33.

活血化瘀"之功。现代药理研究表明，黄精中含有黄精皂苷，烟酸，糖类，醌类，氨基酸及微量元素，具有增强免疫功能，延缓衰老和抗炎抗病毒的作用[1]；枸杞子中的主要功能成分枸杞多糖对大鼠生殖系统具有保护作用，可降低高温引起的生精细胞损伤，促进睾丸生殖细胞正常发育[2]；丹参对丝裂霉素 C 诱发的雄性小鼠精子畸形，早期精细胞微核及精原细胞染色体畸变具有抑制作用，丹参提取液在精液体外处理中，能有效增加精子活力，改善精子功能[3][4]。本研究结果表明，优选方中剂量组治疗后，精子活力、活率、密度及运动速度（VCL、VSL、VAP）较模型组显著提高，差异有显著性意义。其疗效与黄精赞育组相似，且优于大剂量、小剂量和五子衍宗丸组，而运动方式（LIN、STR、WOB、ALH、BCF、MAD）三种剂量治疗后均无显著改善。本实验初步表明，优选方可显著改善精子运动速度，其作用机理如对精子能量发育系统、精子细胞信使系统和精子鞭毛的结构影响，将在以后的研究中进一步探讨。

（三）对弱精子症大鼠精子鞭毛超微结构的影响[5]

黄精赞育胶囊是一种治疗男性不育的中药新药（新药证书 Z20010103），临床研究表明可显著改善精子密度、活力和活率[6]。前期实验初步显示，该药可显著改善弱精子症大鼠精子活力、活率及运动速度[7]。本研究通过透射电镜，观察该药对精子运动装置——鞭毛超微结构的影响，以探讨其改善精子活力的可能途径。

1. 材料

（1）动物

实验用二级 SD 雄性成年大鼠，体重 230 ～ 250g，北京维通利华实验动物技术有限公司提供，合格证号：SCXK2（京）200220003。

———————
[1] 黄瑶，石林.黄精的药理研究及其开发利用［J］.华西药学杂志，2002，17（4）：278–279.
[2] 黄晓兰，杨明亮，吴晓雯，等.枸杞多糖对大鼠生殖系统保护作用的机制探讨［J］.武汉大学学报（医学版），2004，25（1）：29–31.
[3] 赵景春，杨杰娜，孙轶梅.丹参对丝裂霉素 C 诱发小鼠生殖细胞遗传损伤的防护作用研究［J］.癌变畸变突变，1998，10（1）：39–42.
[4] 陆遥，梁玉君，陈少卿，等.丹参提取液在精液体外处理中的作用研究［J］.辽宁中医杂志,2002,29（7）：432–433.
[5] 刘保兴，王琦，赵厚薇，等.黄精赞育胶囊对弱精子症大鼠精子鞭毛超微结构的影响.北京中医药大学学报，2006，29（11）：765–767.
[6] 关艳冰，梁幕兰，程军平.黄精赞育胶囊治疗精液异常致不育症 57 例临床观察［J］.新中医,2004,36（3）：26–27.
[7] 刘保兴，王琦，赵厚薇，等.黄精赞育胶囊优选方对弱精子症大鼠精子运动能力的影响［J］.中医药学刊，2005，22（2）：368–383.

（2）受试药物

黄精赞育胶囊：扬州龙凤药业有限公司产品，批号：031105；五子衍宗丸：北京同仁堂制药厂产品，批号：2030125。雷公藤多苷（GTW）：浙江家园药业有限公司产品，批号：030901。上述药品临用前混悬于 0.5% 的羧甲基纤维素（CMC）中备用。

（3）主要试剂与仪器

ATP CLS II 型生物发光检验试剂盒（Roche 公司产品）、生物发光检测仪（美国 TurnerBiosystem 公司产品）。Techni210 透射电镜（PHILIPS 公司产品）。

2. 方法

（1）动物分组及造模给药

70 只大鼠适应性饲养 1 周后，按体重随机分成 7 组：正常组，雷公藤多苷组，阴性对照组，五子衍宗丸组，黄精赞育大剂量组、中剂量组、小剂量组（简称大剂量组、中剂量组、小剂量组），每组 10 只。

正常组：每日给予 2mL 的 0.5%CMC，共 60d；其余 6 组先参照文献方法造模：雷公藤多苷（GTW），20mg/（kg·d）灌胃 30d 后处死动物；阴性对照组：继续给予 0.5% CMC 2mL/d 灌胃 30 天；五子衍宗丸组：给药量为 1.2g/(kg·d)；黄精赞育胶囊大、中、小剂量组给药量分别为 0.93、0.465、0.233g/(kg·d) 灌胃 30g 天，每周称体重，调整给药量。给药结束后，处死动物，应用扩散法收集附睾尾精子，左侧附睾取尾部放入 3mL 37℃生理盐水中，剪碎，放置 1 分钟，制备精子悬液。

（2）透射电镜观察

每组各随机选取 2 例精子悬液，1500r/min 离心 8 分钟，轻轻吸去上清液；2.5% 戊二醛固定 4 小时，0.2mol/L 磷酸盐缓冲液冲洗，1% 锇酸再固定，乙醇丙酮脱水，Spurr 树脂包埋，半薄切片，醋酸铀柠檬铅双重染色，光镜下定位，取精子尾部作超薄切片，Techni 210 型透射电镜，高压 80 KV 观察精子超微结构。

（3）ATP 含量的测定

每例样本中取 0.1mL 精子悬液加入预先沸腾的 0.9mL Tris2 EDTA（pH7.8），放 100℃ 水中煮沸 2 分钟，10000r/min，离心 1 分钟，取上清 100μL 加入 100μL 虫荧光素酶，置冰块上待测。先用 ATP 标准品制作 ATP 含量的标准曲线，待测标本依次进行测定，通过 ATP 标准曲线计算 ATP 含量。

3. 结果

（1）精子超微结构

正常组：①精子轴丝呈 9+2 结构，周围微管围绕中央微管规律排列；②外周致密纤维规律排列在周围微管外侧；③线粒体形态、大小正常，分布均匀，围绕轴丝呈同心圆排列，见图 5-1。雷公藤多苷模型组：①轴丝呈 9+2 结构；②外周致密纤维排列紊乱；③线粒体排列混乱，缺失，重叠排列，见图 5-2。阴性对照组：①轴丝呈 9+2 结构；②线粒体缺乏嵴和基质内容物，呈空心线粒体，排列混乱，见图 5-3。五子衍宗丸组：①轴丝呈 9+2 结构；②线粒体重叠排列，见图 5-4。黄精赞育大剂量组：①轴丝呈 9+2 结构；②线粒体缺乏嵴和基质内容物，呈空心线粒体，见图 5-5。黄精赞育中剂量组：①轴丝呈 9+2 结构，周围微管围绕中央微管规律排列；②外周致密纤维规律排列在周围微管外侧；③线粒体形态大小正常，分布均匀，围绕轴丝呈同心圆排列，见图 5-6。黄精赞育小剂量组：①轴丝呈 9+2 结构；②精子外周致密纤维缺失、排列紊乱；③线粒体排列混乱，可见巨型线粒体及线粒体缺失，见图 5-7。

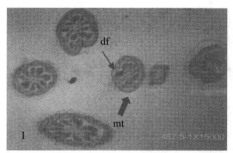

df: 外周致密纤维；mt：线粒体

图 5-1 正常组精子尾部横断面 ×15000

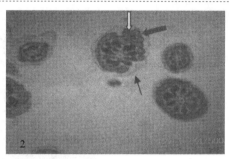

➡：线粒体排列缺失外 ➡：线粒体重叠排列
⬇：外周致密纤维排列紊乱

图 5-2 雷公藤模型组精子尾部横断面 ×17500

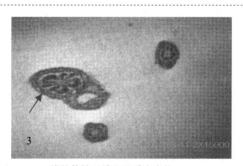

➡：线粒体缺乏嵴和基质内容物

图 5-3 阴性对照组精子尾部横断面 ×15000

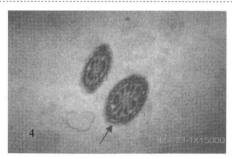

➡：线粒体重叠排列

图 5-4 五子衍宗丸组精子尾部横断面 ×17500

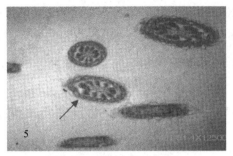
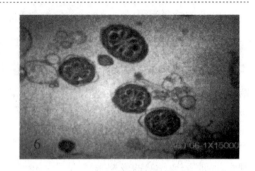

──→ ：线粒体缺乏嵴和基质内容物

图 5-5　大剂量组精子尾部横断面 ×12500　　　　图 5-6　中剂量组精子尾部横断面 ×15000

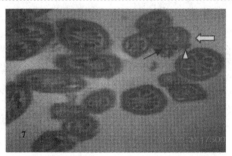

⇨ ：巨型线粒体　　──→ ：外周致密纤维缺失
△ ：线粒体缺失

图 5-7　小剂量组精子尾部横断面 ×17500

（2）各组 ATP 含量

雷公藤模型组 ATP 含量与正常组相比显著下降，两组差异有显著性意义（$P < 0.05$）。与雷公藤模型组相比，黄精赞育大、中剂量组治疗后 ATP 含量显著升高（$P < 0.05$），小剂量组治疗后无显著变化（$P > 0.05$），结果见表 5-45。

表 5-45　各组精子 ATP 的含量的比较（$\bar{x} \pm s$）

组别	n	ATP含量（pmol/10^6精子）
正常组	7	$5.35 \pm 1.61^{\#}$
模型组	9	$1.59 \pm 0.48^{*}$
阴性组	8	3.62 ± 2.85

组别	n	ATP含量（pmol/10⁶精子）
五子衍宗丸组	8	4.77 ± 2.32
大剂量组	9	$5.98 \pm 1.75^{\#}$
中剂量组	9	$6.02 \pm 1.38^{\#}$
小剂量组	9	4.63 ± 1.45

注：与正常组比较 $*P < 0.05$；与雷公藤模型组比较 $\#P < 0.05$。

4.讨论

近年来男性不育治疗的研究方向集中于显微外科及辅助生殖技术方面，在药物治疗上虽然种类较多，但由于疗效不确切，迄今仍无一种药物得到 FDA 认可[1]。中药治疗男性不育具有悠久的历史，可显著提高精子活力，但其作用机制尚未得到确切阐明。

黄精赞育胶囊由黄精、何首乌、枸杞子、当归、败酱草等药物组成，方中黄精补脾益气、滋阴润肺，《本草纲目》谓："补诸虚、填精髓。"本方取其健脾益气，补后天而促先天，治疗肾虚精亏之少、弱精子症，有填精生髓、种子续嗣之效，故用为君药。何首乌、枸杞子二药助黄精补益肝肾、生精种子，共为臣药，当归、败酱草同用活血化瘀、清利湿热，与君臣药相伍，祛邪而不伤正，同为佐药。全方共奏补肾益精，活血化瘀、清热利湿的功效。精子尾部是精子的运动装置，精子依靠尾部鞭毛的摆动产生动力。鞭毛是精子主要的细胞骨架结构，包括轴丝、外层致密纤维及纤维鞘。轴丝延伸到鞭毛的全部长度，功能如同精子的发动机，为精子运动提供动力。外层致密纤维包绕轴丝，在鞭毛的中段和主段，它分别被线粒体鞘及纤维鞘包绕。精子线粒体鞘是精子的供能中心，其功能状况直接决定了精子的运动能力，特别是与受精密切相关的前向运动能力。精子主要利用线粒体有氧氧化产生的 ATP 维持其运动能力，且 ATP 的含量与运动能力直接相关[2][3][4]。纤维鞘的功能是调整精子尾部摆动的平面。近年来的研究发现，许多与精子运

[1] Crimmel AS, Cornner CS, Monga AM. Withered Yang: a review of traditional Chinese medical treatment of male infertility and erectile dysfunction [J]. J Andro, 2001, 22（2）: 173–182.

[2] 郭应禄，胡礼泉. 男科学 [M]. 北京：人民卫生出版社，2004.

[3] EDDY EM, TOSHIMORI K, O'BRIEN DA. Fibrous sheath of mammalian spermatozoa [J]. Microsc Res Tech, 2003, 61（1）: 103–115.

[4] TURNER RM, ERIKSSON RL, GERTONGL, et al. Relationship between sperm motility and the processing and tyrosine PHosPHorylation of two human sperm fibrous sheath proteins pro 2hAKAP82 and h2AKAP82 [J]. Mol Hum Reprod, 1999, 5（9）: 816–824.

动和代谢相关的蛋白定位于纤维鞘，提示纤维鞘除了作为鞭毛摆动的支持结构外，还是鞭毛正常功能的信号转导和代谢中心。而外周致密纤维的作用主要是作为精子尾部的骨架，在鞭毛运动中与精子尾部被动的弹性回缩有关。精子结构完整性是其生殖功能的基础，电镜是全面了解精子形态的有效工具[1]。本实验结果显示：雷公藤多苷造模后，轴丝的 9+2 结构未受到明显影响，而部分精子出现外周致密纤维排列紊乱，线粒体出现排列混乱、缺失、重叠排列等多种结构变化。精子尾部线粒体结构的改变，必将伴随其中各种能量代谢酶的改变，如细胞色素氧化酶、琥珀酸脱氢酶、乳酸脱氢酶同工酶 X 等的含量改变，影响精子的供能，导致精子运动障碍，使生育力下降。而外周致密纤维排列紊乱，亦使精子失去其运动所必须的装置，不能游走。上述损伤均可导致精子运动能力下降[2]。经黄精赞育胶囊不同剂量组及五子衍宗丸治疗后，上述损伤的细胞器的形态和排列均可得到不同程度的改善，其中以大、中剂量组改善较为显著，这与其改善精子运动能力和提高 ATP 的含量相一致。本实验结果提示，黄精赞育胶囊改善运动能力的机理与其修复造模后损伤的线粒体和外周致密纤维有关。

（四）AFM 观察优选方对精子超微结构影响的研究[3]

黄精赞育胶囊是一种治疗男性不育的中药新药（国家新药证书 Z20010103）。经实验研究及临床应用表明[4]：该药能够提高精子活力，增加精子数量，全面改善精子质量。在黄精赞育胶囊原方的基础上，遵照原有"补肾益精，活血化瘀，清利湿热"的治疗原则，依据大量临床经验，结合药理研究结果，针对男性不育的各个病理环节采用多种同类药物选择 1～2 味代表性药物，或选取兼有多种功效药物，优化形成了新的优选复方[5]。基于以往的研究[6]，原子力显微镜（AFM）最大的优势在于能够评估顶体的形态和所处的位

[1] 李叔庚，郭玉佳，王铁霞，等.不育症患者精子超微结构的研究［J］.中华泌尿外科杂志，1998，19（10）：631.

[2] 张英姿，韩向阳，朱淑英.中药蛇床子对人类精子超微结构影响的研究［J］.哈尔滨医科大学学报，1995，29（1）：22–24.

[3] 陈斌，王琦，韩冬，等.黄精赞育胶囊优选方处理前后精子的超微结构研究［J］.中国男科学杂志，2008，22（5）：30–34.

[4] 杨南松，孙照普，张亚强.黄精赞育胶囊治疗男性不育症的临床观察［J］.江苏药学与临床研究，2003，11（1）：31–33.

[5] 刘保兴，王琦，赵厚薇，等.黄精赞育胶囊优选方对弱精子症大鼠精子运动能力的影响［J］.中医药学刊，2005，23（2）：368–369，383.

[6] Joshi N, Honorio M, Ibis C, et al. Determination of the ultrastructural pathology of human sperm by atomic force microscopy.［J］Fertil, Steril, 2001（75）：961–965.

置，并且直接可以从图中测取研究所需的各类数据[1]。本研究应用 AFM 技术对弱精子症病人的精子，在经过黄精赞育胶囊优选方做体外处理后，进行实时直接地扫描成像，对比研究活力差精子超微结构的动态变化，力图阐明该优选方改善精子质量、提高精子活力的超微病理学机制。

材料和方法

1. 研究对象

弱精子症精子：来自在中日友好医院男科门诊就诊的成人男性患者 30 例，年龄 22 ～ 38 岁，禁欲 3 ～ 5 天，取样前 48 小时禁酒和咖啡等对精子有影响的食物或药物，手淫法收集标本于洁净的尿样收集瓶内，并及时送检。

2. 主要药物黄精赞育优选方处理液

由北京中日友好医院制剂室制成浓度为 2g/mL 的浸膏（1mL 相当于 2g 生药），取浸膏 200g 加蒸馏水 500mL 煮沸 30 分钟，浸出上清液，连续煮沸 3 次，收集合并上清液，静止沉淀，过滤，滤液加蒸馏水至 10mg/mL 备用调整 pH 至 7.0，渗透压为 290mOsm/kg。试验前温热至 37℃。

3. 主要试剂

M199 培养液：Gibco 公司（GIBCO Laboratories Industries，Inc.USA）产品，批号：1129880。

4. 主要仪器

精子质量检测系统（Computeraided sperm analysis，CASA），北京中医药大学中医体质与生殖研究中心提供，生产厂家：北京伟力新世纪科技发展有限公司型号：WL–9000 型。AFM：型号：Picoplus AFM，国家纳米科学中心生物医学实验室，生产厂家：Molecular Imaging Corp.，Tempe，AZ，USA。倒置显微镜：型号：尼康（Nikon）TE2000 生物万能倒置显微镜。国家纳米科学中心生物医学实验室，生产厂家：日本尼康公司。性能特点：柯勒式 100W 照明立柱，12V–100W 卤素灯 4 块，45mm 滤光片插槽，可安装显微操作设备。

5. 主要方法

（1）精子采集及处理

取弱精症患者精液 1 ～ 1.5mL，加入 37℃ 1 ～ 1.5mL 生理盐水（需要提前预热）中稀释 1 分钟，充分混匀。立即取 50μL 精子混悬液，加入 1mL M199 中，37℃恒温水浴 5

---

[1] Joshi NV，Medina H，Osuna JA. Ultrastructural pathology of varicocele spermatozoa by using atomic force microscopy（AFM）[J]. Arch Androl，2001（47）：143–152.

分钟，取 13μL 加到预温的血细胞计数板用于精子质量分析。

（2）制备 AFM 测试标本

再取 13μL 精子混悬液，置入直径 3.5cm 的培养皿中，用 pH7.4 的 PBS 缓冲液冲洗 2～3 次，加入 M199 1mL，37℃恒温水浴 5 分钟。吸取 1～2 滴直接滴在 1.5cm×1.5cm 的血玻片上，滴加 1～2 滴 2.5% 戊二醛溶液平置固定 5 分钟，然后用蒸馏水冲洗 3 次，自然干燥后备用。剩余标本培养皿中滴加等体积黄精赞育优选方处理液 1mL，置于 36℃ 恒温水浴箱，孵育 3 小时后，吸取 1～2 滴同前法固定冲洗，自然干燥后备用。

（3）精子质量分析方法

应用 WL-9 000 型精子质量检测系统（CASA）分析，在 2 分钟 内完成测试。将第一次处理后的精子混悬液涂于 MACRO 计数板上，配合载物台温控仪（测试温度 37℃），采用 ×20 反相物镜选择 5 个视野，5 个视野检测的精子数不少于 200 个精子，用显微摄像机和录像机记录精子运动图像再进行软件处理即得各运动参数。

（4）AFM 测试[1]

准备标本：用双面胶带将玻片黏附固定在 AFM 载物台上，利用 Nikon 倒置显微镜观察玻片上精子分布情况，选择分散均匀且精子轮廓尽量完整的区域进行 AFM 扫描。AFM 设定条件和基本参数：用 Picoscan 控制器和 MAC 模式控制包操纵扫描器，应用 Picscan5.0 软件通过 USB 接口连线向控制器传送指令并获得数据。整个扫描过程在倒置显微镜的监控下进行，随时可以调节扫描区域。扫描范围从大到小，从 100μm×100μm 开始，随观测需要可以在 10μm×10μm 范围内进行扫描。AFM 悬榭包被有磁性材料，其弹性系数为 0.03N/m，相应的曲率半径为 20～40nm，共振频率在 34～35kHz 之间。图像获取和处理[2]：用该仪器配置的 Picscan 5.0 软件进行图像数据的采集和处理，所有图像全部转换成 JPG 格式便于储存和图像分析。

结　果

本研究中各精液标本 CASA 分析结果显示：（a+b）级 < 50%，或 a 级 < 25%。分别获得弱精子和药物处理后弱精子头体、颈部和鞭毛的超微形态，测得其 AFM 图像。

1. 弱精症精子头体失去正常的卵圆形，表面起伏，质地不均，外形轮廓模糊，呈类哑铃状。顶体前端平直，没有正常的锐圆形（图 5-8）。从弱精子症精子受损头体的去色图显示：头体边缘外膜存在破损区域，中部塌陷，表面凹凸不平，头颈部结构不清。弱

［1］ Chen B，Wang Q，Han L. Using the atomic force microscope to observe and study the ultrastructure of the living BIU-87 cells of the human bladder cancer ［J］. Scanning，2004（26）：162-166.

［2］ 陈斌，杨景国，高力鸣，等 . 应用原子力显微镜技术对人膀胱癌细胞株 T24 活细胞的成像研究［J］. 中华实验外科杂志，2007，24（2）：221-222.

精子症精子受损头体的等高线图上头体外形轮廓的异常更为明显（图 5-9）。

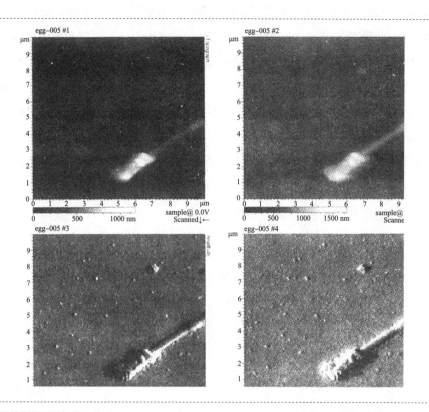

图 5-8　弱精症精子受损的头体（10μm×10μm）

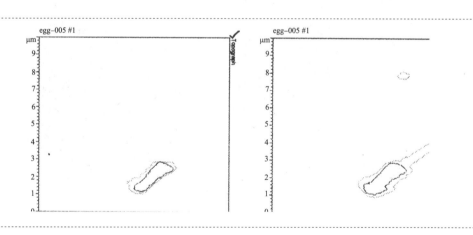

图 5-9　弱精症精子受损头体的等高线图（10μm×10μm）

2.应用黄精赞育胶囊优选方作用后，我们发现弱精症精子受损头体随着药物作用时间的增长而逐步被修复（图 5-10）。

3. 优选方作用后弱精子症单个精子超微形态正在和基本修复的 AFM 图。通过图 5-13 可以观察到，单个精子头体和尾部从 1 图的不整粗糙，2 图已经有所改善，3 图、4 图中精子头体和尾部成像清晰，轮廓整齐，表面质地均匀，头颈部和尾部自然弯曲。此图的获取也显示出 AFM 技术实现细胞动态分析的优势。从优选方作用后，弱精子症单个精子超微形态的 AFM 图（图 5-14，图 5-15）中直接可以测得精子超微结构的数据：头体横径（A → B）约 4.3μm，纵轴长度（C → D）约 5.9μm，头颈部和卷曲的尾部形态清楚。AFM 实现了直接实时的数据测量，这在扫描电镜中是难以完成的。此外，从已修复的精子整体超微结构 AFM 等高线处理图（图 5-16）中发现：精子头体的膜结构层次从外向里依次有 3 层，即外膜、内膜、核膜，而外膜和内膜一直包被整个精子，保证了精子形态的完整性，使其具备正常的受精能力。

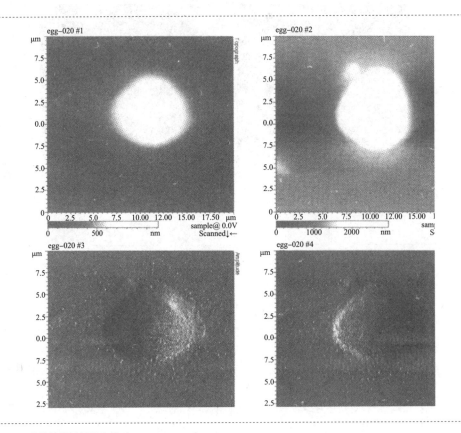

图 5-10　连续修复的精子头体（20μm×20μm）

注：A 图中，头体外形正趋于变圆，表面颗粒分布趋于均匀，外膜完整性已经基本修复；B 图中头部顶体前端的锐圆形逐步出现，头体进一步趋于正常。

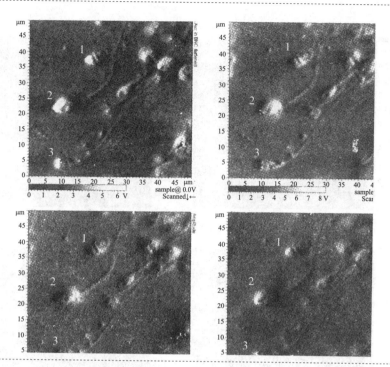

图 5-11　优选方作用后，弱精症精子超微形态正在修复和基本修复的 AFM 图（50μm×50μm）

注：图中 1 和 3 号精子处在修复状态，2 号超微形态已基本正常。固定时的精子运动方向趋于一致。

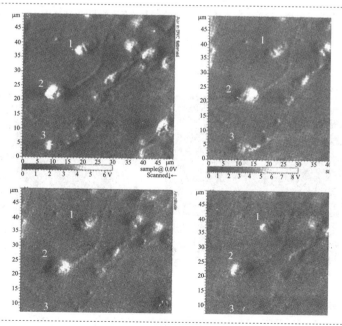

图 5-12　优选方作用后，弱精症精子超微形态正在修复和基本修复的 AFM 去色图（50μm×50μm）。

注：图中各精子运动方向的趋向性显示清楚

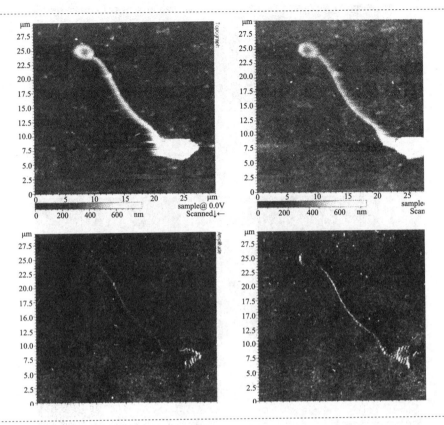

图 5-13　优选方作用后，弱精子症单个精子超微形态正在修复和基本修复的 AFM 图（50 μm×50 μm）

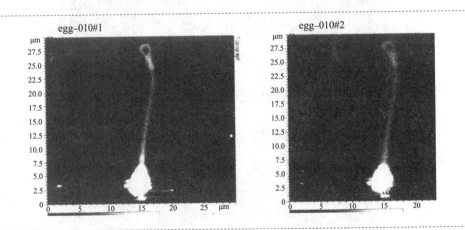

图 5-14　优选方作用后，弱精子症单个精子超微形态正面正在修复和基本修复的 AFM 图（30 μm×30 μm）

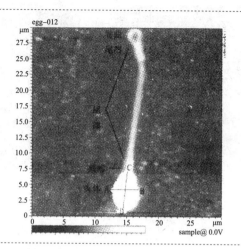

图 5-15　已修复的精子整体超微结构的 AFM 模式图（30μm×30μm）

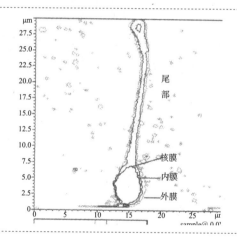

图 5-16　已修复的精子整体超微结构 AFM 等高线处理图（30μm×30μm）

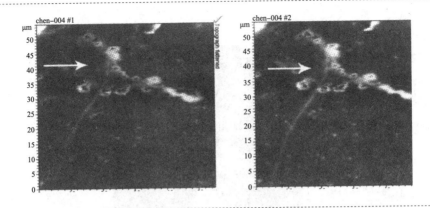

图 5-17　弱精症精子的丛集现象 AFM 图（50μm×50μm）

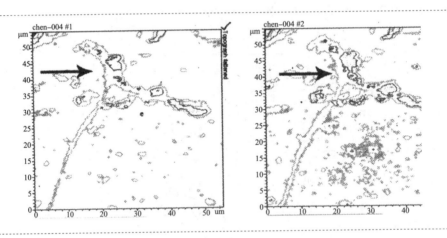

图 5-18　弱精症精子的丛集现象 AFM 等高线图（50μm×50μm）

讨　论

　　生殖生物学认为，精子运动装置和供能系统的完整是维持精子运动必不可少的[1]。不育病人精子异常最多见的是混合畸形（异常）[2]。本实验通过原子力显微镜（AFM）对应用黄精赞育胶囊优选方处理后的人弱精子症精子超微结构的研究，获得了药物处理前后精子头体、颈部和尾部的超微形态，测得精细 AFM 图像。我们发现，弱精子症精子头体失去正常的卵圆形（图 5-8），表面起伏，质地不均，外形轮廓模糊，呈类哑铃状。顶体

————————
［1］　曹兴午，辛旸，王兰英 . 精子生成与精子超微结构［J］. 中华医学检验杂志，1991，14（8）：254-257.
［2］　哈英锑，钱震，张晓忠 . 男性不孕症患者精子超微结构观察［J］. 电子显微学报，1998，17（4）：405-406.

前端平直，没有正常的锐圆形。从去色图（图 5-9）和等高线图（图 5-10）可以发现头体边缘外膜存在破损区域，中部塌陷，表面凹凸不平，头颈部结构不整，弱精子症精子受损头体的外形轮廓的异常更为明显。经优选方作用后，精子头体的缺陷可得到连续修复（图 5-11、5-12、5-13），这是本优选方增强精子活力的机制之一，并发现与优选方共同孵育后的精子在戊二醛固定时，它们的运动方向也趋于一致，这种修复中的同向性可能会增加精子群体的授孕能力，而与药物的相关性有待深入研究。优选方作用后，弱精子症单个精子存在的超微形态异常，也可以被基本修复（图 5-14、图 5-15）。这些图像的获取，显示出 AFM 技术实现细胞动态分析的优势，而以往采用的电镜技术是不可能实现对精子形态实时变化的即时追踪[1]，对精子各部位的选择研究和成像都是随意或偶然的，如果做电镜切片时没有切到，那么实验中就不可能发现这种特征，而且这种图像的取得基本是不能重复的[2]。而 AFM 不仅可以实现直接实时的数据测量，而且能够得到多种尺度范围内的精子细胞的超微图像，这在扫描电镜中是难以完成的。尽管有人应用 AFM 也获得了精子头体的 2D、3D 图[3]，但图中精子头体外形不整，表面质地不均，考虑标本可能受到取样或固定过程中人为的损伤所致。而且这项研究也未能展示精子整体的 AFM 图像。本实验应用 AFM 技术实现了单个细胞的连续动态分析。我们观察到，与优选方共同孵育作用后，单个精子头体和尾部从不整、粗糙、塌陷，到精子头体和尾部成像清晰、轮廓整齐、表面质地均匀、头颈部和尾部自然弯曲，并最终恢复了精子正常的超微形态。在与优选方孵育后已修复的精子整体超微结构的 AFM 模式图（图 5-16、图 5-17）上，不仅可以观察到被修复的精细完整的精子超微结构图像，而且能够清楚显示精子头体的膜结构层次，即从外向里依次有外膜、内膜、核膜 3 层的基本结构，并且外膜和内膜一直包被整个精子[4]。可见，优选方对精子超微结构的修复作用，不是局限于精子的某一部位或某一区域，而是对精子细胞的整体修复。此外，本研究还直接观察到了弱精子症精子的丛集现象。精子头体的黏附常常出现在液化障碍时[5]，但本实验所用标本液化时间均在正常范围内，由此推测，精子头体的黏附现象可能是弱精子症精子普遍存在的特征之一。

［1］ 王璟琦，王东文，徐计秀，等.免疫性不育小鼠精子超微结构的研究［J］.山西医科大学学报，2005，36（3）：279-281.
［2］ 印洪林.人类精子超微结构形态特征研究［J］.中华男科学，2000，6（2）：92-97.
［3］ Sunil Kumar，Koel Chaudhury，Prasenjit Sen，et al.Atomic force microscopy：a powerful tool for high-resolution imaging of spermatozoa［J］.Journal of anobio-technology，2005（3）：9.
［4］ 哈英锑，董亮，钱震，等.男性不孕症患者精子超微结构异常的电镜诊断［J］.电子显微学报，2001，20（6）：758-762.
［5］ 董燕，张辛，赵淑芹.精液液化异常所致男性不育的检测和治疗［J］.中国医药导报，2006，3（6）：106.

第六节　临床治验举例

（一）男性不育症、精索静脉曲张（瘀血阻络）案

初诊日期：2000 年 2 月 12 日。

李某；男；31 岁，已婚，教师。

问诊：不育 2 年。

病史：婚后 2 年，夫妻同居，未避孕而未孕。在当地医院查精液常规：量 2mL，密度每毫升 1800 万；pH7.2；活率 20%；活力：a4.5%、b12%、c40%、d43.5%。女方检查未见异常。服中药治疗 1 年多未见改善，于 2000 年 2 月 12 日来我院诊治。现无明显不适，时感左侧睾丸微胀痛，遇凉加重，性情急躁易怒。大小便正常，素体康健。

望闻切诊：神志清楚，精神抑郁，面色正常。语言清晰，未闻及异常气味。身体适中，皮肤毛发无异常，后阴排泄物未见。舌体活动自如，舌红苔白、脉弦涩。

男科检查：阴毛密，阴茎大小正常，左右睾丸各 16#，附睾结节，压痛（+），精索静脉屈曲成团（左侧），前列腺大小正常，无压痛。

多普勒检查：精索静脉发生间歇性反流（Ⅱ级精索静脉曲张）。

辨证分析：本患之不育，系由肾精不足、瘀血阻络引起。瘀血内阻致睾丸失养，加之肾精不足，故出现精子计数、活率、活力低而致不育。瘀血内阻，不通则痛，故出现睾丸胀痛；血遇寒则凝，故受凉后加重瘀血致气体运行失畅，故出现烦躁易怒。舌脉为肾精不足，瘀血阻络之象。

西医诊断：男性不育症合并精索静脉曲张。中医辨证：不育症（瘀血阻络）。

治法：活血化瘀，益肾生精。

方药：丹参 15g，蒲黄 10g，益母草 15g，王不留行 15g，薏苡仁 15g，路路通 15g，当归 10g，续断 10g，菟丝子 10g，五味子 10g，肉苁蓉 10g，熟地 15g，白蒺藜 15g，车前子 10g。14 剂。

医嘱：①节制房事，减少局部充血。②忌烟酒。

2000 年 2 月 28 日二诊：诉服半月中药后，睾丸胀痛及心烦易怒等症状均好转。嘱断服 20 剂。

2000 年 3 月 20 日三诊：诉症状基本消失。复查精液常规：量 3mL；pH7.4；计数每毫升 2900 万；活率 65%；活力：a25%；b30%；c23.5%；d21.5%。

本方继服 2 月后，患者来信告知其妻已孕近 1 个月。

按："肾虚夹湿热瘀毒"是现代男性不育的主要病机，它们既可单独为患，也可相互作用导致疾病的发生发展。本患之瘀，并非"精瘀""冲任之瘀"，而是血瘀由精索静脉曲张引起。故本案基于上述观点，用丹参、蒲黄、益母草、王不留行、路路通活血化瘀；以熟地、续断、肉苁蓉、五子衍宗丸益肾填精；当归补血活血以生精；薏苡仁祛湿排浊；白蒺藜舒肝通络。诸药合用，共奏活血祛瘀、益肾生精之效。由于辨证明确，用药符证，经过近三月治疗，使本患治愈。

（二）不育、精液不液化（湿热蕴结）案

初诊日期：1999 年 5 月 10 日。

张某，男，32 岁，已婚，工人。

问诊：不育 4 年。

病史：婚后 4 年，夫妇同居，未避孕，但至今未育。在当在医院检查，发现精液不液化。服用各种中西药未效。妻子检查无异常，具生育能力。本患现感口干、口苦，易汗出、盗汗，小便黄赤，尿道灼热，大便正常。既往身体健康。吸烟，每日 15 支。饮白酒，每日七两左右。

望闻切诊：神志清楚，精神沉郁，面色正常，语言清晰，未闻及异常无味。身体偏胖，皮肤毛发无异常，头面、五官、颈项、胸廓、腰背、四肢、爪甲正常，后阴排泄物未见。舌体活动自如，舌质红，苔黄，脉弦滑。

男科检查：阴毛密，阴茎大小正常，左睾丸 16#、右 18#，附睾无结节及压痛，前列腺正常，无结节及压痛，中央沟存。

精液分析：颜色乳白，量为 2.5mL、黏稠度高，拉丝度 2 小时 10cm，pH7.5，计数 80×10^6/mL，活率 80%，慢速直线运动 40%，无活力 60%。

辨证分析：本患之不育是由湿热蕴结引起湿热下注，熏蒸精室，清浊相干，故精液黏稠不液化、不育。湿热之邪熏蒸肝胆，故口苦湿热日久，伤及阴液，阴不上承，故口干，盗汗；湿热下注膀胱，故小便黄赤、尿道灼热；舌脉为湿热蕴结之象。综合辨证，本病病机为湿热蕴结。

西医诊断：不育（精液不液化）。中医辨证：不育症（湿热蕴结）。

方药：薏苡仁 15g，蒲公英 15g，车前子 10g（包煎），连翘 10g，金银花 10g，夏枯草 15g，泽兰 10g，丹参 10g，乌梅 10g，山楂 10g，麦芽 15g，鸡内金 10g，牡蛎 20g，甘草 6g，豆豉 10g。14 剂。

医嘱：①戒烟酒。②忌食辛辣油腻食物。

1999 年 5 月 28 日二诊：服上方 14 剂后，口苦、口干明显减轻，小便转清，尿道不

热，舌质淡，苔薄黄，脉弦。精液常规：精液 30 分钟已液化，守上方 14 剂。后复查。

1999 年 6 月 15 日三诊：精液分析：颜色乳白，量 2.5mL 黏稠度高，pH：8.0；20 分钟液化，数量 $180×10^6$/mL，活率 85%。精子形态正常 97%，快速直线运行 60%，慢速直线运行 24%，原地不动 14%，无活力 1%，已具生殖能力，受孕需待时机。

按：了解病人体质特点，能更好地指导临床辨证施治。就本患而言，其形体偏胖，系多痰、多湿之质，又加之大量饮酒，吸烟，助湿生热，终成湿热蕴结而致不育，治以清热利湿、通络养阴为法。在辨证用药同时，还需针对不液化症，加入溶酶之物，可调节全身酶的活性，有利于精液液化物质的补充及功能的恢复。故本方以苡仁、车前、公英、金银花、连翘、夏枯草清热利湿，解毒散结以乌梅、甘草酸甘化阴，以复阴伤；以泽兰、丹参活血通络；以牡蛎散结；以山楂、麦芽、淡豆豉、鸡内金、乌梅，助脾胃化生。

第六章 慢性前列腺炎论治

慢性前列腺炎（Chronic Prostatitis，CP），中医学虽然没有这一病名，但从本病所出现的临床症状看，包括在历代中医古籍中提到的淋（膏淋、劳淋、气淋、血淋），浊（白浊、赤浊、精浊、淋浊），肾虚腰痛，阳痿遗精，不育，早泄，子痛，白淫等证之中。

论治慢性前列腺炎的主要学术思想为：

1. 前列腺炎病机三论

（1）热毒蕴结论

根据 CP 易出现尿频、尿急、尿痛、小便黄、尿道灼热感及排尿困难等尿路症状，可见 CP 病因不同于湿热下注膀胱，使用清热利尿通淋之品并不能使前列腺湿去热除；其病机应为热毒之邪蕴结于前列腺，治疗应选用清热解毒之品。

（2）瘀血论

CP 患者多有血液流变学异常，前列腺亦常变硬或有结节，会阴部常出现刺痛等瘀血证候；应用活血化瘀中药能提高疗效，从而认为"瘀血郁阻"是 CP 的主要病机之一。

（3）瘀浊阻滞论

瘀不仅指血瘀，还包括淤积不通，指前列腺导管常因炎症刺激、纤维变性导致管腔狭窄，或结石阻塞，致使前列腺导管内分泌物淤积不出；浊为秽浊之分泌物。治疗应在清热解毒杀灭病原微生物及活血化瘀改善前列腺供血的基础上，遵循中医"腑以通为用"的治疗原则，选用排浊之品，保证前列腺导管淤积之物排出。

2. "分期论治"指导思想

临床实践中发现，大部分 CP 患者呈寒热夹杂证；一部分 CP 患者则以疼痛不适、精神抑郁为主要表现，并发现很多 CP 患者在发病初期尿道口滴白。这些是湿热为病、瘀浊阻滞的病理反应。初中期以湿热为病出现的寒热夹杂证为主，瘀浊阻滞症状为次。病情发展到后期（相对于初中期而言），以瘀浊互结症状为主，湿热表现为次。血脉运行不畅，血瘀气滞，故见疼痛不适、精神抑郁表现；湿浊内阻，则滴白现象偶见。早期治疗祛湿化浊为主，兼以活血化瘀；后期治疗活血化瘀为主，兼以祛湿化浊。

3. "症候群论治"的论治思路

宏观与微观辨证相结合，根据患者出现的尿道刺激症候群、盆腔疼痛症候群和精神心理症候群等，分别提出化浊利精窍、活血通络脉、疏肝解抑郁等论治思路。

4. 慢性前列腺炎辨体论治

证候与体质因素贯穿在疾病发生发展的始终，证候病机与体质相辅相成、密不可分。慢性前列腺炎是男性生殖系统疾病中最常见的一种，发病率很高。由于中医对慢性前列腺炎的证候病机因素的认识存在分歧，加之本病起病隐匿，临床症状复杂且无特异性，使得慢性前列腺炎常表现为无证可辨，给诊治带来了一定的难度。紧紧抓住体质因素，从辨体的角度入手，因人施治，体现个体化的治疗思想，为慢性前列腺炎的防治提供一种新思路。

第一节　慢性前列腺炎的理论研究

慢性前列腺炎是男性生殖系统常见的感染性疾病。由于前列腺解剖位置特殊，前列腺导管呈直角或斜行进入尿道，不利于腺体引流，却利于尿道病原微生物进入腺体；前列腺上皮有脂膜存在，抗菌药物不易从血浆弥散入前列腺腺泡；前列腺病灶周围易纤维化，影响抗菌药物向病灶扩散，故而至今尚未有一种抗生素能对 CP 产生满意的疗效。对此，提出"病机三论""分期论治"及"症候群治疗"等认识和治疗思路。

一、病机三论[1]

1. 热毒蕴结论

根据 CP 易出现尿频、尿急、尿痛、小便黄、尿道灼热感及排尿困难等尿路症状，既往中医临床一般多认为其病因特点是湿热为病，乃膀胱湿热下注所致，属中医"淋证"范畴，治以清热利尿通淋，其疗效并不满意。根据西医学"前列腺导管与尿道、射精管所出之道不同"以及"CP 并不一定合并有尿路感染"等认识，认为 CP 病因不同于湿热下注膀胱，使用清热利尿通淋之品并不能使前列腺湿去热除；其病机应为热毒之邪蕴结于前列腺，治疗应选用清热解毒之品，如黄柏、虎杖、蒲公英、败酱草、红藤、苦参之类。

2. 瘀血论

随着现代检测手段及观点的引入，中医对 CP 病因病机的认识亦不断深入。大量临床实践表明，CP 患者多有血液流变学异常，前列腺亦常变硬或有结节，会阴部常出现刺痛

---

[1]　吴少刚.王琦教授对慢性前列腺炎的认识与治疗思路[J].北京中医药大学学报，1997，20（2）：62-63.

等瘀血证候；结合西医学关于慢性炎症刺激，CP 易出现纤维化病变的认识，应用活血化瘀中药确能提高疗效，从而认为"瘀血郁阻"是 CP 的主要病机之一。

3. 瘀浊阻滞论

为深入探讨 CP 的病因病机，我们对 310 例 CP 患者从宏观症状、体征和前列腺液（EPS）微观角度进行调研，认为"湿热 – 瘀浊阻滞"为其主要病机之一。湿热易导致"浊"的病理反应，出现各种秽浊症状，如尿道滴白占 19.36%。湿热为病，湿性缠绵，故 CP 病程较长，缠绵难愈，易反复发作，病程 2 年以上者占 60.32%。病程日久，血脉运行不畅而变生瘀血表现，出现疼痛或不适症状和前列腺压痛、变硬、结节等异常体征。疼痛不适症状出现频率为 62.26%，前列腺指诊异常率 60.65%，说明 CP 易出现瘀的病理改变。CP 的 EPS 镜检调研表明，白细胞易出现成堆现象（包括大量成堆、小堆），构成比为 54.20%，说明前列腺导管因炎症刺激、纤维变性而狭窄，排泄不畅，秽浊之物难以排出。

据上所述，结合西医学关于"成人的前列腺呈持续活动状态，每日分泌 0.5 ～ 2mL 液体，这些液体由导管输送，经精阜两侧的开口进入尿道"的认识，CP 的治疗应在清热解毒杀灭病原微生物及活血化瘀改善前列腺供血的基础上，依据中医"腑以通为用"的治疗思路，选用排浊之品，如浙贝母、天花粉、石菖蒲、薏苡仁、冬瓜仁等，促使秽浊的炎性分泌物排出，保证前列腺导管排浊通畅而加速 CP 炎性病灶的愈合。

二、分期论治[1]

1. 分期认识

疾病的发生有其内在的病机特点，慢性前列腺炎亦是如此。为深入探讨慢性前列腺炎病机特点和论治规律，我们对 310 例慢性前列腺炎患者的宏观症状、前列腺指征和前列腺液微观镜检进行调研，发现慢性前列腺炎发病初期以湿热证为主要表现，随着病情发展，除湿热证外，可见睾丸怕冷、小腹怕凉、脚心发凉、大便稀薄等寒证，以及会阴、后尿道或肛门坠胀不适或疼痛等瘀血证；后期尿道口偶见滴白，严重者按摩前列腺也难见前列腺液流出，而以疼痛或不适、精神抑郁为主要表现。

现代医学关于慢性前列腺炎基本病理变化从病理学角度解释了尿道口滴白现象，由于炎症细胞浸润，炎性分泌物较多所致；纤维增生、变性期，前列腺导管腔狭窄，炎性

---

[1] 吴少刚. 王琦分期论治慢性前列腺炎治疗思路［J］. 北京中医，1999 年增刊.

分泌物淤积难出，故尿道口偶见滴白；严重者，按摩前列腺，其液亦难流出。根据慢性前列腺炎在不同阶段出现不同症状、病机特点各有轻重，故提出了分期论治慢性前列腺炎治疗思路。分期论治较目前临床上大多数辨证分型简单明了，更符合临床实际，符合慢性前列腺炎病理发展规律。

2. 分期标准

由于慢性前列腺炎症候群复杂而无特异性，我们根据慢性前列腺炎的病理改变规律、临床表现及临床治疗经验，制定了慢性前列腺炎临床辨证分期标准，并对 258 例慢性前列腺炎患者分期规律进行了调研。

（1）初中期（寒热夹杂）

主症：①尿频、尿急、尿痛，排尿困难；②会阴、后尿道或肛门坠胀不适或疼痛；③尿道口有乳白色分泌物，尤其在排尿终末或大便等腹压增加时滴出。

次症：①小便不尽，尿有余沥，尿黄，尿道有灼热感；②口苦口干，阴部潮湿，肛门灼热，大便干或黏滞，或潮热汗出，手足心热；③小腹、会阴、睾丸或龟头发凉怕冷，或手足心发凉，或大便稀薄；④腰膝酸软，神疲乏力，或失眠多梦，精神抑郁；⑤性欲减退，早泄，遗精，阳痿或不育；⑥前列腺指诊见腺体肿大、压痛，有灼热感；⑦前列腺液检查白细胞满视野或大量成堆；⑧舌红，苔黄腻，或舌淡，苔白腻；⑨脉弦数，或脉弦滑。

以上具备主症 1 项和次症 3 项，即可诊断。

（2）后期（瘀浊互结）

主症：①会阴部、后尿道刺痛或长时间隐痛不适；②前列腺指诊腺体变硬或体积缩小，可触及大小不等结节；③精神症状较重，疑虑较多，情绪低沉，极难解脱。

次症：①下腹部坠胀不适，小腹、睾丸、阴茎、腹股沟常牵引作痛；②尿频，尿不尽感，尿有余沥，或排尿时尿道刺痛；③偶见尿道口乳白色分泌物；④性生活次数常因射精疼痛而减少；⑤性功能减退明显，阳痿、早泄，或不育；⑥前列腺液较难按出，压痛明显；⑦前列腺液检查白细胞时多时少，可见成堆，卵磷脂小体明显减少；⑧舌质暗或有瘀点，苔薄白或薄黄；⑨脉弦或涩。

以上具备主症 1 项和次症 3 项，即可诊断。

结果发现，慢性前列腺炎患者以初中期为多（76.35%）。初中期与后期在病程、前列腺液 pH 值方面无显著性差异（$P > 0.05$），初中期前列腺液白细胞较后期量多（$P < 0.01$），说明分期不能以发病时间长短而定，应结合患者的临床表现、前列腺指诊和前列腺液镜检来辨证分期。

3. 分期治疗

慢性前列腺炎湿热为病，是湿热毒蕴结于前列腺，使用清热利湿通淋之品并不能使前列腺湿去热清，应选用祛湿排浊和清热解毒之品。瘀浊互结是慢性前列腺炎病机另一特点，瘀不仅指瘀血，还包含有淤积不通，即前列腺导管常因炎症刺激、纤维变性而管腔狭窄，致使前列腺导管内秽浊分泌物淤积不出。根据这一病机特点，慢性前列腺炎的基本治则为清热解毒、排浊祛湿、活血化瘀。慢性前列腺炎热毒与湿浊、瘀血互结，清热解毒应选用清热解毒祛湿之品，如黄柏、蒲公英、土茯苓、苦参之类；清热解毒活血之品，如虎杖、红藤、败酱草、马齿苋、马鞭草之类。慢性前列腺炎时前列腺导管内秽浊分泌物淤积不出，治疗应遵循中医"腑以通为用"的治疗原则，选用排浊祛湿之品，保证前列腺导管淤积之物排出。前列腺虽不是中医的六腑，然其排泄功能与六腑相似。临床实践证明，慢性前列腺炎选用排浊祛湿之中药，如浙贝母、石菖蒲、薏苡仁、冬瓜仁等，可促进秽浊炎性分泌物的排出，保证前列腺导管排泄通畅，加速炎性病灶的愈合。根据慢性前列腺炎患者血液流变学确有异常，前列腺指检腺体亦常变硬或有结节及前列腺由慢性炎症刺激易出现纤维化病变认识，应用活血化瘀中药确能提高中医治疗效果，除选用当归、川芎、丹皮、赤芍、桃仁、红花等活血化瘀之品外，还应选用穿山甲、皂刺、苏木、刘寄奴、三棱、莪术等通络散结之品。

疾病是发展变化的，慢性前列腺炎的病理变化发展到不同阶段可出现不同的症状表现。因此，治疗过程中需分期论治，抓住慢性前列腺炎基本病机特点治疗，使治疗更具有针对性。初中期治疗以清热解毒为主，辅以祛瘀排浊，佐以温阳散寒之品以防湿遏伤阳；后期治以祛瘀排浊为主，辅以清热解毒，佐以温通之品，以助血行。初中期以当归贝母苦参丸、薏苡附子败酱散加减，后方中少量附子可温振阳气；后期以桂枝茯苓丸加减，方中桂枝为温通之圣品。当归贝母苦参丸源于《金匮要略》，为妇科用药，但方后注曰"男子加滑石半两"，说明该方男子小便病变亦可用之。桂枝茯苓丸源于《金匮要略》，用于妇人宿癥病，后期前列腺纤维增生变性而成癥结，用之可谓切中病机。当归贝母苦参丸、薏附子败酱散、桂枝茯苓丸治疗慢性前列腺炎，是我多年研究、运用经方的实践结果，临床验证疗效确切。

运用分期论治慢性前列腺炎治疗思路和治疗方药，我们治疗慢性前列腺炎患者60例（中药组），并与西药氟嗪酸治疗慢性前列腺炎患者40例（西药组）对照观察。中药组在症状改善方面明显好于西药组（$P < 0.05$）；在前列腺液 pH 值方面，二组均可降低前列腺液 pH 值，但中药组较西药组更佳（$P < 0.05$）；在前列腺液镜检方面，中药组使前列腺液白细胞减少的效果明显好于西药组（$P < 0.01$），而对卵磷脂小体的改变，二组间无显著性差异（$P > 0.05$）。综合评定二组疗效，中药组痊愈显效率51.67%，总有效率 88.33%，与西药组（痊愈显效率 27.50%，总有效率 67.50%）比较，疗效更佳（$P <$ 0.05）。对中药组的初中期和后期疗效进行比较，二组间无显著性差异（$P > 0.05$）。上述结果表明，分期论治对慢性前列腺炎具有较好的疗效，对慢性前列腺炎各病理阶段疗效满意，说明分期论治慢性前列腺炎符合临床实际，切实可行。

4. 临床辨证选药

由于慢性前列腺炎症状繁杂而无特异性，致使临床辨证选方用药困难，治疗中需对病对症，抓住病机进行选药。临床上，本病选药主要有三大类，即清热解毒、活血化瘀、利水渗湿。

清热解毒药：主要有蒲公英、败酱草、马齿苋、马鞭草、鱼腥草、凤尾草、土茯苓、虎杖、金银花、连翘、紫花地丁、野菊花、天花粉、白头翁、穿心莲、青黛、黄柏、黄芩、龙胆草、苦参。

活血化瘀药：丹参、王不留行、赤芍、丹皮、乳香、没药、穿山甲、桃仁、红花、归尾、三棱、莪术、苏木、川芎、泽兰、牛膝、土牛膝、五灵脂、蒲黄、延胡索、皂角刺。

利水渗湿药：车前子、车前草、萹蓄、草薢、滑石、木通、薏苡仁、茯苓、瞿麦、灯芯草、泽泻、通草、赤小豆、石韦。

三、症候群论治[1]

慢性前列腺炎是青壮年男性的常见疾病，大致属中医的"精浊""白浊"等范畴。本病成因较多，病理机制复杂，病势缠绵胶着，反复发作，变数甚多，临床辨治较为困难。我将宏观与微观辨证相结合，根据患者出现的尿道刺激症候群、盆腔疼痛症候群和精神心理症候群等，分别提出了化浊利精窍、活血通络脉、疏肝解抑郁等论治思路，颇为符合临床实际，对慢性前列腺炎的临床治疗具有独到之处。现将论治慢性前列腺炎的思路整理如下。

1. 化浊利精窍论治尿路刺激症候群

慢性前列腺炎常出现尿路刺激症候群的表现。根据西医学"前列腺导管与尿道、射精管所出之道不同"等认识，认为慢性前列腺炎病因不同于湿热下注膀胱，使用清热利尿通淋之品并不能使前列腺湿去热除，而应赋予其新的内涵。"湿浊阻滞"为慢性前列腺

---

[1] 盖海山. 王琦对慢性前列腺炎症候群的论治思路 [J]. 中国康复理论与实践，2005，11（12）：1033-1034.

炎主要病机之一[1]。湿浊留滞精窍（前列腺），前列腺液分泌增多但精窍排出不畅，出现各种秽浊症状，尿道口有乳白色分泌物，尤其在排尿终末或大便时等腹压增加情况下滴出；湿浊波及尿道则出现尿频、尿急、尿痛、小便不尽、尿有余沥、小便黄、尿道灼热感及排尿困难等尿路刺激症候群；湿浊入络，阻碍气血，则有前列腺指诊腺体肿大、压痛、灼热感、前列腺液检查白细胞满视野或大量成堆。慢性前列腺炎尿路刺激症候群的治疗原则为化浊利精窍，方选当归贝母苦参丸加味。药用当归15g，贝母10g，苦参12g，薏苡仁15g，败酱草15g，滑石10g，蒲黄10g，天花粉12g，冬瓜仁15g等；如伴大便不畅可加大黄6g，荆芥10g；如尿道口有滴白者加射干12g；湿热较盛者酌加马鞭草15g，白花蛇舌草15g，虎杖10g等。

前列腺有着类似六腑的功能，依据中医"腑以通为用"的治疗思路，慢性前列腺炎尿路刺激症候群治疗的遣药应着重选用排浊之品，如浙贝母、天花粉、石菖蒲、薏苡仁、冬瓜仁等，促使秽浊的炎性分泌物排出，保证前列腺导管排浊通畅而加速慢性前列腺炎炎性病灶的愈合。

典型病例：邓某，男，22岁，海南海口人。尿频、夜尿多三年余，伴腰膝酸痛、纳谷不香、胃脘坠胀、便秘，舌质红，苔少，脉细滑。2002年在海南医学院诊断为慢性前列腺炎、支原体感染。此乃瘀浊阻滞，精窍不利。拟方化浊利精窍。处方：当归10g，浙贝母10g，苦参10g，生甘草6g，蒲黄10g，滑石10g，荆芥6g，大黄3g。用药7剂后尿路刺激症状缓解，因停药后症状复发，原方加减，服药月余，诸恙消失。

按：当归贝母苦参丸源于《金匮要略·妇人妊娠病脉证并治第二十》："妊娠，小便难，饮食如故，当归贝母苦参丸主之。"方后注曰"男子加滑石半两"，说明该方男子小便病变亦可用之，取其化浊祛湿之用。

2. 活血通络脉论治盆腔疼痛症候群

慢性前列腺炎常出现盆腔疼痛症候群的表现。随着现代检测手段及观点的引入，中医对慢性前列腺炎病因病机的认识亦不断深入。临床研究表明，慢性前列腺炎患者多有血液流变学异常。李章等对60例慢性前列腺炎患者于治疗前和治疗4周后分别进行血液流变学12项指标检测，对比分析治疗前后血液流变学的改变，并与同期男性健康组对照。结果发现，慢性前列腺炎组治疗前的（高切、低切）全血黏度、低切还原黏度、红细胞聚集指数、血小板黏附率和纤维蛋白原均明显高于对照组（$P < 0.05 \sim 0.01$）[2]。可

［1］ 王琦.王琦临床医学丛书（下册）［M］.北京：人民卫生出版社，2004.
［2］ 李章，高镇松.慢性前列腺炎患者的血液流变学实验研究［J］.中国血液流变学杂志，2004，14（2）：189-191.

见病程日久，血脉运行不畅而变生瘀血表现。瘀血阻滞，不通则痛，出现下腹部、会阴、后尿道、睾丸、阴茎、腹股沟牵引作痛，或肛门坠胀不适，或会阴部、后尿道刺痛或长时间隐痛不适；瘀血阻滞，凝结局部，前列腺指诊可见腺体变硬或体积缩小，可触及大小不等结节；血脉瘀滞，腺液分泌减少，排出不畅，则前列腺液较难按出，压痛明显；瘀阻伤络，前列腺液检查可见红细胞、卵磷脂小体明显减少。

慢性前列腺炎盆腔疼痛症候群的治疗原则为活血通络脉，方选复元活血汤加减。药用柴胡12g，当归12g，桃仁10g，红花10g，制大黄6g，穿山甲10g，天花粉15g，丹参15g，茜草10g，路路通10g，王不留行10g等。此类患者病多较久，前列腺组织有纤维化等改变，应用活血化瘀中药确能提高中医疗效，治疗以活血化瘀通脉络为主。上方疗效不显者可酌用三七10g，炙水蛭6g，乳香10g，没药10g等交替使用；或佐以温通督脉之品，如鹿角霜10g，菟丝子12g等；湿热明显者用黄柏12g，乌药10g，泽兰叶12g等；前列腺结节者，合桂枝茯苓丸加水蛭6g，莪术10g破瘀消坚；尿道刺痛明显者，加琥珀粉3g冲服。

典型病例如治潘某，男，42岁，已婚，主诉会阴、腹股沟部隐痛2个月。2个月前自觉会阴部、腹股沟部隐痛，肛周不适感，以久坐为甚，医院化验检查示前列腺炎，服用抗生素，行灌注治疗，症状好转。之后1周复发，后服用阿奇霉素、甲硝唑等症状减轻，停药即复发。现患者会阴部、腹股沟部隐痛，肛周不适，排尿正常；脉弦滑有力，苔中黄厚而腻，舌边红。此乃湿热内蕴，瘀积下焦，络脉失和所致。拟方活血通脉络，兼清湿热，复元活血汤合失笑散加减。处方柴胡12g，天花粉15g，当归10g，炮山甲10g，桃仁10g，红花10g，制大黄6g，生甘草6g，土茯苓20g，败酱草15g，蒲黄10g，五灵脂10g。服用上方14剂后疼痛缓解，但肛周连及尾椎部尚有不适，活动后减轻，脉弦滑，苔中黄腻。原方出入，再进14剂而愈。

按：复元活血汤出自李杲《医学发明》，有疏肝通络、活血祛瘀之功效，原用治跌打损伤，因病机吻合，用作治疗慢性前列腺炎盆腔疼痛症候群亦甚为合拍，临证收效良多。

3. 疏肝解抑郁论治精神心理症候群

临床上大多数慢性前列腺炎患者常伴有精神心理症候群。袁涛等采用SCL-90症状自评量表对82例症状持续时间长且对常规治疗反应差的患者的心理状态进行调查，与中国常模比较。结果发现，84.3%的患者存在不同程度的精神症状，因而认为心理障碍在慢性前列腺炎患者中较为常见，心理因素可能是慢性前列腺炎难治的部分原因[1]。慢性前列腺炎有"因病致郁"和"因郁致病"两种情况，即在溺窍不畅、络脉阻滞症状基础上出现精神症状；或因情志不舒，气机不畅，出现小溲淋沥症状。患者表现为疑虑较多、情绪低沉、周身不适、腰膝酸软、神疲乏力；或失眠多梦、精神抑郁、性欲减退或冷淡；或出现阳痿、早泄等；或见焦虑不安、情绪低落、恐惧、幻觉，严重者可致精神分裂症，甚至有自杀倾向。慢性前列腺炎精神心理症候群的治疗原则为疏肝解抑郁，方选逍遥散加减。药用柴胡 12g，当归 10g，白芍 20g，枳壳 12g，炙甘草 6g，郁金 10g，石菖蒲 10g，白蒺藜 15g，郁金 10g，薄荷 10g（后下）等。此类患者病情多见反复不愈，或伴失眠、惊惕、性功能异常等，临证可酌用小柴胡汤、百合地黄汤、柴胡加龙骨牡蛎汤、沉香琥珀散等。对兼有精窍不畅、络脉阻滞者，多配用化浊通络诸法。

精神心理症候群产生的原因主要是不能正确认识前列腺疾病，认为前列腺炎不仅无法治愈，而且会传染家属，影响性功能和生育，甚至恶变等；因不洁性交染病或有手淫史的患者常有严重的后悔甚至负罪心理。因此，对慢性前列腺炎患者进行相关治疗的同时，辅以针对性的心理疏导，有助于提高疗效。

典型病例：商某，男，26 岁，河北唐山人，主诉两胁下不适 8 年，觉憋胀感。2000年当地检查示慢性前列腺炎，曾用抗生素治疗，反复发作。现患者头痛，精神不振，健忘，两胁下、会阴及少腹部胀痛不适，勃起功能差，舌淡苔腻，脉滑，两关独弦。此属气机郁滞，胸宇不畅所致。拟方疏肝解抑郁，兼开心志，逍遥散加减。处方：柴胡 12g，当归 10g，白芍 20g，枳壳 12g，炙甘草 6g，茯苓 10g，石菖蒲 10g，郁金 10g，合欢皮 15g，炒白术 10g，薄荷 10g（后下），佩兰叶 20g。同时给患者讲解慢性前列腺炎的相关知识，嘱其调整心绪，以利取效。服药 7 剂即有小应，胁痛及局部疼痛略减，效不更方，宗原意遣方两月余，情绪稳定，症状好转。

按：对伴有精神心理症候群的慢性前列腺炎患者，应做耐心的科学解释工作，鼓励患者面对现实，积极配合治疗，往往比单纯药物治疗收效显著。

四、辨体论治[2]

慢性前列腺炎是男性生殖系统疾病中最常见的一种，发病率很高，据统计 35 岁

[1] 袁涛，姜启全，卞崔冬，等.慢性前列腺炎心理相关因素调查及分析 [J].中国男科学杂志,2005,19（2）：45-46.
[2] 袁卓珺，王琦，秦国政.慢性前列腺炎的辨体论治 [J].中华中医药学刊，2010，28（10）：2061-2062.

以上男性 35%～40% 患有本病[1]。在长期的临床实践中，中医对慢性前列腺炎形成了初步系统的认识，进行了相关的理论研究，提出了很多重要的学术观点，指导着中医对慢性前列腺炎的诊治。一方面由于对慢性前列腺炎病因病机的认识存在分歧，中医病名没有规范，证候因素的研究没有统一，所以阻碍了中医对慢性前列腺炎的认识。另一方面，由于本病起病隐匿，临床症状复杂且无特异性，甚至仅仅表现为实验室检查结果的异常，使得对慢性前列腺炎无证可辨，给诊治带来了一定的难度。这些都影响着中医对慢性前列腺炎治疗的效果。在临床诊治中，紧紧抓住体质因素，从辨体的角度入手，因人施治，体现个休化的治疗思想，为慢性前列腺炎的防治提供一种新思路。

1. 体质分型与体病相关

中华中医药学会发布的中医体质分类与判定标准中，将人的体质分为九种。一种平和，八种偏颇。平和体质为真正意义上的健康状态，八种偏颇体质为阳虚体质、阴虚体质、气虚体质、痰湿体质、湿热体质、血瘀体质、气郁体质、特禀体质。证是中医特有的名词术语，辨证论治是中医的核心思维。证也是疾病的外候，辨证是以人为研究对象的思维过程，其主体指向是人的体质状态，即体质是证发生的背景。在疾病状态下，体质的不同表现为证的不同。张景岳说："当识因人因证之辨。盖人者，本也，证者，标也。证随人见，成败所由。故当以人为先，因证次之。若形气本实，则始终皆可治标；若形质原虚，则开手便当顾本。"可见，辨体论治可作为立法处方的重要依据。体病相关论是中医体质学说三个科学问题之一，不同的体质类型具有不同的体质特征，体质的差异决定了对某种疾病的易感性，以及发病后疾病的发展、转归及预后的不同。

2. 慢性前列腺炎的辨体论治

辨体论治即以人的体质为认知对象，从体质状态及不同体质分类的特性，把握其健康与疾病的整体要素与个体差异，进而制定治疗原则，选择相应的理、法、方、药，以达到因人制宜的治疗措施。对于慢性前列腺炎的病人，在临证时，根据其体质的不同，加以温阳、或滋阴、或化痰利湿、或清热化湿、或活血化瘀、或疏肝理气等立法。其中慢性细菌性前列腺炎者，究其病因常由于平素嗜食辛辣膏粱厚味，或烟酒太过，致脾胃运化失常，酿生湿热，湿热下注为病或者性生活不洁湿毒之邪内侵前列腺而为病，久而久之形成湿热之体。在辨证的基础上顾及体质状态，加用黄柏、车前

---

[1] 王琦.王琦男科学［M］.第2版.郑州：河南科学技术出版社，2007.

子、土茯苓等清热利湿之品。无菌性前列腺炎者，前列腺液各种检查、培养未找到细菌，并能排除其他病原体。但患者经常表现为阴囊潮湿或前列腺部位的疼痛，甚或由于病情迁延出现的精神症状。究其原因主要是由于前列腺反复充血，血行不畅所致，多与相火偏盛、湿热下注有关。青壮年人，相火偏盛，色欲过度，而又担心失精伤身，意淫、手淫、性交等忍精不射，致欲火不泄，热迫血行，前列腺反复充血而成本病。或者嗜好烟酒或辛辣肥甘厚腻之品，酿生湿热，湿热循经下扰，引动相火，致前列腺反复充血。或者经常长时间压迫会阴部，如骑车、骑马、久坐等，使前列腺持续处于充血状态，久则血行不畅引发本病。加之病情迁延不愈，情怀不畅，久之气机郁滞。在疾病发生发展过程中，这些因素均会贯穿在湿热、血瘀、气郁的体质状态中。病因与体质相辅相成，体质的形成和转变离不开个体的生命活动。体质因素参与并影响疾病不同证候与病机的形成，同样在辨证的基础上顾及体质状态，加用黄柏、车前子、土茯苓等清热利湿之品或穿山甲、桃仁、红花等祛瘀通络活血之品，或者加龙骨、牡蛎、柴胡等疏肝理气之品。

3. 慢性前列腺炎的辨体论治意义

通过体质辨识，明确患者的体质状态，从本入手，因体质之不同而选择不同的治疗原则，立法方药，这才能全面体现因人制宜的思想。疾病、证候的产生无不系于体质，病证之由在于体，也就是说体质为本，病证为标。从某种意义上说，治本即是治体[1]。由于个体存在差异，通过辨体论治，一方面实现了个体化的治疗，另一方面由于体质是可分的，每一类人群具备各自的体质特点，因此辨体论治还实现了群体的治疗。通过对慢性前列腺炎的辨体论治，抓住本质的体质状态，也就抓住了病机特点，抓住了证候因素。所以在无证可辨的情况下，大胆选用辨体论治的方法，不但实现了对慢性前列腺炎的有效治疗，而且对统一病因病机认识，规范中医病名归属具有重要意义。同时对慢性前列腺炎的中医研究创新了思路。

---

[1] 王琦.论辨体论治的科学意义及其应用[J].浙江中医药大学学报，2006，30（2）：130-133.

第二节　慢性前列腺炎的诊断与治疗[1]

一、诊断与辨病治疗

慢性前列腺炎（Chronic Prostatitis，CP）是男性生殖系统常见的感染性疾病，约占男科门诊 20% 左右。由于前列腺解剖位置特殊，前列腺导管呈直角或斜行进入尿道，不利于腺体引流，而有利于尿道病原微生物进入腺体；前列腺上皮有脂膜存在，抗菌药物不易从血浆弥散入前列腺腺泡；前列腺病灶周围易纤维化，影响抗菌药物向病灶扩散，故而至今尚未有一种抗生素能对 CP 产生满意的疗效。现对慢性前列腺炎病因病机的认识与治疗思路做一总结，以供同道临床参考。

（一）诊断

慢性前列腺炎可以发生在男性的各个年龄阶段，临床上缺乏有效的诊断工具，美国国立卫生研究院组织专家制定了由 9 个问题组成的慢性前列腺炎症状积分指数（NIH-CPSI）。项目 1～4 测量患者的疼痛或不适，总积分 0～21 分，其中疼痛部位 0～6 分、疼痛的频率为 0～5 分、疼痛的严重程度 0～10 分；项目 5～6 是关于排尿症状的问题，积分 0～10 分；项目 7～9 是对性生活质量的影响，总积分 0～12 分（注：括号旁数字是患者选择每一问题时的积分数），总积分越高则病情越重。

疼痛或不适症状评分：

Ⅰ. 在过去的 1 周，在下述部位出现过疼痛或不适吗？

a. 在直肠（肛门）和睾丸（阴囊）之间即阴部

是（　）1　　　　　否（　）0

b. 睾丸

是（　）1　　　　　否（　）0

c. 阴茎头部

是（　）1　　　　　否（　）0

d. 腰部以下、耻骨上或膀胱区域

---

[1] 王琦.慢性前列腺炎的诊断与中医治疗.全国中医男科班讲稿，2001.

是（　）1　　　　　否（　）0

Ⅱ. 在过去的 1 周，你是否经历过以下事件?

a. 排尿时有尿道疼痛或烧灼感

是（　）1　　　　　否（　）0

b. 性高潮后（射精）或性交期间有疼痛和（或）不适

是（　）1　　　　　否（　）0

Ⅲ. 在过去的 1 周是否总是感觉到这些部位疼痛或不适

（　）0 a. 从不

（　）1 b. 少数几次

（　）2 c. 有时

（　）3 d. 多数时候

（　）4 e. 几乎总是

（　）5 f. 总是

Ⅳ. 下列哪一个数字最可以描述你过去 1 周内发生疼痛或不适时的"平均程度"

0　　1　　2　　3　　4　　5　　6　7　　8　　9　　10
（　）（　）（　）（　）（　）（　）（　）（　）（　）（　）（　）

"0"表示无疼痛，依次递增到最严重为"10"，表示可以想象到最严厉的疼痛排尿。

Ⅴ. 在过去的 1 周，排尿结束后，是否经常有排尿不尽感

（　）0 a. 根本没有

（　）1 b.5 次中少于 1 次

（　）2 c. 少于一半时间

（　）3 d. 大约一半时间

（　）4 e. 多于一半时间

（　）5 f. 几乎每次都有

Ⅵ. 在过去 2 周内，排尿后少于 2 小时内是否经常感到又要排尿

（　）0 a. 根本没有

（　）1 b.5 次中少于 1 次

（　）2 c. 少于一半时间

（　）3 d. 大约一半时间

（　）4 e. 多于一半时间

症状的影响：

Ⅶ. 在过去的 1 周内，你的症状是否总在影响你的日常工作

（　）0 a. 没有

（　）1 b. 几乎不

（　）2 c. 有时

（　）3 d. 许多时候

Ⅷ. 在过去的 1 周里，你是否总是想到你的症状

（　）0 a. 没有

（　）1 b. 几乎不

（　）2 c. 有时

（　）3 d. 许多时候

生活质量：

Ⅸ. 如果在你以后的日常生活中，过去 1 周出现的症状总是伴随着你，你的感觉怎么样

（　）0 a. 快乐

（　）1 b. 高兴

（　）2 c. 大多数时候满意

（　）3 d. 满意和不高兴各占一半

（　）4 e. 大多数时候都不满意

（　）5 f. 不高兴

（　）6 g. 难受

（二）辨病治疗

1. 细菌性前列腺炎

（1）急性细菌性前列腺炎（ABP）

症状：发病突然，发热，寒战，伴有尿频、尿急、尿痛、尿道灼热、滴白等，前列腺指诊可见增大饱满。

前列腺液检查：有致病微生物，可见细菌生长，并可见过多炎症反应性的白细胞。

病理改变：前列腺管及间质有炎性反应，变性细胞浸润，局部引流不畅。

中医病机：热毒湿浊蕴结下焦。

代表方：柴芩五味消毒饮加味（自拟方）。

此方以《医宗金鉴》五味消毒饮（金银花、蒲公英、野菊花、紫花地丁、紫背天葵）清热解毒，加柴胡、黄芩以清解邪热；以天花粉、冬瓜子消痈排脓，从外科痈疡角度考虑用药。

（2）慢性细菌性前列腺炎（CBP）

主要为经尿道的逆行感染，只有少数患者有急性病史，多数为慢性反复经过，可以前列腺的肿、痛、脓（腺液脓性）概括。

前列腺液镜检：可见前列腺炎病原菌持续存在，可见大量白细胞和含有脂滴的巨噬细胞。

组织学变化：前列腺充血、水肿，腺泡周围和内部有各种浆细胞和巨噬细胞浸润，并伴有淋巴细胞的局限性浸润。

中医病机：湿热瘀浊互阻。

治则：通腑、消浊、化瘀。

代表方：大黄牡丹皮汤＋二仁（冬瓜仁、薏苡仁）＋二藤（忍冬藤、红藤）。

主要思路："六腑以通为用"，泄热凉血，消痈排脓。

（3）滴虫性前列腺炎

杀虫汤（自拟方）：苦参、蛇床子、仙鹤草、马齿苋、败酱草。

（4）特异性感染性疾病

如衣原体、念珠菌、淋病等感染，西药能有效杀灭病原体，见效快。

（5）前列腺结石

骨盆 X 线平片可以见到多个大的结石；B 超可发现小结石成串状排列。结石成为细菌持续存在和尿路反复感染的病源。

用药思路：小结石利水通淋化石＋金钱草、滑石等，大结石用川牛膝、莪术等化瘀消石。

2. 慢性无菌性前列腺炎（特异性非细菌性前列腺炎，NBP）

非细菌性前列腺炎和慢性前列腺炎临床症状相似，其发病是 CBP 的 8 倍，前列腺液有炎症细胞增多（白细胞增多大于 10 个以上），但前列腺炎培养阴性，没有微生物。

慢性前列腺病理变化：腺体内有多核细胞、淋巴细胞、浆细胞浸润；纤维组织增生，血管阻塞，分泌物淤滞，引流不畅，部分腺体缩小变硬；若纤维性痉挛，膀胱颈硬化，则尿流细慢无力。

中医病机：脉络瘀阻，浊壅精窍（前列腺炎充血造成脉管排泄不畅，炎性分泌物潴留，充血不易消退）。

治则：消瘀化浊。

代表方：桂枝茯苓丸加味。

主要思路：①以桂枝茯苓丸畅血行，消瘀结。活血化瘀药有改善微循环，抗氧化，抗凝，抗纤溶作用，以促进纤维组织改善。②前列腺炎与湿浊壅滞有关，注意清泄湿浊，加虎杖、石菖蒲、蒲公英、败酱草、赤小豆、薏苡仁；结节、变硬、压痛，加皂刺、山甲、夏枯草消肿散结，通达经络。③王不留行、白芷、浙贝母、石菖蒲通窍引流，亦可选用薏苡附子败酱散。④合并砂眼衣原体感染者，用杀虫汤。⑤可选用紫金锭，每次 0.6g，一日 3 次，用药 40 天。

3. 前列腺痛（前列腺炎综合征，PD）

前列腺痛的病人有前列腺炎的症状，但无证实有泌尿感染病史，培养无感染性的致病菌，且具有正常的前列腺液，此类患者约占前列腺炎的 31%。

主要症状：放射痛。前列腺或精囊有丰富交感神经支配，炎症发生时，腺体内部张力增大，可刺激交感神经，引起转移性腰痛，疼痛可放射到阴茎、睾丸、阴囊、腹股沟、少腹、大腿、臀部、直肠等处，其症状可能是尿道括约肌痉挛及盆底横纹肌痉挛所致。

中医病机：气滞血瘀，经脉挛急。

治则：调畅气机，舒解挛急。

代表方：沉香散（《三因极一病证方论》）加减。

主要思路：①行气止痛，活血通络。②亦可加用芍药甘草汤缓解痉挛。

Burnner 于 1983 年评估了 600 例前列腺炎病人，显示细菌性前列腺炎占 5%，非细菌性前列腺炎占 64%，前列腺痛占 31%，这几种类型前列腺炎临床特点的相似和不同处见表 6-1。

表 6-1　几种类型前列腺炎临床特点的相似和不同处

综合征	已证实的 UTI	肛诊前列腺异常者	EPS中的白细胞增多	EPS培养阳性	常见病原菌	对抗生素治疗的反应	对尿流率的影响
ABP	有	异常	有	有	大肠杆菌	有	有
CBP	有	±	有	有	大肠杆菌	有	±
NBP	无	±	有	无	无衣原体？支原体？	通常无	±
PD	无	正常	无	无	无	无	有

4. 前列腺炎合并症状

前列腺炎患者大多经历不同程度的情绪伤害及社会心理方面的异常，故前列腺炎合并精神抑郁症状值得重视。患者常将本病与性生活、生育、性病、预后等问题联系起来，从而引起精神紧张、忧虑、精神萎靡，甚至常表现为悲观、失望等。

中医病机：肝气郁结。

代表方：柴胡疏肝散。

主要思路：①疏肝解郁安神，可加石菖蒲、郁金、合欢花等。②合并虹膜炎、关节炎和神经炎免疫反应，可选用仙方活命饮加土茯苓。应注意检测前列腺液的抗原特异性，IgA 和 IgG 水平。

（三）CP 的治疗思路

1. 不能丢开基本病理谈症状

症状的发生有其内在的病理变化，治疗过程中需抓住基本病理这一主要矛盾，即前列腺组织呈现炎症样表现，但慢性非细菌性前列腺不存在病原体感染所致的大量炎症细胞浸润现象。

2. 不能丢开全身着眼于局部

"炎"的概念不是细菌，是机体免疫功能低下出现的病理反应，免疫功能的低下可导致机体功能紊乱而出现一系列形态学变化，因而着眼于局部变化的同时不能丢开全身。

3. 辨证论治与分期治疗相结合

CP 的病理变化有充血水肿期、炎性细胞浸润期、纤维组织增生或变性期。因此，治疗过程中需辨证论治与分期治疗相结合，以加强治疗的针对性。

4. 宏观辨证与微观辨证相结合

现代医学的检测手段使中医的传统"四诊"延伸到微观世界，因而辨证需把宏观与微观结合起来，以探讨辨证分型中前列腺各种实验室检测的特殊性。

5. 基本方的确定与运用

基本方的确定需围绕 CP 的基本病理和中医对 CP 的病机认识，即湿热、瘀滞、虚损（以肾虚为主）来定，治疗过程中应针对体质、病程、并发症等辨证加减。

6. 忌一味苦寒清热解毒

清热解毒是治疗 CP 的一大方法，但苦寒的同时需考虑温的因素，尤其是非细菌性前列腺炎。临床上很多治疗 CP 的有效方剂和用药如桂枝茯苓丸之桂枝、黄柏配乌药、薏苡附子败酱散用附子、引火归原之肉桂等就是不能一味苦寒清热解毒的具体体现。

二、综合诊疗研究报告[1]

慢性前列腺炎（简称"CP"）是男性生殖系统疾病中最常见的一种。好发于青壮年，发病率甚高，据统计有 35 岁以上的男子有 35% ～ 40% 患有本病。由于前列腺解

---

［1］ 王琦.慢性前列腺炎治疗调查与分析［J］.中国医药学报，1994，9（4）：41–42.

剖位置特殊，如前列腺管与尿道成直角或斜行进入尿道，不利于腺体引流，且有利于尿道菌进入腺体；常与泌尿生殖系统其他炎症如慢性尿道炎、精囊炎等互为因果；病灶周围易纤维化；加上病因难以确定，致使难以选择有效的抗生素，且抗生素不易向病灶扩散以达到有效浓度，临床疗效不满意。因此，探讨中医治疗 CP，是临床治疗该病的一个方向。

慢性前列腺炎属于中医何病？中医怎样认识？治疗处于什么水平？针对这一系列问题，现就近年来，中医对慢性前列腺炎的研究治疗作一综述。

（一）关于病名规范化问题

慢性前列腺炎这一现代医学病名属于中医何病，文献报道很不一致。主要将其归纳在淋、浊、精病三大范畴，亦有将其归纳在肾虚腰痛、阳痿、早泄、癃闭等范畴，由于对 CP 认识不一，临床治疗缺乏正确的中医理论作为指导，影响了中医对 CP 的治疗水平。因此，要解决这一问题必须使 CP 的中医病名规范化。

古代医学把男子内生殖系统统属于精室范畴，前列腺当然亦不例外。但已清楚认识到溺窍、溺道与精窍、精道之不同，并明确规定浊在精窍、精道。如明·王肯堂《证治准绳·杂病·赤白浊门》曰："溺与精，所出之道不同。淋病在溺道，故《医学纲目》列之肝胆部；浊病在精道，故《医学纲目》列之肾膀胱部。"清·林佩琴《类证治裁·淋浊》更明确指出："肾有两窍，一溺窍，一精窍，淋在溺窍，病在肝脾；浊在精窍，病在心肾。"可见，淋与浊不同，淋之病变部位在溺窍、溺道；浊之病变部位在精窍、精道。前列腺既属精窍，其病变当不属淋之范畴。

从临床症状表现来看，现代医学认为 CP 临床症状虽比较复杂而无特异性，但其临床症状可分局部症状和全身症状两大类。其中局部症状常见阴部疼痛和尿道常有乳白色分泌物，尤其当排尿终末或大便时滴出。这两个症状，中医文献早有论述。如《素问·痿论》："思想无穷，所愿不得，意淫于外，入房太甚，宗筋弛纵，发为筋痿，及为白淫。"白淫即乳白色分泌物。王冰注曰："白物淫衍，如精之状，因溲而下。"可见白淫非精，且在排尿终末时滴出。清·吴谦《医宗金鉴·杂病心法要诀》叙述得更明白："浊在精窍溺白清，秽物如脓阴内疼，赤热精竭不及化，白寒湿热败精成。"说明 CP 当属浊之范围，因其色白，故名白浊。后世医家不解白浊之义，常将其与尿浊和精浊混淆。尿浊属溺窍、溺道病变，当区分之。而精浊与白浊同属精室病变。古代医家经过长期实践发现，白浊与精浊的临床表现不同，但因受解剖学水平限制，无法解释为何病变均在精窍、精道，为区别之，故曰白浊，而并未以精浊统之。

现代解剖学亦表明，前列腺导管直接开口于精阜两侧，当射精时，其分泌物连同精囊、输精管的分泌物与精子一同射出，从而支持了中医的认识，白浊与精浊不同，CP 即中医之白浊。

（二）关于辨证分型问题

无论辨证论治，还是专法专方，以及其他各种疗法都涉及辨证分型这一问题。但由于 CP 的症状复杂且无特异性，致使辨证分型很不统一。本文统计 85 年来中医、中西医结合辨证分型（按病因病机分）治疗 CP 文献 23 篇，并进行归纳，情况如下：

湿热型：可见湿热型、湿热蕴结型、湿热蕴蒸型、湿热下注型、下焦湿热郁滞型、下焦湿热型。

肝经湿热型：可见肝经湿热型、肝经湿热下注型及肝胆火旺、湿热蕴结型。

气滞血瘀型：可见气滞血瘀型、瘀滞型、血瘀气滞型、气滞瘀阻型、瘀血型、气血瘀结型、白浊型及湿热下注、水血互结型。

肾虚型：可见肾虚型、心肾气虚型。

肾阴虚型：可见肾阴虚型、肾阴亏虚型、肾阴不足型、肝肾阴虚型、阴虚型、阴虚火旺型、肝肾亏虚型。

肾阳虚型：可见肾阳虚型、肾阳亏虚型、肾阳虚弱型、肾阳损伤型、脾肾阳虚型、阴损及阳型、阳虚型、肾阳不足型、肾阳虚损型。

混合型：可见混合型、肾虚湿热型及肾亏血瘀型及肾阴不足、湿热蕴结型、气虚血瘀型。

膀胱阻塞型：膀胱阻塞型、壅阻尿闭型。

另有中气虚型，脾肾两虚型，心火亢盛型，肝郁气滞、湿热蕴结型。

上述分型表明，很多分型名称不一，实是重复。我们归纳后发现，23 篇文献中，湿热型 19 篇，气滞血瘀型 20 篇，肾虚型 8 篇，肾阴虚型 11 篇，肾阳虚型 10 篇，混合型 4 篇，中虚型 2 篇，膀胱阻塞型 2 篇，肝经湿热型 3 篇，其他型各 1 篇。可见，CP 中医辨证分型可以湿热型、气滞血瘀型、肾虚型（含肾阴虚型、肾阳虚型）统之。

文献报道还有其他分型法。以法分型，如以清法为主、以补法为主、清补各半法、活血化瘀法；温肾壮阳清火法、暖肝泻火法、泻肝火滋肾阴法、清心火滋肾水法。有以三大主证为纲辨证分型：即白浊；小便不利，余沥不尽；少腹、前阴、会阴疼痛。有以西医病理分型，如结节型、弥漫型、硬化型、潴留型。还有注重前列腺局部病变，辨病辨证结合分型。

（三）关于治疗问题

中医治疗 CP 的方法很多，除传统的辨证论治外，专法专方取得很大发展，针灸法、外治法、综合疗法，中西医结合亦显示出独有的优势。

1. 辨证论治

辨证分型的结果，决定了辨证施治的原则。CP 中医辨证分型多分湿热型、气滞血瘀型、肾虚型（含肾阴虚、肾阳虚型）。相应地清热利湿、活血化瘀、益肾固精或几法合用就成为治疗该病的四大法则。但由于文献选方用药繁杂，故本文从文献的用药规律上作一简述，并统计其中治疗 CP30 例以上文献的疗效。

（1）湿热型（文献 21 篇）

利水渗湿药：车前子、车前草、萹蓄、萆薢、滑石、木通、苡仁、茯苓、瞿麦、灯心草、泽泻、通草、赤小豆、石韦。

清热解毒药：蒲公英、败酱草、马齿苋、马鞭草、鱼腥草、凤尾草、土茯苓、虎杖、金银花、连翘、紫花地丁、野菊花、天花粉、白头翁、穿心莲、青黛。

清热燥湿药：黄柏、龙胆草、苦参、黄芩。

清热凉血药：赤芍、丹皮、生地。

活血化瘀药：丹参、牛膝、泽兰、王不留行、桃仁、红花、乳香、蒲黄、延胡索、川芎。

理气药：川楝子、枳壳、乌药、柴胡。

其他：三七、白茅根、甘草、黄芪、白术、苍术、石菖蒲、栀子、知母、莲子心、莲子、大黄、地龙、黑草种子。

上述药物中，选择次数最多者，为车前 13 次（车前子 10 次、车前草 3 次）；其次为黄柏 12 次、萆薢 10 次，滑石 9 次，萹蓄、木通、石菖蒲各 7 次，败酱草、蒲公英、牛膝（川牛膝 5 次、怀牛膝 1 次）、赤芍、甘草各 6 次，茯苓、龙胆草、丹参各 5 次。

（2）气滞血瘀型（文献 21 篇）

活血化瘀药：丹参、王不留行、乳香、没药、穿山甲、桃仁、红花、归尾、三棱、莪术、苏木、川芎、泽兰、牛膝、土牛膝、五灵脂、蒲黄、延胡索、皂角刺。

理气药：枳壳、川楝子、橘叶、小青皮、乌药、香附、生麦芽、莱菔子、柴胡。

化痰药：浙贝、海藻、昆布。

清热凉血药：赤芍、丹皮、生地。

利水渗湿药：苡仁、萆薢、车前子、泽泻、萹蓄、瞿麦、琥珀、木通、车前草、滑石、竹叶、土茯苓。

清热解毒药：鱼腥草、凤尾草、蒲公英、败酱草、银花、虎杖、白花蛇舌草、马鞭草、半枝莲。

收涩药：益智仁、桑螵蛸、煅龙骨。

其他：小茴香、桂枝、当归、黄芪、党参、甘草、地龙、鹿角霜、藕节、大黄、芒硝、山栀、黄柏、苦参、小蓟、牡蛎。

上述药物中，选择次数最多的为赤芍、丹参各 13 次，王不留行、桃仁各 10 次，红花 8 次，乳香 7 次，泽兰、川楝子、穿山甲各 6 次，没药、莪术各 5 次。

（3）肾虚型（包括肾阴虚、肾阳虚型，文献 20 篇）

补阳药：淫羊藿、菟丝子、巴戟天、肉苁蓉、杜仲、续断、桑寄生、锁阳、仙茅、沙苑子、鹿角片、鹿角胶、鹿角霜。

补阴药：枸杞子、女贞子、墨旱莲、龟板胶、石斛、鳖甲、麦冬、天冬。

补气药：人参、党参、太子参、黄芪、山药、甘草。

利水渗湿药：萆薢、车前子、茯苓、萹蓄、泽泻、薏苡仁、琥珀、瞿麦。

清热解毒药：土茯苓、白花蛇舌草、蒲公英、败酱草、玄参、地肤子。

清热凉血药：生地、赤芍、丹皮。

活血化瘀药：桃仁、泽兰、丹参、王不留行、穿山甲、牛膝。

收涩药：山茱萸、五味子、覆盆子、金樱子、芡实、刺猬皮。

其他：远志、浙贝母、龙骨、牡蛎、乌药、合欢花、地龙、蜈蚣、柴胡、莲子心、石菖蒲、知母、黄柏。

上述药物中，选择次数最多者为地黄（生地、干地黄）12 次，丹皮、知母、黄柏各 11 次，山茱萸 10 次，山药、茯苓、泽泻、菟丝子、枸杞子各 9 次，女贞子 8 次，淫羊藿、熟地、车前子各 7 次，丹参 6 次，当归 5 次。

以上文献中，治疗 CP 30 例以上文献 7 篇，共治 537 例。结果：痊愈、显效 419 例，好转 78 例，痊愈显效率 78.03%，总有效率 92.55%。

2. 专法专方

慢性前列腺炎的病机特点是湿热、气滞血瘀、肾虚为患。专法专方就是抓住病机特点，以一法一方为主，辅以辨证加减治疗。近年来，治疗 CP 专法专方文献报道甚多，方法各异，但总不离清热利湿、活血化瘀、益肾固精三大法，本文以这三法为主，执简驭繁，概述之。

（1）清热利湿法

包括升清降浊，泻肝经湿热，以及清热利湿为主，辅以他法等。基本方药：柴胡、升麻、桔梗、茯苓、猪苓、泽泻、木通（升清降浊汤）；净荷叶、川牛膝、川萆薢、石菖蒲、赤芍、泽泻、生牡蛎；萆薢、黄柏、石菖蒲、茯苓、白术、莲子心、丹参、车前子；龙胆泻肝汤加大黄、芒硝；龙胆泻肝汤；龙胆泻肝汤加红花、山甲、王不留行；龙胆草、蒲公英、土茯苓、黑山栀、败酱草、柴胡、川黄柏、夏枯草、萆薢、茜草、丹皮、肿节风（自拟龙胆消炎汤）；川楝子、川牛膝、刘寄奴、桃仁、甘草、黄柏、小茴、苡仁、白芍、败酱草、熟附子、瞿麦、延胡索（自拟"清利理化汤"）；益母草、蒲公英、土茯苓、车前子、瞿麦、玉米须、甘草梢、赤芍、皂角刺、乌药；萆薢、苡仁、蒲公英、栀子、赤芍、车前子、牡丹皮、黄柏、柴胡、甘草（自拟萆薢化湿汤）；萆薢、木通、泽兰、肉苁蓉、生地、桃仁、蒲公英、淫羊藿、车前子、生地、丹参、覆盆子、红花；败酱草、蒲公英、地耳草、穿山甲、三棱、莪术、泽兰、王不留行、黄芪、黄柏、车前子、萆薢、生熟地、益智仁、丹参、大黄；地龙、王不留行、土茯苓、白花蛇舌草、木通、车前子、黄柏、蒲公英、川芎、川断（自拟前列腺Ⅱ方）；黄柏、知母、败酱草、萆薢、瞿麦、土茯苓、通草、赤芍、益母草、怀牛膝、黄精、肉苁蓉；连翘、蒲公英、丹皮、滑石、生地、柴胡、川楝、木通、香附、甘草、二花（滑石甘草汤加味）；土茯苓、白花蛇舌草、十大功劳叶、虎杖、灯心，煎汤。另全虫、甲珠研末服。鱼腥草、白头翁、蛇床子、当归、枸杞子、柴胡、车前子、生地、香附、甘草梢（自拟鱼白消炎方）；滑石、生山栀、玄参、生地、生大黄、萹蓄、苏叶、生山楂、六神曲、马鞭草、青皮、川牛膝（铁军汤）；黄柏、野菊花、鱼腥草（后下）、紫草、丹参、赤芍、白花蛇舌草、连翘、黄芪。

（2）活血化瘀法

活血化瘀为主，兼以他法。基本方有：赤芍、丹皮、丹参、桃仁、红花、泽兰、王不留行、败酱草、蒲公英、黄柏、木香、牛膝、皂角刺、穿山甲、车前子、甘草；王不留行、穿山甲、莪术、丹参、红花、川芎、萆薢、虎杖、车前子、益母草、白花蛇舌草、半枝莲、鱼腥草、生黄芪、菟丝子、牛膝、生甘草；猪殃殃、半边莲、鱼腥草、红花、桃仁、泽兰、茯苓、车前子、滑石、甘草、桂枝；黑丑、白丑、赤芍、五灵脂、川牛膝、冰片（冲）、丹参、虎杖（自拟化瘀解毒汤）；龙胆草、通草、丹皮、赤芍、败酱草、炒谷芽、川萆薢、瞿麦、川牛膝、炒延胡索；田三七（冲）、当归、丹参、鸡血藤、红花、桃仁、熟地、丝瓜络、路路通、怀牛膝。

（3）益肾固精法

益肾固精为主，兼清热化湿、活血化瘀等。基本方有：知母、黄柏、龙骨、牡蛎、茜草、杭芍、山药、海螵蛸、泽泻（清肾汤）；六味地黄汤；芡实、金樱子、黄柏、苍术、牛膝（二妙三仙汤）；粉萆薢、菟丝子、沙苑子、益智仁、怀山药、牛膝、茯苓、台乌药、石菖蒲、车前子、甘草梢；玄参、生地、阿胶（烊）、黄柏、蒲公英、紫草、车前、乳香、没药、益智仁、山药、丹参、莲子、萆薢、炒黄柏、炒黄连、茯苓、猪苓、车前子、半夏、砂仁、乌药、石菖蒲、甘草；熟地、山药、枸杞、芡实、龙骨、山萸肉、菟丝子、川牛膝、党参、龟板、紫河车、炙甘草；济生肾气丸为主方；熟地、生地、龟板、知母、黄柏、虎杖、王不留行、牛膝、丹参；生黄芪、生甘草、丹参、赤小豆（黄芪甘草汤）。

上述基本方，选药次数最多的是车前子17次，其次是甘草16次，黄柏14次，萆薢、丹参、生地各13次，牛膝12次，赤芍9次，茯苓、蒲公英各8次，桃仁、红花、王不留行、丹皮、败酱草、泽泻各7次。其治CP1564例（治疗CP30例以上文献统计），痊愈显效1042例，有效411例，痊愈显效率66.62%，总有效率92.9%。

另有中成药、单味药、验案报道治疗CP。中成药有复方地虎胶丸、前列康片、花粉胶囊、前列舒丸、前列腺1号冲剂、前列康复散、协定方"锦琥汤"。单味药有大黄、田三七、甘草末、凤仙花全草。验案报道有草药治愈前列腺炎1例、麻子仁丸加味、通关丸加味、益胃汤加减、前列汤以及CP治验。

3. 外治疗法

中医外治法治疗CP，多根据前列腺的解剖位置而通过肛门给药、中药灌肠、会阴熏洗，亦有通过神阙穴中药外敷治疗。肛门给药有复方紫草膏（紫草、红花、穿山甲、乳香、没药，研末，加适量凡士林调成糊状）。中药灌肠有自拟中药方保留灌肠（大黄、红花、川椒、丹皮、王不留行、白头翁、野菊花、黄柏），自拟五圣汤保留灌肠（半枝莲、蛇舌草、黄柏、土茯苓、红藤）。另有直肠内中药电离子导入法，自拟前列腺1号液（赤芍、丹皮、穿山甲、皂角刺、三棱、莪术、紫花地丁、黄柏、败酱草、牛膝等）。中药熏洗会阴自拟方（川乌头、草乌头、细辛、白芷、乳香、没药、苏木、乌药、皂角刺、艾叶、肉桂），煎汤，先熏后浸泡，早晚各1次。药物敷脐有中药（王不留行籽、石菖蒲、青黛、艾叶、金钱草、茜草、蒲公英、煅龙骨、煅牡蛎等）研末，以3～5号粉末配酒醋各半混合液并加二甲基亚砜2mL调成稀糊状，静置半小时。上述各法共治CP399例，疗效见表6-2。7首基本方共选药42味，其中穿山甲、王不留行、黄柏各3次，红花、乳香、没药、白花蛇舌草、丹皮、皂角刺、艾叶各2次。

表6-2 中医外治法治疗CP399例疗效表

文献	例数	痊愈	显效	好转	无效	痊愈显效率（%）	总有效率（%）
［109］	40	23	0	10	7	57.5	82.5
［110］	35	21	0	12	2	60.0	94.29
［111］	30	19	0	8	3	63.33	90.0

文献	例数	痊愈	显效	好转	无效	痊愈显效率（%）	总有效率（%）
［112］	29	25	0	4	0	86.21	100
［113］	40	29	8	2	1	92.5	97.5
［114］	43	21	18	4	0	90.69	100
［115］	182	103	48	26	5	82.97	97.25
合计	399	241	74	66	18	74.44	94.49

4. 针灸治疗

针灸治疗 CP 的文献报道，近年来逐渐增多，有针刺治疗、激光针穴位照射、电针、火针、耳针、穴位药物注射、穴位划痕点药，以及仿灸仪在穴位上施灸等。

（1）针刺法

有学者穴取会阴、肾俞，采用泻法，重刺激，不留针，以关元、会阴、次髎为基本穴，配以辨证取穴，针用捻转手法，平补平泻，留针 30 分钟，每隔 10 分钟行针一次。俯卧位取双侧次髎穴，针尖斜向前列腺体，留针 20 分钟；翻身仰卧位取中极穴，得气后提插捻转 5 分钟，再加艾条温针灸 2 壮。穴取关元、肾俞、上髎、会阳，关元用强刺激，不留针，其余三穴得气后留针 20 分钟，每 5 分钟捻转 1 次。穴分两组：一组气海、关元、横骨、三阴交；一组次髎、肾俞、中极。两组交替选用，采用弹搓法，留针 30 分钟，期间弹搓一次。虽然取穴针刺手法各异，但均要求会阴或阴茎部有针感。5 篇文献共治疗 550 例 CP，痊愈显效率 62.9%，总有效率 85.64%。亦有运用针刺经外前列腺炎特定穴（位于任脉经会阴穴至肛门的中点）治疗 30 例，痊愈 9 例，显效 15 例，好转 3 例。

（2）激光疗法

用激光针从会阴穴刺入前列腺内，每日照射 1 次，每次 20 分钟，治疗 30 例。结果：痊愈 19 例，好转 10 例。

穴选会阳、关元，刺入激光针，待有针感后照射 10 分钟，共治 60 例，其中痊愈 45 例，好转 13 例。

穴分两组：以次髎、白环俞为主，配以辨证取穴为辨证组，以"前列腺穴"（位于肛门和会阴穴之间，距离肛门下缘 1～2cm 的中线上）进针点为辨病组，用刺入式激光针、毫针治疗 104 例。结果：激光针组治愈显效率 84.9%，毫针组治愈显效率 52.6%，比较认为激光具有强化针刺效应作用。同时发现，辨证组穴位较辨病组有安全、易消毒和操作方便、病人痛苦小之优点。

穴取膀胱俞、中极、三阴交、行间。伴血尿加血海；遇劳即发加百会、气海。以低频率氦氖激光对穴位照射，距离20cm，照射10～30分钟，每日1次，治疗45例，总有效率为50.5%。

主穴取次髎、白环俞，配以辨证取穴，使用氦氖激光通过光纤及特制的激光针照射，治疗前列腺增生及CP 64例，总显效率92%。用激光针刺入会阴穴2cm，留针20分钟，每日1次，治疗120例，痊愈71例，好转47例。

（3）其他疗法

用低频电针疗法，在左右大赫、三阴交、肾俞、次髎和阴部神经刺激点上以频率为3Hz的低频电通电10分钟，会阴处施用雀啄术，治疗4例非细菌性前列腺炎患者，结果发现，此疗法可使阴部不适感和前列腺压痛好转。

在底盆部肌肉处用低频电针疗法治疗，对CP会阴部及肛门部疼痛有效，可解除CP或日常生活中各种物理性刺激等诱因引起的会阴部及肛门周围引起的压痛及肌紧张。亦有用低频电针疗法治疗100例CP，结果显示：电针疗法对前列腺分泌物中的白细胞计数和指诊触痛的改变分别为64.7%和82.1%。

循经取穴，将火针刺入穴位，随即拔出，然后用干棉球压迫针孔，治疗23例，痊愈14例，好转7例。

选用耳部前列腺穴（位于耳甲艇内上方与耳垂内侧中部），配以耳部其他穴位，治疗2例，均获临床痊愈。

会阴穴当归液注射治疗124例，治愈68例，好转40例。穴取关元、中极、气冲（双）、冲门（双），用消毒手术刀片在每个穴位上划3～4痕，刀口长0.5cm，宽0.3cm，深度以不出血或仅有少许出血为宜，点上白降丹，以小方块胶布（需在火上走过）覆盖即可，治疗10例，均获痊愈。

穴取关元、气海、会阴，用仿灸仪治疗80例，结果近期总有效率98%。

另有推拿按摩穴位治疗CP4例，其中2例痊愈，好转2例。

5. 综合疗法

综合疗法是针对CP症状的复杂和前列腺特殊的解部位置、结构而实施的全身用药与局部治疗相结合、多种治法并用的一种治法。孙氏运用基本方（公英、丹参、黄柏、淫羊藿、荔枝核、鹿角霜、牛膝、乳香、没药、枸杞子、小茴香、六一散）随症加减，根据病情配服六味地黄丸。服药同时作前列腺按摩，每周2次，症状减轻后每周1次，可半月1次，治疗CP30例。结果：痊愈20例（66.67%），好转8例，总有效率93.33%。

邹氏基本方（生黄芪、生甘草、苦参、蒲公英、泽兰、丹参）随症加减内服，配以外用方（大黄、三棱、莪术、红花、海藻、昆布、夏枯草、芒硝）会阴部熏洗坐浴，治疗 CP30 例。结果：痊愈 23 例（76.67%），显效 4 例，好转 2 例，总有效率 96.67%。

曾氏温水坐浴加辨证论治治疗 CP16 例。辨证用药为基本方（王不留行、黄柏、草薢、菖蒲、赤芍、薏苡仁、怀牛膝、败酱草、车前子）结合辨证分型加减。结果：治愈 7 例（43.75%），有效 7 例，总有效率 87.5%。

韩氏等采用全身用药即基本方（黄芪、黄柏、赤芍、虎杖、地丁、蜈蚣、石菖蒲、白花蛇舌草、当归、甘草、上茯苓、王不留行）随症加减内服，配合局部直肠用药（野菊花栓）和会阴部 TDP 治疗器照射，加用前列腺按摩治疗 CP32 例。结果：治愈 26 例（81.25），好转 6 例，总效率 100%。

陈氏等运用中药离子透入法（主要成分大黄素）、中药辨证施治内服法即基本方（生熟地、山萸肉、生苡仁、六一散、车前子、荔枝核、王不留行、牛膝）随症加减、中药坐浴法（红藤、败酱草、京三棱、乳香、没药、王不留行、桃仁、川楝子、苏木、白及、虎杖）、中药蒸敷法（坐浴方加柴胡）四种方法治疗 CP48 例，其中透入法 30 例，透入、内服、坐浴联合使用 7 例，透入、内服、蒸敷联合使用 11 例。结果：痊愈 21 例（43.75%），好转 25 例，总有效率灰 95.83%。

亦有在中药内服（土茯苓、败酱草、炒谷芽、牛膝、川草薢、炒延胡索、牡丹皮、龙胆草、枳壳，随证加减）加前列腺按摩治疗无菌性前列腺炎 46 例。结果：痊愈 17 例（36.96%），显效 22 例，总有效率 84.8%。

王氏运用前列腺栓塞肛，伍用中成药（湿热型龙胆泻肝丸、肝肾阴虚型六味地黄丸、脾肾阳虚型金匮肾气丸）内服，治疗 CP33 例。结果：痊愈 17 例（51.52%），显效 13 例，总有效率 96.9%。

上述文献共治 CP235 例，痊愈率为 55.75%，总有效率为 92.77%，表明综合疗法治疗 CP 具有较好疗效。

6. 中西医结合治疗

中西医结合治疗 CP 是临床一大趋势，但临床报道不多，临床治疗多采用中医辨证论治用药，配以西药对症处理和抗菌治疗。

杜氏采用中西医结合分型辨证用药，配以西药对症治疗，如乙烯雌酚、强的松、抗生素，以镇静剂、安眠剂、解痉止痛剂。特别强调活血化瘀、清热利湿治法以及巩固治疗，即临床治愈后尚须用治疗期的 1/2 药量或服中成药如前列腺通、知柏地黄丸等治疗 1～2 个月，共治疗 CP300 例。结果：痊愈 226 例（75.3%），显效 43 例，有效 27 例，总有效率 98.67%。

戴氏等用中西医结合、内外兼治的综合疗法，治疗 CP60 例。采用中西医结合分型辨证用药；西医采用抗维生素及对症治疗，并配以 45℃左右温水恒温坐浴和前列腺按摩。结果：痊愈 48 例（80%），显效 7 例，好转 4 例，总效率 98.33%。

张氏等以土茯苓汤（土茯苓、败酱草、马齿苋、露蜂房、赤芍、泽兰、桃仁、路路通、连翘、川牛膝、甘草）为基本方，随症加减内服。配以西药（醋酸强的松龙 50mg，卡那霉素 1g 或庆大霉素 16 万单位、2% 普鲁卡因 2mL）前列腺局部注射，治疗 CP200例。结果：痊愈 149 例（74.5%），好转 41 例，总有效率 95%。

方氏用活血化瘀，清热解毒利湿之中药前列灵注射液 4mL 加西药庆大霉素 8 万单位，注射于前列腺被膜下，左右侧各半量，治疗 164 例 CP 患者。结果：痊愈 88 例（53.66%）；好转 68 例，总有效率 95.1%。

李氏用野菊花栓及吡哌酸治疗 CP108 例，结果：痊愈 76 例（70.4%），显效 23 例，总有效率 91.7%。

上述诸法共治 CP832 例，痊愈率 70.55%，痊愈显效率 79.33%，总有效率 96.15%。

7. 并发症治疗

很多男性疾病可由 CP 导致，如不育、阳痿等，对于这类疾病，临床应从治疗 CP 入手。

郭氏认为，在前列腺炎造成不育的治疗中，必须辨证论治。张氏用导赤散加味（生地、赤芍、茯苓、木通、竹叶、丹皮、泽泻、丹参、甘草梢、黄柏）治疗 CP 或精囊炎引起的不育症 20 例，全部治愈。

彭氏等用水陆二仙汤（金樱子、益母草、芡实、薏苡仁、芦根、枸杞、麦芽、甘草）随症加减治疗 CP 不育症 30 例，一年内爱人受孕率 40%。

马氏用自拟活血解毒汤（丹参、赤芍、红花、泽兰、王不留行、败酱草、生龙牡、牛膝）辨证加减治疗男性不育及性功能障碍合并 CP。结果：14 例不育患者，痊愈 5 例；性功能障碍患者 35 例，痊愈 22 例。

赵氏等用生甘草末配合提肛运动治疗 CP 合并阳痿 22 例，9 例获愈，12 例有效。自拟方（萆薢、菖蒲、薏苡仁、水蛭、怀牛膝、五灵脂、生蒲黄、川楝子、延胡索）治疗 CP 引起的睾丸痛，痊愈 8 例，好转 30 例。

以上各法治疗 4327 例 CP，治疗状况见表 6-3。

表 6-3　4327 例 CP 中医治疗状况表

治法	文献	例数	痊愈+显效	好转	痊愈显效率（%）	总有效率（%）
辨证论治	[1-3，6，11，13，24]	537	419	78	78.03	92.55
专法专方	[29，33，35，46，50-54，56，59-64]	1564	1042	411	66.62	92.90
针灸疗法	[88-92，94，95，99]	760	481	195	63.29	88.95
外治法	[108-114]	399	297	80	74.44	94.49
综合疗法	[116-122]	235	131	87	55.74	92.77
中西医结合	[20，21，123-125]	832	660	140	79.33	96.15
合计		4327	3030	991	70.03	92.93

（四）研究方法

1. 规范诊断

疾病诊断不规范一直是困扰中医治疗现代医学疾病的问题。CP 作为一现代医学男子生殖系统感染疾病，中医诊断必须以西医诊断为标准，进行西诊中辨。为了解决这一问题，一些学者进行了探讨分析。

李氏将 CP 的临床表现归纳为七个方面（病史及发病、尿路刺激症状及尿液改变、前阴症状、性功能紊乱、男性不育、全身表现，以及前列腺直肠指检），并对 81 例 CP 患者进行系统临床观察表明：尿路症状的出现频数构成比占有 96%。前阴疼痛占 94%，性功能紊乱及男性不育占 64%、全身症状为 76%、直肠指检前列腺异常占 98%。经治疗后，频数构成比降至 20% 以下，提示症状和体征是 CP 的主要临床表现。

刘氏认为 CP 的临床诊断首先将并非 CP 但有相似症状的病人除外，然后按下列顺序进行，即症状分析、前列腺触诊及外生殖器检查、前列腺按压液（EPS）的检查、EPS 的细菌培养和 MEARS·STAMEG 氏定位培养、EPS 的 pH 测定。这五项分析，一般医疗单位至少应做，必要时，再做 B 超检查及 X 线平片检查，组织学检查、膀胱镜尿道镜检查、EPS 的全年含量测定、尿流率检查。

我们认为，对有 CP 的症状和体征者，必须做前列腺相关检查，以明确诊断；对没有 CP 的症状和体征者，但与前列腺炎可能有关的疾病，如阳痿、早泄、不育等，也应做前列腺相关检查，以发现病因，更好地诊断治疗。同时要严格区分慢性细菌性前列腺炎和非细菌性前列腺炎，探讨中医对二者的治疗用药有何异同。目前的文献报道大多是二者混诊（主要是细菌性炎症），一方兼治。

2. 严密科研设计

中医治疗 CP 的疗效标准不一，设在严格对照组的文献报道很少，大部分是自己定标准，评疗效，以致不能客观地评定中医治疗 CP 的水平。很多学者都已注意到这一现象，文献报道也开始陆续出现。

吴氏通过针刺组和未加用针刺组病例对照观察，CP 单用药物和局部按摩治疗没有针刺效果好。

陈氏观察激光针组和毫针组治疗 CP 疗效比较，结果为激光组具有强化针刺效应的作用，并通过测定治疗前后前列腺大小、血液成分的变化、前列腺液免疫球蛋白的含量来作为前列腺炎诊断、疗效判定和预后的客观指标。

赵氏等将 CP 患者随机分为三组：激光治疗组（会阴穴）、中药组（温补脾肾或清热利湿等汤剂为主）、西药组（氟哌酸 2 片、4 次 / 日）。结果：激光治疗组明显优于其他两组。

王氏则随机分两组：前列栓组和野菊花栓组，连续观察 2 个月。结果表明，前列栓在改善排尿疼痛、前列腺质地与压痛等方面明显优于野菊花栓，副作用也少于野菊花栓。从疗效与证型分型来看，前列栓治湿热与瘀血型疗效最好，野菊花栓治湿热型疗效好。并通过血液流变学改善或恢复正常来说明前列栓具有明显的活血化瘀作用；EPS- 锌含量提高和 pH 值降低，标志前列腺局部组织代谢功能恢复或代偿、抗菌能力增强。

韩氏通过治疗后吞噬细胞功能较治疗前明显提高，表明前列腺 1 号直肠内电离子导入治疗 CP，可能与增强病人局部免疫功能有一定关系；朱氏经过治疗前后血清和前列腺液免疫球蛋白及补体 C3，以及前列腺液 pH 值的测定，说明固精导浊法对免疫功能（主要指体液免疫）具有调节作用。

池内隆夫氏对西医治疗无效或复发的慢性非细菌性前列腺炎和前列腺炎样症候群的病例 143 例，采用汉方治疗，两病皆为桂枝茯苓丸与四物汤的效果好。临床观察发现，有炎症的 CP 汉方与西药并用疗效高，而无炎症的前列腺炎症候群单用汉方治疗好。

原田一哲氏用祛瘀血剂（桂枝茯苓丸或桃核承气汤）治疗 CP，比较治疗前后血黏度变化，发现服药 1～2 周后，虽然血黏度降低，但离中趋势大。3～6 个月后，降低倾向更加清晰。

上述文献表明，中医治疗 CP，要说明疗效，必须有客观的指标和严格对照组，尤其与现代医学比较。

3. 开展实验研究

实验研究对探讨中医治疗 CP 的作用机理具有重要作用。从本文收集资料来看，曹氏等通过实验证明，固精导浊基本方对金黄色葡萄球菌、伤寒杆菌、大肠杆菌、福氏痢疾杆菌均有明显的抑制作用；对金黄色葡萄球菌、伤寒杆菌、福氏痢疾杆菌有杀灭作用，表明该方治疗作用病原微生物有直接的抑制杀灭作用。陈氏通过细菌和动物实验，发现激光针刺能提高血清杀菌活力和溶菌酶含量。韩氏等通过药理实验表明，前列腺 1 号药液中含有带电荷离子成分，因而可作为电离子导入疗法的药物使用。这些文献表明，中医治疗 CP 的实验研究已经开展，但仍处在初步阶段，需进一步深入。

第三节　分期论治临床研究[1]

（一）临床资料

所选病例均来自 2009 年 5 月至 2011 年 5 月在北京大学第三医院泌尿外科门诊就诊的慢性前列腺炎患者，年龄 18～55 岁，病史＞3 个月，共 136 例，实际完成 120 例，脱落 16 例。其中自制处方治疗的患者设为治疗组；按常规治疗方法的患者设为对照组。治疗组 60 例，其中初中期 30 例，后期 30 例。年龄最小的 19 岁，最大的 55 岁，平均 33.10±7.04 岁；对照组 60 例，其中初中期及后期各 30 例，年龄最小的 20 岁，最大的 53 岁，平均 30.96±6.12 岁。治疗组病程最长者 4.3 年，最短者 5 个月，平均病程 23.32±11.64 个月；对照组病程最长者 5 年，最短者 6 个月，平均病程 25.5±12.51 个月。

（二）诊疗标准

1. 诊断标准

（1）慢性前列腺炎的西医诊断标准

符合西医诊断标准（参照 2007 年中华医学会泌尿外科分会主编的《前列腺炎诊断治疗指南》）中的慢性前列腺炎的诊断标准：①临床症状：局部疼痛（骨盆区域的疼痛，可见于会阴、阴茎、肛周部、尿道、耻骨部或腰骶部等部位）；排尿异常（可表现为尿急、尿频、尿痛和夜尿增多等）；②前列腺触诊：前列腺表面不平或不对称，质地不均匀，可触及炎性结节；有局限性压痛；③实验室检查：前列腺液（EPS）镜检：白细胞（WBC）＞

---

[1] 李东．王琦教授从"瘀浊"分期论治慢性前列腺炎的临床研究．北京市第四批全国老中医专家学术经验继承工作结业论文，2011.

10/HP，或见成堆脓细胞，卵磷脂小体减少；④病程＞3个月。其中①②③任有其一便可确立诊断。

附：

EPS分析正常值范围：脂肪小体（卵磷脂小体）（+++ ～ ++++）；白细胞计数＜10/HP

（2）慢性前列腺炎的中医证候诊断分期标准

参照《王琦男科学》中慢性前列腺炎的中医证候诊断分期标准。

①初中期（湿热内蕴、寒热错杂）

主症：尿频、尿急、尿痛、排尿困难；会阴、后尿道或肛门坠胀不适或疼痛；尿道口有乳白色分泌物，尤其在排尿终末或大便时等腹压增加情况下滴出。

次症：小便不尽、尿有余沥、尿黄、尿道有灼热感；口苦口干、阴部潮湿、肛门灼热、大便干或黏滞，或潮热汗出、手足心热；小腹、会阴、睾丸或龟头发凉怕冷，或手足心发凉，或大便稀薄；腰膝酸软、神疲乏力，或失眠多梦，精神抑郁；性欲减退、早泄、遗精、阳痿或不育；前列腺指诊腺体肿大，压痛，有灼热感；前列腺液检查白细胞满视野或大量成堆；舌红、苔黄腻，或舌淡、苔白腻；脉弦数，或脉弦滑。

以上具备主症1项和次症3项，即可诊断。

②后期（瘀浊互结）

主症：会阴部、后尿道刺痛或长时间隐痛不适；前列腺指诊腺体变硬或体积缩小，可触及大小不等结节；精神症状较重、疑虑较多、情绪低沉。

次症：下腹部坠胀不适，小腹、睾丸、阴茎、腹股沟常牵引作痛；尿频、尿不尽感、尿有余沥，或排尿时尿道刺痛；偶见尿道口乳白色分泌物；性生活次数常因射精疼痛而减少；性功能减退明显，阳痿、早泄，或不育；前列腺液较难按出，压痛明显；前列腺液检查可见白细胞时多时少，卵磷脂小体明显减少；舌质紫黯或有瘀点，苔薄白或薄黄；脉弦或涩。

以上具备主症1项和次症3项，即可诊断。

（3）慢性前列腺炎症状积分指数

依照美国国立卫生研究院（NIH）慢性前列腺炎症状评分（NIH-CPSI）（见本章第二节）。

病情严重程度分级：

轻度：NIH-CPSI评分＜10分。

中度：NIH-CPSI评分10 ～ 18分。

重度：NIH-CPSI评分19 ～ 31分。

2. 纳入及排除标准

（1）纳入病例标准

病例入选年龄在 18 ～ 55 岁之间，明确诊断为慢性前列腺炎患者，且符合中医证候诊断分期标准的。

（2）排除病例标准

①不符合上述纳入标准者。

②合并其他男科疾病，如精囊炎、附睾炎、淋菌性前列腺炎、前列腺增生、尿道狭窄、前列腺肿瘤、间质性膀胱炎、泌尿系结石、精索静脉曲张等患者。

③合并心、脑、肾、造血系统等重要脏器病变及其他严重原发性疾病，或有严重的精神疾病患者。

④不能按规定服药者，服药期间同时服用其他治疗该病的药物影响治疗效果者。

⑤过敏体质及对多种药物过敏者。

中药饮片均来源于北医三院中药房，治疗组和对照组均每日 1 剂，煎取 600mL，分两次服用，每次 300mL，早晚饭后各一次。治疗前一周开始停用其他治疗慢性前列腺炎的中药、西药和物理疗法；嘱患者治疗期间戒酒及辛辣食品。

（三）研究方法

1. 设计方案

慢性前列腺炎依据"分期论治"和"从瘀浊论治"的方法，初中期以当归贝母苦参丸（当归、苦参、浙贝母）合五草汤（自拟方：车前草、鱼腥草、白花蛇舌草、益母草、茜草）加减治疗；后期以复元活血汤合（或）桂枝茯苓丸加减治疗。

为了验证其"分期论治"和"从瘀浊论治"的优越性，我们初中期采用目前临床常用的八正散加减治疗，后期以少腹逐瘀汤加减治疗，以此进行对照。

2. 样本量估算

根据临床报道，用八正散及少腹逐瘀汤的平均治愈显率 50%，而前期初步总结的愈显率为 80%，根据两样本率比较公式 $N=(u_\alpha+u_\beta)24\pi c(1-\pi c)/(\pi 1-\pi 2)2$ 计算，其中 $\pi 1=80\%$，$\pi 2=50\%$，$\pi c=65\%$，$\alpha=0.05$（双侧检验），power=0.90。两组例数相等，$N=(1.96+1.28)24(0.65)(1-0.65)/(0.8-0.5)2=106$，每组 53 例，加 15% 脱落，两组共选择观察 122 例。

3. 随机方案、盲法、对照方案

采用随机信封的方法，按病人所抽取序号随机分为 A、B 两组。A 组为治疗组，按自拟处方诊治；B 组为对照组，按目前临床常用方法治疗。用单盲法，盲病人。

4. 治疗方法

（1）用药方案

治疗组：初中期以尿急、尿频、尿痛等尿道刺激症状为主，证属湿热阻滞精室，主方当归贝母苦参丸（当归、苦参、浙贝母）合五草汤（自拟方：车前草、鱼腥草、白花蛇舌草、益母草、茜草）加减；后期以腰部以下、耻骨以上或膀胱区域疼痛不适，慢性盆腔综合征为主症，证属瘀浊阻滞，主方复元活血汤（柴胡、天花粉、当归、红花、甘草、穿山甲、大黄、桃仁）合（或）桂枝茯苓丸（桂枝、茯苓、丹皮、赤芍、桃仁）加减。

对照组：初中期以八正散加减；后期以少腹逐瘀汤加减。

两组加减法一致，如尿频、排尿不适，酌加败酱草、红藤、金银花、马鞭草；盆腔综合征刺痛明显者，酌加乳香、没药、三七粉、炮山甲；尿道刺痛明显者，加琥珀粉以化瘀止痛。

（2）疗程

一个疗程为 60 天，每 30 天记录一次疗效，60 天作为一个评价时点。

5. 观察指标

（1）治疗前、后患者症状、体征、前列腺液常规（EPS-Rt）、生活质量的变化。

（2）治疗前、后 NIH-CPSI 评分情况：疼痛分值、排尿分值、症状的影响及生活质量分值。

（3）治疗前、后前列腺液常规变化：白细胞计数、卵磷脂小体密度。

（4）治疗前、后前列腺指检结果：前列腺压痛，前列腺质地和结节。

（5）安全性评价：分别于治疗前及治疗结束后进行血、尿、粪常规检查，心电图、肝、肾功能检查。

6. 疗效评价标准

参照美国国立卫生研究院（NIH）制定的前列腺炎综合征分类标准（NIH，1995）拟定标准。

（1）主要疗效指标

慢性前列腺炎 NIH-CPSI 评分：治疗前后评分值的改变。

治愈：症状消失（治疗后比治疗前评分减少 90% 以上）。

显效：症状基本消失（治疗后比治疗前评分减少 60%～89%）。

有效：症状减轻（治疗后比治疗前评分减少 30%～59%）。

无效：治疗后比治疗前评分减少 29% 以下，或无变化，或加重。

（2）次要疗效指标

①前列腺液常规检查（治疗前、给药 60 天各检测一次），比较治疗前后白细胞数、

卵磷脂小体密度变化。

②前列腺指检改变，比较前后前列腺质地和结节的变化。

7. 统计方法

本资料所有数据均采用 SPSS 软件包（13.0 版）进行统计处理，计量资料数据，组间比较，符合正态分布者用成组 t 检验，经方差齐性检验，方差齐者用 t 检验，方差不齐者用校正 t 检验；不符合正态分布者用非参数分析。计数资料用卡方检验；等级资料组间比较用秩和检验，列出统计量及确切 P 值。

（四）结果

1. 纳入脱落情况

所有筛选合格进入临床研究的受试者，无论何时何因退出，只要没有完成方案所规定治疗周期，均为脱落病例。本研究共纳入观察病例 136 例，其中 16 例因中途未按疗程坚持用药、失访而脱落，实际完成病例 120 例。

脱落病例原因有如下方面：①受试者依从性差（受试药品依从性 <80% 或 >120%），合并使用本临床方案禁止使用的中西药 5 例，中途自行换药或加用其他药物者 3 例；②观察中自然脱落、失访者，包括治疗有效，但不能完成整个疗程，以致临床资料不全等原因影响疗效和安全性判断者 6 例；③观察中发生不适或发现新的病情，不宜继续接受临床研究而被中止的病例 2 例。

2. 可比性分析

治疗前两组患者年龄、病程比较，差异均无统计学意义（P 值均大于 0.05），详见表 6-4、6-5。治疗前两组前列腺液白细胞数、卵磷脂小体密度及两组患者前列腺触诊、NIH-CPSI 评分比较亦无统计学意义（P 值均大于 0.05）。由此说明，两组治疗前一般身体情况及疾病情况相似，呈均衡分布，具有可比性。

（1）年龄情况（表 6-4）

表 6-4　治疗组与对照组年龄（岁）比较

组别	n	20–29	30–39	40–55	平均年龄（$\bar{x} \pm s$，岁）	P值
治疗组	60	19	26	15	33.1 ± 7.04	0.783
对照组	60	20	24	16	30.9 ± 6.12	

两组间年龄分布差异无统计学意义。

（2）病程情况（表6-5）

表6-5　治疗组和对照组病程（月）比较

组别	n	最短	最长	平均病程（$\bar{x} \pm s$，岁）	P值
治疗组	60	5	52	23.3 ± 11.64	0.810
对照组	60	6	60	25.5 ± 12.51	

两组间病程差异无统计学意义。

（3）治疗前两组前列腺液中白细胞数（WBC）比较（表6-6）

表6-6　治疗前两组前列腺液 WBC 比较

前列腺液WBC	治疗组（n=60）	对照组（n=60）	P值
+（10～19个）	14	15	
++（20～29个）	26	28	0.917
+++（30个以上）	19	17	

治疗前两组间前列腺液白细胞数分布无统计学差异。

（4）治疗前两组前列腺液中卵磷脂小体密度（CORP）比较（表6-7）

表6-7　治疗前两组 CORP 密度情况比较

前列腺液卵磷脂小体	治疗组（n=60）	对照组（n=60）	P值
少量或无	24	26	0.901
大量或中量	26	24	

治疗前两组间 CORP 密度差异无统计学意义。

（5）治疗前两组前列腺触诊比较（表6-8）

表6-8　治疗前两组前列腺触诊情况比较

组别	n	正常	压痛或肿胀	饱满	硬韧	P值
治疗组	60	13	20	18	9	0.867
对照组	60	12	21	16	11	

治疗前两组间前列腺触诊情况差异无统计学意义。

（6）治疗前两组 NIH-CPSI 评分比较（表 6-9）

表 6-9　治疗前两组 NIH-CPSI 评分比较（$\bar{x} \pm s$，分）

症状	治疗组（n=60）	对照组（n=60）	P值
疼痛症状积分	9.68 ± 3.57	8.78 ± 4.71	0.598
尿路症状积分	4.64 ± 3.18	4.22 ± 3.30	0.742
生活质量积分	7.93 ± 2.87	8.07 ± 2.90	0.876
NIH-CPSI总分	21.98 ± 4.95	20.32 ± 7.17	0.814

治疗前两组间 NIH-CPSI 评分差异无统计学意义。

3. 疗效评价结果

（1）两组综合疗效比较（表 6-10）

表 6-10　治疗组与对照组综合疗效比较

	治愈	显效	有效	无效
治疗组（60例）	18例（30.0%）	24例（40.0%）	14例（23.3%）	4例（6.70%）
对照组（60例）	10例（16.7%）	15例（25.0%）	18例（30.0%）	17例（28.3%）

治疗组总有效率为 93.3%，对照组总有效率为 71.7%，两组间差异具有统计学意义（$P < 0.05$），说明治疗组疗效优于对照组。

（2）治疗前后两组 NIH-CPSI 评分比较（表 6-11 ～表 6-14）

表 6-11　治疗前后两组 NIH-CPSI 总分评分比较（$\bar{x} \pm s$，分）

	组别	治疗前	治疗后	t值	P
初中期	治疗组（n=30）	20.68 ± 4.95	10.81 ± 4.90	3.976	0.000
	对照组（n=30）	19.36 ± 5.05	14.49 ± 5.57		
后期	治疗组（n=30）	18.66 ± 5.42	9.38 ± 4.20	2.756	0.001
	对照组（n=30）	17.96 ± 4.36	12.56 ± 5.67		

治疗组与对照组治疗后 NIH-CPSI 总分评分均有显著降低，治疗组较对照组 NIH-CPSI 总分差值差异具有统计学意义（$P < 0.05$），说明治疗组疗效优于对照组。

表 6-12　治疗前后两组 NIH-CPSI 疼痛评分比较（$\bar{x} \pm s$, 分）

	组别	治疗前	治疗后	t值	P
初中期	治疗组（n=30）	9.68 ± 3.57	3.07 ± 2.75		
	对照组（n=30）	9.96 ± 4.05	6.30 ± 4.47	4.198	0.000
后期	治疗组（n=30）	8.56 ± 3.42	3.38 ± 1.90		
	对照组（n=30）	7.96 ± 4.36	4.56 ± 3.67		

无论是初中期还是后期，治疗组在改善疼痛程度方面都优于对照组，差异具有统计学意义（$P < 0.05$）。

表 6-13　治疗前后两组 NIH-CPSI 排尿评分比较（$\bar{x} \pm s$, 分）

	组别	治疗前	治疗后	t值	P
初中期	治疗组（n=30）	4.64 ± 1.68	2.74 ± 1.49	2.538	0.009
	对照组（n=30）	5.24 ± 2.59	3.91 ± 2.57		
后期	治疗组（n=30）	5.66 ± 2.42	2.38 ± 1.90	2.894	0.004
	对照组（n=30）	6.22 ± 3.36	4.56 ± 2.67		

无论是初中期还是后期，治疗组在改善排尿症状方面都优于对照组，差异具有统计学意义（$P < 0.05$）。

表 6-14　治疗前后两组 NIH-CPSI 生活质量评分比较（$\bar{x} \pm s$, 分）

	组别	治疗前	治疗后	t值	P
初中期	治疗组（n=30）	7.93 ± 2.87	4.82 ± 2.60		
	对照组（n=30）	8.07 ± 2.90	5.78 ± 2.80	2.538	0.009
后期	治疗组（n=30）	8.06 ± 2.42	3.78 ± 3.10		
	对照组（n=30）	7.86 ± 2.36	4.96 ± 3.67		

无论是初中期还是后期，治疗组在改善生活质量方面都优于对照组，差异具有统计学意义（$P < 0.05$）。

（3）治疗后两组前列腺液常规检查改变情况（表6-15、表6-16）

表6-15　治疗后两组前列腺液中白细胞数（WBC）变化比较

前列腺液中（WBC）	治疗组（60例）	对照组（60例）	P
恢复正常	30	18	
治疗后改善	19	22	0.004
治疗后未改善	11	20	

　　治疗组在改善前列腺液中白细胞数方面优于对照组，差异具有统计学意义（$P < 0.05$）。

表6-16　治疗后两组前列腺液中卵磷脂小体密度（CORP）比较

前列腺液中卵磷脂小体	治疗组（60例）	对照组（60例）	P
大量增加	24	15	
改善仍未正常	28	26	0.006
治疗后未变	8	9	

　　治疗组在改善前列腺液中卵磷脂小体密度方面优于对照组，差异具有统计学意义（$P < 0.05$）。

4. 安全性评价

两组治疗前后肝、肾功能、心电图及血、尿、粪常规检查均无明显异常。

（五）结论

　　治疗慢性前列腺炎"从瘀浊论治""分期论治"确能明显改善慢性前列腺炎患者的疼痛、排尿症状，以及改善前列腺液中白细胞和卵磷脂小体情况、改善前列腺指诊情况，明显提高患者生活质量。慢性前列腺炎的治疗经验值得进一步总结和推广，将其经验上升为理论，必将对临床起到更大的指导作用。

（六）讨论

　　1. 在本病的治疗中，合方的思想始终贯穿其中，当归贝母苦参丸和五草汤合用；复元活血汤和桂枝茯苓丸合用等，合方使用，变生众方，不仅能扩大方剂的适应证，而且能明显提高临床疗效。"一病必有主证，一证必有主方"，逐渐形成了主病主方的思想。主病主方便于临床诊断治疗，可以使临床治疗更加规范化，为临床科研提供更加确实有力的证据。如对于湿热内蕴、瘀浊互结的慢性前列腺炎常用的主方为当归10g，浙贝母10g，苦参10g，虎杖15g，茜草10g，马鞭草10g，白花蛇舌草30g，鹿衔草20g，益母草20g，黄柏10g，乌药20g。

2. 慢性前列腺炎属于临床常见病和疑难病，在临床治疗中，西医以抗生素为其所长，确实发挥了很大的作用，有时比中药作用更迅疾。但也有很多的病人，抗生素使用不断升级，甚至联合用药，依然效果不好，况且长期反复大量使用，也给病人的身心带来了损害。究其原因是由于前列腺解剖位置特殊，不利于抗生素直接发挥作用，故临床使用抗生素治疗慢性前列腺炎未能取得满意疗效，但也不能就此否定抗生素的作用，毕竟在急性发作期，抗生素作用更迅疾，能迅速到达病所，抗菌消炎，防止疾病传变。故主张在慢性前列腺炎的治疗上，一开始就中西医合治，不要等抗生素效果不好时再转而求治中医，或彻底否定西药的作用。

中医药近年来在慢性前列腺炎的治疗上凸显其优势，在病因病机、治疗方法等方面都不断有新创新。在使用抗生素的同时，配合中药祛瘀泄浊，不仅有利于抗生素透过前列腺上皮脂膜，从血浆弥散到前列腺腺泡，迅速发挥作用；而且可以防止前列腺病灶周围纤维化，影响抗菌药物向病灶扩散等。而且在慢性前列腺炎的治疗上，中药更有其不同于西药的作用靶点，如不仅能协助抗生素清除病原微生物，而且能改善前列腺局部血液循环，促使前列腺导管的炎性分泌物排出等。总之，从辨病－辨证的角度出发，或中西医合治，或单纯使用中药，都能取得一定的效果。在病机上，除了"湿热、瘀浊阻滞"的观点外，还主张"毒"和"疮疡"的观点。"毒"是前列腺湿热区别于膀胱湿热病机要点之一。毒之所生，是由于湿热久遏不化，热极则为毒；瘀浊日久，精液久遏不化亦易生毒。此外，就是虫毒感染，即如支原体、衣原体、病毒、结核杆菌、淋球菌等特异性病原微生物的感染。至于"疮疡"的形成，中医认为，"痈者，壅也"。火毒湿热，郁而化热，热胜则肉腐，肉腐化脓以致疮疡或血脉瘀阻，气血不通，营气不从，逆于肉理，乃生痈肿。慢性前列腺炎湿蕴热结，聚湿生浊，下注侵犯精室，邪毒湿浊郁结不散，气血凝滞，经络壅遏，化火成毒而成痈肿，因而在治疗上还要消痈排毒、散结消肿，否则疮毒不解，不仅前列腺发生炎性病理改变不能消除；而且还会破坏精液内环境，影响精子的生成、存活及成熟，导致精子密度下降，精子活率、活动力降低，畸形率上升等精子的异常改变，甚至导致男性不育。

总之，无论治疗什么疾病，都要有对疾病病因病机正确的分析，对主证敏锐地捕捉，这就需要深厚的中医理论基础和临床技能，能在纷繁复杂的症状中迅速梳理思路，抓住主证，根据中医机理，选择适当的方药治疗，这也是一个临床大家所应具备的。师承教育恰恰是给了这样一个平台，能够近距离地观摩中医大家的诊疗模式，揣摩其治疗思路，学习其治疗方法，更学习其成才之路，实在是增强中医基础理论知识，提高临床技能很好的一个模式。

第四节　临床治验举例

（一）慢性前列腺炎（湿热内蕴，瘀浊互结）案

初诊日期：1998 年 12 月 8 日。

劳某，男，42 岁，已婚，干部。

问诊：

主诉：尿频，尿滴沥、滴白 2 年。

病史：患者尿频，尿滴沥、滴白，服用奥复星、泰力特等抗生素及前列康等中药无效。现尿频，尿滴沥、滴白，两少腹不适，腰酸痛，阴茎勃起功能减退，小便黄，大便常。舌质暗，苔润滑，脉弦。既往身体健康，否认夜游史。

望、闻、切诊：神志清楚，精神痛苦，面色正常。语言清晰，未闻及异常气味。身体健实，皮肤毛发无异常，头面、五官、颈项、胸廓、腰背、四肢、爪甲正常，后阴未见排泄物。舌体活动自如，舌质暗，苔润滑，舌底脉络青紫。脉弦。

男科体查：阴毛浓密，阴茎大小正常，双侧睾丸 25#，附睾无结节，压痛（－）。前列腺不大，质地偏硬，无结节，压痛（＋），中央沟存。

理化检查：前列腺液常规：pH6.7，卵磷脂小体（＋），白细胞 40～50/HP。

辨证分析：患者尿频，尿滴沥、滴白，属中医"淋证"范畴。患者否认夜游史，检查前列腺液常规卵磷脂小体（＋），白细胞 40～50/HP，不同于中医"淋证"之湿热下注。其尿频，尿滴沥、小便黄等尿路症状是湿热内蕴尿道所致；滴白为湿热内蕴成浊，排泄不畅；罹患日久，伤肾耗精，见腰酸痛，阴茎勃起功能减退；两少腹不适，舌质暗，苔润滑，脉弦为瘀浊互阻之象。综合辨证，本病病机为湿热内蕴，瘀浊互结。

西医诊断：慢性前列腺炎。中医诊断：精浊（湿热内蕴，瘀浊互结）。

治法：清热利湿，祛瘀排浊。

方药：当归贝母苦参丸合桂枝茯苓丸加味。

当归 15g，贝母 10g，苦参 10g，桂枝 10g，茯苓 10g，赤芍 10g，丹皮 10g，桃仁 10g，丹参 10g，三七粉 1.5g（冲）。14 剂。

医嘱：①忌烟酒辛辣厚味。②舒情怀，注意生活调摄，避免房事不洁。

1998 年 12 月 22 日二诊：服上方 14 剂，患者尿频明显减轻，尿滴沥、滴白症状消

失，阴茎勃起功能改善，两少腹不适见轻，腰酸痛，小便不黄，大便常。舌质暗，苔润滑，脉弦。药证相符，上方加乌药 10g，黄柏 10g，14 剂。

1999 年 1 月 19 日三诊：服上方 14 剂，患者症状明显缓解，尿不频，阴茎勃起功能正常，两少腹不适基本消失，腰稍酸胀。停药 1 周，两少腹觉不舒，腰酸痛。舌质淡暗，苔润滑，脉弦。上方加川牛膝 10g，14 剂。

1999 年 2 月 2 日四诊：服上方 14 剂后，患者尿路症状未作，腰酸痛明显减轻，唯两少腹时有不舒。舌质淡暗，苔润滑，脉弦。继用上方 14 剂，以图巩固。

（二）慢性前列腺炎（瘀浊阻滞，湿毒未清）案

初诊日期：1999 年 11 月 23 日。

徐某，男，24 岁，未婚，工人。

问诊：

主诉：尿频、尿急、尿微痛 1 个月。

病史：患者尿频、尿急、尿微痛，在朝阳医院诊断为"慢性前列腺炎"，用奥复星、阿奇霉素等抗生素无效。现尿频、尿急、尿微痛，尿有余沥，尿终末滴白，肛门、会阴部刺痒，两少腹紧张。有性生活史。

望、闻、切诊：神志清楚，精神正常，情绪低沉，时有焦虑。语言清晰，喜叹息，未闻及异常气味。身体健实，皮肤毛发无异常，头面、五官、颈项、胸廓、腰背、四肢、爪甲正常，后阴未见排泄物。舌体活动自如，舌质淡，苔薄白，舌底脉络无青紫，脉弦。

男科体查：阴毛浓密，阴茎大小正常，双侧睾丸 15#，附睾无结节，压痛（-），阴囊潮湿。前列腺不大，无结节，压痛（-），中央沟存。

理化检查：①液解脲脲原体（-），衣原体（+）。②前列腺液常规：pH6.4，卵磷脂小体（++），白细胞 2～6/HP。③尿常规：正常。

辨证分析：患者尿道刺痛，尿等待，排尿不畅，尿有余沥，属中医"淋证"范畴。患者既往有夜游史，检查为衣原体感染，尿常规正常，前列腺液常规正常。根据其尿道刺痛，小腹胀痛，睾丸有下坠感，大便时尿道有稀薄黏液排出表现，为血脉瘀滞，湿浊内阻所致。衣原体感染，表明患者感受湿毒。尿等待、排尿不畅、尿有余沥、小便黄等尿路症状是湿毒内蕴尿道所致。久病不愈，心情抑郁，肝失疏泄，故出现情绪低沉、焦虑不安、喜叹息等肝气郁结表现。气滞血瘀，肝络不通，故见小腹胀痛、睾丸有下坠感。舌质淡，苔薄白，脉弦细，为肝气郁结之舌脉。综合辨证，本病病机为瘀浊阻滞，湿毒未清。

西医诊断：慢性前列腺炎。中医诊断：精浊（瘀浊阻滞，湿毒未清）。

治法：清利湿热，活血排浊。

方药：当归浙贝苦参丸合蒲灰散加减。

当归 15g，浙贝 10g，苦参 10g，蒲黄 10g，滑石 10g，冬瓜仁 15g，土茯苓 30g，红藤 30g，败酱草 30g，蒲公英 30g。14 剂。

医嘱：①忌烟酒辛辣厚味。②舒情怀，注意生活调摄，避免房事不洁。

1999 年 12 月 7 日二诊：服上方 14 剂，患者尿道刺痛、小腹胀痛、睾丸有下坠感、阴囊潮湿症状明显减轻，尿等待、排尿不畅、尿有余沥、大便时尿道有稀薄黏液排出等症状缓解，但有时反复，症情轻微。小便黄，大便常。舌质淡，苔薄白，脉弦。药证相符，治同前法，用上方加乌药 10g，黄柏 10g，14 剂。

（三）慢性前列腺炎（瘀血阻络）案

初诊日期：2000 年 2 月 15 日。

方某；男：34 岁，已婚，司机。

问诊：

主诉：前列腺炎 5 年。

病史：患者五年前，因尿频，会阴不适等在当地医院诊为前列腺炎。服用"前列康"等药症状稍减，但一直未愈，辗转多家医院治疗，亦未收到满意的效果。故来本院求治。现会阴部及后尿道刺痛，痛引睾丸，尿频、尿有余沥，排尿时尿道刺痛。不吸烟，少量饮酒，既往健康。

望、闻、切诊：神志清楚，精神痛苦。语言清晰，未闻及异常气味。身体适中，皮肤无异常，头面、五官、颈项、胸廓、腰背、四肢爪甲未见异常，后阴未见排泄物。舌质黯，脉弦涩。

男科检查：阴毛稠密，阴茎大小正常，双侧睾丸 17#，无结节及压痛，前列腺质地偏硬，偏小，有结节，压痛，中央沟浅。

前列腺常规示：白细胞成堆，卵磷脂小体（＋）、红细胞 5 ～ 7/HP。

辨证分析：本案之前列腺炎由瘀血内阻所致。血络不通，瘀血阻滞，故前列腺质地偏硬或有结节；瘀血阻滞，不通则痛，因而出现会阴部、后尿道刺痛，痛引睾丸及尿道；瘀血阻络，故镜检可见红细胞，舌脉为瘀血阻滞之象。

西医诊断：慢性前列腺炎。中医辨证：瘀血络阻。

治法：祛瘀排浊，软坚散结。

方药：桂枝茯苓丸合复元活血汤加味。

桂枝 10g，茯苓 10g，桃仁 10g，赤芍 6g，穿山甲 6g，红花 10g，当归 10g，浙贝母

10g，炙水蛭6g，败酱草20g，熟大黄6g，柴胡10g。7剂。

医嘱：①忌服辛辣刺激性食物，忌酒。②不宜久坐及骑车。

2000年2月24日二诊：诉服药7剂后，会阴及尿道刺痛减轻，排尿通畅，守方继服14剂。

2000年3月10日三诊：诉服完14剂后，诸痛均好转，唯会阴部时有不舒。嘱服上方14剂后停药。好自调养。

（四）慢性前列腺炎（瘀浊阻滞，肝络不通）案

初诊日期：1999年9月28日。

丁某，男，45岁，已婚，干部。

问诊：

主诉：后尿道隐痛半年。

病史：患者后尿道隐痛时作，在朝阳医院诊断为"慢性前列腺炎"，用抗生素无效。现后尿道隐痛，有时牵及两少腹胀痛，心烦不安，大小便正常。既往身体健康，不嗜烟酒。

望、闻、切诊：神志清楚，精神抑郁，面色正常。语言清晰，未闻及异常气味。身体健实，皮肤毛发无异常，头面、五官、颈项、胸廓、腰背、四肢、爪甲正常，后阴未见排泄物。舌体活动自如，舌质淡，苔薄白，舌底脉络无青紫。脉弦。

男科体查：阴毛浓密，阴茎大小正常，双侧睾丸20#，附睾无结节，压痛（－）。前列腺不大，无结节，压痛（－），中央沟存。

前列腺液常规：pH6.7，卵磷脂小体（+++），白细胞8～15/HP。

辨证分析：患者前列腺液常规，白细胞8～15/HP，说明前列腺导管排泄不畅。湿浊内阻，日久郁遏阳气，血流不畅，肝络不通，则后尿道隐痛，有时牵及两少腹隐痛。痛扰心神，则心烦不安。舌质淡，苔薄白，脉弦，为痛症之舌脉。综合辨证，本病病机为瘀浊阻滞，肝络不通。

西医诊断：慢性前列腺炎。中医诊断：精浊（瘀浊阻滞，肝络不通）。

治法：祛瘀排浊，温通止痛。

方药：桂枝茯苓丸加味。

桂枝10g，茯苓10g，赤芍10g，丹皮10g，桃仁10g，当归15g，贝母10g，苦参10g，乌药10g，黄柏10g，吴茱萸6g。7剂。

医嘱：①忌烟酒辛辣厚味。②舒情怀，注意生活调摄，避免房事不洁。

1998年6月1日二诊：服上方7剂，患者后尿道隐痛已止大半，两少腹不痛，大小

便正常。舌质淡，苔薄白，脉弦。药证相符，效不更方，继用上方14剂，以图再效。

按：本案慢性前列腺炎以后尿道隐痛为主诉，先生在湿浊阻滞的发病基础上，抓住日久湿遏阳气，肝络不通病机，用桂枝、吴茱萸、乌药温通止痛，取得满意疗效，提示"炎"症不等于热证，中医论治疾病，除吸收现代西医认识外，还要注意中医的理论特色。

（五）慢性前列腺炎（浊热内阻，灼伤血络）案

初诊日期：2000年3月21日。

张某，男，47岁，已婚，工人。

问诊：

主诉：尿频3个月。

病史：患者尿频、尿不尽，在酒仙桥医院诊断为"前列腺炎"，用凯复隆、安琪、可乐必妥等抗生素无效。现尿频、尿不尽，会阴部刺痛，向大腿根放射，不能久立，腰酸痛，阴囊潮湿，心情抑郁，小便黄，大便常。既往身体健康，不嗜烟酒。

望、闻、切诊：神志清楚，精神正常，痛苦面容。语言清晰，喜叹息，未闻及异常气味。身体健实，皮肤毛发无异常，头面、五官、颈项、胸廓、腰背、四肢、爪甲正常，后阴排泄物未见。舌体活动自如，舌质淡，苔黄白腻，舌底脉络无青紫。脉滑。

男科体查：阴毛浓密，阴茎大小正常，双侧睾丸20#，附睾无结节，压痛（－），阴囊潮湿。前列腺不大，无结节，压痛（＋），中央沟存。

前列腺液常规：卵磷脂小体少量，白细胞30～40/HP，红细胞满视野。

辨证分析：患者前列腺液白细胞30～40/HP，红细胞满视野，为湿浊内阻、血络受损的表现。尿频、尿不尽，阴囊潮湿，为湿热下注所致。湿热伤络，血行不畅，则会阴部疼痛并向大腿根放射。舌质淡，苔黄白腻，脉滑为湿热内蕴之舌脉。综合辨证，本病病机为浊热内阻，灼伤血络。

西医诊断：慢性前列腺炎。中医断诊：精浊（浊热内阻，灼伤血络）。

治法：清热排浊，凉血止血。

方药：当归浙贝苦参丸合薏苡附子败酱散加减。

当归10g，浙贝10g，苦参10g，薏苡仁10g，败酱草30g，冬瓜仁15g，地榆10g，生地15g，茜草15g，生甘草6g，三七粉1.5g（冲）。14剂。

医嘱：①忌烟酒辛辣厚味。②舒情怀，注意生活调摄，避免房事不洁。

2000年4月4日二诊：服上方14剂，尿频、尿不尽明显缓解，会阴部疼痛减轻，不向大腿根放射，腰酸痛。舌质淡，苔黄白腻，脉弦。

三七粉1g（冲），血竭粉1g（冲），炮山甲6g，仙鹤草15g，炒蒲黄10g，乌贼骨

15g，茜草 10g，生地榆 15g，生地 15g，虎杖 15g，蒲公英 15g，生甘草 6g。 14 剂。

2000 年 4 月 18 日三诊：服上方 14 剂，会阴部疼痛明显减轻，步行数里亦不甚痛，尿频、尿不尽症状基本正常，腰酸减轻。舌质淡，苔薄黄根腻，脉弦。前列腺液常规：卵磷脂小体少量，白细胞 60～80/HP，红细胞 80～100/HP。

三七粉 1g（冲），血竭粉 1g（冲），炮山甲 6g，仙鹤草 15g，炒蒲黄 10g，滑石 10g，猪苓 10g，白花蛇舌草 30g，红藤 15g，败酱草 15g，蒲公英 15g，生甘草 6g。14 剂。

2000 年 5 月 9 日四诊：服上方 14 剂，会阴部不痛，有时右少腹及睾丸胀，尿路症状缓解，有时腰酸。舌质淡，苔薄黄根腻，脉弦。

三七粉 1g（冲），血竭粉 1g（冲），炮山甲 6g，仙鹤草 15g，炒蒲黄 10g，茜草 10g，生地榆 15g，丹皮 10g，乌药 6g。14 剂。

2000 年 5 月 23 日五诊：服上方 14 剂，会阴部不痛，少腹及睾丸不胀，排尿通畅，无尿频、尿不尽，腰不酸，阴部稍有汗出。舌质淡，苔薄黄根腻，脉弦。前列腺液常规：卵磷脂小体多量，白细胞 5～7/HP，红细胞 2～3/HP。药证相符，继用上方以巩固疗效。14 剂。

按：治疗本案以前列腺液检查为辨证依据，辨证为"浊热内阻，灼伤血络"，立法"清热排浊，凉血止血"。先用当归浙贝苦参丸合薏苡附子败酱散去附子，清热排浊为主；后用凉血、活血、止血之品为主，修复受损之血络。

（六）慢性前列腺炎（湿热内阻，瘀浊阻滞）案

初诊日期：2000 年 2 月 22 日。

葛某，男，23 岁，未婚，工人。

问诊：

主诉：遗精 5 年余。

病史：患者开始因手淫不节出现遗精，每周 1～2 次，近 2 年遗精每周 2～3 次，甚则连续数天皆遗，在民航医院服用六味地黄丸、金锁固精丸、补肾益肠片后，遗精好转，每周 1 次。最近 3 个月，遗精加重，服补肾药无效。现遗精每周 3 次，尿频、尿急、尿滴沥，尿道口滴白，会阴部、小腹、两少腹隐痛不适，肛门坠胀，腰酸，口干，心情抑郁，寐欠安，梦多，大便可，小便黄。既往有手淫史。

望、闻、切诊：神志清楚，精神正常，面部淡黄。语言清晰，偶有叹息，未闻及异常气味。身体健实，皮肤毛发无异常，头面、五官、颈项、胸廓、腰背、四肢、爪甲正常，后阴排泄物未见。舌体活动自如，舌质淡，苔薄黄稍腻。舌底脉络无青紫。脉滑。

男科体查：阴毛浓密，阴茎大小正常，双侧睾丸 15#，附睾无结节，压痛（–）。前列

腺不大，无结节，压痛（-），中央沟存。

前列腺液常规：白细胞 15 ～ 40/HP，卵磷脂小体（+）。

辨证分析：肾藏精，精舍志。意淫于外，手淫不节，扰动肾精，精不藏则遗。遗精日久，损伤肾精，见腰酸、口干。遗精不愈，心情抑郁。心肾不交，故寐欠安、梦多。尿频、尿急、尿滴沥，尿道口滴白，为湿热内蕴，湿浊排泄不畅所致。会阴部、小腹、两少腹隐痛不适，肛门坠胀，为病久入络，血瘀气滞之象。舌质淡，苔薄黄稍腻，脉滑，为湿热内蕴之舌脉。综合辨证，本病病机为湿热内蕴，瘀浊阻滞。

西医诊断：慢性前列腺炎。中医诊断：遗精（湿热内蕴，瘀浊阻滞）。

治法：清热利湿，祛瘀排浊。

方药：当归贝母苦参丸加减。

当归 10g，浙贝 10g，苦参 15g，黄柏 10g，乌药 6g，鸡内金 10g，生牡蛎 20g，蒲黄 10g，五灵脂 10g，冬瓜仁 15g。14 剂。

医嘱：①戒酒，忌辛辣厚味。②舒情怀，注意生活调摄，房事有节。

2000 年 3 月 7 日二诊：服上方 14 剂，患者遗精每周 1 ～ 2 次，尿道口不滴白，尿频、尿急、尿滴沥明显减轻，肛门不坠胀，会阴部、小腹、两少腹稍有不适，精神轻松，仍感腰酸、口干，寐安，大便可，小便淡黄。舌质淡，苔薄黄，脉细滑。患者前列腺炎症状明显减轻，遗精亦有缓解，说明药证相符。此次患者遗精加重，与前列腺炎有关，但既往有遗精史。治疗本“轻重缓急”原则，前列腺炎缓解后，以益肾固精为主。

黄柏 10g，砂仁 6g，鸡内金 10g，生龙骨 20g，生牡蛎 20g，天冬 15g，熟地 15g，当归 10g，浙贝 10g，苦参 15g。14 剂。

2000 年 3 月 21 日三诊：服上方 14 剂，患者遗精每周 1 次，诸症缓解，大小便正常。舌质淡，苔薄白，脉细。前列腺液常规：白细胞 10 ～ 15/HP，卵磷脂小体（+）。患者病情逐渐减轻，治疗方法正确。遗精日久，反复不愈，为心肾不交，肾有余热所致，治以清肾散加味，继图。

黄柏 10g，白蒺藜 30g，鸡内金 10g，生龙骨 20g，生牡蛎 20g，天冬 15g，熟地 15g，当归 10g，浙贝 10g，苦参 15g，茯苓 10g，远志 10g。14 剂。

（七）慢性前列腺炎（湿热内蕴）案

初诊日期：1998 年 6 月 10 日。

李某，男，34 岁，已婚，干部。

问诊：

主诉：阴囊潮湿汗出 1 年。

病史：患者阴囊潮湿汗出，小便有时疼痛，在北大医院诊断为"慢性前列腺炎"，用抗生素无效。现阴囊潮湿汗出，时有瘙痒，小便有时灼热疼痛，尿道口滴白，无尿频尿急，寐安，大便常。既往身体健康，无吸烟饮酒史。

望、闻、切诊：神志清楚，表情安静，面色正常。语言清晰，未闻及异常气味。身体结实，头发皮肤无异常，头面、五官、颈项、胸廓、腰背、四肢、爪甲正常，后阴排泄物未见。舌体活动不利，舌质淡，苔薄黄根腻，舌底脉络淡紫无弯曲。脉滑。

男科体查：阴毛稠密，阴茎大小正常，双侧睾丸 15#，附睾无结节，压痛（-）。前列腺大小正常，无结节，压痛（+），中央沟存。

前列腺液常规：WBC 10 ～ 15/HP，卵磷脂小体（++）。

辨证分析：患者阴囊潮湿，小便有时灼热疼痛，尿道口滴白，为湿热内蕴的表现。热甚生风，迫津汗出，故阴囊汗出、瘙痒。舌质淡，苔薄黄根腻，脉滑，为湿热内蕴之舌脉。综合辨证，本病病机为湿热内蕴。

西医诊断：慢性前列腺炎。中医诊断：囊汗（湿热内蕴）。

治法：清热利湿，凉血祛风。

方药：当归贝母苦参丸加味。

当归 10g，浙贝 10g，苦参 10g，金银花 15g，蒲公英 15g，天花粉 15g，赤芍 10g，虎杖 15g，鱼腥草 15g，冬瓜仁 15g，生甘草 6g，防风 10g。7 剂。

医嘱：①忌食火锅、涮羊肉，辛辣厚味。②舒情怀，注意生活调摄。

1998 年 8 月 5 日二诊：服上方 7 剂，症情明显好转，小便不痛，尿道不滴白，阴囊汗出改善，不瘙痒，但仍潮湿。舌质淡，苔薄黄，脉滑。湿热为病，热易清而湿难去，临床用药治疗需细心体察。患者经治疗后，热渐清，但湿未去，故治疗以三妙散加味，加重祛湿之力。

苍术 10g，黄柏 10g，生苡仁 15g，当归 10g，浙贝 10g，苦参 10g，蒲公英 15g，虎杖 15g，冬瓜仁 15g，赤小豆 15g，乌药 10g，防风 10g。7 剂。

（八）射精过早症、前列腺炎（肝经湿热下注）案

初诊日期：2000 年 1 月 10 日。

朱某，男，34 岁，已婚，干部。

问诊：

主诉：早泄 7 年。

病史：早泄 7 年未经治疗。现阴茎勃起正常，插入阴道后 1 分钟即射精。腰膝酸软，心烦易怒，阴囊湿痒，会阴、肛门坠胀不舒，小便黄赤。有前列腺炎史。

望闻切诊：神志清楚，精神正常，面色红润。语言清晰，未闻及异常气味。皮肤毛发无异常，头面、五官、颈项，胸廓、腰背、四肢、爪甲正常。后阴排泄物未见。舌质红，苔黄腻。脉弦滑数。

男科检查：阴毛稠密，阴茎大小正常，双侧睾丸 16#，附睾无结节及压痛，前列腺稍大，质硬，压痛（＋），中央沟浅。

前列腺常规：卵磷脂小体（＋）、白细胞 10 ～ 15/HP。

辨证分析：四诊合参，认为本病由肝经湿热所致。湿热之邪循肝经下扰，精室受灼，精关易开，故出现早泄；肝火上扰，故心烦易怒；湿热之邪扰及肾脏，故出现腰膝酸软；湿热下注，故阴囊湿痒；前列腺与直肠比邻，湿热下注，波及直肠及会阴，故出现会阴有肛门坠胀不舒。舌脉为肝经湿热之象。

西医诊断：①射精过早症；②前列腺炎。中医诊断：早泄（肝经湿热下注）。

治法：清热利湿，祛瘀排浊，安神定志。

方药：当归贝母苦参丸合孔圣枕中丹加减。

当归 15g，浙贝母 10g，苦参 10g，冬瓜仁 10g，蒲黄 10g，茯苓 10g，远志 10g，炒枣仁 10g，生龙骨 30g，刺蒺藜 10g，灵磁石 30g。14 剂。

医嘱：①忌酒、辛辣厚味。②注意情志舒畅，房室有节。

2000 年 2 月 4 日二诊：服 14 剂后，自觉会阴及肛门坠胀好转，他症如前。上方去白蒺藜加黄连 6g，14 剂。

2000 年 2 月 15 日三诊：诉服上次药比一诊的效佳。现心烦易怒，腰膝酸软，阴囊湿痒均较前好转。同房一次，5 分钟射精，达性高潮。效不更方，继服上方 14 剂。

（九）慢性前列腺炎（寒热夹杂）案

初诊日期：1999 年 5 月 20 日。

张某，男，32 岁，已婚，职员。

问诊：

主诉：腰酸，会阴部不适 1 年余

病史：患者腰酸，会阴部不适 1 年，曾在当地用中西药治疗未见疗效。故于 1999 年 5 月 20 日来我院就诊。现腰酸，会阴部胀，睾丸怕冷，足心发凉，全身乏力，烦躁不安，大便溏。嗜酒，既往健康。

望、闻、切诊：神志清楚、精神痛苦。面色正常。语言清晰，未闻及异常气味。身体结实，头发稠密，皮肤无异常，头面、五官、颈项、胸廓、腰背、四肢、爪甲正常，后阴排泄物未见。舌体活动自如。舌质淡，苔薄黄稍腻，脉弦稍数。

男科检查：阴毛深密，阴茎大小正常，双侧睾丸 16#，质软无压痛，附睾无结节及压痛。前列腺偏大，压痛明显。

EPS 查：pH 值 7.0，WBC 成堆，卵磷脂小体（＋），上皮细胞（＋）。

辨证分析：本型症状复杂，既有寒证，又有热证；即有阳虚证，又有阴虚证。湿热阻遏阳气，则见睾丸足心怕冷发凉；热扰心神则烦躁不安；阳气虚弱则全身乏力；伤阳则大便溏，舌脉为寒热夹杂之象。

西医诊断：慢性前列腺炎。中医诊断：精浊（寒热夹杂）。

治法：益气活血，散结利水。

方药：薏苡附子败酱散合当归贝母苦参丸。

当归 10g，浙贝 10g，苦参 10g，薏苡仁 15g，败酱草 15g，炙附子 6g，乌药 10g，蒲公英 15g，车前子 10g（包煎），丹皮 10g。14 剂。

医嘱：①戒除烟酒、忌食辛辣肥甘刺激之品。②多饮水。③不宜长时间压迫会阴部，如骑车久坐。

1999 年 6 月 5 日二诊：诉全身乏力，脚心凉症状消失，心亦不烦，大便调，唯腰酸，呈游走性，舌质淡，苔薄黄，脉弦。前列腺指诊：大小正常，压痛。EPS 检查：pH 7.0，WBC 0～4/HP，卵磷脂小体（++）、上皮细胞（＋），继用上方 14 剂。

1999 年 6 月 25 日三诊：诉略感腰酸，其他症状均缓解。上方 14 剂。

1997 年 7 月 15 日四诊：诉诸症消失，舌淡，苔薄白，脉缓。EPS 查：pH6.4，WBC 0～3/HP，卵磷脂小体（++），上皮细胞（＋）。

（十）无菌性前列腺炎（肝胆失调，肺肾气虚）案

初诊日期：1997 年 12 月 2 日。

寇某，男，21 岁，未婚，司机。

问诊：

主诉：尿频半年。

病史：患者半年来，尿频，夜尿 4～5 次，滴白，曾在北京民航医院就诊，查尿常规、前列腺液常规正常，服用抗生素、解痉镇静药物无效，诊断为"无菌性前列腺炎"。现尿频，白天稍频，以夜间为甚，夜尿 4～5 次，尿黄，尿分叉，尿到终末常有滴白，心烦意乱，大便可。既往身体健康，有手淫史。

望、闻、切诊：神志清楚，精神正常，表情忧郁。语言清晰，未闻及异常气味。身体健实，皮肤毛发无异常，头面、五官、颈项、胸廓、腰背、四肢、爪甲正常，后阴排泄物未见。舌体活动自如，舌质淡，苔薄白，舌底脉络无弯曲紫暗。脉弦细。

理化检查：无。

男科体查：阴毛浓密，阴茎大小正常，双侧睾丸 20#，附睾无结节，压痛（－）。前列腺大小正常，无结节，压痛（－），中央沟存。

辨证分析：患者肺肾不足。肺为水之上源，肾主膀胱气化，手淫不节，伤肾耗肺气，致夜间尿频，尿分叉，尿到终末常有滴白。尿频日久不愈，肝郁气滞，肝阳上亢，心烦意乱。舌质淡，苔薄黄白，脉弦细，为肝郁气滞之舌脉。综合辨证，本病病机为肝胆失调，肺肾气虚。

西医诊断：无菌性前列腺炎。中医诊断：尿频（肝胆失调，肺肾气虚）。

治法：调和肝胆，益气补肾。

方药：柴胡加龙骨牡蛎汤加减。

柴胡 15g，法半夏 10g，黄芩 10g，茯苓 10g，生龙骨 20g，生牡蛎 20g，黄芪 15g，补骨脂 10g，菟丝子 10g，山茱萸 10g，乌药 10g。7 剂。

医嘱：忌食生冷、辛辣厚味，注意情志调理。

1997 年 12 月 9 日二诊：服上方 7 剂，患者尿频好转，白天小便正常，夜尿 2～3 次，尿无分叉，未见滴白，尿不黄，寐安，心情愉快。舌质淡红，苔薄白，脉弦细。续以前方，7 剂。

1997 年 12 月 30 日三诊：服上方 7 剂，患者夜尿 1 次，尿无分叉，未见滴白。近来觉工作劳累，夜尿 2～3 次，欲服中药继续调理。舌质淡红，苔薄白，脉细。患者经治疗后，疗效满意，说明药证相符。此次就诊，患者乃肾气未复，遇劳即尿频，故治疗当以补肾气为法，以巩固疗效。

益智仁 10g，乌药 10g，山药 15g，炙龟板 15g，生龙骨 20g，黄芪 15g，补骨脂 10g，菟丝子 10g，五味子 10g。14 剂。

（十一）无菌性前列腺炎（肝阳郁滞）案

初诊日期：1997 年 11 月 11 日。

郭某，男，60 岁，已婚，工人。

问诊：

主诉：阴茎寒冷 6 年。

病史：患者阴茎寒冷，性生活后寒冷加重，小腹拘急疼痛，遂不敢有性生活，叠服补肾壮阳中药，未见效机。在北大医院诊断为"无菌性前列腺炎"，嘱坐热水浴，无效。现阴茎寒冷，有 6 年未过性生活，阴茎勃起功能减退，性欲低下，无其他不适，大小便正常。无烟酒嗜好。既往身体健康。

望、闻、切诊：神志清楚，精神安静，面部正常。语言清晰，未闻及异常气味。身体偏胖，头发黑白相间，皮肤无异常，头面、五官、颈项、胸廓、腰背、四肢、爪甲正常，后阴排泄物未见。舌体活动自如，舌质淡，苔薄白，舌底脉络无紫暗。脉弦细。

男科体查：

阴毛稀疏，阴茎大小正常，双侧睾丸 15#，附睾无结节，压痛（－）。前列腺偏大，无结节，压痛（－），中央沟存。

理化检查：无。

辨证分析：前阴为宗筋所聚，肝经络阴器，抵少腹。肝经阳气郁滞，阳气不达阴器，则阴茎寒冷。性事后肝经阳气郁遏加重，不能温通少腹，故少腹拘急疼痛。舌质淡，苔薄白，脉弦细为肝阳郁滞之舌脉。综合辨证，本病病机为肝阳郁滞。

西医诊断：无菌性前列腺炎。中医诊断：阴寒（肝阳郁滞）。

治法：疏肝达郁。

方药：四逆散。

柴胡 15g，枳壳 10g，白芍 10g，炙甘草 6g。14 剂。

医嘱：忌寒凉饮食，注意生活调摄。

1997 年 11 月 25 日二诊：服上方 14 剂，阴茎寒冷明显缓解，阴茎时有勃起。舌质淡，苔薄白，脉弦细。药证相符，续以前法，加香附、川芎、刺蒺藜、蜈蚣，疏理气血，以畅宗筋。

柴胡 15g，枳壳 10g，白芍 10g，炙甘草 6g，香附 10g，川芎 10g，刺蒺藜 30g，蜈蚣 3g。14 剂。

按：《伤寒论》用四逆散治阳郁致厥，"厥者，手足逆冷是也"。本案虽仅以阴茎寒冷为主诉，伴有性功能障碍，亦为阳郁致厥，读仲景书不能局限于表面文字，要从病机角度进行理解，阳郁不能外达四肢则手足逆冷，不能下达阴器则阴茎寒冷，治以四逆散而效显。阳郁日久，影响肝经气血，气血不畅则阴器充血障碍，故治以柴胡疏肝散加味调理肝经气血，以图进步。柴胡疏肝散实乃四逆散方加味而成。

第七章 前列腺增生症论治

前列腺增生症亦称前列腺肥大症，中医学虽无此病名，但其临床症状属"癃闭""癥积""淋症（劳淋、气淋、血淋）"等范畴，表现为：排尿不畅，点滴而短少，尿频数，少腹会阴部胀或刺痛，严重者导致尿潴留或肾积水，尿毒症，高血压等。理化检查有直肠内触诊，残余尿测定，X线膀胱造影，膀胱镜检查，超声波检查，尿流量和尿流率测定等，多见于老年人。

前列腺增生症症状的出现与增生的位置、大小、方向都有密切关系。老年男性前列腺增生症的发生既有机械因素，又有动力因素，尿失禁是膀胱尿液潴留、溢出所致。

第一节 前列腺增生症理论研究

一、临床分期

依据多年临床经验及前列腺组织增生压迫尿道梗阻，发生排尿困难，甚则发生急性尿潴留的病理特征，将前列腺增生症（BPH）分为两期论治，前期（前列腺增生期）以尿频、排尿困难为特征，后期（癃闭期）以尿量极少、尿闭为特征。

二、证候特征

根据 BPH 的病理发展规律及临床表现，制定了符合临床实际的分期论治方法，分期的证候特征如下：

1. 前期（前列腺增生期）

主症：①尿频、尿急，日间或夜间排尿次数增多，且逐步加重，尤其是夜间排尿次数增多；②排尿不畅，尿末淋沥，尿不尽感，尿线细无力，尿程缩短。

次症：①腰膝酸软，神疲乏力，或失眠多梦，或头晕耳鸣；②小腹、会阴部喜暖畏寒，或双腿怕冷，或大便稀溏；③小腹拘急或有不适感，会阴部坠胀或不适；④口苦口黏，阴囊潮湿，或大便秘结；⑤前列腺指诊有不同程度肿大，中央沟变浅或消失；⑥舌质暗、苔白腻，或舌质淡、少苔；⑦脉沉细、迟弱，或脉细数无力；⑧前列腺 B 超显示前列腺增生；⑨膀胱残余尿量测定大于 20mL。

以上具备主症 1 项和次症 3 项，即可诊断属于前期。

2. 后期（癃闭期）

主症：①尿量极少，尿不能成流而为点滴状；②因受凉、饮酒、劳累等影响而突发急性尿潴留，表现为尿闭不通。

次症：①小腹坠胀或疼痛、拒按，急迫难忍；②面色不华，神萎懒言，倦怠乏力；③口苦咽干，烦躁不安，或大便干燥；④前列腺指诊可摸到肿胀增大的腺体；⑤舌质红、苔黄腻，或舌质紫暗，或有瘀点；⑥脉弦数或涩；⑦B 超显示前列腺形态增大，前后径、横径增大尤为明显；⑧膀胱残余尿量大量增加。

以上具备主症 1 项和次症 3 项，即可诊断属于后期。

第二节　前列腺增生症的诊断与治疗

一、诊断标准

1. 症状（典型症候群）

（1）尿频、尿急为早期症状。尿频，日间及夜间排尿次数均增多，且逐渐加重。

（2）排尿困难是另一早期现象。

（3）尿失禁多为晚期症状，表现为夜间遗尿现象。

（4）血尿，为前列腺组织上的黏膜血管破裂所致，可引起大量出血伴剧烈疼痛。

（5）急性尿潴留，患者突然不能排尿，膀胱极度膨胀疼痛。

2. 体征

肛门指检前列腺有不同程度增大，一般根据前列腺大小程度，将增生分为三度：鸡蛋大小为Ⅰ度，鸭蛋大小为Ⅱ度，鹅蛋大小为Ⅲ度。有尿潴留时，下腹正中可见圆形隆起包块，可打得或经叩诊有中央浊音区，或有压痛，即为充胀之膀胱。

3. 前列腺 B 超

B 超前列腺形态增大而饱满，前后径增大（大于 2cm），横径增大尤为明显（大于 4.0cm）。纵切面可见膀胱径后唇间膀胱突出如樱桃状。

4. 残余尿测定

超过 20mL 者。

具备上述标准的第 1 项及 2、3、4 项中的某一项即可诊断，若兼有两项者可确诊。

国际前列腺症状评分表诊断（表 7-1、表 7-2）

表 7-1　国际前列腺症状评分（IPSS）

症状	无	少于1/5	少于1/2	约1/2	多于1/2	几乎总是
过去一个月排尿不尽感	0	1	2	3	4	5
过去一个月排尿后2小时内又要排尿	0	1	2	3	4	5
过去一个月排尿有中断	0	1	2	3	4	5
过去一个月排尿不能等待	0	1	2	3	4	5
过去一个月感觉尿线变细	0	1	2	3	4	5
过去一个月排尿费力	0	1	2	3	4	5
过去一个月夜间睡觉起床排尿次数	0	1	2	3	4	5

IPSS总分＝

表 7-2　　生活质量评分（QOL）

	非常好	好	多数满意	满意和不满意各半	多数不满意	不愉快	很痛苦
假如按现在排尿情况你 觉得今后生活质量如何？	0	1	2	3	4	5	6

QOL＝

二、分期论治

1. 前期（化痰散结，行滞通腑法）

方药：海藻玉壶汤（《外科正宗》）加减。药用海藻、昆布、青皮、陈皮、浙贝母、半夏、连翘、当归、川芎、炮山甲、白芥子、夏枯草等。

适应证：前列腺增生前期以痰凝气滞为主者。

注意事项：前列腺增生多为老年患者，痰凝气滞者多伴有气虚或阳虚表现，临证可酌加扶正之品，如黄芪、党参、淫羊藿、补骨脂、丹参等。

2. 后期（消瘀软坚，消癥通腑法）

方药：软坚消癥汤（王琦经验方）加减。药用柴胡、炙水蛭、炮山甲、地龙、王不留行籽、路路通、丹参、刘寄奴、威灵仙、炙鸡内金、益母草、莪术。

适应证：用于前列腺增生后期以癥积痹阻为主证者。

注意事项：前列腺增生表现为癥积痹阻证者多为症状较重，或见有阴虚，或伴有尿血。临证时，见阴虚者以六味地黄汤加消瘀软坚之品，有尿血或血精者用清热凉血及化瘀止血之品，如仙鹤草、竹茹、阿胶、三七粉、琥珀粉等。

三、治疗七法

在把握前列腺增生症病理的基础上，结合中医认识，总结治疗七法。

1. 调理阴阳

西医认为，前列腺增生与老年男性性激素失调有关，临床上用六味地黄丸、金匮肾气丸对部分前列腺增生症有效。前列腺增生症的治疗，常根据患者病情调理阴阳。

2. 益气以通调水道

随病情发展，前列腺增生症患者常因气虚而致小便难，临证可用黄芪补肺气以通调水道。

3. 通大便以利小便

此为中医治癃闭的传统方法，临床屡有效验。前列腺增生症大便不通者每用之，常用药物如大黄；阳虚便秘者重用肉苁蓉，肉苁蓉还有治疗尿道涩痛的功效。

4. 解痉以缓急

西医认为前列腺增生症存在增生前列腺压迫尿道的机械因素和基质内平滑肌收缩的张力因素，常通过药物解除平滑肌收缩以通利小便。临床可选用威灵仙、石菖蒲、芍药甘草汤等，解痉以缓急，可缓解症状。

5. 通阳以化气

肾气丸、滋肾通关丸治小便不利，皆用肉桂，肉桂有通阳化气之功。据研究，该药所含苯丙烯酸类化合物对前列腺增生有明显抑制作用，可促进局部血运改善及病理改善。

6. 活血散结

中医认为，癥瘕为瘀血内结所致，临床治疗用药常选用刘寄奴、水蛭、泽兰、瞿麦，既活血散结，又有利小便之功。

7. 软坚散结

痰瘀互结，滞于精室，前列腺增大有形，临床常选用炙鳖甲、土鳖虫、穿山甲、牡蛎等活血化瘀，软坚散结，通利水道。

第三节　临床观察

一、前列腺增生症（BPH）相关因素临床调研[1]

前列腺增生症（BPH）是老年男性的常见病。近年来，对本病的研究论述颇多。然各家临床辨证各执己说，未能对 BPH 辨证规律形成统一的认识。为了探讨 BPH 辨证规律，考察相关因素对 BPH 的影响，我们对 142 例 BPH 进行了临床调查研究。

（一）调研对象和方法

1. 调研对象

凡符合 BPH 西医诊断标准及排除病例标准者，均可纳入调研对象范围。本文 142 例 BPH 调研病例系西苑医院男科专家门诊自 1994 年 9 月至 1996 年 4 月的门诊病例。西医诊断标准参照《诊断学》《实用泌尿外科学》《实用中西医结合诊断治疗学》，排除病例标准参照《中药新药临床研究指导原则》制定。

2. 调研方法

（1）编写调查表

参照《中医男科学》《实用男性学》《实用泌尿外科学》《中药新药临床研究指导原则》中相关内容编制调查表，由男科专业医师按调查表的内容进行调查、填写。

（2）调查表内容

调查表内容由一般资料、病史资料、肛门指诊及前列腺 B 超检查四部分组成，具体内容如下：

①一般资料：主要是年龄、职业、婚龄、病程。

②病史资料：包括现病史，主要是尿频、尿急、排尿困难、尿潴留、全身症状及发病用药经过等；个人史，主要是生活习惯、饮食嗜好、吸烟、饮酒等；性生活和婚育史，性功能状况、性生活频率、配偶妇科疾病情况及生育状况。

---

[1] 贾海骅，王琦，王苍.前列腺增生症（BPH）相关因素临床调研［J］.中国中医基础医学杂志,1998,10(4)：34-37.

（二）调研结果

1. 一般资料调查结果

一般资料调查主要是探讨 BPH 的好发年龄段和职业人群，与婚龄是否存在某种内在相关性，病程的长短，以探明其治疗的预后（表 7-3）。

表 7-3　142 例 BPH 患者一般资料调查结果

年龄构成比			职业构成比			婚龄构成比			病程构成比		
年龄（岁）	例数	构成比（%）	职业	例数	构成比（%）	婚龄（年）	例数	构成比（%）	病程（年）	例数	构成比（%）
45-	7	4.93	干部	75	52.82	7-	6	4.23	<1	19	13.38
50-	30	21.27	工人	24	16.90	20-	29	20.42	1-	41	28.87
55-	41	28.87	知识分子	23	16.20	30-	58	40.84	3-	38	26.76
60-	24	16.80	军人	6	4.23	40-	29	20.42	5-	28	19.72
65-	21	14.79									
70-	10	7.04	司机	3	2.11				10-	8	5.63
75-	6	4.23	农民	5	3.52	50-	14	9.86	15-	5	3.52
80-	3	2.11	其他	6	4.23	60-	6	4.23	20-	3	2.11
合计	142	100	合计	142	100	合计	142	100	合计	142	100

（1）年龄

本组 142 例 BPH 患者中，发病率最高的年龄段为 55 ～ 59 岁（28.87%），其次是 50 ～ 54 岁（21.27%），再次是 60 ～ 64 岁（16.9%）和 65 ～ 69 岁（14.79%），四者构成比之和为 81.69%，说明患者的发病年龄段以 50 ～ 69 岁为多，尤其好发于 55 ～ 59 岁年龄段。值得注意的是，50 岁以下的构成比占 4.93%。为什么有些人发病年龄较早，尚未完全明了，估计与个人的性激素代谢情况、家族性遗传倾向、不同生活习惯、睾丸与前列腺的不同状态等因素有关。80 岁以上患者仅占 2.11%，这一情况与老年后正常前列腺如不发生增生，部分病人反而会略微缩小的现象相符合，也可能与这个年龄段就诊群体人数减少有关。

（2）职业

142 例 BPH 患者中，行政干部发病率最高（52.82%），其次是工人（16.9%），再次是知识分子（16.2%），三者构成比之和为 85.92%，农民、军人发病率较低，可能与调查地点为市区有关，行政机关、科研院校、工厂较为密集的原因。也可能与他们久坐、长时间骑自行车，以致血液循环减慢，局部末梢循环差，不能有效地抑制前列腺纤维组织增生等有关。

（3）婚龄

本组 142 例 BPH 患者中，发病率最高的婚龄段是 30 ～ 39 年（40.84%），其次是 20 ～ 29 年和 40 ～ 49 年，均为 20.42%，三者构成比之和为 81.69%。这与 BPH 发病年龄最常见在 60 ～ 70 岁之间，50 岁左右发病率已达 20% 左右的情况基本相符。也许可以说明婚龄与 BPH 发病率之间并不存在某种必然的内在联系。

（4）病程

本组 142 例 BPH 患者中，病程在 3 年以下者构成比最高（28.87%），其次是 3 ～ 5 年（26.76%），再次是 5 ～ 10 年（19.72%），三者构成比之和为 75.35%，并随着病程增长，患者构成比逐渐下降，病程最长者达 26 年。说明 BPH 患者病程以三年以内者最为多见，临床亦多能控制症状，但 3 年以上者占 57.75%，并有少数病情顽固，反复发作，难以改善症状，病程长达 15 年以上者占 5.63%，亦不除外由于患者对治疗失去信心，病程愈长就诊率随之下降的因素。这与江鱼主编《前列腺疾病》中报道上海 212 例 BPH 患者病程构成比大致相符：病程 2 年以下者构成比最高，其次是 2 ～ 4 年和 4 ～ 8 年，病程最长者 21 年。

2. 症状、体征调查

症状、体征调查是为了在 BPH 纷繁复杂的临床表现中，摸索出 BPH 的主要症状和体征。

（1）症状

BPH 的症状表现可分为泌尿系症状、全身症状两部分。142 例症状调查结果为两部分症状中泌尿系症状出现频率最高（91.55%），其次是全身症状（48.59%）。提示泌尿系症状是本文调研病例中最常见的症状表现，和以往临床文献报道泌尿系症状与全身症状相伴出现的情况不同。说明很多 BPH 患者在临床除出现尿频、排尿不畅等泌尿系症状，并无其他症状。其原因尚不清楚，可能因为 BPH 的发病是一个缓慢的发生过程；也可能因为 BPH 是一种局部病变，所以对机体的功能状态的影响相对较弱。对于这种临床上没有全身性症状以供辨证的情况，辨病论治就显得更为重要，这从一个侧面论证了辨病的必要性，通过辨病可以明确诊断，认识 BPH 的发生、发展过程规律，并以此指导遣方用药，提高临床疗效。

①泌尿系症状：由表 7-4 可以看出，泌尿系症状出现频率最高的依次是尿频（66.15%），尿末淋漓（28.46%），尿急（21.54%），尿线变细（20%），尿不尽感（16.15%），排尿缓慢（14.62%），排尿无力（13.85%），尿痛（13.85%），排尿踌躇

（12.31%）。这些症状出现的频率均大于 10%。其中尿频及排尿不畅诸症是 BPH 早期的尿道梗阻症状，尿急、尿痛是合并尿路感染后出现的症状，提示尿路感染是 BPH 的常见并发症。

表 7-4　130 例 BPH 患者症状出现频率比较

泌尿系症状			全身症状		
症状	例数	频率（%）	症状	例数	频率（%）
尿频	86	66.15	小腹不适	28	21.54
尿急	28	21.54	习惯性便秘	6	4.62
排尿踌躇	16	12.31	会阴部不适	12	9.23
排尿无力	18	13.85	腰膝酸软	17	13.08
尿线变细	26	20.00	周身乏力	12	9.23
尿流中断	11	8.46	畏寒肢冷	8	6.15
尿末淋漓	37	28.46	失眠	4	3.08
尿不尽感	21	16.15	少腹畏寒	3	2.31
急性尿潴留	12	9.23	口干咽燥	8	6.15
尿失禁	4	3.08	气短	5	3.85
尿痛	18	13.85	纳呆	4	3.08
排尿缓慢	19	14.62	头晕耳鸣	4	3.08

②全身症状：由表 7-4 可以看出，全身症状出现频率最高的依次是小腹不适 28 例（21.54%），腰膝酸软 17 例（24.64%），周身乏力和会阴部不适均 12 例（9.23%），口干咽燥和畏寒肢冷均 8 例（6.15%）。

说明上述症状是本文 BPH 患者最常见的症状，这些症状是对 BPH 发展过程中某一阶段的反映，通过辨证可以获得 BPH 所处这一阶段的病因、病性、病位的病理性概括，然 BPH 是前列腺组织增生后发生异常病理变化的全部过程，不是一个很局限的过程。不能以偏概全，必须通过辨病才能概括 BPH 全过程的病理特点和规律，必须在辨病基础上结合具体辨证结果，才能对 BPH 的研究治疗具有指导意义。

（2）体征

体征调查主要是前列腺检查（肛门指诊）情况，大体分两部分：前列腺增生程度

（Ⅰ度、Ⅱ度、Ⅲ度）和腺体质块、触感、压痛、表面等情况。

表7-5　130例BPH患者前列腺增生程度分布情况

前列腺增生程度	例数	出现频率（%）
Ⅰ度	38	29.23
Ⅱ度	53	40.77
Ⅲ度	9	6.92

表7-6　60例BPH患者肛门指诊情况出现频率

指诊	例数	出现频率（%）
质软	23	38.33
质韧	20	33.33
质硬	14	23.33
饱满	45	75.00
瘦薄	3	5.00
压痛	11	18.33
光滑	43	71.67
结节	10	16.67

由表7-5、表7-6可以看出，130例BPH患者中以Ⅱ度增生者居多，有53例（40.77%），其次Ⅰ度增生38例（29.23%），Ⅲ度增生较少见，仅6.92%。60例BPH患者前列腺指诊以触感饱满出现频率最多45例（75%），其次是表面光滑43例（71.67%），再次是质软23例（38.33%）和质韧20例（33.33%），其他出现频率均小于20%。

3. 前列腺B超检查情况调查

前列腺B超检查的调研主要分两项，即横径和前后径。

由表7-7可以发现，80例BPH患者前列腺B超横径值多在4.0～5.4cm之间。前后径值多在3.0～4.4cm之间，两者在上述范围内的构成比均高于85%。

表 7-7　80 例 BPH 患者前列腺 B 超横径、前后径构成

横径			前后径		
横径值（cm）	例数	构成比（%）	前后径值（cm）	例数	构成比（%）
<4.0	1	1.25	2.5 ~	3	3.75
4.0 ~	18	22.50	3.0 ~	28	35.00
4.5 ~	31	38.75	3.5 ~	24	30.00
5.0 ~	22	27.50	4.0 ~	17	21.25
5.5 ~	7	8.75	4.5 ~	6	7.50
6.0 ~	1	1.25	5.0 ~	2	2.50
合计	80	100.00	合计	80	100.00

（三）分析与讨论

1. BPH 的发病特点和临床意义

调研结果表明，BPH 患者发病年龄段以 50 ~ 69 岁老年男性为多，占 81.69%；50 岁以前发病率相对较低，仅占 4.93%，其中年龄最大者 81 岁，年龄者最小 41 岁。职业以行政干部、工人、知识分子居多，占 85.92%，提示中老年男性，尤其是行政干部、工人、知识分子应注意本病的预防与护理，避免长时间压迫会阴部，如久坐和长时间骑自行车。要经常散步和锻炼身体，增强血液循环，减少局部瘀血。婚龄以 20 ~ 49 年婚龄段为多，占 81.69%，这与 BPH 发病年龄范围大体相符。病程多在 1 ~ 10 年之间，病程最长者 26 年。说明本病在治疗上存在相当难度，非短期治疗可以取效，医患应长期相互配合。

2. BPH 的病理机制

BPH 的病理机制特点是"气（阳）虚为本，痰瘀互阻为标"，我们从老年男性生理特征和症状、体征调研结果几方面，对这个观点进行了探讨和论证。

老年男性有其独特的生理特征，表现为"五脏皆虚"，脏腑功能尤以肾气日趋衰减为甚。就老年人年迈体衰的特点，《素问·上古天真论》即言："……六八，阳气衰竭于上，面焦，发鬓斑白；七八，肝气衰，筋不能动，天癸竭，精少，肾脏衰，形体皆极；八八，则齿发去。"明确指出老年男性随着年龄的增长，肾气日渐衰退的特征，这是 BPH 致病的根本因素。这与现代医学的认识基本相符，老年男性随着年龄的增长，雄激素产生逐渐下降，渐致性激素平衡失调，导致前列腺增生。根据 130 例 BPH 患者症状调研结果，发现腰膝酸软、周身乏力、畏寒肢冷等症状出现频率最高，符合阳气衰弱的特征。通过

60 例 BPH 患者前列腺指诊调研发现，所有患者前列腺均有不同程度的肿大，这种有形之变，是由痰瘀互阻，凝结成块而致。此外，临床发现舌质暗或紫暗，苔厚腻或薄腻，脉沉涩或迟弱出现频率最高，从病理角度证实痰瘀互阻的存在。这可能是年老体虚后，（阳）气亏虚，气血运行乏力，痰浊瘀血日久结于下焦而致。

二、前列腺增生症（BPH）证期特征与相关因素的调查[1]

1. 一般资料

（1）一般情况

本组 130 例 BPH 患者，发病率最高的年龄段为 55 ～ 59 岁（28.87%），其次是 50 ～ 54 岁（21.27%），再次是 60 ～ 64 岁（16.9%）和 65 ～ 69 岁（14.79%），说明患者的发病年龄段以 50 ～ 69 岁为多，其中 50 岁以下和 80 岁以上均较少。调研病例中，行政干部发病率最高（52.82%），其次是工人（16.90%）和知识分子（16.20%）；病程在 3 年以下者构成比最高（28.87%），其次是 3 ～ 5 年（26.76%）和 5 ～ 10 年（19.72%），其中病程最长者 26 年。

（2）临床分期及证候特征

详见本章第一节、第二节。调研的 130 例患者，均符合前述前列腺增生诊断标准。

2. 调查结果

（1）证期与症状的关系

统计 101 例前期和 29 例后期 BPH 病例在泌尿系症状、全身症状两部分中出现频率较高的症状，作为前期和后期的常见症状。结果见表 7–8。

表 7–8　证期与症状的关系

前期主要症状分析（n=101）			后期主要症状分析（n=29）		
症状	例数	出现频率（%）	症状	例数	出现频率（%）
尿频	76	75.25	尿闭不通	12	41.38
尿末淋沥	27	26.73	尿失禁	4	13.79
尿急	15	14.85	尿点滴而出	9	31.03

———————
[1] 贾海骅，王琦，王岽.前列腺增生症（BPH）证期特征与相关因素的调查［J］.中国中医基础医学杂志，1990，3（2）：45-47.

前期主要症状分析（n=101）			后期主要症状分析（n=29）		
症状	例数	出现频率（%）	症状	例数	出现频率（%）
尿线变细	21	20.79	尿频	5	17.24
尿不尽感	18	17.82	尿痛	6	20.69
会阴部不适	9	8.91	少腹坠胀疼痛	10	34.48
少腹不适	16	15.84	会阴部疼痛	6	20.69
腰膝酸软	9	8.91	周身酸软无力	5	17.24
畏寒肢冷	8	7.92	面色㿠白或晦暗	7	24.14

由表 7-8 可以发现，前期以尿频、尿末淋漓、尿线变细、少腹部不适等症较为多见，后期以尿闭不通、尿点滴而出、少腹坠胀疼痛等多见。

（2）证期与舌苔、脉象的关系

BPH 的舌苔、脉象复杂多样，但其主要的舌苔、脉象与分期却有一定的关系。我们对 101 例前期和 29 例后期 BPH 患者的主要舌苔、脉象统计，结果见表 7-9。

表 7-9　证期与舌苔、脉象的关系

前期主要舌苔、脉象分析（n=101）			后期主要舌苔、脉象分析（n=29）		
舌苔、脉象	例数	出现频率（%）	舌苔、脉象	例数	出现频率（%）
舌质淡，苔薄白	48	47.52	舌质暗紫，苔厚腻	13	44.83
舌质暗，苔薄腻	21	20.79	舌质暗紫，可有瘀斑，苔中剥	11	37.93
脉虚细无力	48	47.52	脉沉涩	19	65.52
脉沉细	16	15.84	脉虚迟	12	41.38
脉细迟	14	13.86	脉沉弱	10	34.48

由表 7-9 可以发现，上述舌苔、脉象出现频率均高于 13%，大体可反映出舌苔、脉象与分期的关系。

（3）证期与前列腺检查（肛门指诊）的关系

前列腺检查（肛门指诊）是分期的重要指标之一，如前所述。

3. 分析和讨论

（1）分期证候论治及其优点

BPH 症状多是在不知不觉中出现并逐渐加重的，病程可达数年或数十年。临床主症是增生的前列腺组织压迫尿道后梗阻造成的，或因感染等原因加重。BPH 分为前期（前列腺增生期）和后期（癃闭期）两期，并认为分期论治和方法较目前临床上大多数辨证分期更简单明了，更符合临床实际和疾病发展的病理规律。前期，主要表现为尿频，尤其夜间排尿次数明显增多，尿量减少；排尿无力，尿末沥沥，排尿踌躇，尿线变细，尿流中断，尿程变短，尿不尽感，或小腹胀，或伴尿急、尿痛等症。是由于前列腺增生后压迫后尿道、尿道梗阻，引起膀胱残余尿量增加，膀胱有效容量减少引发，以后随着病变的发展，梗阻加重，膀胱颈部变厚，膀胱肌肉张力减退，而出现排尿不畅诸症。此时常易并发细菌感染。后期，因尿道梗阻，残余尿量过多，膀胱失去收缩能力，逐渐发生尿潴留。或因气候突然变化而受凉及劳累、饮酒、过食刺激性食物、忍尿时间过长、房事过度、忍精不泄及服用某些药物等原因，使增生的腺体痉挛，压迫尿道，以致尿道完全梗阻。表现为小便点滴而下或尿细如丝，甚则完全尿闭不通，小腹胀痛等症。

基于上述认识，本文对 130 例 BPH 的分期规律进行临床调研，以探讨其在症状、体征、舌脉方面及 B 超检查与分期的关系。结果发现，BPH 患者以前期居多，占 77.69%，在症状、体征、舌脉方面，前期主要表现为少腹部拘急不适，或伴有会阴部、双腿怕冷，神疲乏力，或伴气短、纳呆、舌质暗苔腻、脉弱或脉沉细。前列腺指诊，以Ⅱ度较多见，Ⅲ度相对较少。后期主要表现为少腹坠胀疼痛，会阴部疼痛，周身酸软无力，面色晦暗，舌质紫暗有瘀斑、苔中剥或舌质暗、苔厚腻，脉细涩或迟弱。前列腺指诊以Ⅲ度较常见，Ⅰ度相对少些。前列腺 B 超检查发现，前期为（4.72±0.96）cm×（3.63±1.38）cm，后期为（4.96±1.23）cm×（3.98±1.02）cm。其差异与分期有关系。

（2）分期证候论治的临床意义

分期论治是在掌握 BPH 病变规律基础上确定的，是在辨病的基础上结合临床表现辨证，体现了辨病与辨证结合的原则。分期论治进一步明确了中医中药对 BPH 的治疗应该把握治疗的时机，在前期积极治疗，控制症状，截断病情的发展。在前期中药可获得可靠疗效，如有些患者经过治疗以后，症状显著好转，残余尿消失，肛门指诊前列腺缩小，原来中央沟消失的可以重新出现，甚至可以长时间维持稳定。及至后期中药的疗效相对较差，如果发展为输尿管积水、肾积水和肾功能损害、肾功能衰竭等疾病，就绝非单独以中药可以取效，必须结合现代医疗手段加以治疗。

第四节　临床治验举例

（一）前列腺增生（气虚血瘀）案

初诊日期：1999 年 7 月 18 日。

冯某，男，68岁，已婚，干部。

问诊：

主诉：尿频2个月

病史：尿频，尿等待2个月，在协和医院B超示：前列腺增生（4.8×4.8）cm，经治疗无效，遂于1999年7月18日来我院求治。现尿频（夜里3～4次）、尿无力、尿等待、尿线细、尿分叉、阴囊潮湿，尿不后余沥不尽，会阴部胀，大便可，素体健康。

望、闻、切诊：神志清楚、精神正常。语言清晰，未闻及异常气味。身体健壮，皮肤毛发无异常，头面、五官、颈项、胸廓、腰背、四肢、爪甲正常，后阴排泄物未见，舌体活动自如。舌质淡苔薄白，脉细涩弦。

男科检查：阴毛浓密，阴茎大小正常，双侧睾丸13#，附睾无结节及压痛，前列腺增大似鸭蛋状。中央沟消失。

理化检查：无。

辨证分析：患者尿无力，尿等待，尿细线，尿不尽属中医"癃闭"范畴。肾气虚，不能运行气血，阴血凝聚前列腺而增生肥大，压迫尿道，致小便排出不畅。尿道受压变窄则尿如细线，或有分叉。尿道受压，排尿阻力增加，小便需用力排出、故尿有余沥、排不尽感；肾气虚，膀胱气化无权，而见尿频、舌脉为气虚血瘀之象。

西医诊断：前列腺增生。中医诊断：癃闭（气虚血瘀）。

治法：益气活血，散结利水。

方药：黄芪30g，炙甘草6g，桂枝10g，茯苓10g，赤芍10g，车前子10g，乌药10g，黄柏10g，女贞子15g，蛇床子10g，刘寄奴10g，淫羊藿30g，丹皮10g，桃仁10g。14剂。

医嘱：①禁食辛辣刺激之品及饮酒、吸烟、禁止房室过度。②禁食高胆固醇类食物。

1999年8月4日二诊：服药后憋尿情况改善，夜间2～3次，尿较前有力，尿线细未见。上方去车前子，加蒲黄10g。

（二）前列腺增生症（肺肾两虚，膀胱失约）案

初诊日期：1997年10月7日。

仲某，男，74岁，已婚，退休。

问诊：

主诉：尿失禁1个月。

病史：患者尿频、尿滴沥十余年，在积水潭医院诊断为"前列腺增生症"，服用保列治等药，疗效不佳。近一个月出现尿失禁，西医建议其服中药，在积水潭医院中医科服

中药无效。现小便不能控制，常常无排尿感觉即流出，尿频，尿滴沥，夜尿十余次，寐不安，气短，乏力，腰酸痛，大便可。1994年行膀胱癌切除术。

望、闻、切诊：神志清楚，表情痛苦，面部暗晦。语言清晰，未闻及异常气味。身体结实，头发黑白相间，皮肤无异常，头面、五官、颈项、胸廓、腰背、四肢、爪甲正常，后阴排泄物未见。舌体活动不利，舌质淡，苔薄白，舌底脉络淡紫。脉细滑。

男科体查：阴毛稀疏，阴茎大小正常，双侧睾丸15#，附睾无结节，压痛（－）。阴囊肿大，阴囊右侧表面有一溃疡如蚕豆大，溃疡面有脓性分泌物，周边红肿。前列腺增大，无结节，压痛（－），中央沟有隆起。

理化检查：前列腺B超示"前列腺增生"。

辨证分析：患者因年事已高，肾气亏虚，致前列腺增生，膀胱气化不利，则尿频、尿滴沥、夜尿10余次。夜尿频频，心神不安，故寐不安。腰为肾之府，肾虚则腰酸痛。气短，乏力，为肺气虚的表现。肺通调水道，与膀胱相表里，肺气虚，通调失职，则膀胱不约。尿失禁，是肺肾两虚，膀胱失约所致。大便干，为内热表现。舌质淡，苔薄白，脉细滑，为正气虚弱之舌脉。综合辨证，本病病机为肺肾两虚，膀胱失约。

西医诊断：前列腺增生症。中医诊断：失溺（肺肾两虚，膀胱失约）。

治法：益气补肾，缩泉固涩。

方药：固堤丸合缩泉丸加减。

黄芪15g，山药15g，补骨脂10g，菟丝子10g，五味子10g，乌药10g，益智仁10g，生龙骨20g（先煎），龟板20g（先煎）。14剂。

医嘱：忌生冷、辛辣厚味，注意生活调摄。

1997年10月28日二诊：服上方后，有排尿感觉，尿失禁可控制，腰酸痛、乏力、气短好转，夜尿明显减少至4～5次，睡眠渐安。舌质淡，苔薄白，脉细滑。上方加鸡内金10g，再作图治。14剂。

按：老年男性前列腺增生症，其症状的出现有机械因素和动力因素，尿失禁的出现，是膀胱的尿液潴留，溢出所致。中医认为，膀胱不利，与肺主通调、肾主气化密切相关，而现代医学性激素失调致前列腺增生，与中医肾虚认识相一致，故治疗前列腺增生症强调"调理肾气"，早期可"软坚散结、解痉缓急"，后期则以"补肾气"为主，攻和补主要根据患者体质而调整。本案根据患者体质、症状和病情诊断，认为辨病治疗，难以取得较好的疗效，应本着"急则治标"，缓解尿失禁，治疗以辨证为主，"益气补肾，缩泉固涩"。二诊，患者疗效较好，认为药证相符，继用上方加鸡内金10g，取鸡内金既软坚散结，又缩泉固涩。鸡内金，有消磨结石之功，张锡纯谓其"善化瘀积"。纵观本案，虽言辨病，但以辨证为主。中医论治体系丰富，辨病、辨证、对症、因人、因地、因时等，都是中医论治病症的精华，但临床运用则有其适应范围，超过其适应范围则不能取得好的治疗效果，相反还会贻误病机。

（三）前列腺增生症（肝脉瘀滞，湿热内蕴）案

初诊日期：1998年8月25日。

王某，男，57岁，已婚，工人。

问诊：

主诉：睾丸疼痛3周。

病史：患者睾丸疼痛，服用抗生素无效。现睾丸隐隐作痛，右睾更剧，口干口苦，腰酸，小腹胀，尿频（昼夜排尿十余次）、尿急、尿线细，排尿缓慢，寐差，小便黄，大便常。不嗜烟酒，顽固性失眠15年，每晚需服安定。否认其他病史。

望、闻、切诊：神志清楚，精神痛苦，面色正常。语言清晰，未闻及异常气味。身体壮实，头发稀疏，黑白相间，皮肤无异常，头面、五官、颈项、胸廓、腰背、四肢、爪甲正常，后阴排泄物未见。舌体活动自如，舌质红，苔黄腻，舌底脉络淡紫无弯曲。脉弦滑。

男科体查：阴毛稠密，阴茎大小正常，双侧睾丸20#，睾丸、附睾无压痛，精索静脉轻度曲张。前列腺偏大，无结节，压痛（－），中央沟变浅。

前列腺B超：5.3cm×3.4cm。

辨证分析：患者小腹胀，尿频（昼夜排尿10余次）、尿急、尿线细，排尿缓慢，为增生之前列腺压迫尿道，膀胱气化不利所致。膀胱气化不利，湿热内蕴，故口干口苦、小便黄。血瘀内结，肝脉不畅，则子痛。腰酸，为湿热痹着腰部所致。舌质淡，苔黄白腻，脉弦滑，为湿热内蕴之舌脉。综合辨证，本病病机为肝脉瘀滞，湿热内蕴。

西医诊断：前列腺增生症。中医诊断：①子痛（肝脉瘀滞）；②癃闭（湿热内蕴）。

治法：清热利湿，活血化瘀。

方药：桂枝茯苓丸合当归浙贝苦参丸加减。

桂枝10g，茯苓10g，赤芍10g，桃仁10g，丹皮10g，当归10g，浙贝10g，苦参10g，乌药10g，黄柏10g，知母10g，川牛膝10g，虎杖10g，车前子10g（包）。7剂。

医嘱：①忌食火锅、涮羊肉，辛辣厚味。②舒情怀，注意生活调摄。

1998年9月1日二诊：服上方7剂，睾丸疼痛已减半，口干口苦已除，小腹稍胀，腰酸渐轻，昼夜尿次减少，尿急缓解，排尿较前通畅，寐稍好转，小便不黄，大便常。舌质淡，苔薄黄根腻，脉弦滑。上方去知母，加鸡内金10g，缩泉化瘀。14剂。

1998年9月8日三诊：服上方7剂，睾丸不疼痛，小腹不胀，腰稍酸，尿频明显缓

解，现昼夜 5 ~ 6 次，排尿通畅，寐差，大小便正常。舌质淡，苔薄白根腻，脉弦滑。上方加黄柏，加生蒲黄 10g，活血利尿，以图巩固。7 剂。

1998 年 9 月 15 日四诊：服上方 7 剂，睾丸不疼痛，诸症缓解，唯多年睡眠不安，舌质淡，苔薄白根腻，脉弦滑。不寐无论何因，初起皆致心肾不交，日久伤阴血，血脉瘀滞，而见顽固性不寐。治疗交通心肾，安神定志，养阴血，化瘀滞。

肉桂 10g，茯苓 10g，桃仁 10g，黄连 10g，法夏 10g，延胡索 10g，炒枣仁 10g，五味子 10g，制首乌 10g，合欢花 10g，磁石 15g（先煎），珍珠母 20g（先煎）。14 剂。

（四）前列腺增生症、泌尿系感染（肾虚湿热，热伤血络）案

初诊日期：1998 年 9 月 1 日。

兰某，男，72 岁，已婚，干部。

问诊：

主诉：尿血 1 个月。

病史：患者因今年元月初出现肉眼血尿，在阜新市人民医院检查，怀疑左肾肿瘤，于 1 月 20 日手术切除，病理检查为良性囊肿，术后仍有血尿。3 月份行膀胱镜检查，有膀胱息肉，亦行手术切除，术后血尿未除。现肉眼血尿时有时无，镜下血尿，尿不痛，尿频，夜尿 3 ~ 4 次，尿黄，无其他不适。前列腺增生症 10 年。

望、闻、切诊：神志清楚，精神疲惫，面色淡黄。语言清晰，未闻及异常气味。身体结实，头发黑白相间，皮肤无异常，头面、五官、颈项、胸廓、腰背、四肢、爪甲正常，后阴排泄物未见。舌体活动自如，舌质淡红，苔黄腻，舌底脉络紫暗弯曲。脉沉滑。

男科体查：阴毛稀疏，阴茎大小正常，双侧睾丸 20#，附睾无结节，压痛（－）。前列腺增大明显，无结节，压痛（－），中央沟有隆起。

理化检查：①尿常规：PRO（+++），RBC 20 ~ 30/HP，WBC 25 ~ 35/HP。②前列腺 B 超示"前列腺重度增生 3.9cm×6.2cm×4.6cm，凸入膀胱"。

辨证分析：患者肾气亏虚，致前列腺增生，膀胱气化不利，则尿频。尿黄，为内有湿热。湿热伤络，可见血尿。舌质淡红，苔黄腻，舌底脉络紫暗弯曲，脉沉滑为湿热内蕴，虚实夹杂之舌脉。综合辨证，本病病机为肾虚湿热，热伤血络。

西医诊断：①前列腺增生症；②泌尿系感染；③尿血待查？中医诊断：尿血（肾虚湿热，热伤血络）。

治法：滋阴补肾，清利湿热，活血止血。

方药：六味地黄丸合蒲灰散加减。

生地 10g，山药 10g，山茱萸 10g，茯苓 10g，泽泻 10g，炒蒲黄 10g，滑石 10g

（包），黄芪 15g，地榆 15g，仙鹤草 15g，熟大黄 10g，三七粉 1.5g（冲）。14 剂。

医嘱：忌生冷、辛辣厚味，注意生活调摄。

1998 年 9 月 15 日二诊：服上方后，患者自觉精神好转，夜尿 2～3 次，排尿痛快。尿常规：PRO（++），BLD（++），其他（-）。舌质淡，苔薄黄，脉沉滑。

猪苓 10g，泽泻 10g，滑石 10g（包），阿胶 10g（烊），炒蒲黄 10g，茜草 10g，白茅根 10g，地榆 15g，仙鹤草 15g，生地炭 15g，木贼草 10g，熟大黄 10g，三七粉 1.5g。14 剂。

1998 年 9 月 29 日三诊：服上方后，肉眼血尿曾见，停服三七粉后，肉眼血尿未见，精神佳，大便日 1～2 次，夜尿 2～3 次，排尿痛快。尿常规：PRO（++），BLD（+++），RBC20～25/HP，WBC2～4/HP。舌质淡，苔薄黄，脉沉滑。患者经过二次诊疗，病情未向前发展，血尿有所控制，尿八项无白细胞，镜检明显减少，说明用药可继续，法则不变。

猪苓 10g，茯苓 10g，泽泻 10g，阿胶 10g（烊），瓜蒌 10g，瞿麦 10g，炒蒲黄 10g，茜草 10g，白茅根 10g，地榆 15g，仙鹤草 15g，炒香附 10g，熟大黄 6g。30 剂。

按：血尿原因很多，从患者年龄、无痛性血尿、术后表现及尿常规、前列腺 B 超等检查来看，血尿因前列腺增生所致可能性大。前列腺增生，凸入膀胱，压迫尿道，致膀胱颈部黏膜血管充血破裂，引起镜下或肉眼血尿。蛋白尿、尿白细胞，提示有肾脏病变和合并感染。在排除肿瘤因素外，结核因素也应考虑。一诊，通过辨病与辨证，在用六味地黄丸加黄芪扶正的基础上，用蒲灰散加清热凉血、活血止血之品治疗，尿白细胞正常，但 PRO（++），BLD（++）。二诊，从"肾炎血尿"和"前列腺增生，致膀胱颈部黏膜血管充血破裂"两个方面着手，一方面用中医治疗"肾炎血尿"经典方猪苓汤，另一方面继续用蒲灰散加清热凉血、活血止血之品，增加茜草、白茅根、地榆、木贼草、生地炭，以增强止血之力。三诊，继以前法，加用瓜蒌、瞿麦。瓜蒌合瞿麦，见于《金匮》瓜蒌瞿麦丸，治"小便不利"，二药一化痰浊，一破血利窍，可用治前列腺增生之痰瘀互结。病人停服三七粉，则未见肉眼血尿，恐其动血，毕竟该药以活血为主。香附合地榆，治疗小便尿血，见于《全生指迷方》。前列腺增生，作为老年男性的一个生理性病变，用药治疗比较困难，特别是出现重度增生，其症状的出现，治疗应以对症治疗为法则，故本案治疗比较注重于止血药的运用。

第八章　男科杂病论治

第一节　男性更年期综合征[1]

　　女性更年期已为人们所熟知，而男性更年期常被人们所忽略。实际上，男女两性都要经过从成年过渡到老年这一阶段，即医学上所称的"更年期"，这一阶段出现的身体、精神和神经等方面的症状表现，称为"更年期综合征"。由于更年期有其生理基础，因此男女在发病年龄及症状的表现方面均有较大的区别。男性更年期是由睾丸功能退化所引起的。而睾丸的退化萎缩是缓慢渐进的，性激素分泌减少也是缓慢的，精子的生成在更年期也不完全消失，男性更年期发病年龄一般在 55～65 岁。临床表现轻重不一，轻者甚至无所觉察，重者影响生活及工作，患者感到很痛苦。随着男性医学的发展，男性更年期综合征逐渐被人们认识和重视，如何使男性顺利度过更年期是男性医学的一大研究课题。

一、临床表现

　　男性更年期综合征由于出现时间的不一致和体质、生活、精神等因素的影响，临床表现复杂多样，归纳起来主要有以下四个方面：

　　1. 精神症状

　　主要是性情改变，如情绪低落、忧愁伤感、沉闷欲哭，或精神紧张，神经过敏、喜怒无常，或胡思乱想、捕风捉影，缺乏信任感等。

　　2. 植物神经功能紊乱

　　主要是心血管系统症状，如心悸怔忡，心前区不适，或血压波动，头晕耳鸣，烘热汗出；胃肠道症状，如食欲不振、腹脘胀闷、大便时秘时泻；神经衰弱，如失眠、少寐多梦、易惊醒、记忆力减退、健忘、反应迟钝等。

---

［1］　陈武山．王琦教授对男性更年期辨治经验［J］．河北中医药学报，2000，15（1）：39-40.

3.性功能障碍

常见性欲减退、阳痿、早泄、精液量少等。

4.体态变化

全身肌肉开始松弛，皮下脂肪较以前丰富，身体变胖，显出"福态"。

二、病因病机

中医无男性更年期综合征这一病名，但在大量中医古籍中有类似的认识，如《素问·上古天真论》说："丈夫八岁，肾气实，发长齿更；二八，肾气盛，天癸至，精气溢泻，阴阳和，故能有子；三八，肾气平均，筋骨劲强，故真牙生而长极；四八，筋骨隆盛，肌肉满壮；五八，肾气衰，发堕齿槁；六八，阳气衰竭于上，面焦，发鬓斑白；七八，肝气衰，筋不能动；八八，天癸竭，精少，肾脏衰，形体皆极，则齿发去。"男子更年期相当于六八至八八这一年龄段。这一阶段，阳气衰、肝气衰、肾脏衰、肾气逐渐衰少，精血日趋不足，而出现肝阴血亏虚，肾之阴阳失调，形成男子更年期的生理基础。多数男子通过脏腑之间的调节，能够顺利度过这一阶段而进入老年期，部分男子由于体质、疾病、劳逸、生活、社会环境、精神等因素的影响，自身不能调节而出现一系列功能紊乱症状，即更年期综合征。由于更年期是一种生理特点，更年期综合征是各种因素影响这一生理特点而出现的病理现象，不同于睾丸激素低下出现的病理表现，故现代医学尚缺乏特效的治疗手段，应用雄性激素治疗会带来一系列副作用，如引起前列腺增生、诱发前列腺癌等。中医通过补阴和阳，调整脏腑功能的偏盛偏衰，能较好地治疗本病。

三、辨证治疗

本病的治疗应针对病机，确定治则。鉴于肾气渐衰，天癸将竭，冲任失调，阴阳不和是产生本病的主要原因。根据"阳气衰、肝气衰、肾脏衰"是男子更年期的生理基础和各种病理因素导致脏腑功能失调的男子更年期综合征病理特点，补肾精、理冲任、调阴阳便是治疗大法。根据不同病人的不同表现，佐以疏肝、健脾、清心、安神、泄火等法调理。

1.肝气郁结

患者以烦躁不安、心烦易怒为主者，治宜疏肝解郁、重镇安神，方选柴胡加龙骨牡蛎汤加减。衣寐欠安加夜交藤、合欢皮、珍珠母，以安神定志；心火偏盛，舌尖红者加莲子心、鲜竹叶等，以清心泻火；胁痛加郁金、佛手，以理气止痛；纳差加二芽、山药、山楂，枳实等，以消食和胃。

2. 心火扰神

若以心悸健忘，多梦易惊，五心烦热为主者，治宜养心安神。方用甘麦大枣汤加龟板、牡蛎、茯神、远志。

3. 阴阳失调

若主诉症状较多，伴有性欲减退等多因阴阳失调所致，治宜协调阴阳，方选二仙汤加减调治。

4. 痰热蕴胆

若见情绪低落，忧郁寡欢，心虚胆怯，舌红苔腻者，治宜清胆化痰，方选温胆汤加味调治。

虽然男性更年期出现的症状复杂多变、虚实互现，但只要掌握病情，辨证准确，施治也必然会见效。

第二节　遗精

遗精是非性生活时精液外泄的总称。有梦遗与滑精之分。有梦而遗，名为梦遗；无梦而遗，或清醒时精液流出者，名为滑精。一般而言，成年未婚男子或婚后夫妻分居者，一月遗精一次，属正常现象，若遗精频繁，每周 2 次以上，或清醒时流精者，则为病态。

一、病因病机

遗精之病，历代论述颇多。其辨证多宗"有梦为实，无梦为虚"之说，实证多责之于心，虚证多责于肾。临床所见，多与淫欲不遂，心火妄动，引动相火有关，并以心肾同病、水火不交者多。另外，属脾气虚弱，湿浊下注，扰动精室及气郁化火，扰动精室者很常见。属纯虚纯实者实不多见。

现代医学认为，遗精的病因，有因性神经衰弱，大脑皮层兴奋与抑制失调而引起，有因前列腺、精囊、输精管、尿道等局部炎症刺激而诱发者。临床应注重辨病与辨证相结合。

二、辨证论治

1. 心肾不交

治宜滋阴降火，交通心肾。药用三才封髓丹加味：党参 15g，天冬 15g，熟地 20g，黄柏 10g，砂仁 6g，龙骨 20g，牡蛎 20g，远志 6g，石菖蒲 6g。方中三才汤益精滋阴，封髓丹清热降火，龙骨、牡蛎收敛涩精，远志、菖蒲安神定志。肾水得滋，相火得清，君火得安，水火交融，遗精自止。

2. 脾虚湿注

治当益气健脾，利湿化浊。每借用《傅青主女科》完带汤治疗：党参、苍术、白术、陈皮、甘草、车前子、薏苡仁、柴胡、白芍、山药、荆芥。盖男子遗精，妇人白带，病虽有异，但病机相同，异病同治，故多取效。若湿浊化热，可加入知母、黄柏清热燥湿。

3. 阴阳失恋

治宜潜阳入阴。方用桂枝加龙骨牡蛎加减。药用龙骨 30g，牡蛎 20g，桂枝 10g，白芍 10g，甘草 6g。该方有镇心安神摄精之效。《金匮》指出："夫失精家，少腹弦急，阴头寒。"以本方治男子失精，好梦交。有疏肝郁，敛相火，涩精液之效。

除了辨证施治之外，还应注意辨病用药。临床上加入鸡内金、水蛭、刺猬皮等治疗遗精的针对性专药，往往提高疗效。

此外，因遗精与生殖系、泌尿系炎症刺激有关，故应重视炎症的治疗。加入鹿衔草，夏枯草，蒲公英等清热消炎之品，收效快而疗效稳。

三、临床经验[1]

遗精有生理性和病理性之分。生理性遗精，一般指未婚青年男子或婚后长期分居者，平均每月遗精 1～2 次或偶有增多，但不伴有其他不适感，是精液积聚至一定时通过遗精方式排泄体外的一种现象，即中医所称的"精满自溢"。病理性遗精，是成年男子遗精次数频繁，每周 2 次以上，或在清醒状态下有性意识活动时，即出现射精，并伴有头晕、腰酸、失眠等症状。中医所论遗精，多指病理性遗精，论治极为丰富。精之所藏在肾，医家多从肾虚不藏或相火妄动论治，但临床中长期观察发现，青少年致遗原因较多，

---

[1] 骆斌，吴少刚. 王琦治疗遗精的思路与经验. [J] 北京中医药大学学报，1998，21（4）：42-43.

如精神紧张、温热食物、包皮过长（包皮炎）、前列腺炎等皆可诱发，治当有别，方能中鹄。

1. 精神紧张性遗精

黄某，男，23岁，大学生，1997年11月18日就诊。遗精一年余，在公安医院服用谷维素、抗生素及六味地黄丸等多种中成药无效。初诊：遗精每月4次以上，常于精神紧张时发生。考试期间遗精频繁，甚则1天1次，心烦，易汗出口干，寐差，大便干，小便正常，舌质淡，苔薄白，脉细重按无力，有手淫史。西医诊断：植物神经功能紊乱。中医诊断：遗精（心神浮越，心肾不交）。治法：安神定志，滋养心肾。处方：三才封髓丹加味：天冬10g，生地15g，太子参15g，黄柏10g，砂仁3g，鸡内金10g，生龙骨20g，生牡蛎20g。

1997年12月2日二诊：服上方14剂，遗精1次，情绪紧张缓解，夜寐渐安，口干，大便干，小便正常，舌质淡，苔薄白，脉渐有力。续以前方，加莲子肉10g，天花粉20g，生大黄3g。

1997年12月9日三诊：服二诊方7剂，遗精未作。心情有愉快感，寐可，口不干，大便日一行，小便正常，舌质淡，苔薄白，脉弦有力。继以前方去天花粉，加芡实10g，山药10g，1剂，以善其后。

按：本案遗精常在精神紧张时发生。紧张性遗精多见于大、中学生，尤见于考试紧张期间频发。此种遗精，既非相火妄动亦非肾虚不固，而是由于精神紧张致心神浮越、心肾不交。治疗以安神定志为主，辅以滋养心肾。三才封髓丹出自《医学发明》，是治遗精名方。但不应墨守成规，心神浮越可伤心气，遗精日久亦伤肾阴。是以本案用龙骨、牡蛎安神定志，三才封髓滋养心肾，加鸡内金以止遗。二诊加天花粉、生大黄养阴生津、通腑清热，莲子肉增强止遗之功。三诊去天花粉，加芡实、山药以固遗。"清""镇""固"，是治疗紧张性遗精的三个原则。镇静、清热可宁心安神，复予固涩以加强疗效。

2. 食物性遗精

吴某，男，25岁，技术员。1997年12月9日就诊。遗精频发，至今两年余。曾在北京数家医院就诊，诊断为"无菌性前列腺炎"，服用多种抗生素及中药无效。前来就诊二次后仍未见效。此次诊治见其苔黄而厚，舌质偏红，口干，腹胀，便干，便询其每次遗泄是否与食物有关，患者忽然悟及遗精每于食羊肉火锅后发生，甚则食羊肉韭菜等辛热食物亦遗精。中医诊断：遗精（胃火偏盛，下扰精室）。治法：清胃泻火，滋阴益肾。玉女煎加味：生石膏20g，知母10g，麦冬10g，熟地15g，怀牛膝10g，鸡内金10g。

1997年12月15日二诊：服上方7剂，患者遗精未作，口不干，腹胀减轻，小便淡黄，大便正常，苔薄黄，脉弦。继以前方 7 剂。

1997 年 12 月 30 日三诊：服上方 14 剂后，患者其间食用羊肉火锅 2 次，遗精未作。嘱患者遗精虽愈，但羊肉火锅等辛热之品仍少服为宜。

按：本案遗精每于食羊肉火锅后发生。治宜清泄胃热，食宜远辛辣厚味。明·王纶在《明医杂著·梦遗滑精》中指出："梦遗滑精，世人多作肾虚治，而为补肾涩精之剂不效，殊不知此证多由脾虚，饮酒厚味，痰火湿热之人多有之。"亦说明胃火可下扰精室。本案用玉女煎加鸡内金，既可清胃经积热，消食和胃，又可固精止遗。

3. 包皮过长遗精

孟某，男，26 岁，教师。1997 年 10 月 17 日就诊。遗精 3 年，久治乏效。初诊：遗精每隔 5～6 天 1 次，夜间易勃起，龟头时有瘙痒，大小便可，舌淡红，苔薄黄，脉和缓，有手淫史。男科查体：包皮过长，其他正常。西医诊断：包皮炎。中医诊断：遗精（热毒蕴结）。治法：①包皮切除术；②清热解毒中药外洗。处方：虎杖 20g，黄柏 20g，苦参 20g，丹皮 20g，煎汤温洗。

1997 年 10 月 28 日二诊。患者用中药外洗 2 剂，龟头瘙痒消失。行包皮环切术，现已拆线，遗精未作。嘱平时注意外阴清洁。

按：本案为包皮过长、包皮炎致遗精。包皮过长是遗精的一个诱因，若平时不注意卫生，常可致龟头炎而诱发阴茎勃起，出现遗精。对于这类遗精，以手术切除过长包皮为主。中药治疗可用清热解毒中药外洗，以消除局部炎症。

4. 前列腺炎遗精

郭某，男，23 岁，农民。1997 年 7 月 8 日就诊。遗精 8 年。在河北省邯郸市等医院诊断为慢性前列腺炎，服用奥复星、阿奇霉素等抗生素未得控制。初诊：遗精 5～6 天 1 次，严重时 1 天 1 次，尿频，后尿道疼痛，小腹胀痛，腰酸不适，睾丸发凉，头痛（两颞部），寐差，舌质淡红，苔薄黄，脉弦滑。前列腺指诊：偏大，质偏硬，压痛。前列腺液常规：pH 值 6.7，白细胞满视野/HP，卵磷脂小体（＋）。西医诊断：慢性前列腺炎。中医诊断：遗精（热毒内蕴，瘀浊阻滞）。治法：清热解毒，祛瘀排浊。当归贝母苦参丸加味：当归 10g，浙贝母 10g，苦参 10g，虎杖 15g，败酱草 15g，冬瓜仁 15g，鸡内金 10g，乌药 10g，黄柏 10g。

1997 年 7 月 20 日二诊：服上方 14 剂，患者遗精 1 次，梦交、尿频、后尿道疼痛明显减轻，小腹不胀，头不痛，腰仍感不适，睾丸发凉，寐可，舌淡红，苔薄黄，脉弦。继以前方。

1997 年 8 月 4 日三诊：服上方 14 剂，患者遗精未作，诸症明显缓解，偶有小腹胀及腰不适，舌质淡，苔薄黄，脉弦。前列腺液常规：pH7.1，白细胞 10～15/HP，卵磷脂小体（+）。继用上方 14 剂，巩固疗效。

按：遗精是慢性前列腺炎的一个常见症状，前列腺炎可致遗精，但遗精并非皆为炎症所致，因此，临床上需结合前列腺液检查以微观辨证。本案前列腺液白细胞满视野，辨证属热毒内蕴，瘀浊阻滞。认为这一现象是由于炎性分泌物瘀阻在前列腺导管内所致。治以清热解毒，祛瘀排浊。方用当归浙贝苦参丸加味，用苦参、黄柏、败酱草清热解毒；虎杖、当归活血祛瘀；浙贝、冬瓜仁排浊祛湿；乌药温阳行气止痛，鸡内金止遗固涩。二诊后，尿路症状明显减轻。三诊后，诸症明显缓解，前列腺白细胞 10 ～ 15/HP。药证相符，当获效机。

第三节　血精症

男子在正常情况下，精液射出后，呈灰白色或淡黄色，若排出之精液中携有血液（包括肉眼及显微镜下所见）者，称为"血精"，常见于精囊炎患者。

一、病因病机

血精一病，中医早有认识，隋·巢元方将其病机概括为"气血俱损，肾家偏虚"。临床发现，有欲火旺盛，强力入房，或手淫无度，怒伤血络者；有房劳过度，损伤肾阴，阴虚火旺，灼伤血络者。多表现有腰腿酸软，口干咽燥，手足心热，性欲亢盛，舌红少苔，脉象细数等阴虚火旺之证。若排精时尿道灼热涩滴，小便黄赤，为兼有湿热下注之象。

现代医学认为，"血精"为精囊炎的主要特征之一，由于精囊与输精管、输尿管在解剖位置上非常接近，炎症容易互相激发感染，所以"血精"也常见于睾丸炎、输精管炎、前列腺炎，以及尿道炎等疾病。

由于血精多是在行房射精时发生，所以不易被发现，有的病人久患血精也无觉察，故本病易成为慢性。

二、辨证治疗

"血精"是标，肾阴虚损是本。肾阴不滋，虚火不清，欲火不息，相火不平，"血精"难愈。治疗应标本兼顾。方选知柏地黄汤加味，药用：知母、黄柏、生地、山药、山萸肉、泽泻、茯苓、丹皮、鹿衔草、茜草、龟板。本方以知柏地黄汤入龟板，含有大补阴丸之意，重在滋阴降火；鹿衔草、茜草凉血消炎抗感染且有活血之力；若肉眼血精明显，可加入小蓟、茅根等凉血止血之品；兼有湿热下注，射精时尿道涩痛灼热，加龙胆草、车前草，以清利肝胆湿热；血精长期不愈，气血虚损，加党参、黄芪、当归以益气养血；败精及离经之血瘀阻，加丹参、藕节等以活血止血。

此外，应注意泌尿系、生殖系其他炎症的治疗，如有睾丸炎时，应在原方基础上加龙胆草、橘核、荔枝核；尿道炎症者，加赤芍、水蛭、红花、蒲公英；输尿管炎者，加车前草、茅根；前列腺炎者，加夏枯草、蒲公英等。临床上如不重视精囊其周围炎症的治疗，往往反复感染，缠绵难愈，血精反复出现。

三、临床经验[1]

现代医学认为，血精多由精囊、前列腺的急慢性炎症引起。此外，结核、损伤等亦是引起血精的常见发病因素。对血精病机认识多从湿热、瘀阻、虚火立论。其论治原则：阳盛伤络者，以清热凉血为主；阴虚内热者，以滋阴降火为要；瘀热内扰者，以祛瘀与清热并举。初期以湿热毒邪的实证多见。病久则一方面累及于肾，致使肾阴亏虚；另一方面则出现久病入络，败血瘀滞内结，致使血精缠绵难愈。因此，对于顽固性血精的治疗，除针对其主要病因外，任何证型均宜选加滋阴药与活血祛瘀药，方更切合病情。由于出血之症多与火邪有关，出血之病必导致瘀血，因此，瘀热病机可贯穿于血精病的各证型之中。善用《内经》四乌贼骨一藘茹丸（乌贼骨、茜草）及《金匮要略》蒲灰散（蒲黄、滑石）为首选方，前者以化瘀止血为主，后者以化瘀利窍泄热为要。凡出血之病，总因血络受损，不论新久，往往多夹瘀血，故调治疗血精，理血之品当随证运用，尤其是在运用止血药时，应选用既能止血又兼化瘀之品，以防止血留瘀之患。具体分三型论治：

1. 肝经湿热

精室位于下焦，肝之络脉环绕阴器，精液归精室所藏，由阴茎窍道排出。若肝经湿热，循经下注，热血蕴结于下焦，扰动精室，损伤血络，迫血妄行，则血随精出，发为血精之病。正如《医学衷中参西录》所云："溺血之证……间有出自阴道者……肝移热于血室，则出自精道。"治肝经湿热之血精除善于把握湿热病邪之主因外，对病机过程中出现的瘀出脉外之瘀血也十分注重调治。因此，在选用龙胆泻肝汤清肝胆之火、泻下焦湿热的同时，常加四乌贼骨一藘茹丸并三七粉化瘀止血。三七为化瘀止血之妙品，助当归祛瘀生新。诸药合用，湿热得清，瘀血得消，郁火得散。如治邓某，男，54岁，农民，

---

[1] 陈金荣. 王琦治疗血精的经验 [J]. 中医杂志，1996，37（6）：331-332.

1993 年 11 月 4 日就诊。房事射精呈红色 2 年，加重 1 年，常因劳累后症状明显。平时伴有心烦易怒，口苦时作，小便时有淋沥不尽，舌红苔黄，脉弦。证属肝经湿热，下扰精室，血络受损之血精症。治宜疏肝泄热，化瘀止血。用龙胆泻肝汤加味治之：龙胆草 5g，栀子 10g，黄芩 10g，柴胡 10g，车前子 10g，生地 10g，泽泻 10g，当归 10g，茜草 10g，紫草 10g，三七粉 3g（冲服）。每日 1 剂，连进 7 剂。11 月 12 日复诊，血精未见，心烦易怒等症明显好转，继守前方再进 6 剂。11 月 19 日三诊，患者自述，诸症全消，诊后嘱改服六味地黄丸半月，以资巩固。

2. 瘀热扰精

瘀热致病，历代医家多有论述。《金匮要略·肺痿肺痈咳嗽上气病脉证并治第七》指出："热之所过，血为之凝滞。"朱丹溪亦谓："血受湿热，久必凝浊。"久患血精之因，除瘀血阻滞外，多夹热邪内伏。其病机为湿热毒邪侵扰下焦，热迫精室，血瘀脉外未能得以及时治愈而导致瘀热内伏。或精室络损血瘀，败血瘀滞经络，日久化热，瘀与热邪互结，相互作祟，致使血精反复发作，缠绵难愈。治疗以活血祛瘀与泄热利窍并重，方用四乌贼骨一蘆茹丸合蒲灰散加丹皮、栀子、香附、木贼草治之。方中茜草配蒲黄、丹皮祛瘀，清热凉血，以针对瘀热致病之主因，同时茜草、蒲黄又为化瘀止血之良药；栀子清热凉血止血，并有解郁除烦化瘀之功效，对于伏热及郁结之火均有特殊的治疗效果。用木贼草、滑石清利下焦湿热。《本草正义》谓木贼草具有"疏泄窒滞，升散郁热"的作用，《圣济总录》《普济方》均载其有止血之功；乌贼骨收敛止血兼化瘀血，尤善治泌尿生殖系统器官的出血症；香附行气解郁，畅达气血。诸药合用，使瘀血得清，精室得利，血精自愈。如治张某，男，40 岁，驾驶员，患血精 4 年，于 1994 年 1 月 13 日就诊。4 年前无任何诱因出现房事射粉红色精液，严重时可见少量血块，余无任何不适。曾到人民医院诊治，予抗菌消炎西药无效。观察见舌质淡红，苔薄黄而腻，脉细滑。证属瘀热毒邪扰精所致。治宜清利精室，凉血化瘀止血。方用四乌贼骨一蘆茹丸合蒲灰散加味：茜草 10g，乌贼骨 15g，炒蒲黄 15g，滑石 10g，木贼草 10g，丹皮 10g，山栀 10g，炒香附 10g，连服 14 剂血精痊愈。

3. 阴虚火旺

阴虚火旺血精之病机，多由肾阴亏虚，相火偏亢，虚火扰精，血络受损所致。正如《许履和外科医案医话集》所云："精血……多由肾阴不足，相火偏旺，扰动精室，迫血妄行。"亦有血精日久，热邪久郁，灼伤阴津，因此，滋养肾阴，清泻虚火，化瘀止血是其基本治疗原则。多选用大补阴丸与二至丸、四乌贼骨一蘆茹丸加车前子、三七治之。方中大补阴丸滋阴降火为主，龟板既能滋肾阴，为滋阴止血之妙品，以凉血止血的生地炭与龟板配用，更能发挥滋阴止血的治疗效果；二至丸养肝肾之阴，并能凉血止血；茜草、乌贼骨化瘀止血；三七化瘀止血，祛瘀生新，与茜草相伍，化瘀止血有明显的协同作用；车前子清利下焦，导热下行。诸药合用，滋阴泻火，化瘀止血，祛瘀生新以利精室康复。如治赵某，男，62岁，医生。1995年4月25日复诊。自述血精数年屡治无效，曾于1993年7月6日求诊，服药7剂而愈，至今近两年未发。近因劳累过度出现小便后滴咖啡色黏液，伴有神疲寐差，时觉心烦。查精液红细胞5～10/HP，观其舌质红而少津，脉细数。证属虚火内扰精室。治宜滋阴泄热，凉血化瘀止血。处方：生地炭15g，茜草10g，乌贼骨10g，三七粉3g（分两次兑药冲服），女贞子10g，旱莲草15g，知母10g，黄柏10g，炙龟板15g（先煎），车前子10g。连服16剂。5月12日复诊，血精已愈。为巩固疗效，前方减三七粉、乌贼骨，加山药10g，继服10剂以巩固疗效。

血精之治，要在掌握"清""化"二字。清者，或清湿热，导火下行；或清郁热，泄散火邪；或清虚热，以制阳光。化者，化瘀止血而不凝滞，化湿利窍而不伤阴，如是则大法概矣。

第四节　不射精症

不射精症，指男子阴茎勃起坚硬，能进行性生活，但无情欲高潮，不能在阴道内射精。也有非性交射精现象，或有射精感而无精液射出，属于男性不育疾病的原因之一。

一、病因病机

不射精症，早在隋代巢元方《诸病源候论》中就有记载："丈夫无子者，泄精……精不射出。但聚于阴头，亦无子。"究其病因病机，主要有肾气虚弱，无力鼓动精液射出；或肝气郁结，疏泄失职，精液难以射出；或气滞血瘀，精道被阻而成。因肾虚及肝郁所致者，精液虽未射出，但由于欲火煽动，精以离宫，均可导致败精瘀阻。

现代医学认为，本病是由于大脑皮层对射精的抑制加强，或脊髓性兴奋中枢功能减弱所致。有功能性和器质性、原发性和继发性之分。如有的因精囊炎或前列腺炎症引起；少数患者是性知识缺乏、性交方法不正确，因而达不到性欲高潮而成不射精症。

二、辨证论治

1. 肾虚精闭

宜补肾通精。药用黄精、五味子、菟丝子、枸杞子、覆盆子、急性子、车前子、王不留行、红花、炮山甲。此方补肾气而不燥，通精窍，利水窍，化瘀血。适用于肾虚无力射精者。

2. 阴虚火旺

若阴虚火旺，阳强不倒而不射精者，可用知柏地黄汤加车前子、王不留行、红花、炮山甲等。

3. 肝失疏泄

治宜疏肝理气。肝能疏泄精液，通利精窍，则不射精症即愈。药用四逆散加味：柴胡、赤芍、枳实、炙甘草、蜂房、王不留行、车前子、红花、炮山甲。若肝胆湿热，可加龙胆草、栀子、黄芩等清利湿热。

本病的治疗，关键是在辨证施治基础上，通利精窍、水窍，故穿山甲、红花、王不留行、车前子等为必用之品，还可选用其他活血破瘀、利水通窍之品。精水二窍，殊途同归，射精之时，精液通过精道、尿道排出体外，精水二窍畅通无阻，有利于精液外射。

此外，还应注意相兼生殖系及泌尿系炎症的治疗，适当运用夏枯草、鹿衔草、蒲公英等解毒消炎之品。个别病人，应加强性生活指导，使其克服紧张心理，性交方式正确，有助于本病的治疗。

第五节　睾丸疼痛

睾丸疼痛症，是指睾丸抽搐，或紧缩，或肿胀，疼痛等，属中医学的"阴痛""疝痛""子痛""缩睾"等范畴。现代医学的急慢性睾丸炎、附睾炎及慢性前列腺炎、精索静脉曲张、睾丸及附睾结核、鞘膜积液、外伤等疾病均可引起睾丸疼痛。

一、病因病机

睾丸痛，属中医学的"阴痛""疝痛"等范畴，《灵枢·经脉》曰"肝足厥阴之脉……循股阴入毛中，过阴器，抵少腹……""是主肝所生病者，胸满，呕逆，狐疝……"，说明阴部和少腹部的疾患与肝脉有着十分密切联系。若情志不畅，肝气郁结，或起居不慎，或受风寒湿邪，肝脉气血凝滞，或饮食不节，醇酒厚味，酿生湿热，下注阴器；或局部损伤，气滞血瘀，阻闭经脉等，均可引起睾丸疼痛。

二、辨证论治

1. 气滞血瘀

肝失疏泄条达，气机郁阻，则气郁肝经。治宜化血化瘀，行气散结止痛为法。方用四逆散合橘核丸加减：柴胡12g，枳实10g，橘核10g，木香10g，赤芍10g，香附10g，川芎10g，川楝子10g，延胡索10g，水蛭10g，桃仁10g，红花10g。

2. 湿热郁结

湿热下注，肝失疏泄，络脉郁阻。治以清热利湿，通经散结为法。药用：蒲公英30g，王不留行10g，炮山甲10g，川断10g，川牛膝6g，夏枯草20g，鹿衔草15g，路路通10g，地龙10g，淫羊藿15g，柴胡10g，黄柏6g，橘核10g，茯苓10g。

3. 寒滞肝脉

寒凝肝络，气血瘀阻。治宜温散寒邪，疏肝止痛。方用麻黄附子细辛汤加减：麻黄6g，附子6g，细辛3g，赤芍15g，橘核15g，小茴香10g，川楝子10g，肉桂6g，延胡索10g，乌药10g，柴胡10g，甘草10g。

以上不同证型，若兼有阳痿者加水蛭、蜂房、白蒺藜、蜈蚣；遗精者加黄精、牡蛎、天冬、麦冬；精液不化者加麦芽、花粉；精液稀少或死精者加紫河车、黄精、水蛭等。

三、临床经验 [1]

睾丸慢性疼痛（子痛）多见于慢性附睾炎、睾丸炎、精索炎及一些原因不明的睾丸、附睾疼痛等疾病，兹将治疗本病的思路与经验介绍如下。

1. 温肾通经法

本法适于睾丸冷痛，遇寒疼痛加剧，得热则舒，自觉阴冷囊缩，或见腰膝酸冷，遗精，小便清长，舌淡苔白润，脉弦紧或沉弦。考虑子痛属前阴疾患，前阴由足厥阴肝经和足少阴肾经所主。足少阴之筋，"并太阴之经而上，循阴股，结于阴器"（《灵枢·经脉》）。肾之阳气、精微赖此以转输、运送于阴器，并濡养、温煦之。若"肾气虚损，为风邪所侵，邪气流入肾经，与阳气相击，真邪交争，故令阴痛。"（《诸病源候论·虚劳阴痛候》）。此类患者多为素体肝肾虚损，阳气亏虚，或坐卧风冷，或坐卧寒湿之地，寒

---

[1] 贾海骅.王琦教授治疗子痛经验［N］.中国中医药报，1995-11-20.

湿之邪乘虚而入，寒湿之邪流注肾经，滞于肝脉，寒性凝滞，聚于前阴，阻碍气血运行，经络不通而致。治宜温肾散寒，兼以疏肝止痛。常用温阳药物有巴戟天、小茴香、丁香、乌药、桂枝等，并适当加振奋全身阳气的药物，如麻黄、附子、细辛、肉桂等。通过以上药物的选择和配伍，以达温阳通络之目的。常用方剂如麻黄附子细辛汤、暖肝煎等。

病例：齐某，男性，32岁，农民。1993年8月16日初诊。患者自述睾丸冷痛已3年，遇寒则疼痛加重，自觉阴囊、睾丸、小腹冰冷，畏寒肢冷，小便清长，舌淡苔白润，脉沉弦。治宜温肾散寒，理气止痛。方用麻黄附子细辛汤加味。处方：炙麻黄6g，淡附片10g，细辛3g，川楝子10g。水煎服，6剂。8月23日复诊。患者服药后子痛已除，唯受冷后，稍有阴部不适。为巩固疗效，嘱其服金匮肾气丸以善其后。

2. 健脾补气法

本法适用于睾丸坠胀隐隐而痛。或可伴有纳少乏力，气短不足以吸，周身困倦，倦怠嗜卧，精神萎弱，面色萎黄不华，消瘦，舌质淡或淡胖有齿痕，苔薄白，脉弱无力等症。《素问·厥论》谓："前阴者，宗筋之所聚，太阴阳明之所合也。"此言道出了太阴经脉与男性生殖器官之间的联系，足太阴经脉联络于阴器，足太阴之筋，亦"结于膝内辅骨，上循阴股结于髀，聚于阴器。"（《灵枢·经筋》）。脾居中焦，为后天之本，和胃及所属经络构成一系统，主腐熟受纳水谷，吸收与转输其精微，并借其所络属经脉、经筋与阴器建立联系，调节其功能活动。在临床观察中发现，此类患者多因禀赋虚弱，劳倦内伤，渐致脾气不足，外举无力，阴气下陷，统摄乏力而致宗筋摄纳无权；或因饮食不节，损伤脾胃，宗筋松弛，固摄无权而致。治宜健脾益气，使后天化源充足。常用的益气药物有黄芪、党参、人参、山药等；健脾药物有茯苓、白术、苡仁、扁豆等；在中气下陷时，适当加入升麻、柴胡等升举阳气之品。通过以上药物的选择和配伍，以达到健脾益气之目的。常用方剂如六君子汤、补中益气汤。

病例：张某，男性，32岁，工人，1992年9月8日初诊。患者左侧睾丸下坠微痛一年余，左侧睾丸较右侧下垂约5cm，伴见双侧下肢有沉重感。曾经多次中药治疗及外用药兜均无效，舌质淡红苔白，脉细弱。治以健脾益气，化瘀止痛。拟补中益气汤加味。方用黄芪15g，党参15g，白术10g，陈皮6g，升麻15g，当归10g，柴胡10g，枳壳20g，益母草15g，巴戟天10g，胡芦巴10g，橘核10g，苏木10g。14剂。9月24日复诊，患者用药后，自觉左侧睾丸坠胀感消失，睾丸亦恢复常位，双下肢沉重感消失，唯有干重体力活时，左侧睾丸偶有下坠感，稍事休息，即可恢复原位。为巩固疗效，继服上方并改黄芪30g，加菟丝子10g，14剂。20天后患者就诊时，自述症状已基本消失，唯虑其久病初愈，嘱其继服补中益气丸1月以巩固疗效。

3. 疏肝理气法

本法适于睾丸一侧坠胀疼痛；临床常伴有精神抑郁，胸胁满闷或疼痛，善太息，少腹胀痛，大便失常，舌淡苔白，脉弦等症。古代医家将人体前阴的生殖器官称为"宗筋"。在男性，主要指阴茎及睾丸。一般认为，前阴是全身筋肉汇聚之所，睾丸、阴茎是全身筋肉汇聚而成。肝主宗筋，其经筋则上循阴股，结于阴器，络诸筋，故有"肝司阴器主疏泄"之说，说明肝脏有疏泄前阴的功能。人体全身气机的运行、升降、出入全赖肝的疏畅，如肝失条达，疏泄失职，则致前阴气血不畅，阻滞脉络。治宜疏肝理气，使肝气条达，气血舒畅，经脉通达。疏肝药有柴胡、香附、厚朴、郁金、青皮、枳壳、延胡索、川楝子、乌药等；如肝郁化火，可适当加用丹皮、黄芩、栀子等清肝之品；如肝郁血滞，可适当加用赤芍、归尾、川芎、桃仁等化瘀之品。通过以上药物的选择和配伍，以达到疏肝理气之目的，常用方剂如四逆散、柴胡疏肝散等。

病例：宋某，男性，38岁，工人，1993年5月11日初诊。患者自述左侧睾丸胀痛1月余，时作时止，每次持续10～20分钟，稍作休息则缓解，无明显诱因，伴有心烦易怒，舌淡苔薄白，脉弦细数。治宜疏肝理气，通络止痛。方用四逆散加味：柴胡12g，枳壳10g，白芍15g，炙甘草6g，蜈蚣1条，川楝子10g，延胡索10g。7剂。5月18日复诊，患者自觉睾丸阵发性胀痛明显好转，情绪亦平复，无其他不适，舌淡苔薄白，脉弦细。效不更方，续前方7剂巩固疗效。

4. 活血化瘀法

本法适用于有外伤的患者，表现为睾丸疼痛难忍、舌紫暗或有瘀斑、脉涩等症。由于前阴部位解剖、生理上的特点，损伤之后，瘀血积滞短时间内难以消散，而往往成瘀血积蓄，阻隔经脉，络阻血瘀，气滞不通。治宜活血化瘀，使经脉通达，气血流畅。常用的活血化瘀药物有桃仁、红花、赤芍、蒲黄、五灵脂、三棱、莪术等；宜适当选用枳壳、香附、延胡索、川楝子等疏肝理气之品。通过以上药物的选择和配伍，以达到活血化瘀之目的。常用方剂如少腹逐瘀汤、血府逐瘀汤。

病例：李某，男性，25岁，农民。1993年11月16日初诊。患者睾丸疼痛已6年余，其疼痛尤以天气剧变时较甚，不影响活动，无尿血及发烧等情况，舌暗苔薄，脉沉细。既往有前阴外伤史。曾在某医院服用中药，并做"封闭"治疗，症状无缓解而来本院就诊。治宜活血化瘀，通络止痛。选少腹逐瘀汤加味：蒲黄10g，五灵脂10g，当归10g，川芎10g，小茴香10g，肉桂3g，赤芍10g，川楝子10g，荔枝核10g，没药6g，牛膝10g，桃仁10g，丹参10g，乳香3g，蒲公英15g。15剂。12月1日复诊。患者睾丸疼痛已消失，唯气候变迁时阴部偶有不适，余无症状。再予上方7剂，以固其效，嘱其慎寒温。

疼痛是本病的主要症状，疼痛性质变化很多，有冷痛、坠痛、胀痛、刺痛、隐痛等不同，反映疼痛的病机不同。冷痛、隐痛多见于阳虚患者，坠痛多为脾气亏虚所致，胀痛多见于肝郁患者，刺痛多为血瘀前阴所致。

第六节　阴茎硬结症

阴茎硬结症，中医称为"玉茎结疽"，是一种原因不明的结晶纤维硬结性疾病。1745年 De.Le peyonie 首先对其病理、诊断与治疗等作了详细的论述，故文献上称之为 Peyonie 氏病。从解剖生理学角度讲，是阴茎海绵体白膜与阴茎筋膜之间产生纤维性硬结，末期可在结缔组织中小血管周围发生炎性细胞浸润，嗣后逐渐形成增厚型组织硬结，以纤维化为主，严重者的病变可超过海绵体白膜以外，进一步发展则有钙化的可能，但其病变局限，一般不累及尿道，与皮肤不相粘连。

中医认为本病属肝肾阴虚，脾失健运，或寒湿凝结，气滞痰瘀，玉茎经脉阻遏所致。此病并不常见，40 岁左右多发，起病缓慢，早期常无异常感觉，每于阴茎勃起或性交出现阴茎疼痛时，才引起注意。其临床表现为会阴部不适，或有下坠感，排尿时尿道轻微刺痛，或排尿不畅等；检查时，阴茎海绵体可触及单个或多个的硬结，呈圆形或扁椭圆形，与皮肤不粘连。严重时，或可产生阴茎功能障碍，如勃起疼痛、阴茎弯曲等，也有勃起不坚或出现阳痿者。

一、病因病机

阴茎硬结症属中医的"玉茎结疽"，是一种原因不明的阴茎纤维硬结性疾病，临床上并不多见。个人认为，本病的产生与肝郁、与痰浊相关，肝经绕阴器过少腹，肝郁日久，气滞肝经，与痰浊互结，凝滞于阴茎之体发为硬结。轻者可无明显自觉症状，重则局部不适或阴茎勃起疼痛，或勃而不坚等。

二、专方治疗

既然本病之成与气滞痰瘀相关，所以化痰祛瘀就是本病的主要治则。临床上宜在疏肝理气的基础上，重用化痰祛瘀药，投以柴胡、枳壳，赤芍、半夏、浙贝、昆布、夏枯草、蒲公英、路路通、丹参、王不留行、水蛭、地龙等，水煎服。方中柴胡、枳壳疏肝理气；半夏、浙贝、昆布、夏枯草化痰软坚；路路通、丹参、王不留行祛瘀通络；地龙、水蛭活血化瘀。诸药合用，肝气舒，痰浊去，瘀血通，硬结除，诸症自平。

第七节　阴囊湿疹

阴囊湿疹，中医称之为"肾囊风""绣球风""胞漏风"等。是一种以阴囊做痒，或起粟疹、水疱，搔破则湿烂，脂水浸淫等为特征的男性皮肤病。多为肝经湿热下注或湿热外滞所致。正如《医宗金鉴·外科心法要诀》所云："此证一名绣球风，系肾囊做痒，有肝经湿热，风邪外袭皮里而成。初起干燥痒极，喜溶热汤，形如赤粟，麻痒，搔破浸淫脂水，皮热痛如火燎者，此属里热。"本病好发阴囊，亦可累及肛门或阴茎。由于湿热是本病的主要原因，阴囊部属肝经绕过之处，故清利肝经湿热，佐以疏风止痒便是本病的治疗大法。

一、病因病机

肝经绕阴器，抵少腹，布两胁，阴囊湿疹或阴囊皮炎的产生与肝经湿热下注有密切关系；也有湿热不去，久郁化燥者。湿热下注引起者，以局部瘙痒或糜烂为主；若属湿热久郁化燥生风者，则以局部干燥瘙痒、烦躁不安为主。

二、辨证论治

本病的治疗应视其临床表现，给予辨证论治。在辨证的过程中，应抓住肝经湿热下注或湿热化燥这两个主要病机，以增强论治的针对性。

1. 肝经湿热下注

治宜清肝泻火，苦寒燥湿。方用龙胆泻肝汤加黄柏、苍术。若局部瘙痒甚者加白鲜皮、地肤子、蝉衣；若局部糜烂瘙痒者，应遵循《内经》"诸痛痒疮，皆属于心"的理论，酌情选用黄连、莲子心以达燥湿止痛止痒；若阴囊潮湿为主，改服当归拈痛汤加土茯苓等。

2. 风燥偏盛者

治宜清热养血润燥。方用龙胆泻肝汤去山栀、泽泻，加丹参、胡麻、丹皮等以养血润燥并用，杏仁连皮煎水外洗。

三、综合防治报告[1]

阴囊湿疹是以阴囊皮肤干燥瘙痒或起粟疹、水疱，搔破后浸淫脂水为特征的男科常见皮肤病。诱发本病的因素很多，其中炎夏之季，居处潮湿、淋雨、阴冷涉水、汗液浸渍、污垢刺激、衣裤摩擦，以及搔抓等是其重要因素。

1. 阴囊湿疹分期

阴囊湿疹的皮损多样、形态各异，且有融合及渗出倾向。根据病程和皮损特点，一般分急性、亚急性、慢性三种。

（1）急性阴囊湿疹

发病较快，初起皮肤潮红、肿胀、瘙痒，病变部位常为片状或弥漫性，无明显境界，继而出现丘疹、水疱，群集或密集成片，常因瘙痒抓挠，致水疱破裂，形成糜烂、渗液，最后逐渐结痂、脱落，露出光滑红色皮肤，并有少量糠秕状脱屑而愈。

自觉瘙痒，重者难以忍受，呈间歇性或阵发性发作，常于夜间或情志变化时增剧，影响睡眠。继发感染时，水疱成为脓疱，疱液混浊，结蜡黄色脓痂，并可引起附近肿痛、发热、怕冷等。

（2）亚急性阴囊湿疹

介于急性与慢性之间的病程阶段。患部皮损较急性者轻，潮红、肿胀显著减轻，渗出减少，以小丘疹为主，结痂、鳞屑较多。仍有瘙痒，一般无全身不适，常有演变为慢性之倾向，也可因外界刺激而呈急性发作。

（3）慢性阴囊湿疹

由急性、亚急性湿疹长期不愈、反复发作而来，亦有少数起病即为慢性者。皮损境界明显，炎症改变不显著。主要表现为皮肤肥厚、粗糙、嵴沟明显、干燥、脱屑，呈苔藓样变，皮色呈暗红或深褐色，有抓痕、少量丘疹、血痂、色素沉着；瘙痒剧烈，不时发作，尤以夜间或情绪紧张时更甚。

2. 中医治疗方法

本病初期以清热祛风、除湿止痒为主，视其湿热、风热之不同，分别论治。风热者，清热疏风止痒；湿热者，清热除湿止痒。日久化燥伤阴者，宜养血润燥、清热止痒；肾虚者酌以补肾，并须外治内服相配合，以期速愈。

---

[1] 王琦.烂裆（阴囊湿疹）的治疗［N］.中国中医药报，1998-08-28.

（1）风热外袭

临床表现为初起阴囊干燥作痒，喜浴热汤，甚则起疙瘩如赤粟，搔破后流黄水，皮肤灼热疼痛。舌质红、苔薄黄、脉弦数。治以清热疏风止痒。血分热甚者，兼以凉血、活血。方以消风散加减。方中当归、生地凉血活血；防风、蝉蜕、荆芥、牛蒡子散风清热；石膏、知母清热泄火；木通导热下行。加柴胡发散肝经郁热，龙胆草清泻肝火，减去苦参、苍术之燥烈。若局部痒甚者，加白鲜皮、地肤子以祛风止痒；糜烂、渗液多者，加黄连、苍术苦寒燥湿。

（2）湿热下注

临床表现为阴囊瘙痒，浸润潮红，破后湿烂，脂水频流，患处肿胀，伴大便不爽、小便黄赤。舌质红、苔黄腻、脉弦数。治以清热除湿止痒，佐以解毒。方以龙胆泻肝汤加减。方中龙胆草、栀子、黄芩清热燥湿；柴胡清肝解郁；车前子、泽泻、木通导湿下行；生地凉血清热；当归养血活血。痒甚者，加徐长卿、蝉蜕、蛇蜕清热止痒；湿偏重者，重用车前子，加牛膝、六一散利湿；湿热久蕴成毒，焮红肿胀者，重用生地，加赤芍、丹皮或合用黄连解毒汤泻火解毒。

（3）血虚风燥

临床表现为病情反复发作，日久不愈，阴囊肥厚、干燥、不时作痒、皲裂疼痛，伴头昏乏力、腰膝酸软。舌红、少苔，脉细数。治以滋阴养血，润燥除湿。方以滋阴除湿汤加减。方中四物汤养血润燥；柴胡、黄芩疏肝清热；知母、地骨皮滋阴凉血；泽泻利湿，陈皮和中祛湿。若阴虚重者，加制首乌、白蒺藜滋阴润燥；瘙痒甚难以入眠者，加珍珠母（先煎）、生牡蛎（先煎）、夜交藤潜镇安神；腰膝酸软，加炙狗脊、菟丝子补益肝肾；皮肤粗糙肥厚者，加丹参、鸡血藤、干地龙活血祛风。

（4）阳虚风乘证

临床表现为阴囊湿冷，汗出瘙痒；兼见肾阳虚证如畏寒肢冷，腰膝酸软，神疲倦怠，舌质淡胖，脉沉细。治以温补肾阳，祛风除湿。方以济生肾气丸加减。方中桂附八味温补肾阳，车前子利湿，牛膝入肾经，补肾壮腰膝。肾阳虚见证明显者，加炒杜仲、淫羊藿加强温补肾阳作用。如湿胜则加苍术、薏苡仁健脾燥湿；风胜加防风、白芷之类祛风止痒。

（5）中成药治疗

①防风通圣丸：每次1丸，每日2～3次口服。适于风邪偏盛者。

②二妙丸：每次1丸，每日2～3次口服。适于湿邪偏盛者。

③风湿相兼者，防风通圣丸和二妙丸同服。

（6）针灸治疗

①体针疗法：选取蠡沟、足三里、曲池、会阴；血海、三阴交、犊鼻两组穴位。用

30 号 1 寸半毫针，进针 1 寸左右，行捻转补泻法，留针 30 分钟。两组穴位交替使用，隔日针刺 1 次，10 次为 1 疗程。也可在上述穴位施灸。若肾气虚者，加灸中极，行针用补法；若阴虚有热，加刺太溪、太冲穴，行平补平泻法。若肝经湿热，加刺行间、太冲、阴陵泉穴，行泻法。

此外，也可取特定穴百虫窝（承山穴向上 1 寸处），用毫针强刺激，留针 30 分钟，每 5 分钟行针 1 次，或配合电针。

②耳针：取肝、肾上腺、外生殖器、内分泌、神门、肾等穴。每次选 2 ～ 3 穴，用皮内针埋藏或王不留行籽贴压，嘱患者频频自行按压之。2 ～ 3 天更换 1 次，两侧交替使用。

（7）单验方治疗

①阴囊湿疹方：茵陈 20g，苦参 30g，黄柏 10g，白鲜皮 25g，猪苓、茯苓、生苡仁各 10g，紫花地丁 30g，玄参 20g，当归 10g，六一散 15g，明矾 10g。共为粗末，每袋 60g，每次 1 袋，将药末装入纱布袋内扎紧，放入容器内，开水浸泡 10 分钟（加盖保温），然后熏洗患处，每日 1 次，每次 20 分钟。

②阴囊湿疹验方：生大黄、大黄炭、生地榆、地榆炭各 30g，共为细末，以香油调为稀糊状，取 4 层纱布 1 块，将药摊于布面，敷患处，并包扎固定，卧床休息，早晚各 1 次，连用 3 天。

③苦参合剂：苦参、黄柏、金银花各 30g，蛇床子 15g，水煎，成人日服 2 次，每次服 20 ～ 40mL。

（8）药物外治

①干燥型：用蛇床子、白及各 15g，黄连 6g，苦参、白鲜皮各 30g，共研细末，调凡士林外敷。

②糜烂型：用蛇床子、白及各 15g，黄连、紫草、白蔹各 9g，白矾 1.5g，共研细末，调麻油外敷。或取青黛、枯矾各 30g，川黄柏、虎杖各 20g，煅石膏、寒水石、煅海蛤壳各 60g，共研细末过筛，和匀备用。本病初起时，仅以上药撒扑患处即可，每日 5 次。

③糜烂渗液时，先用三黄洗剂清洗，后以麻油或菜油为基质，每 100mL 调上药 30 ～ 50g 拌匀涂患处，每日 3 ～ 4 次，或炉甘石 6g，真蛤粉 3g，共为粉，外撒患处，每日 4 次。

④取蛇床子、苦参各 30g，苍术、苍耳子、紫草各 15g，黄柏、地肤子各 20g，白矾 10g，每日 1 剂水煎，内外合治，以 1/4 药汁内服，余液外洗患处，早晚各 1 次。如渗出液多者，重用苍术或加花椒 15g；伴感染者，加千里光 30g，蒲公英 20g。

3. 西药治疗

（1）全身疗法

急性、亚急性期可用 10% 葡萄糖酸钙或 10% 硫代硫酸钠，或 0.25% 普鲁卡因 20mL 加维生素 C 1～2g 静脉注射，每日 1 次。同时，可选用维生素 B_1、C 及各种抗组织胺类药物内服。未能奏效者，可考虑应用皮质类固醇激素。伴有细菌感染、发热、淋巴结肿大者可适当选用抗生素。

（2）局部治疗

急性期：仅有潮红、丘疹或少数小疱而无渗液，治宜缓和消炎、避免刺激，可选用湿敷或具有止痒作用的洗剂。常用的有 2%～3% 硼酸水，或炉甘石洗剂，或 2% 冰片、5% 明矾、炉甘石洗剂等。水疱糜烂渗出明显者，宜收敛、消炎，以促进表皮修复，可选用防腐、收敛性药液作湿敷或蒸发罨包，常用者如复方硫酸酮溶液、2%～3% 硼酸水、0.5% 醋酸铝或马齿苋煎水。

亚急性期：治疗以消炎、止痒、干燥、收敛为主。选用氧化锌油剂、泥膏或乳剂为宜。

慢性期：治疗应以止痒为原则，抑制表皮细胞增生，促进真皮炎症浸润吸收。选用软膏、乳剂、泥膏为宜。如 5%～10% 复方松馏油软膏、2% 冰片、10%～20% 黑豆馏油软膏、皮质类固醇激素乳剂等。

（3）理疗

液氮冷冻治疗，X 线或放射性同位（^{32}P 或 ^{90}Sr）敷贴疗法等，可用于病期较久的慢性局限性者。

穴位注射者，可用非那根 12.5mg，加维生素 B_2 1mL，取长强穴，每日注射 1 次。

（4）预防与护理

①尽可能查找病因，隔离致敏原，避免再刺激，祛除病灶，治疗全身慢性疾患如消化不良、肠道寄生虫病、糖尿病等。

②注意局部皮肤卫生，勿用热水、肥皂、盐水、碱水等清洗患处。

③忌烟酒、辛辣刺激性食物，避免进食鱼、虾等易致敏和不易消化的食物，注意观察饮食与发病的关系。

④内裤宜用纯棉制品，不宜过紧，减少局部摩擦。

⑤切忌滥用药物及用力搔抓、揉搓等。

第八节　男性高泌乳素血症[1]

高泌乳素血症为多种因素引起的血清泌乳素过高所致的一种疾病，在临床上凡血清泌乳素（PRL）高于 25μg/L 即可诊断为高泌乳素血症，在男性主要为乳腺发育异常、阳痿、不育等。由于其病因复杂，因而常常顽固难愈。

一、病因病机

现代医学认为，高泌乳素血症是由于垂体前叶嗜酸性细胞分泌过多的 PRL 所致，而泌乳素升高又可使下丘脑－垂体－性腺轴功能紊乱，从而发生上述一系列症状。目前，西医对本病的治疗主要使用溴隐停，该药可使 PRL 水平降至正常，解除对促性腺激素的抑制，促使促性腺激素 FSH 的分泌，同时提高血中 TSE 的浓度，从而达到治疗目的。但由于该药为进口药品，药源少，副作用大，从而直接限制了其临床的广泛应用，而中医药在治疗本病方面却有着明显的优势。

中医认为，男性高泌乳素血症属"溢乳""不育""阳痿"等病范畴。肾的精气主宰着人体的生殖机能，肾精属阴，肾气属阳，故肾的精气虚弱则不能荣于阴器，阴不养阳，阳道不兴，则萎弱不用，所以肾虚精亏是本病的基本原因。此外，由于肝主疏泄，主藏血液，对于调理全身气血的正常运行也具有重要作用，若肝气郁结，疏泄失常或怒火上冲则气血紊乱，血随肝气上入乳房而为乳汁；如果肾水不足，肝木失养，肾虚肝旺，肝经疏泄太过，气血紊乱亦可导致溢乳，故本病的发生还与肝的功能失调密切相关。

二、专方治疗

肝肾不足与本病关系密切，故调补肝肾，温阳解郁治疗男性高泌乳素血症之法，临床疗效显著。其方为加味四逆二仙汤：柴胡 10g，白芍 20g，枳壳 15g，仙茅 10g，淫羊藿 15g，巴戟天 10g，当归 10g，白蒺藜 30g，生麦芽 40g，生山楂 30g，甘草 10g。此方以四逆汤疏肝解郁，二仙汤温阳补肾，加麦芽、山楂、白蒺藜活血回乳。诸药合用而成补肾调肝之方，具有简便效廉的特点，从而为高泌乳素血症的治疗找到了一条理想的捷径。

---

[1]　王琦.男性高泌乳素血症的治法与用药 [J].陕西中医药研究，2000（11）：15-16.

三、临床治验

吴某，男，36 岁，教师，1999 年 8 月 3 日初诊。乳房时有分泌物溢出，情绪不稳定时加重。伴见性功能低下，精神萎靡，饮食不振，舌红苔薄黄，脉弦。内分泌检查：PRL 为 50.6μg/L，FSH、LH、TSE 值均在正常范围。西医诊断为高泌乳素血症，中医为溢乳，证属肝肾亏虚，气郁阳衰。治以调肝补肾，解郁兴阳。方用加味四逆二仙汤，1 个月为 1 个疗程，每日 1 剂，连服 3 个疗程。后于 1999 年 11 月 10 日复诊，查得 PRL 在正常范围之内，病告痊愈。

第九节　男性乳房发育症

男性乳房发育症属中医"乳病核""乳核""乳癖"等病的范畴，多发于女性，男子亦有。如《疡医大全》就有记载："男子乳房忽然臃肿如妇人之状，扪之疼痛，经年累月不消。"可见男子乳核前人早有认识，但临床上较为罕见。主要指男性出现单侧或双侧乳房增大，并可触及直径 2 ～ 4cm 大小的肿块，质地硬，或有压痛等。正如外科专家陈实功所述："乳癖乃乳中结核，形如丸卵，或堕重作痛，或不痛，皮色不变。"近代医学认为，本病是患者体内的雌激素量增加，造成男性体内性激素代谢紊乱和雌激素水平增高引起的。中医认为，本病主要原因是体内阴阳失调，肝肾亏虚，痰瘀互结肝经所致。《疡科心得集》就指出："肝虚血燥，肾虚精怯，故结肿而痛。"由此可见，前人对本病的病因病机及证治均有一定的认识。

一、病因病机

男性乳房发育症，临床上较为少见，据其临床表现属中医的"乳病核"。主要原因是痰瘀互结肝经，机体内阴阳失调所致。近代医学认为本病主要是内分泌功能失调，以男性体内雌性激素分泌量增加所致，亦有因染色体改变而女性化所致者。

二、辨证治疗

治疗本病着重从痰论治，宜化痰软坚。又因足厥阴肝经绕阴器、过少腹、布两胁，与乳房密切相关，所以必须佐以疏肝散瘀。根据不同的表现，灵活辨证调治。基本方：

法半夏、橘红、绿枳实、软柴胡、青皮、夏枯草、蒲公英、穿山甲、莪术、川断。若结块坚硬者，加海藻、昆布；胀痛者，加郁金、延胡索。方中半夏、橘红、枳实化痰消滞；柴胡配枳实疏肝消滞；山甲、夏枯草、莪术、公英软坚散瘀；川断补肾，更有调节内分泌功能紊乱作用。只要辨证得法，药证相符，其临床症状和体征就能逐步消失。疼痛者可用木香饼外敷或小金丹治疗。

三、临床经验

患者杨某，男，24岁，农民，1991年3月19日初诊。患者于5年前，自觉右乳房逐渐发育，近一年来较为明显，故特来专家门诊求治。查右侧乳房明显隆起，且颜色变深，扪之可融及3cm×3cm肿块，质地较软，压之疼痛，患者性格内向。近来急躁易怒，胸胁胀满，食欲不振，二便正常，舌质淡红，苔白稍腻，脉弦滑。治以行气化痰，软坚散结为法。柴胡10g，茯苓10g，白术10g，薄荷6g，橘红10g，三棱10g，莪术10g，浙贝母15g，山慈菇6g，郁金10g，皂刺6g，牡蛎30g，蒲公英30g，水煎。另以木香300g研末加醋调和，捏成圆形小饼，外贴患乳处，每日1次。

以上方调治一月余，右侧隆起之乳房逐渐消退、肿块消失、心情舒畅、食欲增加。

按：该病中医称"乳癖""乳核"。本例患者由于情志不畅、肝气郁结、气滞痰凝、脉络郁阻，而乳房乃肝脉所过之处，故出现乳房结块。治疗则以行气化痰、软坚散结为法。方中柴胡、薄荷、郁金疏肝行气；茯苓、白术、橘红、浙贝燥湿化痰；三棱、莪术、山慈菇、皂刺、牡蛎软坚散结。外配木香外敷，行气止痛效果较好。气滞得通，痰核得化，诸症得除。

第十节　男科痛症治疗思路 [1]

疼痛是机体对多种病理损害的一种保护性反应，是临床常见的症状。中医认为，其常见原因一是由于风、寒、湿、热、瘀、痰等内外诸邪侵袭人体，闭阻经络，气血运行不畅所致，即"不通则痛"。二是由于气血津液缺乏，使脏腑、肌肉、筋骨、关节失于濡养所致，即"不荣则痛"。中医男科常见的痛症有小腹痛、少腹痛、腰痛、骶尾痛、会阴痛、阴囊及睾丸痛、茎中痛、尿痛、射精痛、前列腺痛等。病因复杂，疗效差异大，常

---

[1] 张林，骆斌，王琦.王琦教授治疗中医男科痛证的思路与经验 [J].北京中医药大学学报,1999,22（增刊）.

用如下五法。

一、和营止痛

刘某，男，64 岁，干部，1998 年 3 月 26 日就诊。间断双侧睾丸胀痛 1 年。1 年前行前列腺肥大切除术后出现睾丸胀痛，右睾丸有拇指大硬结。曾在北京市多家医院诊为慢性睾丸炎，服甲硝唑、消炎痛等药效差。初诊：睾丸痛及硬块如前述，伴夜尿多（6～9次/夜）。自汗，口不渴，舌淡苔薄，脉浮缓。其人素体弱，易感冒。西医诊断：慢性睾丸炎。中医诊断：子痛（气滞血瘀）。治法：行气化瘀，散结止痛。四逆散合当归贝母苦参丸加味：乌药 10g，苏木 10g，枳壳 10g，白芍 10g，柴胡 10g，制乳香 3g，制没药 3g，大贝母 10g，当归 10g，苦参 10g，生甘草 3g。

1998 年 4 月 2 日二诊：服上方无效，且出现恶心、头痛，舌脉同前。辨证：营卫不和。治法：调和营卫。桂枝汤合当归贝母苦参丸加味：川桂枝 10g，杭白芍 10g，炙甘草 3g，生姜 3g，红枣 3 枚、当归 10g，大贝母 10g，苦参 10g，煅龙骨 30g。

1998 年 4 月 7 日三诊：服上方 6 剂，睾丸胀痛大减，自汗及恶心、头痛均止，夜尿减少（2～5 次/夜）。继守上方。

1998 年 4 月 18 日四诊：服上方 12 剂，睾丸胀痛消失，小便正常，右睾丸结节缩小约小指头大。

按：男科治痛必审表里。此例患者为老年，素体弱，易感冒，自汗，本腠理不固，卫气外泄，营阴不得内守，肺胃失和，原有表虚，故苔薄脉浮，口不渴。初诊见胀痛、结节，错舍脉症，治无效，反见恶心、头痛；改调营卫，效昭然。不特外感风寒表虚证，凡病后、产后，术后体虚者，皆可因表卫不固、腠理不密、卫气外泄、营阴不得内守而致营卫不和，即《伤寒论》所说"以卫气不共营气谐和故尔"。表卫虚，肺金弱，金克木不力，木气则强，肝经气盛，睾丸胀痛。桂枝汤出自《伤寒论》，以桂枝为君，解肌走卫；芍药为臣，益阴敛营，为调和营卫代表方。尤怡在《金匮心典》中引徐彬之说"桂枝汤，外证得之，为解肌和营卫；内证得之，为化气和阴阳"。本例营卫调、阴阳和，诸症平，和则不痛。

二、补虚止痛

李某，男，28 岁，1998 年 6 月 11 日就诊。反复腰酸痛 6 年，加重 2 年。在北京医科大学第三医院诊为慢性腰肌劳损，先后服炎痛喜康、氯唑沙腙、六味地黄丸等药效差。

初诊腰痛喜揉按，劳后加剧；伴食少，嗳气，膝软，乏力，大便稀，性欲低，耳鸣，舌淡苔薄，脉细缓。6年前在部队时常睡湿地。西医诊断：慢性腰肌劳损。中医诊断：腰痛（脾肾气虚）。治法：健脾益肾。香砂六君子汤加减：人参15g，茯苓10g，白术10g，炙甘草6g，木香6g，砂仁6g，川牛膝9g，薏苡仁10g。

1998年6月22日二诊：服上方12剂，腰痛大减、嗳气止，大便调，余症均有所缓，舌脉同前。继守上方。

1998年7月5日三诊：服上方12剂，腰痛、膝酸、耳鸣基本消失，余症明显减轻，舌淡苔薄，脉缓。上方加赤芍9g，白芍9g，继服20剂以巩固疗效。

按：本案为因虚致痛。男科治痛必别虚实。此例虽是青年，先因于湿，久治不愈，由实致虚，终以虚为本。肾为先天，脾为后天，后天不养先天，独用六味地黄无效。治当健脾为主。张璐云："无论寒热补泻，先培中土，使药气四达，则周身之机运流通，水谷之精微敷布，何患其药不效哉？"补后天可补五脏。香砂六君子汤方出《医方集解》，健脾和胃，理气止痛。以人参为君，甘温大补元气，健脾养胃；白术为臣，苦温健脾燥湿。二诊脾健湿除。三诊则肾气渐复，病所得荣则不痛。近世尚"不通则痛"而淡化"不荣则痛"，良法弃道，甚惜。

三、通阳止痛

王某，男，38岁，司机。1997年10月15日就诊。反复阴茎冷痛2个月。劳后洗凉水为诱因。曾于北京数家医院就诊，均诊断为无菌性前列腺炎，服消炎药效差。初诊：畏寒肢冷，会阴部发凉，阴囊收引上提，痛时喜热敷。口不渴，溲清，舌淡苔白，脉弦紧，素不耐寒。西医诊断：无菌性前列腺炎。中医诊断：茎中痛（寒滞肝脉）。治法：通阳散寒。阳和汤加减：熟地30g，肉桂3g，麻黄6g，鹿角胶9g，炮姜3g，生甘草3g，制附片（先煎）3g，细辛3g，白芍6g。

1997年10月20日二诊：服上方6剂，阴茎冷痛大减，畏寒、肢冷及会阴发凉等症状消失，溲淡黄，舌淡苔薄，脉弦。上方去附片、细辛，加木通6g。

1997年10月25日三诊：服上方6剂，诸症消失，舌脉同上。改用参苓白术丸善后。嘱避风寒、忌生冷。

按：本案为劳后洗凉水诱发。男科治痛必辨寒热。此例体质偏寒，症状典型，寒热易明。临床纵无如此典型脉症，亦常有局部喜温，阴囊收引，缩阳，性欲下降可凭。本例因于外寒内侵，寒为阴邪，主收引，主痛，易伤阳气，以通阳散寒为法治之。阳和汤方出《外科全生集》，本为治外科阳虚寒凝之阴疽方，重用熟地温补，鹿角胶助之。寒滞经脉，阳气不得通达，非温通不足以散之，以炮姜、肉桂温中有通，麻黄既在温也在利小便，共达通阳之效。二诊减温热之品，防其化火。三诊健脾，以资阳气。人的体质是有一定的稳定性，平素阳虚体质者，治其痛证尤要辨体论治，温阳通阳方每获佳绩，可放胆用之。

四、解郁止痛

杜某，男，22 岁，老师，1998 年 8 月 20 日来诊。间断会阴胀痛 5 年余。在郑州、驻马店市多家医院就诊，诊为精索静脉曲张。1 年前作睾丸鞘膜积液鞘膜翻转手术。初诊：会阴胀痛，阴茎、睾丸胀痛，精索迂曲，右睾略大，口苦，溲赤，舌红苔黄，脉弦。西医诊断：精索静脉曲张。中医诊断：会阴痛（肝郁化火）。治法：疏肝解郁，泻火止痛，心理疏导。金铃子散加味：用川楝子 10g，延胡索 10g，柴胡 10g，败酱草 10g，大贝母 10g，黄柏 10g，乌药 10g，刘寄奴 15g，参三七粉 1.5g（冲服），丹参 15g，制乳香 3g，制没药 3g，当归 10g，薏苡仁 15g，小茴香 10g，淡附片 3g（先煎）。

1998 年 9 月 8 日二诊：患者自河南来电话，述会阴胀痛明显缓解，余症均有改善。嘱保持信心，继服原方。

按：患者初诊时，频跪叩首，言久治不效，已倾家资，留遗书，若病在膏肓，即弃命于途。男科治痛，必察气机。患者郁郁而来，神情惆怅，会阴及阴器胀痛，口苦溲赤，舌红，苔黄，脉弦，是肝经气滞，郁久化火。前医俱言病顽，频投峻剂，久治不效，情益郁闷不舒，气郁而结，胀痛更甚，恶性循环，纯药石何效。此例应注重心理、情志调节。夫气机之乱，情志影响明显，肝主疏泄条达，尤以抑郁悲愁为著。治此痛当辨期而治。病初，其症主因局部病变，情志因素微；久治不愈，则心理状况愈下，情志益郁。当此阶段气机之乱已主在情志，当以心药、汤药齐下，纯药石何效。故先析病之由，使知病虽顽非绝，解其郁、坚其志、舒其情。是先于药石而已投心方良汤一剂。金铃子散方出《素问病机气宜保命集》，以金铃子疏肝泻肝为君，延胡索行气活血为臣使。病久必瘀，故伍乳香、没药、参三七。寒温并用，有冲和反佐之意；心药、汤药并下，自获效之。此本病例调气之妙。

五、化瘀止痛

余某，男，35 岁，干部，1998 年 6 月 11 日来诊。反复睾丸隐痛 4 个月。4 个月前因睾丸隐痛在武汉市某医院诊为精索静脉曲张，行手术治疗，效差。初诊：双侧睾丸隐痛，时伴少腹及会阴痛。左睾丸较大，微压痛，无硬结。阴茎微紫暗，尿道口暗瘀色。舌边有瘀点，脉弦。西医诊断：精索静脉曲张术后。中医诊断：子痛（瘀阻血脉）。治法：活血化瘀，通络止痛。少腹逐瘀汤加减：桃仁10g，红花6g，赤芍药10g，川芎10g，当归10g，蒲黄10g，枳壳10g，柴胡10g，乌药10g，川牛膝10g，官桂3g。

1998年6月17日二诊：服上方6剂，睾丸痛明显减轻，少腹及会阴痛消失，阴茎及尿道口已无紫暗。舌上瘀点减少，脉弦。继守上方。

1998年6月21日三诊：患者自家中（荆门市）来电话，述药后睾痛消失，问可否继用原方取药。嘱于当地医院就近治疗以巩固疗效。

按：本例因瘀致痛。男科治痛，必观血运。血宜行，行宜畅。此例瘀阻脉络，血行不畅。其瘀非因于寒凝或气滞，而是离经之血。其与手术损伤有关。化瘀止痛是临床常法，颇验。应注意辨病与辨证。少腹逐瘀汤出《医林改错》，以当归、川芎、赤芍养营活血；蒲黄化瘀止痛；官桂温经止痛；桃仁、红花散瘀破血。药证合，应手瘥。

总之，男科痛症治疗，强调辨寒热、别虚实、审表里、观血运、察气机，常用和营、补虚、通阳、解郁、化瘀五法，同时注意辨病、辨证、辨体、辨期相结合。

第十一节　临床治验举例

一、遗精类医案

（一）病理性遗精（心虚胆怯，心肾不交）案

初诊日期：1999年9月21日。

董某，男，23岁，未婚，学生。

主诉：遗精2年余。

病史：患者平素胆小，2年前因受惊吓而出现遗精，每周1次。服用六味地黄丸、金锁固精丸及养心安神中药无效。现遗精每周1次，善惊易恐，受惊吓当晚必遗，心悸，心烦，多梦，易醒，腰酸，大小便正常。

望、闻、切诊：神志清楚，精神正常，面部愁容。语言细小，偶有叹息，未闻及异常气味。身体偏瘦，皮肤毛发无异常，头面、五官、颈项、胸廓、腰背、四肢、爪甲正常，后阴排泄物未见。舌体活动自如，舌质淡，苔薄白，舌底脉络无紫暗。脉细。

男科体查：阴毛浓密，阴茎大小正常，双侧睾丸15#，附睾无结节，压痛（−）。前列

腺大小正常，无结节，压痛（−），中央沟存。

理化检查：无。

辨证分析：患者平素心虚胆怯，因受惊吓而遗精。心虚则心不藏神，心神不能自主，故心悸、多梦、易醒。胆怯则善恐善惊，心烦意乱。恐则气下，损肾伤精。精藏于肾，神持于心，故受惊吓而心神不定、夜寐心肾不交而遗精。腰为肾之府，遗精日久伤肾，故腰酸。舌质淡，苔薄白，脉细，为心虚胆怯之舌脉。综合辨证，本病病机为心虚胆怯，心肾不交。

西医诊断：病理性遗精。中医诊断：遗精（心虚胆怯，心肾不交）。

治法：调心和胆，定志固精。

方药：桂枝加龙骨牡蛎汤加减。

桂枝 10g，白芍 10g，炙甘草 6g，生龙骨 30g（先煎），茯苓 10g，柴胡 10g，黄芩 10g，生牡蛎 30g（先煎）。7 剂。

医嘱：①忌辛辣厚味。②舒情怀，注意生活调摄。

1999 年 9 月 28 日二诊：服上方 7 剂，遗精未作。心悸明显好转，寐安，自觉胆子变大，不似以前心虚胆怯、善恐善惊。心虚胆怯遗精，其心虚为心阳虚；胆怯为心虚受惊，胆府功能失常所致，因胆为决断之官，其出现的胆热表现，在情志上表现为心烦易惊，甚则谵语。治疗用桂枝加龙骨牡蛎汤通心阳，宁心神。加茯苓安心神；柴胡、黄芩和解胆府，与桂枝加龙骨牡蛎汤合，实有柴胡加龙骨牡蛎汤之意。患者用药症解，说明治疗思路正确，可继以前方 14 剂，巩固疗效。

（二）病理性遗精（心肾两虚，湿热内蕴）案

初诊日期：1997 年 11 月 15 日。

王某，男，18 岁，未婚，学生。

主诉：遗精 2 年余。

病史：患者遗精每周 2～3 次，有时连续数天遗精，在大同中医院叠服中药知柏地黄汤养阴泻火或金锁固精丸补肾固涩之剂，遗精依然。现遗精频繁，次数同前，遗精多为梦遗，遗精后腰酸，气短乏力，手足心热，口干，心情抑郁，喜叹息，多梦，记忆力减退，难以坚持学习，小便黄，大便常。患病前，手淫频繁。

望、闻、切诊：神志清楚，精神正常，面部愁容。语言清晰，偶有叹息，未闻及异常气味。身体偏瘦，皮肤毛发无异常，头面、五官、颈项、胸廓、腰背、四肢、爪甲正常，后阴排泄物未见。舌体活动自如，舌质淡，苔黄白腻，舌底脉络无紫暗。脉细滑。

男科体查：阴毛浓密，阴茎大小正常，双侧睾丸 15#，附睾无结节，压痛（−）。前列

腺大小正常，无结节，压痛（±），中央沟存。

理化检查：前列腺 B 超。

辨证分析：患者年少，患病前手淫频繁，乃情动于内所致。心藏神，精舍志。情动于内，意淫于外，心神不定，扰动肾精，出现梦遗。遗精频繁，易伤肾精耗心气，出现腰酸、气短乏力、手足心热、口干、多梦、记忆力减退等心肾两虚表现。心神不定，心火下移，故小便黄。久治不愈，心情抑郁，喜叹息。舌质淡，苔黄白腻，脉细滑，为湿热内蕴，虚实夹杂之舌脉。综合辨证，本病病机为心肾两虚，湿热内蕴。

西医诊断：病理性遗精。中医诊断：遗精（心肾两虚，湿热内蕴）。

治法：滋养心肾，清热利湿。

方药：三才封髓丹加减。

天冬 10g，生地 15g，太子参 15g，黄柏 10g，砂仁 6g，生甘草 3g，鸡内金 10g，苦参 10g。7 剂。

医嘱：①忌辛辣厚味。②舒情怀，注意生活调摄。

1998 年 8 月 11 日二诊：服上方 7 剂，遗精未作。续用上方 14 剂，自觉精力增强，气短乏力，手足心热，口干症状明显好转，寐安，记忆力增强。因高考学习紧张，未能坚持服药，停药 5 天后又开始遗精，但遗精次数减少，每周遗精 1 次，遗精后不似以前症状明显，能坚持继续学习。此次再次求治，患者已接到大学录取通知书，趁假期继续调治。前列腺 B 超示"前列腺炎性病变"。药证相符，继用上方加当归贝母苦参丸排浊利湿，促进前列腺导管通畅。

天冬 10g，生地 15g，太子参 15g，黄柏 10g，砂仁 6g，生甘草 3g，鸡内金 10g，当归 10g，浙贝 10g，苦参 10g。14 剂。

按：病理性遗精原因种种，有手淫不节、心肾不交而遗，有精神紧张而恐惧伤肾而遗，有饮食辛热、胃热下扰精室而遗，有包皮炎、前列腺炎而遗，等。本案为手淫不节、心肾不交而遗。《内经》"肾藏精，精舍志。"说明神志不定，可扰动肾精，精不藏而遗。是以《临证指南医案·遗精》："夫精之藏制虽在肾，而精之主宰则在心。"遗精频繁，久治不愈，易伤肾精耗心气，故治疗以滋养心肾为主，佐清热利湿。方以三才封髓丹加味。苦参，除清热利湿、治前列腺炎外，还能安神定志，抑制性神经兴奋。现代药理研究表明，苦参能减缓心率。鸡内金，《日华子本草》"止泄精"，为治疗遗尿、遗精之专药。二诊，患者用药后症情得到控制，能坚持学习，并参加高考，说明药证相符。结合前列腺 B 超示"前列腺炎性病变"，加当归贝母苦参丸，这是多年经方实践的结果。

（三）病理性遗精（气阴两虚，心神不定）案

初诊日期：1997年6月10日。

王某，男，24岁，未婚，工人。

主诉：遗精5年余。

病史：患者遗精频繁，头晕耳鸣，眼睛干涩，手足心热，在当地中医院辨证为"肝肾阴虚"，服用中药知柏地黄汤、杞菊地黄丸、滋补肝肾丸等养阴之剂，遗精更甚。在北京武警医院诊断为"无菌性前列腺炎"，进行前列腺按摩、温水坐浴，无效。现遗精一般2～3天1次，严重时1天1次，连续3天，遗精多为梦遗，尤在看到漂亮女性之后，必有梦交遗精。头晕耳鸣，眼睛干涩模糊，手足心热，气短乏力，腰酸，心烦，喜叹息，少寐多梦，记忆力减退，睾丸、会阴部不适，尿无力，大便常。有手淫史。

望、闻、切诊：神志清楚，精神萎靡，面部愁容。语言清晰，时有叹息，未闻及异常气味。身体健壮，皮肤、毛发无异常，头面、五官、颈项、胸廓、腰背、四肢、爪甲正常，后阴排泄物未见。舌体活动自如，舌质淡，边有齿痕，苔薄白，舌底脉络无紫暗。脉细。

男科体查：阴毛浓密，阴茎大小正常，双侧睾丸20#，附睾无结节，压痛（±）。前列腺大小正常，无结节，压痛（±），中央沟存。

理化检查：前列腺液常规示，白细胞2～5/HP，卵磷脂小体（++）。

辨证分析：患者遗精多为梦遗，尤在看到漂亮女性之后，必有梦交遗精。心藏神，精舍志。情动于内，意淫于外，心神不定，扰动相火，君相火动，出现梦交遗精。遗精日久，易伤阴精耗心气，出现腰酸、气短乏力、手足心热、口干、多梦、记忆力减退等气阴两虚表现；心神不定，故心烦、喜叹息、少寐多梦、记忆力减退。舌质淡，边有齿痕，苔薄白，脉细，为气阴两虚之舌脉。综合辨证，本病病机为气阴两虚，心神不定。

西医诊断：病理性遗精。中医诊断：遗精（气阴两虚，心神不定）。

治法：益气养阴，安神定志。

方药：三才封髓丹加减。

天冬10g，生地15g，党参15g，黄柏10g，砂仁6g，生甘草3g，知母10g，蝉蜕10g，生龙骨20g，生牡蛎20g。14剂。

医嘱：①忌辛辣厚味。②舒情怀，注意生活调摄。

1997年6月24日二诊：服上方14剂，遗精3次，有梦交。眼睛不干涩模糊，头不晕，睡眠好转，其他症状亦明显减轻，心情轻松。大小便正常。舌质淡，边有齿痕，苔薄白，脉细滑。药已对证，诸症缓解，但心火时作，故时有梦交，继用上方加黄连3g，

莲子心3g，以清心。14剂。

1997年7月8日三诊：服上方后，第1周遗精1次，但无梦交，第2周遗精未作，仍腰酸、耳鸣、寐欠安，大小便正常。舌质淡，边有齿痕，苔薄白，脉细滑。药证相符，拟方三才封髓丹合妙香散继图进步。

天冬15g，生地15g，太子参15g，黄柏10g，砂仁3g，山药15g，生黄芪10g，当归10g，远志10g，茯苓10g，生山楂20g，百合15g。14剂。

按：本案以遗精为主症，病史5年。遗精是男性未婚时的一种生理现象，"满则溢"。西医无此病名，但遗精频繁，甚则1天1次，不能谓之正常。前列腺炎可致遗精，但遗精并非皆为炎症所致。本案王老师从心肾着手，治以三才封髓汤加味，历二诊服药24剂，遗精及诸症获愈。三才封髓汤出自《医学发明》，是治遗精名方。青少年相火偏旺，治遗精应着重一"清"字，辅以"镇"字，不能专用固涩之品。是以一诊加用知母清相火，蝉衣、生龙牡镇静止遗。蝉衣一药，不唯疏内清热，其镇静作用显著，如临床治耳鸣、止痉皆用之。二诊仍在"清"字上作文章，加用黄连、莲子心清心火，遗精1周未作。三诊合妙香散补气养血，安神镇静。

（四）病理性遗精（脾肾阳虚，精失所藏）案

初诊日期：1999年3月15日。

牛某，男，26岁，未婚，教师。

主诉：遗精3年余

病史：患者每隔10余天即连续2～3天梦遗，阴部冷，在鹤壁中医院、河南省中医院服用《金匮》肾气丸、金锁固精丸及补肾固涩汤剂，遗精依然。现遗精同前，觉会阴、阴囊冷，腰骶部痛，腹部时常冷痛，大便秘结，小便常。

望、闻、切诊：神志清楚，精神正常，面部愁容。语言清晰，偶有叹息，未闻及异常气味。身体壮实，皮肤毛发无异常，头面、五官、颈项、胸廓、腰背、四肢、爪甲正常，后阴排泄物未见。舌体活动自如，舌质淡，苔白，舌底脉络无紫暗。脉沉滑。

男科体查：阴毛浓密，阴茎大小正常，双侧睾丸20#，附睾无结节，压痛（－）。前列腺大小正常，无结节，压痛（－），中央沟存。

理化检查：前列腺液检查，前列腺液未取出。

辨证分析：患者每隔10余天即连续2～3天梦遗。究其临床症状，会阴、阴囊冷，腰骶部痛，为肾阳虚表现；腹部时常冷痛为脾阳虚表现；大便秘结，脾肾阳虚皆可见。舌质淡，苔白，脉沉滑，为脾肾阳虚之舌脉。综合辨证，本病病机为脾肾阳虚，精失所藏。

西医诊断：病理性遗精。中医诊断：遗精（脾肾阳虚，精失所藏）。

治法：温补脾肾，固精止遗。

方药：理中丸合四神丸加味。

党参 10g，白术 10g，干姜 10g，炙甘草 6g，吴茱萸 10g，肉豆蔻 6g，五味子 10g，补骨脂 10g，肉苁蓉 10g，白芍 10g，莱菔子 10g，砂仁 6g，生龙骨 15g（先煎）。 14 剂。

医嘱：①忌生冷油腻。②舒情怀，注意生活调摄。

1998 年 3 月 29 日二诊：服上方 14 剂，遗精未作，大便通畅，腰骶部不痛，会阴、阴囊冷和腹部时常冷痛明显减轻。脾为后天，肾为先天，二者相互影响，治疗当二者兼顾，在温补脾肾的同时，补中有通，通中有涩。因为阳虚失运，则中焦气滞不通，腹部时常冷痛，便秘；肾精亏虚，亦可致大肠失润而秘。故治疗用理中丸合四神丸温补脾肾，加莱菔子、砂仁、肉苁蓉行气通滞、润肠通便，生龙骨敛精固涩，白芍敛阴和阳。药后症减，药证相符，可守上方继图。

（五）病理性遗精（心肾不交，阳浮于上）案

初诊日期：1998 年 8 月 13 日。

季某，男，23 岁，未婚，学生。

主诉：遗精 3 年。

现病史：3 年前无明显诱因而出现持续遗精，月均 3 ～ 4 次，时遗时滑，受视听等刺激时亦常溢精，与食鱼、肉等食物无明显关系。曾间断服用清热利湿、活血温阳中药，效欠佳，时伴尿不畅感，时有心情烦躁、眠差、气短。

既往史：无特殊，有手淫史。

望、闻、切诊：舌质红、苔薄、脉弦细。

查体：T36.8℃、P82 次 / 分、R20 次 / 分、BP110/70mmHg。

理化检查：B 超示轻度前列腺炎。

辨证分析：证属"失精家"。乃因心阳虚，心肾不交所致。阳浮于上，精孤于下，火不摄水，不交自泄，故病失精。

西医：病理性遗精。中医（证候）：遗精（心肾不交，阳浮于上）。

立法：益阳和阴，镇心安神。

方药：桂枝加龙骨牡蛎汤加减。

龙骨 30g，牡蛎 30g，桂枝 10g，杭白芍 10g，生姜 6g，红枣 7 枚，炙甘草 6g。7 剂。

医嘱：予心理疏导，嘱患者勿紧张，正确对待遗精。

二诊：服上药遗精大减，已无滑遗，睡眠、心慌、气短亦有好转，舌质红、苔薄，

脉细弦。上方加砂仁 6g，黄柏 10g，鸡内金 10g，7 剂。

三诊：遗精基本控制在每周 1 次，心情好转，不似先前精神紧张，余症悉除。嘱继服二诊方 7 剂，以善其后。随访未见病情反复，精力充沛，生活、工作如常。

按：对遗精之症的治疗，强调"安心"为主，体现在两方面：其一，应给病人心理疏导，帮助病人克服不正确的对遗精的恐惧感和一些有关失精的不正确的认识和误区，其二，在中医治疗时应镇心安神，不应过分注重补肾固精，其本在心神不宁，"本"不治，则其标亦不能"固"。二诊方加砂仁、黄柏、鸡内金取意于"三才封髓丹"，亦为治遗精必用之品。

（六）病理性遗精（心肾不交）案

初诊日期：2000 年 4 月 3 日。

胡某，男，16 岁，未婚，学生。

主诉：遗精 1 年余

病史：1 年前出现梦遗，经本市多家医院治疗未效。于 2000 年 4 月 3 日到我院治疗。现心烦多梦，梦则遗精，每周 4～5 次，头晕耳鸣，大便正常，小便短赤。既往身体健康，无烟酒嗜好。

望、闻、切诊：神志清楚，精神倦怠。面色正常，语言清晰，未闻及异常气味。皮肤毛发无异常，头面、五官、颈项、胸廓、腰背、四肢、爪甲正常，后阴排泄物未见。舌体活动自如，质淡红，少苔，脉细数。

男科检查：阴毛深密，阴茎大小正常，双侧睾丸 15#，附睾无结节，压痛（-），前列腺正常，无结节和压痛，中央沟存。

理化检查：无。

辨证分析：心为君火，君火亢盛不能下交于肾，肾水不能上济于心，同时君火引动相火，扰及精室而遗精。心火亢盛，精不守舍，故心烦多梦，淫梦而遗精；肾阴不足，故头晕耳鸣；心火下移小肠，则小便短赤；舌脉为阴虚火旺之象。

西医诊断：病理性遗精。中医诊断：遗精（心肾不交）。

治法：精心安神，滋阴降水。

方药：黄连清心饮化裁加味。

黄连 10g，生地 10g，茯苓 10g，莲子肉 10g，枣仁 6g，山药 10g，龙骨 30g，牡蛎 30g。7 剂。

医嘱：①消除恐惧心理，保持心情舒畅，除杂念；②不宜穿紧身裤；③少食肥甘厚味及火锅。

2000 年 4 月 12 日二诊：诉遗精次数较前少，每周 1～2 次，心烦多梦，头晕耳鸣较前好转。原方再图。14 剂。

2000 年 5 月 12 日三诊：诉病已痊愈，嘱原方再服 14 剂，以固疗效。

按："遗泄，肾虚有火病也，求其所属，则用心肝肾之火相夹而成。盖心藏神，肝藏魂，肾藏精，梦中所主之心，即心之神也；梦中所见之形，即肝之魂也；梦中所泄之精，即肾之精也。要之，心为君，肝肾为相，未有火动而相火不随之者，故寐时神游于外，欲为云雨，则魂化为形，从而行焉，精液不容不泄矣。治法当先治其心火，而后及其余。"（《杂病源流犀烛》）故本患以黄连、生地泻南补北；茯苓、枣仁安神定志；龙骨、牡蛎潜镇浮游之神，兼以固涩；山药调补肝肾；莲子肉一味，汪昂称其能交水火而媾心肾，能安靖上下君相火邪。用于此症最为合适。诸药合用，使火降，神安，阴复而精自固也。

（七）遗精（湿热下注）案

初诊日期：2000 年 3 月 5 日。

刘某，男，32 岁，未婚，农民。

主诉：遗精 2 年余。

病史：2 年前出现遗精，每周 3～4 次，经当地医院用中西药治疗，未见效果。故于 2000 年 3 月 5 日到本院就诊。现基本每天都遗，甚则见色既滑。阴囊湿痒，口苦纳呆，胸胁胀满，小便短赤，大便黏滞不爽。既往身体健康，不吸烟，每日饮酒 750mL 左右（50～60 度白酒）。

望、闻、切诊：神志清楚，精神倦怠，面色正常。语言清晰，未闻及异常气味。皮肤毛发无异常，头面、五官、颈项、胸廓腰背、四肢、爪甲正常，后阴排泄物未见。舌质红，苔黄腻，脉濡数。

男科检查：阴毛稠密，阴茎大小正常，双侧睾丸 15#，附睾无结节及压痛，前列腺正常，无结节和压痛，中央沟存。

理化检查：无。

辨证分析：纵观本案，系由湿热下注所致。本患嗜酒成癖，导致中焦脾胃湿热，湿热下注，扰及精器，以致遗精频作。湿热下注，膀胱气化不利，故小便短赤，阴囊湿痒；湿性黏滞，湿热熏蒸肝胆，脾胃运化失常，故见胸胁苦满，纳呆及大便黏滞不爽。舌脉为内有湿热之象。

诊断：遗精（湿热下注）。

治法：清热化湿。

方药：萆薢分清饮加减。

萆薢 10g，泽泻 10g，黄柏 10g，茯苓 10g，白术 12g，石膏 20g，知母 10g。7 剂。

医嘱：①忌酒及辛辣刺激食物。②不要恐惧，保持心情舒畅。

2000 年 3 月 13 日二诊：诉服 7 剂。后，遗精次数较前少，每周二次，饮食增加，胸胁胀满等症减轻。舌红苔厚，脉弦数。继服 14 剂。

2000 年 3 月 29 日三诊：诉服药期间只在夜间遗 1 次，其他诸症均消失。嘱其继服 2 周以固其效。

按：此例遗精系由大量饮酒而致脾胃湿热所致。与食牛羊肉及火锅所致遗精者同属一类。治宜清胃热化湿。若湿象不重，亦可用玉女煎加味，食宜远辛辣厚味。明·王纶在《明医杂著·梦遗滑精》中指出："梦遗滑精，世人多作肾虚治，而为补肾涩精之剂不效，殊不知此症多由脾虚，饮酒厚味，痰火湿热之人多有之。"《医学入门·遗精》也说："饮酒厚味，乃湿热内郁，故遗而滑也。"说明饮酒酿湿生热，下扰精室而致本病。观前方尽是一派固涩之品，其不知愈涩其湿热愈盛乎！难怪其愈治愈重。今用萆薢分清饮加石膏清其胃热，去其湿邪，使本病痊愈，谓平淡之神奇。

二、睾丸附睾疾病医案

（一）慢性睾丸炎（血瘀气滞，蕴而化热）案

初诊日期：2000 年 4 月 25 日。

武某，男，32 岁，已婚，军人。

主诉：左侧睾丸刺痛，低热半年。

病史：患者左侧睾丸刺痛，低热，在北京积水潭医院用抗生素无效。现左侧睾丸刺痛、肿胀，低热，体温 37.4 ～ 37.5℃，头昏痛，阴囊潮湿，大小便正常。不吸烟饮酒。有左侧精索静脉曲张术后史。

望、闻、切诊：神志清楚，表情痛苦，面色正常，语言清晰，未闻及异常气味。身体结实，头发皮肤无异常，头面、五官、颈项、胸廓、腰背、四肢、爪甲正常，后阴排泄物未见。舌体活动自如，舌质淡，苔薄黄，舌底脉络淡紫无弯曲。脉弦。

男科体查：阴毛稠密，阴茎大小正常，双侧睾丸 15#，附睾无结节，左睾压痛（＋），左侧精索静脉曲张。前列腺大小正常，无结节，压痛（－），中央沟存。

理化检查：前列腺液常规正常。

辨证分析：患者左侧精索静脉曲张，影响左睾血液运行，虽术后，左睾血瘀气滞，

仍疼痛肿胀。血脉瘀滞日久，蕴而化热，故低热。肝经上循巅顶，肝经有热，故头昏痛。阴囊潮湿，为瘀热汗出所致。舌质淡，苔薄黄，脉弦，为瘀热疼痛之舌脉。综合辨证，本病病机为血瘀气滞，蕴而化热。

西医诊断：慢性睾丸炎。中医诊断：子痛（血瘀气滞，蕴而化热）。

治法：活血理气，清热散结。

方药：小柴胡汤合活络效灵丹加减。

柴胡 10g，黄芩 10g，蒲公英 20g，夏枯草 15g，丹参 10g，制乳没各 6g，川楝子 10g，延胡索 10g，刘寄奴 15g，生牡蛎 30g。14 剂。

医嘱：①忌食火锅、涮羊肉、辛辣厚味。②舒情怀，注意生活调摄。

2000 年 5 月 16 日二诊：服上方 14 剂，左睾疼痛肿胀缓解，头昏痛减轻，体温 37℃，阴囊潮湿。停药 1 周后，症情复作，头昏痛，体温 37.1～37.2℃。舌质淡，苔薄黄，脉弦数。患者头昏痛，体温升高，是肝经热毒的表现，用小柴胡汤合黄连解毒汤治之。

柴胡 10g，黄芩 10g，黄连 10g，黄柏 10g，生甘草 6g，栀子 10g，天花粉 10g，金银花 10g，夏枯草 15g，苏木 10g，刘寄奴 15g。14 剂。

2000 年 5 月 30 日三诊：服上方 14 剂，左睾疼痛肿胀好转，头昏痛明显减轻，体温 37℃，阴囊潮湿。舌质淡，苔薄黄，脉弦。上方去苏木、刘寄奴；加青蒿 20g，水蛭 6g，泽兰 10g，威灵仙 15g。透解瘀热，活血利水，解痉止痛。14 剂。

（二）睾丸郁积症（气滞血瘀，热郁阳遏）案

初诊日期：1997 年 9 月 9 日。

倪某，男，26 岁，未婚，职员。

主诉：右睾丸胀痛 2 个月。

病史：患者右睾丸胀痛，牵及右少腹，在协和医院用抗生素无效。现右睾丸胀痛，牵及右少腹，遗精后减轻，龟头及睾丸发凉，尿频、尿急，尿终末有时滴白，尿道灼热，尿黄，心烦不安，大便常。不嗜烟酒，既往身体健康。

望、闻、切诊：神志清楚，精神痛苦，面色正常，语言清晰，时有叹息，未闻及异常气味。身体结实，头发皮肤无异常，头面、五官、颈项、胸廓、腰背、四肢、爪甲正常，后阴排泄物未见。舌体活动自如，舌质淡，苔薄黄，舌底脉络淡紫无弯曲。脉弦。

男科体查：阴毛稠密，阴茎大小正常，双侧睾丸 15#，附睾无结节，右睾及附睾压胀，但不痛。前列腺大小正常，无结节，压痛（－），中央沟存。

理化检查：前列腺液常规正常。

辨证分析：患者右睾丸胀痛，牵及右少腹，体查右睾及附睾压胀，但不痛，说明其子痛是气滞血瘀所致。气血不畅，阳气不通，则龟头及睾丸发凉。尿频、尿急，尿终末有时滴白，尿道灼热，尿黄，为肝热下注所致。舌质淡，苔薄黄，脉弦，为肝经有热之舌脉。综合辨证，本病病机为气滞血瘀，热郁阳遏。

西医诊断：睾丸郁积症。中医诊断：子痛（气滞血瘀，热郁阳遏）。

治法：行气活血，清热通阳。

方药：金铃子散合桂枝茯苓丸加减。

川楝子 10g，延胡索 10g，桂枝 10g，茯苓 10g，丹皮 10g，丹参 10g，香附 10g，炮山甲 6g，刘寄奴 10g，莪术 10g，蒲公英 15g，三七粉 1.5g（冲）。14 剂。

医嘱：①忌食火锅、涮羊肉，辛辣厚味。②舒情怀，注意生活调摄。

1997 年 9 月 23 日二诊：服上方 14 剂，右少腹疼痛缓解，但睾丸疼痛未减，龟头及睾丸发凉减轻，尿频、尿急，尿终末有时滴白，尿道灼热，尿黄，心烦不安，大便常。舌质淡，苔薄黄，脉弦。

川楝子 10g，延胡索 10g，乌药 10g，苏木 10g，刘寄奴 10g，莪术 10g，蒲公英 15g，败酱草 15g，冬瓜仁 15g，薏苡仁 15g。14 剂。

1997 年 10 月 7 日三诊：服上方 14 剂，右睾丸疼痛明显减轻，右侧少腹不痛，心情渐轻松，尿道口不滴白，尿频、尿急减轻，但龟头及睾丸仍发凉，尿道灼热，尿黄，大便常。舌质淡，苔薄黄，脉弦。用上方，加滑石通利湿热。14 剂。

按：睾丸郁积症以输精管结扎术后常见，但年轻男性因思欲不遂，睾丸持续充血，亦可出现。遗精后，睾丸充血缓解，故疼痛减轻。本案治疗，针对青年男子相火旺盛，用金铃子散疏肝泄热，行气止痛，加活血化瘀之品，合桂枝活血通阳。二诊，右少腹疼痛缓解，其他症状改善不显。这是因为一诊注重睾丸充血，而忽视前列腺充血，故症情改善不明显。因此，治疗在疏理气血的同时，用薏苡附子败酱散去附子，加蒲公英、冬瓜仁，祛瘀排浊。三诊，症情缓解，加滑石通利湿热，以图进步。

（三）慢性前列腺炎（血瘀气滞，寒热夹杂）案

初诊日期：1997 年 12 月 23 日。

王某，男，41 岁，已婚，农民。

主诉：右睾丸刺痛发凉 10 个月。

病史：患者右睾丸刺痛发凉，1997 年 5 月在昌平县医院诊断为"慢性前列腺炎"，用抗生素无效。1997 年 8 月在武警医院服用中药，右睾丸疼痛依然。现右睾丸刺痛发凉，有时牵及左睾丸疼痛，会阴部隐痛不适，心烦不安，尿黄，大便常。无烟酒嗜好，既往

身体健康。

望、闻、切诊：神志清楚，精神安静，面色正常，语言清晰，未闻及异常气味。身体结实，头发皮肤无异常，头面、五官、颈项、胸廓、腰背、四肢、爪甲正常，后阴排泄物未见。舌体活动自如，舌质淡，苔黄白腻，舌底脉络淡紫无弯曲。脉弦。

男科体查：阴毛稠密，阴茎大小正常，双侧睾丸 20#，附睾无结节，右睾压痛（＋）。前列腺大小正常，无结节，压痛（＋），中央沟存。

理化检查：前列腺液常规示 WBC 20～30/HP，卵磷脂小体（＋）。

辨证分析：患者右睾丸刺痛发凉，有时牵及左睾丸疼痛，会阴部隐痛不适，为寒凝肝脉，血瘀气滞所致。痛扰心神，则心烦不安。小便黄，为内有热之象。舌质淡，苔黄白，脉弦，为湿热内蕴之舌脉。综合辨证，本病病机为血瘀气滞，寒热夹杂。

西医诊断：慢性前列腺炎。中医诊断：子痛（血瘀气滞，寒热夹杂）。

治法：活血行气，清热散寒。

方药：失笑散合金铃子散加味。

生蒲黄 10g，炒五灵脂 10g，延胡索 10g，川楝子 10g，乌药 10g，黄柏 10g，茜草 10g，败酱草 15g，苏木 10g，吴茱萸 10g。14 剂。

医嘱：①忌食火锅、涮羊肉，辛辣厚味。②舒情怀，注意生活调摄。

1997 年 12 月 30 日二诊：服上方 7 剂，右睾丸刺痛减轻，寒凉明显缓解，左睾丸和会阴部疼痛基本消失，心情舒畅，尿黄。舌质淡，苔薄黄，脉弦。上方加白芍 10g，甘草 6g，柔肝缓急、解痉止痛，以图进步。14 剂。

按：本案子痛，患者症情既有寒，又有热，表现为寒热夹杂。无论寒证、热证，其日久皆伤血脉，致血瘀气滞，不通则痛。治疗用失笑散合金铃子散活血理气止痛，乌药、吴茱萸散寒止痛，黄柏、败酱草清热解毒燥湿。二诊，加芍药甘草汤，柔肝缓急、解痉止痛。临证用药，除失笑散、金铃子散外，用乌药配黄柏，一温一寒，皆入下焦；茜草配败酱草，活血化瘀，一凉血一解毒；苏木配吴茱萸，一入肝经血分，一入肝经气分。

（四）慢性附睾炎（湿热瘀结）案

初诊日期：1998 年 8 月 25 日。

吴某，男，37 岁，已婚，工人。

主诉：左睾丸灼痛半年。

病史：患者左睾丸烧灼感，隐隐作痛，服用抗生素无效。现左睾丸烧灼感，隐隐作痛，有时牵及右睾，肛门坠胀，阴囊潮湿，小便有时烧灼感，心烦不安，尿不频、不急、不痛，大便溏。

望、闻、切诊：神志清楚，精神痛苦，面色正常，语言清晰，未闻及异常气味。身体壮实，头发皮肤无异常，头面、五官、颈项、胸廓、腰背、四肢、爪甲正常，后阴排泄物未见。舌体活动自如，舌质淡，苔薄黄，舌底脉络淡紫无弯曲。脉弦。

男科体查：阴毛稠密，阴茎大小正常，双侧睾丸15#，左附睾稍肿大，压痛（+）。前列腺大小正常，无结节，压痛（-），中央沟存。

理化检查：前列腺液常规示 WBC 5～8/HP，卵磷脂小体（++）。

辨证分析：患者左睾丸烧灼感，阴囊潮湿，小便有时烧灼，大便溏，皆为湿热之象。湿热血络，日久气滞不畅，故睾丸隐痛，左附睾稍肿大，压痛（+），肛门坠胀。痛扰心神，则心烦不安。舌质淡，苔黄白腻，脉弦滑，为湿热内蕴之舌脉。综合辨证，本病病机为湿热瘀结。

西医诊断：慢性附睾炎。中医诊断：子痛（湿热瘀结）。

治法：清热利湿，活血化瘀。

方药：当归浙贝苦参丸合桂枝茯苓丸加减。

当归10g，浙贝10g，苦参10g，桂枝10g，茯苓10g，桃仁10g，丹皮10g，乌药10g，黄柏10g，三七粉1.5g（冲）。7剂。

医嘱：①忌食火锅、涮羊肉，辛辣厚味。②舒情怀，注意生活调摄。

1998年9月1日二诊：服上方7剂，睾丸疼痛减半，无烧灼感，肛门坠胀明显，阴囊潮湿，大小便正常。舌质淡，苔薄黄，脉弦。上方去桂枝、茯苓、桃仁、丹皮，加柴胡10g，白芍10g，枳壳15g，甘草6g，疏肝理气。14剂。

1998年9月15日三诊：服上方14剂，睾丸疼痛明显减轻，肛门坠胀缓解，阴囊潮湿。大小便正常。舌质淡，苔薄黄，脉弦。睾丸疼痛、肛门坠胀均减轻，阴囊潮湿未除，治疗在疏理气血基础上，加用祛风之品以除湿。

柴胡10g，白芍10g，枳壳10g，炙甘草6g，乌药10g，黄柏10g，桃仁10g，杏仁10g，荆芥10g，防风10g，淫羊藿10g，车前子10g（包）。14剂。

1998年9月29日四诊：服上方14剂，睾丸疼痛减轻80%，尚有余波，肛门坠感已除，尚有微胀，睾丸潮湿已祛，排尿通畅。药证相符，可继用上方以巩固疗效。14剂。

（五）前列腺增生症术后（肝脉瘀滞）案

初诊日期：1997年11月11日。

高某，男，65岁，已婚，工人。

主诉：右睾丸疼痛1个月。

病史：患者因前列腺增生症而排尿困难，行前列腺切除术，术后1个月后出现右睾丸疼痛，用抗生素无效。现右睾丸刺痛，咳即痛剧，心烦不安，尿频，夜尿 8～9 次。既往身体健康。

望、闻、切诊：神志清楚，表情痛苦，面色正常，语言清晰，未闻及异常气味。身体结实，头发黑白相间，皮肤无异常，头面、五官、颈项、胸廓、腰背、四肢、爪甲正常，后阴排泄物未见。舌体活动自如，舌质淡，苔薄黄，舌底脉络淡紫无弯曲。脉弦。

男科体查：阴毛稀疏，阴茎大小正常，双侧睾丸 20#，附睾无结节，右睾及精索部位触痛（＋）。前列腺大小正常，无结节，压痛（－），中央沟存。

理化检查：前列腺术后 B 超示"膀胱后方前列腺位置可见 3.1cm×2.6cm 低回声区，形似前列腺"。

辨证分析：患者前列腺增生症术后，损伤肝脉，血脉不畅，日久瘀滞不通，则睾丸疼痛。右睾丸及精索部位触痛，为血瘀不通所致。痛扰心神，则心烦不安。肝主升，肺主降，肝脉瘀滞，升降失调，可见咳嗽，咳即痛剧。尿频，为前列腺增生压迫未除所致。舌质淡暗，苔薄白，脉弦涩，为血瘀之舌脉。综合辨证，本病病机为肝脉瘀滞。

西医诊断：前列腺增生症术后。中医诊断：子痛（肝脉瘀滞）。

治法：活血化瘀，理气止痛。

方药：血府逐瘀汤合活络效灵丹加减。

柴胡 10g，赤芍 10g，桃仁 10g，红花 6g，枳壳 10g，川牛膝 10g，丹参 10g，制乳没各 6g，生蒲黄 10g，刘寄奴 10g，乌药 10g。7 剂。

医嘱：①忌食火锅、涮羊肉，辛辣厚味。②舒情怀，注意生活调摄。

1997 年 11 月 18 日二诊：服上方 7 剂，右睾丸疼痛减轻 80%，不咳嗽，尿频减少，夜尿 6～7 次。舌质淡暗，苔薄白，脉弦涩。前列腺增生症术后，损伤肝脉，血脉不通，每见生殖器出现疼痛症状，临床治疗以活血化瘀为法。服药症减，说明药证相符，上方去刘寄奴，加延胡索 10g，理气止痛，以图再进。7 剂。

（六）慢性附睾炎（肝郁痰结）案

初诊日期：1999 年 5 月 10 日。

黄某，男，28 岁，已婚。

主诉：睾丸胀痛 3 个月。

病史：3 个月前，同房后突发阴囊内肿痛，后到县医院诊断为急性附睾炎，用青霉素等药治疗好转，但一直未治愈。现睾丸内隐隐作痛，阴囊有下坠感，会阴部不适。不嗜烟酒，素体健康。

望、闻、切诊：神志清楚，精神抑郁，面色正常，语言清晰，未闻及异常气味。身体适中，头发稀疏，皮肤无异常。头面、五官、颈项、胸廓、腰背、四肢、爪甲正常，后阴排泄物未见。舌体活动自如，舌质淡红，苔薄白，脉沉滑。

男科检查：阴毛稠密，阴茎大小正常，双侧睾丸 20#，附睾有结节、压痛。前列腺偏大，无结节，轻微压痛，中央沟正常。

理化检查：无。

辨证分析：急性附睾炎，久治未愈，情志不舒，肝气郁结，郁而化热，痰热互结，蕴结于附睾，则见附睾硬结，隐隐作痛，阴囊下坠，会阴不适。舌脉均为肝郁夹痰之象。

西医诊断：慢性附睾炎。中医诊断：子痛（肝郁痰结）。

治法：疏肝散结，化痰软坚。

方药：四逆散合消瘰丸加减。

柴胡 15g，枳实 6g，橘核 10g，乌药 6g，玄参 6g，浙贝母 10g，夏枯草 15g，连翘 10g，知母 6g，黄柏 6g，丹参 10g，红花 6g，白芍 10g，甘草 6g。14 剂。

医嘱：①用布袋将阴囊托起，适当活动。②忌食辛辣、厚味。③节制房事。

1999 年 5 月 20 日二诊：诉服药后，疼痛稍减，阴囊不觉下坠，会阴部不适亦有好转。查体硬结犹存，嘱继服 14 剂。

1999 年 6 月 5 日三诊：诉服药后，症状均好转，查体硬结仍有但较前稍小。告其硬结很难全部消退，继服 14 剂以固疗效。

（七）慢性睾丸炎（寒凝肝脉，血瘀气滞）案

初诊日期：1998 年 12 月 5 日。

周某，男，70 岁，已婚，工人。

主诉：睾丸抽痛、发凉 2 年。

病史：患者睾丸抽痛、发凉，春秋两季明显，服用抗生素和补肾壮阳中药无效。现睾丸抽痛、发凉，牵及两少腹疼痛，右侧为甚，每天发作数次，短则几分钟，长则数小时，无规律，腰不酸，大小便正常。不嗜烟酒，既往身体健康。

望、闻、切诊：神志清楚，精神痛苦，面色正常，语言清晰，未闻及异常气味。身体结实，头发稀疏，黑白相间，皮肤无异常，头面、五官、颈项、胸廓、腰背、四肢、爪甲正常，后阴排泄物未见。舌体活动自如，舌质淡，苔薄黄，舌底脉络淡紫无弯曲。脉弦。

男科体查：阴毛稠密，阴茎大小正常，双侧睾丸 15#，质软，无压痛，附睾无结节，压痛（−）。前列腺偏大，无结节，压痛（−），中央沟变浅。

理化检查：无。

辨证分析：患者睾丸抽痛、发凉，春秋两季明显，为寒凝肝脉所致。春秋两季，寒

温失调，易感受寒邪。寒主收引，寒凝肝脉，肝脉拘急，血瘀气滞，故睾丸抽痛、发凉。舌质淡，苔白，脉弦，为寒凝之舌脉。综合辨证，本病病机为寒凝肝脉，血瘀气滞。

西医诊断：慢性睾丸炎。中医诊断：子痛（寒凝肝脉，血瘀气滞）。

治法：散寒解痉，疏理气血。

方药：麻黄附子细辛汤合芍药甘草汤加味。

麻黄 10g，细辛 3g，芍药 15g，炙甘草 6g，刺蒺藜 15g，地龙 10g，乌药 10g，刘寄奴 10g，香附 10g，枳壳 10g，川牛膝 10g。7 剂。

医嘱：避风寒，注意生活调摄。

1998 年 12 月 22 日二诊：服上方 7 剂，睾丸抽痛、发凉减轻，左侧不痛，右侧有时抽痛剧烈。舌质淡，苔薄白，脉弦。上方加丹参 10g，制乳没各 3g，活血止痛。7 剂。

1998 年 12 月 29 日三诊：服上方 7 剂，右睾丸及少腹抽痛渐减，睾丸发凉改善不明显。舌质淡，苔薄白，脉弦。上方去香附、枳壳、川牛膝，加吴茱萸 10g，暖肝散寒。

麻黄 6g，细辛 3g，芍药 15g，炙甘草 6g，刺蒺藜 15g，地龙 10g，乌药 10g，刘寄奴 10g。7 剂。

（八）慢性附睾炎（湿热内蕴，痰瘀互结）案

初诊日期：1999 年 3 月 26 日。

吕某，男，26 岁，未婚，干部。

主诉：左侧附睾结节近 1 个月。

病史：患者 1999 年 2 月底，左侧睾丸突然隐隐疼痛，2 天后疼痛消失，未服药。3 月 1 日发现左侧睾丸附睾尾部有一黄豆大结节，至今未消。现左侧睾丸附睾尾部有一黄豆大结节，偶有触痛，无其他不适，大小便正常。饮少量啤酒，不吸烟。既往身体健康，无结核病史。有手淫史。

望、闻、切诊：神志清楚，精神正常，面部红润，语言清晰，未闻及异常气味。身体结实，头发皮肤无异常，头面、五官、颈项、胸廓、腰背、四肢、爪甲正常，后阴排泄物未见。舌体活动自如，舌质淡，苔黄，舌底脉络无紫暗。脉弦滑。

男科体查：阴毛浓密，阴茎大小正常，双侧睾丸 20#，左侧睾丸附睾尾部有一黄豆大结节，不坚硬，压痛（±）。前列腺大小正常，无结节，压痛（－），中央沟存。

理化检查：无。

辨证分析：青少年相火偏旺，常有手淫宣泄。手淫不节，每致生殖器充血，血行不畅，睾丸隐隐疼痛。手淫不洁，则常致湿热毒邪内侵。患者左侧睾丸突然隐隐疼痛，为血行不畅。其后疼痛消失，左侧睾丸附睾尾部有一黄豆大结节，不坚硬，压痛（±），为

痰瘀互结表现。舌质淡，苔黄，脉弦滑，为内蕴湿热之舌脉。综合辨证，本病病机为湿热内蕴，痰瘀互结。

西医诊断：慢性附睾炎。中医诊断：子痰（湿热内蕴，痰瘀互结）。

治法：清热解毒化痰，活血化瘀散结。

方药：当归浙贝苦参丸合活络效灵丹加味。

当归10g，浙贝10g，苦参10g，丹参10g，制乳没各3g，蒲公英30g，夏枯草15g，白芥子10g，生牡蛎30g。14剂。

医嘱：①忌食火锅、涮羊肉、辛辣厚味。②舒情怀，注意生活调摄。

1999年3月30日二诊：服上方14剂。患者自觉左侧睾丸附睾尾部结节有所减小，无触痛。舌质淡，苔薄黄，脉弦。附睾结节属中医"子痰"，为慢性附睾炎的常见表现，临床需排除附睾结核。附睾结节从临床治疗来看，主要是改善症状，缓解疼痛，而结节之消除则比较困难。若没有不适之附睾结节，临床可不做治疗。中医治疗主要从"清热解毒化痰，活血化瘀散结"着手，由于病程较长，病人多难以坚持。效不更方，继以上方14剂。

（九）睾丸硬结症（脾虚痰凝）案

初诊日期：2000年3月5日。

王某，男，36岁，已婚，工人。

病人主诉：右睾丸内有黄豆粒大小结节2年。

病史：本患睾丸结节，阴囊下坠已2年。经当地中西医治疗无效。于2000年3月5日到本院就诊。现睾丸内硬性结节，下坠不舒，身体困倦，纳呆，食少，口黏腻。大小便正常，不吸烟，每日饮500g白酒，既往身体健康。

望、闻、切诊：神志清楚，面色正常，语言清晰，未闻及异常气味。身体肥胖，皮肤无异常，头面、五官、颈项、胸廓腰背、四肢、爪甲正常，未见后阴及排泄物。舌淡，苔厚腻，脉沉滑。

男科检查：阴毛密，阴茎大小正常，双侧睾丸18#，有几个黄豆粒大小的结节，质硬，有压痛。前列腺大小正常，无结节及压痛，中央沟存。

理化检查：无。

辨证分析：本患阴囊下坠，睾丸硬结系脾虚痰凝所致。其形体肥胖，多湿多痰体质，加之大量饮酒，损伤脾胃，脾虚生湿，郁而为痰，痰湿流注经络，下注肾子而成硬结。湿性重浊趋下，故见阴囊下坠不适，身体困倦；湿困脾胃，故见食少、纳呆、口黏腻；舌淡苔腻，脉沉滑均为痰湿内结之象。综合辨证，本案病机脾虚痰凝。

中医诊断：睾丸硬结症（脾虚痰凝）。

治法：健脾除湿，化痰散结。

方药：五苓散合二陈汤加味。

猪苓 15g，白术 10g，茯苓 10g，泽泻 70g，半夏 6g，陈皮 10g，浙贝母 10g，海藻 20g，昆布 20g，白芥子 6g，丹参 10g。7 剂。

医嘱：饮食有节，少食肥甘厚味，忌酒。

2000 年 3 月 13 日二诊：服上方 7 剂。睾丸硬结稍变软，不觉阴囊下坠，食欲增加，口不黏腻，舌淡，苔白腻，脉沉滑。上方加川牛膝 10g，红花 6g，以增其化痰散结之力。7 剂。

2000 年 3 月 21 日三诊：诉服上方 7 剂后，睾丸结节若失，其他症状亦得到了较好的控制。嘱继服，后来信告愈。

按：本病多与肝脾关系密切，其病理产物多痰凝。因肝喜条达而致抑郁，若肝气郁结，气滞痰结，下注肾子可成本病；若饮食不节，伤脾碍胃，痰湿内生，或外感寒湿郁而化痰，痰湿流注经络，下注肾子亦成本病。但不管哪种证型，都应加入化痰、散结、祛瘀之品。故一诊以五苓散健脾除湿；二陈汤化痰；海藻、昆布、丹参软坚散结，活血通络；白芥子、浙贝母化痰散结；尤其白芥子一味，《本草经疏》言其"味极辛，能搜剔内外痰结及胸膈寒痰、冷涎壅塞者殊效"。二诊加牛膝、红花，增其活血化瘀散结之功。辨证准确，药专效宏，方获效机。

三、精囊、精索疾病医案

（一）精囊炎（肾阴亏虚，火扰精室）案

初诊日期：1998 年 10 月 12 日。

陈某，男，39 岁，已婚，干部。

主诉：性交后出现血精已半年。

病史：1998 年 4 月，因劳累后出现尿血，颜色鲜红，但无疼痛，发热恶寒等症状。病情时隐时现，进而出现性交后血精，阴部不适。肛门坠胀，性欲减退。未做任何治疗。10 天后经当地医院直肠指检、膀胱镜检、精道造影、精液检查，诊为"精囊炎"。给予抗生素等药治疗，效不佳，于 1998 年 10 月 12 日来我院就诊。述现同房精液仍为红色，腰时隐痛，头晕耳鸣，失眠多梦。口干乏力，饮食尚可，大小便正常。素体健康。

望、闻、切诊：神志清楚、精神安静，面色潮红。语言清晰，未闻及异常气味。身

体适中，皮肤无异常，头面、五官、颈项、胸廓腰背、四肢、爪甲正常，未见后阴及排泄物。舌体活动自如，舌质淡，有裂纹，苔薄，脉弦细数。

男科检查：阴毛深密，阴茎大小正常，双侧睾丸20#，附睾无结节压痛，前列腺正常，无压痛，中央沟存。

精液常规：红细胞满视野，白细胞2～8/HP。

辨证分析：经四诊合参，认为本患之血精是由肾阴亏虚，火扰精室所致。腰为肾之府，肾阳亏虚，肾失所养，故腰痛；肾主骨生髓，脑为髓之海，肾开窍于耳，肾阴不足，髓海空虚，则见头晕耳鸣；肾阴亏于下，君火动于上，心肾不交则失眠多梦；虚火内灼，耗伤阴津，津液无以上承则口干；舌脉均为阴虚之象。

西医诊断：精囊炎。中医诊断：血精（肾阴亏虚，火扰精室）。

治法：育阴清热凉血。

方药：知柏地黄汤加味。

生地10g，丹皮10g，白芍10g，山萸肉10g，车前子10g，白茅根15g，当归15g，小蓟15g，仙鹤草15g，知母6g，黄柏6g。10剂。

医嘱：①治疗期间禁忌房事。②忌食辛辣等刺激之品。

1998年10月25日二诊：服10剂后，头晕耳鸣、口干减轻，失眠多梦好转，腰无隐痛。同房后精液淡红。上方去丹皮加琥珀粉3g（分冲）。15剂。

1998年11月12日三诊：服上方15剂后，第二次同房，精液已转色白，诸症已除，精液常规查正常。

按：本案"血精"是标，阴虚是本。"肾阴不滋，虚火不清，欲火不息，相火不平，血精难愈，治疗宜标本兼顾"。故本患一诊以知柏地黄滋阴降火，使阴复火降；以其他诸药清热凉血止血，诸药合用，使阴虚症状皆除，血精渐止。二诊去丹皮加琥珀，旨在散瘀止血，因阴虚火旺日久，恐有血瘀之变。药症相合，月余病瘥。

（二）精囊炎（阴虚火旺）案

初诊日期：1997年6月25日。

户某，男，33岁。

主诉：血精20天。

现病史：20天前无明显诱因出现血精，每次均为性交射精时出现。初1周精液呈鲜红色，后又为暗红色，无射精疼痛，平素无尿频、尿急、尿痛等不适。既往有饮酒史，现已戒，吸烟，无剧烈运动、辛辣饮食史，伴见眠差，咽干口燥，阴囊潮湿。

望、闻、切诊：舌质红、苔少、苔薄白、脉细数。

查体：T 36.5℃、P 80 次 / 分、R 18 次 / 分、BP 110/70mmHg。

理化检查：精液检查示有大量红细胞，果糖（＋）。

辨证分析：证属阴虚阳亢，火性急迫，迫血妄行，损伤血络，精室络伤，故精液带血；热扰神明，故失眠心烦、口咽干燥；肝经湿热下注，故见阴囊潮湿。

立法：滋阴降火，清利湿热，凉血。

西医诊断：精囊炎待查。中医诊断（证候）：血精（阴虚火旺）。

方药：炙龟板 30g，黄柏 10g，生蒲黄 15g，滑石 10g，三七粉 1.5g，仙鹤草 15g，台乌药 10g，茜草 15g，乌贼骨 15g。7 剂。

医嘱：忌辛辣、刺激食物，忌饮酒。

二诊：诉射精后精液颜色变浅，睡眠好转。上方加女贞子 10g，旱莲草 15g，以加强滋阴清火之力，继服 7 剂。

三诊：诉射精后精液颜色正常，乳白色，寐好，诸症悉失，舌质红、苔薄、脉弦。嘱服知柏地黄丸 2 周，以资巩固。

按：血精一症，西医多诊为精囊炎，中医多认为阴虚火旺、湿热下注、脾肾亏虚。本证属阴虚火旺伴湿热下蕴，验之临床，阴虚火旺、湿热下注多见。对此证的论治多从滋阴降火、清热凉血，佐以活血止血着手。一般病程短，血精颜色鲜红，多以滋阴清热为主，病程长，色暗则多在滋阴清热基础上，加用活血之品。

（三）精索炎（湿热内蕴，气滞血瘀）案

初诊日期：1997 年 12 月 30 日。

孙某，男，37 岁，已婚，工人。

主诉：左侧精索疼痛 1 年半。

病史：患者左侧精索疼痛，持续不断，整天疼痛，服抗生素、止痛药无效。现左侧精索疼痛，有针刺感，性交时痛剧，晚上 6 时左右和早晨疼痛加剧，心烦不安，影响工作，大小便正常。不嗜烟酒，有复发性口腔溃疡病史。

望、闻、切诊：神志清楚，精神痛苦，面色正常，语言清晰，时有叹息，未闻及异常气味。身体瘦小，头发皮肤无异常，头面、五官、颈项、胸廓、腰背、四肢、爪甲正常，后阴排泄物未见。舌体活动自如，舌质淡，苔薄黄根腻，舌底脉络淡紫无弯曲。脉弦。

男科体查：阴毛稠密，阴茎大小正常，双侧睾丸 12#，附睾无结节，左侧精索无增粗，压痛（＋），精索静脉无曲张。前列腺大小正常，无结节，压痛（－），中央沟存。

理化检查：前列腺液常规正常。

辨证分析：患者口腔溃疡经常发作，素有湿热，湿热下注精索，阻碍气血，不通则痛，故精索疼痛不休。日久入络，故精索刺痛。舌质淡，苔薄黄根腻，脉弦，为肝经湿热下注之舌脉。综合辨证，本病病机为湿热内蕴，气滞血瘀。

西医诊断：精索炎。中医诊断：精索疼痛（湿热内蕴，气滞血瘀）。

治法：清利湿热，活血行气。

方药：蒲灰散合活络效灵丹加减。

生蒲黄 10g，滑石 10g，丹参 10g，制乳没各 3g，白芍 10g，炙甘草 6g，川楝子 10g，延胡索 10g，蒲公英 15g，乌药 10g。7 剂。

医嘱：①忌食火锅、涮羊肉，辛辣厚味。②舒情怀，注意生活调摄。

1998 年 3 月 24 日二诊：服上方 7 剂，精索疼痛基本缓解，心情愉快，能安心工作，性生活亦不痛，有时上午 9 时或下午 2 时、或晚上 8 时，出现轻微刺痛，时间 20 分钟左右。此次就诊，因性欲减退求治。舌质淡，苔薄黄，脉弦。上方合柴胡疏肝散加减，疏理肝经气血。

川楝子 10g，延胡索 10g，丹参 10g，制乳没各 3g，白芍 10g，炙甘草 6g，苏木 10g，乌药 10g，柴胡 10g，香附 10g，川芎 10g，枳壳 10g，蜈蚣 3g。14 剂。

按：精索炎是西医病名，中医治疗从肝主筋论治。观本案用药，在辨证清利湿热基础上，着重活血行气以止痛，同时用芍药甘草汤解痉挛以缓解疼痛。

（四）精索静脉曲张（血瘀络阻）案

初诊日期：1999 年 2 月 15 日。

丁某，男，32 岁，已婚，教师。

主诉：反复睾丸隐痛 6 个月。

病史：1999 年 3 月，因反复睾丸隐痛在当地医院就诊，诊为精索静脉曲张，行手术治疗。但效果不佳。现双侧睾丸隐痛，少腹及会阴部时痛，劳则加重，休息减轻。大小便正常，既往身体健康。

望、闻、切诊：神志清楚，面色黧黑，语言清晰，未闻及异常气味。身体健实，毛发正常，头面、五官、颈项、胸廓、腰背、四肢正常，后阴排泄物未见。舌紫暗有瘀点，脉弦涩。

男科检查：阴毛浓密，阴茎大小正常，精索静脉呈蚯蚓团状，双侧睾丸 15#，附睾无结节，无压痛（－），中央沟存。

多普勒超声检查：精索静脉发生间歇性反流。

辨证分析：此患之睾丸痛是由瘀血阻络引起。瘀血阻络，气血运行不畅，不通则痛，故出现睾丸隐痛牵及腹、会阴部；劳则伤气，气虚则血行无力，瘀滞更甚，故劳则加重，休息减轻；瘀血内阻，气血不能上荣于面，故面色黧黑，舌脉为血瘀络阻之象。综合辨证，本病病机为瘀血阻络。

西医诊断：精索静脉曲张（Ⅱ度）。中医诊断：子痛（血瘀络阻）。

方药：少腹逐瘀汤加减。

当归15g，川芎10g，白芍10g，桃仁10g，红花6g，柴胡10g，枳壳10g，川牛膝10g，官桂3g，蒲黄10g。7剂。

医嘱：①节房事，减少局部充血。②忌食辛辣激食物，保持大便通畅。

1999年2月25日二诊：诉服上方7剂后，睾丸疼痛明显减轻，少腹及会阴痛消失，舌上瘀斑减。继守上方14剂。

1999年3月13日三诊：诉药后睾丸痛消失，面转红润，嘱继服10剂以固疗效。

按：中医文献中无此病名，根据临床表现属中医"筋症"的范畴。本病病位虽在肝肾，但化瘀通络是治疗的基本大法。血宜行、宜畅，本案之瘀非寒凝、非气滞，而是离经之血，与手术损伤有关。少腹逐瘀汤出自王清任《医林改错》，其方以当归、川芎、赤芍养营活血；蒲黄化瘀止痛；官桂温经活血止痛；桃仁、红花等散瘀破血。临床有瘀证者，用之屡获效验。

四、阴囊疾病病案

（一）阴囊湿疹（肝经湿热）案

初诊日期：1997年5月28日。

李某，男，57岁。

主诉：阴囊潮伴瘙痒湿2年余。

现病史：阴囊部位潮湿发黏两年余，无尿频、尿急、尿痛等不适。自诉性欲较前减退，平素约每天半斤白酒，现已戒3个月。无高温接触史，全身其他部位无明显不适。

望、闻、切诊：舌质暗红、苔薄、脉弦滑。

查体：T 36.5℃、P 82次/分、R 19次/分、BP 140/80mmHg。

辨证分析：阴囊潮湿多由外感风湿热之邪或湿热内生，循肝经下注，或肾虚风乘所致，以湿热之邪为主；常夹风邪，风为阳邪，易袭皮毛腠理；湿为阴邪，其性黏滞弥漫，重浊而趋下。

治法：祛风清热利湿。

西医诊断：阴囊湿疹。中医诊断（证候）：阴囊潮湿（肝经湿热）。

方药：荆芥 10g，防风 10g，猪苓 10g，泽泻 10g，羌活 10g，苍术 10g，苦参 10g，黄柏 10g，知母 10g，浮萍 10g，龙胆草 10g。7 剂。

二诊：诉阴囊潮湿明显好转，身体轻爽，阴囊部位瘙痒亦有好转。舌质红、苔薄、脉弦滑。继服上方，加虎杖 10g。7 剂。

三诊：诉阴囊潮湿、瘙痒基本好转，偶有阴囊发黏，舌质红、苔薄、脉弦。嘱服龙胆泻肝丸 1 个月，随访诉诸症悉消。

按：此症属肝经湿热所致，治疗除运用清热利湿、健脾祛湿、燥湿之品外，加用荆芥、防风之品乃因风能胜湿，一派利湿基础上加用健脾之品则在于断其湿邪滋生之地，唯此方可取事半功倍之效。

（二）阴囊化脓性感染（热毒内蕴，血脉瘀滞）案

初诊日期：1997 年 7 月 29 日。

邬某，男，74 岁，已婚，干部。

主诉：阴囊溃疡疼痛 1 个月。

病史：患者因阴囊出现溃疡，阴囊肿胀疼痛，在北京医院用抗生素无效。现阴囊右侧表面有一溃疡如蚕豆大，烧灼样疼痛，痛苦异常，难以站立，尿频，夜尿多，寐不安，大便偏干。不吸烟饮酒。有高血压、脑血栓、腹股沟斜疝、前列腺增生疾病史。

望、闻、切诊：神志清楚，表情痛苦，面部晦暗。语言欠清晰，未闻及异常气味。身体结实，头发黑白相间，皮肤无异常，头面、五官、颈项、胸廓、腰背、四肢、爪甲正常，后阴排泄物未见。舌体活动不利，舌质暗红，苔薄黄，舌底脉络紫暗弯曲。脉弦涩。

男科体查：阴毛稀疏，阴茎大小正常，双侧睾丸 15#，附睾无结节，压痛（−）。阴囊肿大，阴囊右侧表面有一溃疡如蚕豆大，溃疡面有脓性分泌物，周边红肿。前列腺增大，无结节，压痛（−），中央沟有隆起。

理化检查：前列腺 B 超示前列腺增生。

辨证分析：患者有腹股沟斜疝，小肠坠入阴囊，故阴囊肿大。因年事已高，加上高血压疾病，未能手术治疗。热毒蕴结阴囊肌肤，热盛肉腐，出现溃疡化脓。热毒瘀阻血脉，不通则痛，故见溃疡周边红肿、烧灼样疼痛。尿频、夜尿多，为前列腺增生，膀胱气化不利所致。热扰心神，故寐不安。大便干，为内热表现。舌质暗红，苔薄黄，舌底脉络紫暗弯曲，脉弦涩，为热毒内蕴，血脉瘀滞之舌脉。综合辨证，本病病机为热毒内蕴，血脉瘀滞。

西医诊断：阴囊化脓性感染。中医诊断：囊痈（热毒内蕴，血脉瘀滞）。

治法：清热解毒，凉血活血。

方药：五味消毒饮加减。

金银花 15g，蒲公英 15g，紫花地丁 15g，天花粉 15g，蚤休 10g，生甘草 6g，防风 10g，当归 10g，丹皮 10g，赤芍 10g。7 剂。

并用如意金黄散与锡类散交替外敷。

医嘱：①忌食火锅、涮羊肉及辛辣厚味。②舒情怀，注意生活调摄。

1997 年 8 月 5 日二诊：服上方 7 剂，阴囊溃疡面愈合，阴囊不疼痛，心情舒畅，能持杖而行。尿频，大便干。舌质淡，苔薄黄，脉弦涩。上方去防风、当归，加生地 10g，川牛膝 10g，熟大黄 3g，刺蒺藜 30g，远志 10g，茯苓 15g，五味子 10g，丹参 10g。7 剂。

（三）精索静脉曲张（肝脉不畅，血气水失调）案

初诊日期：1997 年 6 月 17 日。

宋某，男，29 岁，已婚，干部。

主诉：阴囊汗出、坠胀 10 年，近 3 个月加重。

病史：患者阴囊汗出、坠胀，在北京医院检查，左侧精索静脉曲张，建议手术治疗。患者寻求中医治疗，希望能解除阴囊坠胀、汗出症状。现阴囊及大腿根坠胀、汗出，汗出常浸湿内裤，左侧为甚，肩背痛，咽干，眼睛干涩，手足心热，腰酸，大小便正常。不嗜烟酒。既往身体健康。

望、闻、切诊：神志清楚，表情痛苦，面色正常，语言清晰，未闻及异常气味。身体结实，头发皮肤无异常，头面、五官、颈项、胸廓、腰背、四肢、爪甲正常，后阴排泄物未见。舌体活动自如，舌质淡，苔薄黄，舌底脉络不紫暗。脉弦细稍数。

男科体查：阴毛稠密，阴茎大小正常，包皮过长，双侧睾丸 15#，附睾无结节，压痛（－）。左侧精索静脉曲张成团。前列腺大小正常，无结节，压痛（－），中央沟存。

理化检查：无。

辨证分析：患者左侧精索静脉曲张成团，是肝脉不畅的表现。血脉不畅，气血不行，则阴囊及大腿根坠胀。血瘀水停，郁而化热，热迫汗出，则见囊汗。肩背痛，是血络不痛的表现。血瘀日久，阴血耗伤，不能上濡，则咽干、眼睛干涩。肝肾同源，肝血虚，损伤肾阴，则手足心热，腰酸。舌质淡，苔薄黄，脉弦细稍数，为血虚内热之舌脉。综合辨证，本病病机为血脉不畅，气、血、水失调。

西医诊断：精索静脉曲张。中医诊断：囊汗（肝脉不畅，血、气、水失调）。

治法：活血通络，疏理气血，化瘀利水。

方药：血府逐瘀汤加减。

川牛膝 10g，柴胡 10g，枳壳 10g，赤芍 10g，川芎 10g，香附 10g，泽兰 10g，王不留行 10g，路路通 10g，刘寄奴 15g。7 剂。

医嘱：①忌食火锅、涮羊肉及辛辣厚味。②舒情怀，注意生活调摄。

1997 年 6 月 24 日二诊：服上方 7 剂，阴囊及大腿根坠胀、汗出减轻，肩背痛好转，咽干，眼睛干涩，手足心热，腰酸，大小便正常。舌质淡，苔薄黄，脉弦细。上方加女贞子 15g，旱莲草 15g，养阴凉血。14 剂。

按：中医治疗囊汗多从湿热论治，但临床上因静脉曲张所致者较多，因此要求中医男科医师需细心察之，动手触摸精索。本案病机，是肝脉不畅，致血、气、水失调。治疗用血府逐瘀汤加减，用药着眼于"气、血、水"，川牛膝、赤芍、王不留行、路路通活血通络，柴胡、枳壳、川芎、香附疏理气血，泽兰、刘寄奴化瘀利水。其中，赤芍、泽兰凉血清热。二诊，在一诊用药基础上，加二至补肝肾之阴，凉血清热。观本案虚实夹杂，一诊用药并不言补，而在"通"，乃瘀不去，则血愈虚，用补虚之品，不利血脉流利。二诊加二至平和之品，不用滋腻。体现用药求专，补虚不碍邪之技巧。

五、其他疾病医案

（一）包皮炎（湿热蕴结）案

初诊日期：1999 年 2 月 2 日。

陶某，男，20 岁，未婚，司机。

主诉：包皮痒痛 3 个月。

病史：患者包皮痒痛，在医务室服用抗生素无效。现包皮痒痛，尿频、尿急、尿痛，尿黄，大便常。不吸烟饮酒。既往身体健康。否认夜游史。

望、闻、切诊：神志清楚，表情痛苦，面色正常，语言清晰，未闻及异常气味。身体结实，头发皮肤无异常，头面、五官、颈项、胸廓、腰背、四肢、爪甲正常，后阴排泄物未见。舌体活动自如，舌质红，苔黄白腻，舌底脉络淡紫无弯曲。脉滑。

男科体查：阴毛稠密，阴茎大小正常，包皮长，龟头充血，包皮内有大量包皮垢，双侧睾丸 20#，附睾无结节，压痛（−），双侧精索静脉无曲张。前列腺大小正常，无结节，压痛（−），中央沟存。

理化检查：前列腺液常规正常。

辨证分析：患者包皮过长，不注意清洁，湿浊内蕴化热，则包皮痒痛、龟头充血、尿频、尿急、尿痛、尿黄。包皮内有大量包皮垢，是湿浊内蕴的表现。舌质红，苔黄白腻，脉滑，为湿热蕴结之舌脉。综合辨证，本病病机为包皮局部湿热蕴结。

西医诊断：包皮炎。中医诊断：阴头疮（湿热蕴结）。

治法：清热解毒，利湿排浊。

方药：当归贝母苦参丸加味。

当归 10g，浙贝 10g，苦参 10g，败酱草 15g，天花粉 30g，金银花 10g，蒲公英 15g，白花蛇舌草 15g，虎杖 15g，冬瓜仁 15g。7 剂。

医嘱：①忌食火锅、涮羊肉及辛辣厚味。②中药一二煎内服，第三煎清洗包皮。

1999 年 2 月 9 日二诊：内服、外洗上方 7 剂，诸症消失。舌质淡，苔薄黄，脉滑。患者用药后湿热去，嘱患者平时注意清洗包皮垢，必要时行包皮环切术。

（二）不射精症（肝郁气滞）案

初诊日期：2000 年 3 月 25 日。

孙某，男，36 岁，已婚，干部。

主诉：性生活时不射精 8 年。

病史：婚后 8 年，夫妻同居，性生活时不射精。曾在当地及北京各大医院经中西医治疗无效。于 2000 年 3 月 25 日来我院就诊。现性生活无射精感觉及性高潮，性交时间可持续 30 分钟左右。少腹及睾丸胀痛不舒，善太息。既往身体健康。

望、闻、切诊：神志清楚，精神抑郁，情绪低落。语言清晰，喜叹息，未闻及异常气味。身体健壮，皮肤手发无异常，头面、五官、颈项、胸廓、腰背、四肢、爪甲正常，后阴排泄物未见。舌体活动自如，质淡红，脉弦。

男科检查：阴毛浓密，阴茎大小正常，双侧睾丸 15#，附睾无结节，压痛。前列腺不大，无结节，压痛（＋），中央沟正常。

理化检查：无。

辨证分析：纵观本患脉症，肝郁气滞所致无异。肝主疏泄，其经脉下循阴器，故与泄精关系密切。若肝失疏泄，气失条达，精关郁闭不开，则不射精；情志不畅，肝气郁结，故精神抑郁；气机不畅则善太息；肝经下循少腹及阴器，肝失疏泄，故少腹及睾丸胀痛不舒。舌脉均为肝郁气滞之象。

中医辨证：肝失疏泄，精窍不利。西医诊断：不射精症。

方药：四逆散加味。

柴胡 15g，枳实 10g，白芍 10g，炙甘草 6g，蜈蚣 1 条，车前子 10g，炙麻黄 10g，石菖蒲 10g，香附 10g，川芎 10g，地龙 10g，水蛭 10g，川牛膝 10g，路路通 10g，五味子 10g。14 剂。

医嘱：注意调畅情志。

2000 年 4 月 10 日二诊：诉服药两周后，性交时自觉有少量液体流出，流出后阴茎稍软，稍后阴茎复勃起坚硬。上方去香附、川芎，加茺蔚子 15g，王不留行 10g。7 剂。

2000 年 5 月 20 日三诊：服上方剂后，晨间勃起 20 ～ 30 分钟，其他无不适。嘱上方继服 14 剂。

按：《证治汇补》认为阴茎挺纵不收为强中之症，服壮阳之品，或受金石丹毒，遂使阳旺阴竭，相火无制，得泄稍软，殊不知越泄而阴愈伤，愈伤而茎愈强。治宜助阴抑阳。此病除滋阴降火外，应酌加软坚通络之品。因阳强日久，必致茎络瘀阻。所以本患以天冬、白芍滋肾肝之阴，以肉桂引火归原，以牛膝引热引血引药下行；以丹参、赤芍、地龙、香附，软坚通络。纵观全方，滋肾泻火，组方精当。二诊恐香附久用伤阴，故去之，加黄柏苦寒泻火、坚阴。

第九章　男科方药运用[1]

第一节　用方思想

一、辨体用方

我曾经说："患者的体质类型是辨证论治，立法处方的重要依据。"临床上，常根据患者的体质差异指导男科用方。阳虚体质者，多体胖，形盛气衰，精神萎靡，易受外邪致病，小便清长，大便溏薄，畏寒怕冷，肢冷身凉。此类体质易患性欲淡漠、性欲低下、精液清冷、阴冷、龟头寒等。临床治以益肾温阳，选方如金匮肾气丸、右归饮等。阴虚体质者，多形体消瘦，口干口苦，小便短少或黄，大便干燥或秘结。易患性欲亢进、早泄、遗精等病症，治以滋阴清热，选方如知柏地黄丸、左归饮、一贯煎等。瘀血体质者，多形体偏瘦，面色黧黑，舌质青紫或暗，舌边有点片状瘀点，脉涩，易患阴茎异常勃起、房事茎痛、精索静脉曲张等病。临床治以活血化瘀，选方如血府逐瘀汤、失笑散等。湿热体质者，多急躁易怒，口干微苦，大便燥结或黏滞，小便短滞，舌质红，苔黄腻，脉滑数。易患阴囊潮湿、龟头炎、睾丸炎、急慢性前列腺炎等症。临床治以清热利湿，选方如龙胆泻肝汤、当归贝母苦参丸、二妙散等。辨体用方体现了不仅要治人的"病"，更要重视患病的"人"，以体质为背景，研究用方调治，治病求本的思想。

二、辨病用方

对男科疾病进行准确的病名诊断，根据疾病的总体规律制定贯穿疾病始终的治疗原则，即辨病论治。其中针对某一疾病贯穿始终的基本病理变化进行治疗用方，即选用有针对性的方剂进行专病专方的治疗，称为辨病用方。如早泄是男科常见的一种性功能障碍疾病，既往人们多认为其病机为肾失封藏，多用固肾涩精之方，疗效常不理想。本病

---

[1] 王琦.王琦男科学（第2版）[M].郑州：河南科技出版社，2007.

与精神心理因素关系密切。"肾藏志",心神不安导致肾失封藏为本病之病机,治疗当安神定志固肾,心肾同治。临床上多用自拟加味三才封髓丹进行专病专方治疗。方药:茯苓、远志、五味子、龙骨、牡蛎、磁石、天冬、生地黄、党参、黄柏、砂仁。方中茯苓、远志、五味子、龙骨、牡蛎、磁石安神定志,"三才"(天冬、生地黄、党参)益气养阴补肾,黄柏苦寒坚阴,砂仁纳五脏六腑之精归于肾,诸药共奏安志固肾之功。由上亦可见大凡安神药多有固肾涩精之用。又如高泌乳素血症,本病为多种原因所致的血浆泌乳素过高,临床上男性患者多以男性乳腺发育异常、阳痿、不育等为主要表现。西医认为本病为下丘脑 - 垂体 - 性腺轴功能紊乱所致。我则通过辨西医之病,扬中医之长,运用芍药甘草汤合二仙汤(仙茅、淫羊藿、巴戟天、当归、知母、黄柏)并加用麦芽治疗。现代药理研究证明芍药甘草汤、二仙汤均有调节下丘脑 - 垂体 - 性腺轴之功用。药理试验亦证明麦芽有降低泌乳素的作用。辨病用方是从整体上把握疾病的病理变化,采取针对性的专方进行治疗。

三、辨证用方

证是疾病在发生发展过程中某一阶段主要矛盾的具体表现。疾病在不同的发展阶段,因其主要矛盾不同,可以表现出不同的证。这就要求在临床实践中,即使是同一疾病,也要根据患者就诊时的病情变化进行辨证分析。其中抓病机为辨证用方之关键。如治疗睾丸疼痛:寒滞肝脉者,治以温散寒邪、疏肝止痛之麻黄附子细辛汤;湿热下注者,治以清热利湿、通经散结之龙胆泻肝汤;脾肾亏虚者,治以健脾益气、温阳补肾之补中益气汤合金匮肾气丸;气滞血瘀者,治以活血行气之少腹逐瘀汤合橘核丸。又如治疗阴囊痰核:风热外袭者,治以祛风清热止痒之消风散;湿热下注者,治以清热利湿止痒之龙胆泻肝汤;血虚风燥者,治以养血滋阴、祛风止痒之滋水清肝饮。辨证用方是从阶段上把握疾病的动态变化,做到方证相对。

四、辨症用方

症状是审察疾病的重要组成部分。针对症状进行选择用方,即辨症用方。临床上根据症状的不同特点、不同性质,又可分为:①辨特异症状用方。如阴茎勃起、弯曲疼痛是阴茎硬结症(阴茎痰核)的特异症状。其病机不外气滞血瘀痰凝,每以自拟方化瘀解凝,药用柴胡、枳壳、橘核、赤芍、半夏、浙贝母、昆布、夏枯草、路路通、王不留行等常获效机。②辨共性症状用方。临床上凡因阴血亏虚、血不养筋、筋肉挛急所致疼痛为主的病症，如阳强、阴茎胀痛、阴茎抽痛、精索疼痛等均可用芍药甘草汤除血痹、缓挛急。③辨主要症状用方。如慢性前列腺炎患者常有腰酸、尿道口滴白、精神抑郁等症状。"湿热为病，瘀浊阻滞"是本病的总病机，临床上多以当归贝母苦参丸为基础方以活血润燥，行气解郁，清热利湿。方中贝母，用浙贝母。考《神农本草经》记载浙贝母有"排脓"之功，这与外科仙方活命饮等方中用浙贝母有异曲同工之妙。

辨症用方是通过分析症状的特点，根据特异、共性或主要表现，寻求对症治疗，以获效机。

五、辨经络用方

经络内属脏腑，外连肢节，具有联系内外、沟通表里、贯穿上下等重要功能。针对经络进行选择用方，即辨经络用方。如阳痿的治疗，根据《灵枢·经脉》关于足厥阴肝之脉"循股阴，入毛际，环阴器，抵少腹"、足厥阴之别"循胫上睾，结于茎"，以及《灵枢·经筋》云足厥阴之筋"上循阴股，结于阴器，络诸经"等论述，我认为肝气郁结、瘀血阻络是阳痿常见之病理基础，提出了"阳痿从肝论治"之说。用方多选用针对肝经之四逆散加味，方用柴胡、枳壳、芍药、甘草，加蜈蚣、水蛭、地龙、僵蚕等。其中，蜈蚣善治阳痿，通达瘀脉，辛温入肝经，其"走窜之力最速，内而脏腑，外而经络，凡气血凝聚之处皆能开之"（《医学衷中参西录》）。辨经络用方的关键在于注重局部与整体的兼顾。

第二节　用药思路

"理、法、方、药"即依理立法、以法选方、据方议药，其根本在"理"，而具体体现在"药"。无论是辨证论治、辨病论治，还是对症论治、辨时论治、辨体质论治等各种论治体系，其本质均是求"理"，即求"病机"。虽然男科和中医内、外、妇、儿等各科一样，都是以中医理论为指导，但由于各科有其自身的病机特点，从而决定了各科用药既有共性，亦有特殊性。在这一思想指导下，男科用药常以《内经》理论为指导，以男科病机为依据，注重局部、微观辨证，兼收各科用药经验，吸收现代药理成果。

一、源于实践，提出新说

《内经》是中医各学科的理论基础，对男科虽未提出具体的方药，但其理论特别是对男性生理、病理及一些疾病的论述，对临证论治男科疾病具有重要的指导作用。

（一）辨体用药，慎用壮阳

中医论治阳痿，历代医家都以补肾为主要治法，如《景岳全书》曰："凡男子阳痿不起，多由命门火衰，精气清冷，或以七情劳倦，损伤生阳之气，多致此证。"又曰："火衰者，十居七八；而火盛者，仅有之耳。"根据《素问·上古天真论》关于男子肾气从八岁至五八经历了充实、盈盛、平均、衰退的变化，及标志着性功能的"天癸"，从二八而至，至七八而竭的论述，结合临床，我认为青壮年时期是肾气、天癸最为充盛的年龄，临床就诊阳痿，亏虚者并不多见，因此不能滥用补肾壮阳之品。对于年老而有子者，《素问·上古天真论》曰："此其天寿过度，气脉常通，而肾气有余也。此虽有子，男不过尽八八……而天地之精气皆竭也。"同时又指出："夫道者能却老而全形，身年虽寿，能生子也。"即通过养生可防止衰老而延长生育年龄。说明老年人亦不可概之肾气虚，特别是在生活水平提高的今天，人的寿命已经大为提高，老年男性求子在现今临床少见，但求治阳痿就诊率较高，不能照搬"男不过尽八八……而天地之精气皆竭也"。临床发现，老年阳痿者，性激素低于正常值者少有，而阴茎血管病变者常见，即"气脉不通"。因此，我治疗老年阳痿喜用理气活血通络之品，如桃仁、红花、当归、川芎、赤芍、香附、刺蒺藜、水蛭、蜈蚣等；对有精气亏虚表现者，依症用药：如大便不通用肉苁蓉，阴囊湿冷用蛇床子、蜂房，身体"福态"（皮下脂肪增多，西医学认为是雄激素减少，雌激素相对增多所致）用淫羊藿等。

（二）宗筋其用在血，治疗应充润宗筋

《内经》关于宗筋的论述，对指导中医治疗阴茎疾病，特别是阳痿，值得重视。《内经》认为，阴茎由筋组成，亦称"阴筋"。足太阴、阳明之筋聚于阴器，足少阴、足厥阴之筋亦结于阴器，如《素问·厥论》："前阴者，宗筋之所聚，太阴、阳明之合也。"《灵枢·经筋》："足少阴之筋，结于阴器……足厥阴之筋……结于阴器，络诸筋。"从宗筋的生理表现来看，《素问·痿论》："岐伯曰：阳明者，五脏六腑之海，主润宗筋，宗筋主束骨而利机关也。冲脉者，经脉之海也，主渗灌溪谷，与阳明合于宗筋，阴阳揔宗筋之会，会于气街，而阳明为之长，皆属于带脉，而络于督脉。故阳明虚则宗筋纵，带脉不引，

故足痿而不用。"此文论述了宗筋的功能，即前阴是依靠宗筋束缚于骨，依靠宗筋而充血勃起，犹如机关之开合。宗筋的润养，有赖于阳明水谷气血，阳明虚则宗筋失润，导致痿而不用。冲脉、督脉、带脉亦会于宗筋。阳明作为水谷之海，化生气血，有营养五脏六腑的作用，故痿证出现营养不良，皆可治阳明，健脾胃。男性性器官解剖表明，阴茎通过悬韧带与耻骨弓相连，通过阴茎海绵体充血勃起，亦说明了宗筋主束骨而利机关的功能。

　　从宗筋的病理表现来看，其病主要表现在阴茎的勃起功能异常。《灵枢·经筋》足厥阴之筋，其病"阴器不用，伤于内则不起，伤于寒则阴缩入，伤于热则纵挺不收"。又曰经筋之病，"热则筋纵弛不收，阴痿不用"。《灵枢·邪气脏腑病形》谓"肾脉大甚为阴痿"。《素问·五常政大论》谓"太阴司天，湿气下临、肾气上从，胸中不利，阴痿气大衰，而不起不用"。《素问·痿论》谓"阳明虚则宗筋纵"。说明足三阴、足阳明病可致筋痿。《素问·痿论》："思想无穷，所愿不得，意淫于外，入房太甚，宗筋弛纵，发为筋痿，及为白淫。故《下经》曰：筋痿者，生于肝，使内也。"表明情志伤肝，可导致筋痿，"筋痿"即阳痿。"使内"，杨上善注曰："使内者，亦入房也。"

　　在上述理论的指导下，我提出"宗筋其用在血，治疗充润宗筋"的阳痿治疗思路，并运用这一治疗思路，结合阴茎彩超检查，指导血管性阳痿的中医治疗用药，起到了较好的效果，弥补了既往没有中医治疗血管性阳痿的报道，是中医治疗血管性阳痿的起点。充润宗筋的法则就是调肝气，通血脉。《灵枢·经脉》曰："肝厥阴之脉，入毛中，过阴器，抵少腹。"说明阴器之血脉为肝脉所主。肝藏血，主疏泄，调节血液的运行。前阴作为诸筋之综合，有赖于血的濡养，其性事功能需依赖于血的充盈，才能得以发挥，而这一功能的体现，则在于肝调节血液的运行。动脉性阳痿和静脉性阳痿都是肝经气血失调所致，立法用方当注重调和肝脉的气血。动脉性阳痿以"瘀"为着重点，治疗以活血药物为主，改善阴茎的供血。现代药理研究亦证实，活血化瘀中药能扩张动脉血管，改善微循环，降低实验性胆固醇动脉粥样硬化动物的血清胆固醇。如当归、赤芍养血活血，穿山甲、苏木、地龙、蜈蚣活血通络，桃仁、红花、川芎、益母草、山楂、三七粉、血竭粉、水蛭活血化瘀。静脉性阳痿注重"气"，其病机是气血不和、气的摄血功能失常，因其血液的运行需靠气的调节，也就是说静脉的关闭有赖于气的维系，治疗宜气血双顾，以协调血液在阴茎动、静脉中的运行。治疗或用理气药物理气以和血，如柴胡、枳壳、香附、丁香，或用补气药物益气以摄血，如重用黄芪，认为其能补肝气，如王清任《医林改错》补阳还五汤重用之，张锡纯治肝气虚弱不能条达亦重用之。

二、着眼病机，寻求病因

男科疾病主要是生殖系统疾病，而中医认为男性生殖系统从属于五脏，如"肾为先天，脾为后天""肾藏精、主生殖""前阴为宗筋所聚，足太阴、阳明、少阴、厥阴之筋结于阴器""心为君火、肝肾为相火"等。此外，生殖系统疾病有其自身的病理表现，如情欲、房事对生殖系统的影响，以及生殖系统位于下焦，通过尿道与外界相通，易受湿热虫毒侵害。因此，治疗男科疾病，我常以脏腑病机和生殖病理为依据。

（一）以心、肝、肾为主的脏腑病机

男科疾病虽然种类繁多，证候复杂，但由于中医认识疾病是以五脏为中心，故其发病机制亦从属于五脏，是脏腑功能失常的表现，而男科疾病与心、肝、肾关系更为密切。

1. 心

心藏神，主血脉。男科临床发现，早泄、遗精、滑精等精液排泄异常的病症，以及冠心病、高血压等心血管异常的阳痿，与心的关系密切。早泄、遗精、滑精，是心神不宁，扰动肾精所致。《灵枢·本神》曰："肾藏精，精舍志。"志是心意所存，《灵枢·本神》曰："心有所忆谓之意，意之所存谓之志。"故《临证指南医案·遗精》认为"夫精之藏制虽在肾，而精之主宰则在心"。治疗当安神定志为先，重者用龙骨、牡蛎、磁石等重镇安神之品，轻者用茯苓、远志、五味子、酸枣仁等养心安神之品。血管性阳痿为肝调理宗筋血脉运行异常所致，但与心主血脉亦有关，特别是冠心病、高血压病见阳痿者，我多用生山楂、水蛭活血通脉。现代药理证实，生山楂能降低血脂，改善冠状动脉血流量；水蛭所含水蛭素，能抑制血小板凝集，有溶纤维蛋白原的作用。

2. 肝

肝藏血，主疏泄。肝藏血，如《素问·五脏生成》所说："人卧血归于肝，肝受血而能视，足受血而能步，掌受血而能握，指受血而能摄。"是以宗筋受血而能起。性事活动中，若宗筋不受血或受血而不存则出现阳痿；宗筋受血而不去则起而不消，出现阳强。因此，阴茎勃起功能障碍，与肝藏血的关系密切。我主张吸收西医关于勃起的认识，辨病和辨证相结合，运用中医的理论思维，指导治疗用药。如药物性阳痿常见的有抗精神病药物、抗高血压药物所致，病机是"药毒内蕴，肝郁血瘀"，治疗在疏理气血基础上，加羚羊粉凉血解毒；抗精神病药物所致者，加用茯苓、远志、磁石、生龙骨、生牡蛎等安神定志之品；抗高血压药物所致者，加用葛根、水蛭、地龙、益母草等活血降压之品。

肝主疏泄，我认为在男科疾病中，主要是调畅情志，疏理气血，指出"男子有曲情，非女子独有"。功能性阳痿多为情志不畅，肝失疏泄，导致宗筋受血功能失常，治疗以疏肝解郁为主，常用柴胡、枳壳、香附、刺蒺藜疏肝理气，其中香附、刺蒺藜为气中之血药，能理气活血。肝肾同源，由于肾精亏虚影响肝的疏泄功能，出现男子更年期综合征，亦需顾及疏肝解郁。

肝经过阴器，布胁肋，男科杂病常与肝经气血失调、肝经湿热有关。如寒凝肝脉的子痛，用麻黄、附子、细辛、吴茱萸、乌药温通肝脉；肝经血瘀气滞的精索静脉曲张，用桃仁、红花、水蛭、穿山甲、香附、乌药等活血通络行气；乳头痛、乳房发育异常，多为肝经郁火所致，用柴胡、黄芩、栀子、夏枯草、龙胆草、郁金、麦芽清肝舒肝之品，以散火郁。

3. 肾

肾藏精，主生殖。肾藏精之"精"，包含有肾之精气和生殖之精。肾之精气，又称肾气、元气，是人体生命活动的根本，其生理功能就是促进机体的生长、发育与生殖。生殖之精是肾气盛的产物，在男子为精液，标志有生殖能力，《素问·上古天真论》"二八，肾气盛，天癸至，精气溢泻，阴阳和，故能有子"，就是对这一现象的描述。

（1）肾之精气

中医所说肾之精气包括禀受父母之精和受藏五脏六腑之精。如《灵枢·决气》曰："两神相搏，合而成形，常先身生，是谓精。"《素问·上古天真论》曰："肾者，主水，受五脏六腑之精而藏之，故五脏盛，乃能泻。"并认识到男性生殖器畸形现象，如《广嗣纪要》五不男"天、漏、犍、怯、变"之"天"（天宦，先天睾丸阙如致第二性征不全）和"变"（两性畸形），但对很多宏观无异常的先天不育无法揭示，如唯支持细胞综合征、先天性输精管阙如、输精管阻塞等。因此，需结合西医的相关认识来充实中医关于肾气的认识。男性疾病中，西医的下丘脑–垂体–睾丸性腺轴功能紊乱，以及一些内分泌疾病如肾上腺疾病、糖尿病、甲状腺疾病引起的不育和性功能障碍，运用药物能治疗或缓解病情的病症，可用中医肾气理论指导用药。

（2）生殖之精

中医关于生殖之精的病症，常缺乏客观依据，只有一些"精清""精冷""少精"的描述，精清是精液液化的正常现象；精冷是一种主观感觉，不能说明精液是否异常；精少，如精囊腺阙如、射精管阻塞常见，药物无治。在男科疾病中，与生殖之精有关的病症，精液异常（如精子异常之少精症、弱精子症、畸精子症、无精子症、精液不液化、免疫性不育等）和精液的排泄异常（如不射精、逆行射精、早泄、遗精等）最常见。治疗少精症、弱精子症、无精子症，在益肾的同时，常用黄芪、党参、山药、当归、熟地、何首乌等健脾益气养血之品，是以"肾为先天，脾为后天""精血同源"理论为指导；治疗不射精，肝肾同治，一是以"肾主封藏，肝主疏泄"为指导，用淫羊藿、肉苁蓉、蛇床子补肾生精，使"精满自溢"，增强射精感觉，用麻黄、郁金、石菖蒲、穿山甲、王不留行、路路通疏肝活血通络，增强肝的疏泄功能，以通精窍；治疗早泄、遗精，心肾同治，是以"精之肾藏，其主宰在心"为指导。

（二）注重精室病理，清化湿瘀热毒

古代医学由于解剖水平限制，把男子内生殖系统属于精室范畴，如张景岳《类经》曰："胞，子宫也。在男子则为精室，在女子则为血室。"唐容川《血证论》曰："男子之胞，一名精室，乃藏精之所。"而对精室的位置不明确，但已认识到溺窍、溺道与精窍、精道之不同，如王肯堂《证治准绳·杂病·赤白浊门》称："溺与精，所出之道不同，淋病在溺道，故《医学纲目》列之肝胆部；浊病在精道，故《医学纲目》列之肾膀胱部。"林佩琴《类证治裁·淋浊》明确指出肾有两窍，一溺窍，一精窍，淋在溺窍，病在肝脾；浊在精窍，病在心肾。历代医家关于"精室"的争议，实际上就是对这些生殖器官认识的不一。五脏六腑功能失常虽可导致"精室"功能失常，但临床"精室"疾病，主要是受湿、热、虫、毒的侵袭，或气血不畅，出现局部的病理改变。因此，用药治疗"精室"疾病，我从中医病机角度多概括为"湿""热""瘀"三个方面，三者又常相互并见。

1. 湿

湿性趋下，易袭阴位。湿有水湿、湿浊、痰湿之分，常与热合，而见湿热表现。如前列腺是男性生殖系统重要附属性腺之一，其导管与尿道、射精管所出之道不同，其感染并不一定合并尿路感染，因而慢性前列腺炎不同于膀胱湿热，是湿浊热毒蕴结于前列腺，用清热利湿通淋之品难使前列腺湿去热清，而应选用祛湿排浊和清热解毒之品。瘀浊互结是慢性前列腺炎病机的另一特点，瘀不仅指瘀血，还包含有瘀积不通，即前列腺导管常因炎症刺激纤维变性而管腔狭窄，致使前列腺导管内秽浊分泌物瘀积不出。根据这一病机特点，我提出慢性前列腺炎的基本治则：清热解毒、排浊祛湿、活血化瘀。慢性前列腺炎热毒与湿、与血互结，清热解毒应选用清热解毒祛湿之品，如黄柏、蒲公英、土茯苓、苦参之类；清热解毒活血之品，如虎杖、红藤、败酱草、马齿苋、马鞭草之类。慢性前列腺炎时，前列腺导管内秽浊分泌物瘀积不同，应按"腑以通为用"的治疗原则，选用排浊祛湿之品，如天花粉、浙贝母、石菖蒲、薏苡仁、冬瓜仁等，可促进秽浊炎性分泌物的排出，保证前列腺导管排泄通畅，加速炎性病灶的愈合。慢性前列腺炎患者血液流变学多有异常，前列腺腺体亦常变硬或有结节，出现纤维化，应用活血化瘀药确能提高疗效，除选用牡丹皮、赤芍、桃仁、红花等活血化瘀之品外，还应选用穿山甲、皂角刺、三棱、莪术等通络消癥之品。湿为阴邪，易阻遏气机，损伤阳气，慢性前列腺炎由于病程较长，可出现寒凉症状，如睾丸怕冷、小腹怕凉、脚心发凉等症，可佐以桂枝、乌药、吴茱萸或少量附子，温阳散寒，防湿遏伤阳。

2. 瘀

瘀有血瘀、精瘀之别。由于性事活动的影响，男性生殖系统除阴茎充血外，内生殖器官亦充血，同时腺体分泌腺液。性事过度或不洁，内生殖器官反复充血可致血瘀，精室疾病久病入络可致血瘀，主要表现为疼痛症状，如充血性前列腺痛、慢性附睾炎睾丸痛等。腺体分泌腺液异常则可导致精瘀，主要表现为精液排泄异常、精液表现异常，如慢性前列腺炎的滴白、射精异常、精液不液化、血精等。精瘀之血瘀，包括血瘀、瘀阻和影响精液异常的其他因素，如精液不液化与酶的因素有关。因此，精瘀的认识，既与血瘀有别，又与血瘀有关。我从病症角度，抓住病理特点用药，如对内生殖器官反复充血疼痛轻者，用桃仁、红花、川芎、延胡索等活血行血之品；对久病入络疼痛重者，用丹参、乳香、苏木、穿山甲、三七粉等活血化瘀止痛之品；对射精异常者，用王不留行、路路通、穿山甲、蜈蚣等活血通络之品；对精液不液化者，用水蛭、山楂、地龙化瘀以助液化；对血精者，用茜草、三七粉活血止血。

3. 热（毒）

热有虚热和实热。在男科疾病中，虚热表现主要为肾阴虚、气阴两虚，如遗精日久，可见少气、神疲乏力。口干、手足心热或全身烧灼感等气阴两虚表现，用党参、天冬、生地、百合、天花粉等益气养阴；血精常有肾阴虚表现，用知母、黄柏、龟板、生地黄、熟地黄、女贞子、墨旱莲等养阴清热。实热为病，在男科多表现为毒，毒有热毒、虫毒、药毒、酒毒及各种有害化学物质、辐射等。热毒为病，有急性前列腺炎、急性睾丸炎、急性附睾炎、生殖器疱疹、囊痈等，用蒲公英、马齿苋、土茯苓、苦参、金银花、龙胆草、生大黄等清热解毒，发热者加柴胡、黄芩、生石膏、羚羊角粉清解退热。虫毒表现为生殖系统感染日久不愈，或见生殖系统支原体、衣原体感染。上述虫毒、药毒、酒毒及各种有害化学物质、辐射等，皆可损伤精子或影响精子的生成。"肾藏精、主生殖"，肾虚、湿热、瘀、毒、虫作为男性不育的五个要素，可单独作用，亦可互相夹杂为害。治疗除补肾填精外，应对其他四个要素进行把握。清热解毒利湿可选用蒲公英、红藤、薏苡仁等；病原微生物感染者，可选用百部、贯众等杀虫之品。活血化瘀具有改善男性生殖系统血液循环作用，促进炎症吸收，排出有毒物质，选药有水蛭、地龙、当归、赤芍、丹参、川牛膝等。接触有毒物质，如化学物质、铅毒、辐射等，应脱离有毒环境。

三、延伸四诊，结合西医诊断

男性生殖器有其独立的生理、病理特性，很多男科病症仅表现局部症状、体征，如包皮炎、龟头炎、阴茎结节、附睾结节等，甚至无症状、体征。如男性不育患者常因婚后不育而精液检查发现异常，西医学的检测手段使中医的传统"四诊"手段延伸至微观世界。因此，我临床诊疗男科疾病，主张结合西医诊断，为临床用药提供依据。

（一）诊察局部

在临床实践中，我通过吸收西医触诊认识，对男性生殖器局部"望、闻、问、触"四诊察微，总结了一些行之有效的方法和用药经验。

1. 望诊

望诊主要望阴毛、阴茎、阴囊、分泌物。阴毛稀疏者，第二性征发育不全多见，用熟地、制何首乌、肉苁蓉、淫羊藿、鹿角胶等补益精血。阴茎有下裂、弯曲等畸形，非药物所能，需手术治疗。阴囊在天热时应下垂而反收缩者为寒，天寒时应收缩而反下垂者多热。感受外寒者用麻黄、细辛以散寒，内寒者用附子、肉桂、吴茱萸以温通，虚寒者用仙茅、淫羊藿、巴戟天、补骨脂以温肾补阳；热有湿热、瘀热之分，湿热者用苍术、黄柏清热燥湿，瘀热者用牡丹皮、赤芍凉血活血。分泌物包括病理性分泌物、精液、前列腺液。病理性分泌物：脓性分泌物以淋病奈瑟菌感染多见，急性淋病奈瑟菌感染者抗生素疗效优于中药，慢性者可重用土茯苓；疱疹病毒感染可见大量黏液，治疗可用板蓝根、土茯苓、贯众、黄柏以抗病毒。精液半小时后仍拉丝，为精液不液化。前列腺液中肉眼看到白点，此白点为前列腺导管挤压出的脓液，在显微镜下为成堆的白细胞，可选用排脓之品，如白花蛇舌草、冬瓜仁、皂角刺。

2. 闻诊

闻诊主要是闻气味，生殖器清洗后仍有臭味者多湿热内蕴，用苍术、黄柏、车前子、土茯苓清利湿热。

3. 问诊

问诊主要是问病人生殖器自觉症状。子痛（睾丸痛）剧者有寒、热之分，寒痛者用麻黄、附子、细辛辛温发散；热毒者用金银花、蒲公英、重楼等清热解毒，凉血活血。子痛缓者有冷、热、胀、刺、抽痛之分，冷痛者用乌药、吴茱萸温通，热痛者用蒲公英、连翘解毒散结，胀痛者用川楝子、延胡索行气止痛，刺痛或坠痛者用刘寄奴、五灵脂、蒲黄活血化瘀；抽痛或痉挛性疼痛者用白芍、甘草解痉止痛。囊汗有冷、热、痒、痛之分，冷汗用补骨脂、吴茱萸温涩，热汗用苍术、黄柏清热燥湿，痒汗用荆芥、防风、苦参祛风除湿，痛汗用水蛭、牡丹皮、赤芍活血以消瘀热。

4. 触诊

触诊是四诊中重要的方法。输精管阙如、前列腺阙如、小睾症可通过触诊发现。精索静脉曲张，严重者静脉曲张成团如蚯蚓，手术治之；轻者或术后胀痛者为气滞，用香附、延胡索、川芎行气活血；刺痛者血瘀，用穿山甲、皂刺活血通络。附睾结节压之胀者，用蒲公英、橘核、荔枝核行气散结；坚硬者用三棱、莪术消瘀散结；软者用夏枯草、海藻、昆布、牡蛎化痰散结。前列腺热灼感用蒲公英、金银花清热解毒；有结节者用三棱、莪术消瘀散结；前列腺饱满、前列腺液易出者，用冬瓜仁、浙贝母排浊祛湿；前列腺液难出、有压痛者，用炮山甲、皂角刺通络排浊。

（二）结合西医诊断，融会中医理论

吸收西医各种物理诊断和实验检测方法，已成为中医男科临床发展的延伸手段。为此，在实践中要转换思维模式，运用中医理论思维，探讨各种物理诊断和实验检测的中医临床意义，以指导男科临床用药。

1. 物理诊断

X线、B超、CT、磁共振、放射性核素等影像学诊断，以及内镜、尿流动力学、膀胱尿道测压、肌电图等诊断，不仅能明确诊断一些男科疾病，而且能为中医治疗用药提供思路。如阴茎彩超可反映阴茎深动脉和阴茎背深静脉病变，故治疗血管性阳痿，我每以阴茎彩超检查结果为依据，运用中医"气主行之，血主濡之；气为血之帅，血为气之母；气行则血行，气滞则血瘀"的气血理论为指导，无论阴茎动脉供血不足，还是阴茎静脉关闭不全，都可导致气血不和。宗筋充盈之血，为肝脉所主，故血管性阳痿应以调和肝脉之气血为法则，充润宗筋，维持阴茎勃起的血液运行。前列腺增生症，通过B超、CT检查，能明确前列腺增生的大小、形状、凸入膀胱的情况和膀胱残余尿量；通过尿流动力学检查，可判断下尿路梗阻的情况；通过膀胱尿道测压，能准确反映梗阻部位和膀胱功能等。由于前列腺增生症的症状出现有增生前列腺压迫的机械因素和腺体平滑肌收缩的张力因素，症情有急有缓。治疗用药，主张结合西医认识和相关检查，考虑膀胱代偿功能。对膀胱维持代偿功能，尿路症状明显者，可选用威灵仙、地龙、石菖蒲、芍药和甘草等缓解挛急之品为主，以解除腺体平滑肌收缩而排尿；尿路症状缓解者用刘寄奴、水蛭、莪术、桃仁和桂枝（肉桂）等消癥散结之品为主。物理检查，还可明确一些药物不能治疗的男科疾病，如输精管造影诊断的输精管阻塞、输精管阙如等。

2. 实验检测

实验检测技术的发展，丰富了生殖医学的认识。光镜、电镜的运用，生化、微生物、染色体检测和免疫学检查等，使人们的感知进入了一个全新的微观世界。实验检测技术的发展，也为中医论治疾病提供了新的依据和思路。如慢性前列腺炎，前列腺液镜检可观察白细胞情况，白细胞可见分散无序、排列成线、成小堆、成大堆。白细胞分散无序说明前列腺导管通畅；排列成线、成小堆、成大堆则说明前列腺导管因炎性分泌物阻塞，只是程度不同而异。对于前列腺导管阻塞，当选用具有排脓作用的中药，促使炎性分泌物排出。精液镜检，可观察精子的数目、活率、活力、畸形、生精细胞、白细胞等。精子、生精细胞的数目反映睾丸的生精功能，精子数少、生精细胞脱落多，可选用补益气血、益肾生精之品，以促睾生精，盖"精之藏在肾，有赖气血的滋养"；活率、活力、畸形三者，常相互影响，需考虑附属性腺感染、精索静脉曲张、物理化学等因素；精液显微摄像检查、电镜检查，可观察有无病原微生物感染。精液不液化，主要是因为使精液液化的酶缺乏，如类糜蛋白酶、纤维酶原活化因子等，这些酶主要来自前列腺。根据其精稠不化"痰"的特点和"脾为生痰之源""脾主运化"的中医理论，治疗用药多选用化痰利湿之品，如薏苡仁、地龙、浙贝母等，及有助"脾主运化"的中药如麦芽、山楂、鸡内金、乌梅等，现代药理亦证明这些药物含有丰富的酶。免疫性不育，血清抗精子抗体滴度增高，既可见男性不育患者自身血清抗精子抗体阳性，亦可见配偶血清抗精子抗体阳性。临床发现，配偶血清抗精子抗体阳性，多有人工流产史，可能与人流使女性生殖屏障受损有关。对女性血清抗精子抗体阳性，运用避孕套防止精子进入体内是有效的手段，但不是治疗的关键，特别是对自身血清抗精子抗体阳性的男性无效，而运用激素冲击致无精子以达到降低滴度的方法，疗效低且不良反应大。用药治疗可结合中医体质学认识，通过改善、纠正过敏体质，调节机体免疫功能，以真正降低血清抗精子抗体滴度。

四、兼纳各科用药经验

中医古籍浩如烟海，虽见有"男科"著述，但不是有名无书，如《男科证治全编》；就是名不副实，如《傅青主男科》《济阳纲目》等。古之医籍系统所论男科病症较少，但有关男科生理病理及一些病症的治疗方药，对指导今日男科临床仍有意义，如《本经》载"蛇床子主男子阴痿湿痒，淫羊藿主阴痿绝伤、茎中痛"，且医理相通，内、外、妇、儿等各科用药，对男科用药常有启迪。

（一）揣摩前贤用药经验

临证之余，我对前贤医论用药经验常多揣摩。诸如对《神农本草经》的男科用药进行梳理，而用水蛭"利水道"、用浙贝母治"淋沥邪气"；对《备急千金要方》《外台秘要》男科病证刻意钻研，而知磁石重镇安神益精擅治阳痿，天冬能补益肾精治阳痿及耳鸣耳聋，龙骨、牡蛎、白薇固涩治失精，车前子、地肤子清利以强阴、石韦清热利湿以治茎中痛、囊下痒、汗出；于丹溪医籍中领悟燥热壮阳之弊，"梦遗，专主于热"；于《慎斋遗书》刺蒺藜散而知治阳痿用疏肝活血之品；于清末韩善徵《阳痿论》所论阳痿"因于阳虚者少，因于阴虚者多"及用通瘀利窍治痿，又于临证中多一法门。"医之所病病道少"，要得其道，必须多读书，《医心方》《御药院方》《杂病源流犀烛》《类证治裁》《医学衷中参西录》等均多含蕴奥，常习而用之，底蕴则深。

（二）博采众方，探索用药规律

博采众方，探索用药规律，是挖掘男科用药经验之又一源头。中医内、外、妇、儿各科，都以中医理论为指导，但又有各自的理论体系，从而指导治法、组方用药，可出现不同的法、不同的方，但同一种中药，在不同的方剂中，通过配伍可发挥相同或不同的作用。因此，从方中认识用药规律，可以挖掘其在各科治疗功效的共性和个性，能更全面地把握药物运用。如桂枝加龙骨牡蛎汤治失精家，以龙骨、牡蛎固精止遗；封髓丹治遗精用黄柏、大补阴丸用黄柏，说明黄柏有坚肾阴之功；当归四逆加吴茱萸、生姜汤，治内有久寒、腹中痛，温经汤温经通脉亦用吴茱萸，吴茱萸汤治厥阴头痛，表明吴茱萸能温通冲脉、肝经血脉以止痛，故睾丸冷痛、慢性前列腺炎小腹、少腹冷痛可用之。桃核承气汤、桂枝茯苓丸用桂枝通阳散结，滋肾通关丸用肉桂通阳化气利水，知桂枝、肉桂通小便之功在于散结。四逆散、柴胡疏肝散、逍遥散、血府逐瘀汤用柴胡疏肝解郁，知柴胡振痿之功在调肝木、通肝阳；天台乌药散、暖肝煎用乌药，知乌药能温肝肾二经，治小腹痛、少腹痛、睾丸痛。《伤寒论》麻黄汤之八个证候中痛症竟占其半（头痛、身痛、腰痛、骨节疼痛），《金匮要略》麻黄加术汤治外感寒湿、一身烦痛，说明麻黄止痛；麻黄连翘赤小豆汤治黄疸瘀热在里，阳和汤治阴疽疼痛用麻黄，说明麻黄入血分，其止痛之功为化瘀滞、活血，可用于治疗子痛寒凉日久，透血分阴寒于外。黄芪桂枝五物汤治血痹虚劳，补阳还五汤重用黄芪治中风偏瘫之气虚血瘀，说明黄芪不仅补气，亦能活血行痹，对指导黄芪治阳痿有重要意义。

五、吸收现代中药药理研究成果

现代中药药理研究，有单味中药有效成分的研究，亦有中药复方的药理研究。虽然目前中药药理研究成果主要是单味中药有效成分的研究，不考虑中医理论依据，但其研究成果对验证和扩大中药功效仍具有一定的作用。如葛根发表解肌、升阳透疹、解热生津，传统中医多作为解表药运用，现代药理研究则扩大了其用药范围，葛根酮能增加脑及冠状动脉血流量，临床用其治疗高血压病颈项强痛、冠心病心绞痛，均取得一定的疗效。中医男科用药同样可从现代中药药理研究成果中得到启发。如现代药理发现，补肾药中淫羊藿能促进精液分泌，精囊充满后，刺激感觉神经，起到间接兴奋性欲的作用，故治疗性欲低下、不射精或精液少者常用之；淫羊藿有雄性激素样作用，其提取液对家兔有降压作用，故治疗抗高血压病药物所致阳痿者常用之，既降压，又起到雄性激素样的作用，因为抗高血压病药物有直接拮抗雄性激素而致血中浓度降低的作用；蛇床子有雄性激素样作用；肉苁蓉有降血压作用；现代药理实验表明，丁香、细辛对中枢神经系统有抑制作用，故治早泄每多用之，认为有调节性神经作用。肉桂所含苯丙烯酸类化合物对前列腺增生有明显抑制作用，可促进局部血运改善及病理改善，说明用桂枝（桂枝茯苓丸）治前列腺增生的中医理论有其科学依据。麻黄素为肾上腺素能受体兴奋剂，可促使精道平滑肌收缩，有助精液排泄，故治疗不射精常用麻黄。

第三节　用药特色

虽然传统中医没有形成系统的男科疾病治疗用药体系，但中医的组方用药原则对中医男科依然有指导作用，中医经典方剂，只要符合男科疾病的基本病理机制，同样可以发挥其治疗效应。清代名医徐灵胎《兰台轨范》曰："一病必有一主方，一方必有一主药。说明"病有专方""病有专药"符合中医临床用药实际，其实质就是抓住疾病的本质，确定主要治则，选择主方、主药。

一、喜用药对

两种中药作为药对固定搭配运用，历代医家都比较重视，它不仅反映了医家独有的用药风格，并且扩大了药物的运用范围，发挥了药物的最佳功效，如金铃子散（川楝子配延胡索）、失笑散（五灵脂配蒲黄）等许多药对，由于历经临床验证，疗效显著，为临床各科所运用。现将常用的男科药对介绍如下：

1. 柴胡配赤芍

柴胡，《药品化义》称其"性轻清，主升散，味微苦，主疏肝"。逍遥散、柴胡疏肝散用柴胡疏肝达郁，白芍养血柔肝，二药相配，柴胡得白芍之酸收而不升散太过。治疗阳痿，我每以赤芍代白芍，认为赤芍其味酸同白芍，但有活血之功，故《本经》言"除血痹"，与柴胡相合，能疏肝活血，畅达宗筋。

2. 香附配川芎

香附，《本草纲目》曰"其味多辛能散，微苦能降，微甘能和。乃足厥阴肝、手少阳三焦气分之主药，而兼通十二经气分"。川芎，《本草纲目》曰"血中之气药也，肝苦急以辛补之，故血虚者宜之；辛以散之，故气郁者宜之"。越鞠丸用香附治气郁、川芎治血郁；柴胡疏肝散亦用香附、川芎疏理气血。香附为气中之血药，川芎为血中之气药，二药相伍，行气以活血，气行则血行，用治气机不畅之阳痿。

3. 桃仁配红花

桃仁，《本草思辨录》载："主攻瘀血而为肝药，兼疏肤腠之瘀。"蒲辅周亦谓"桃仁通肝脉瘀滞"。红花，《药品化义》载："善通利经脉，为血中之气药，能泻而又能补，各有妙义。"王清任《医林改错》五个逐瘀汤皆用桃仁、红花，治血中瘀滞。桃仁配红花，化瘀滞以行气血，即血行气亦行，用治血管性阳痿。

4. 葛根配羚羊粉

葛根解肌止痛，现代药理研究有降低血压的作用，《备急千金要方》用葛根汁解酒毒。羚羊粉凉血、平肝、解毒，现代药理研究亦有降低血压的作用。治疗高血压病阳痿、乙醇性阳痿及各种药毒致痿，每用葛根配羚羊粉。

5. 黄芪配当归

黄芪配当归见于李东垣《内外伤辨惑论》当归补血汤。治静脉性阳痿、动静脉混合性阳痿患者多用之。黄芪能大补肺脾之气，亦能补肝气，张锡纯治肝气虚弱不能条达者，皆重用之；合辛香温润活血养血之当归，能补肝气、调肝血，使阴茎动脉气壮血旺，阴茎静脉气固血摄。现代药理研究表明，当归补血汤能扩张动脉血管以降血压，增加组织器官的灌流量。

6. 磁石配丁香

磁石潜阳纳气，重镇安神，《备急千金要方》治阳不起，用清酒渍。丁香辛温，《医林纂要》称其"补肝，润命门"。治阳痿、早泄常用之，磁石重镇，丁香香窜，有调理性神经的作用。早泄为主，重用磁石；阳痿为主，重用丁香。因为泄精过程主要受交感神经控制，早泄就是性交时交感神经极易兴奋而达到泄精阈值。由于交感神经经常兴奋，久之抑制副交感神经，出现阳痿现象，这是因为阴茎海绵体的勃起，受副交感神经支配。

7. 蜈蚣配蒺藜

蜈蚣辛温走窜，活血通络。《医学衷中参西录》称："蜈蚣，走窜之力最速，内而脏腑，外而经络，凡气血凝聚之处皆能开之。"蒺藜疏理气血，疏中有通，《慎斋遗书》用单味蒺藜散治阳痿，《临证指南》用以开郁。故治疗阳痿，每与蒺藜配伍。蜈蚣得蒺藜，能直入肝经，除辛温走窜兴奋性神经外，其活血通络之力更强，以改善阴茎供血。

8. 远志配茯苓

远志，《本草纲目》曰："入足少阴肾经，非心经药也。其功专于强志益精，治善忘。盖精与志，皆肾经之所藏也。"茯苓入心、肾二经，除宁心安神外，还能利湿益肾，如《和剂局方》威喜丸用茯苓治丈夫元阳虚惫、精气不固。故临证治疗遗精、早泄，用远志必配茯苓，交通心肾。盖心藏神，肾藏志，神安则志定。

9. 龙骨配牡蛎

龙骨镇静安神，敛汗固精，《药性论》称其"逐邪气，安心神……止梦泄精、梦交。"牡蛎敛阴潜阳、止汗涩精，《海药本草》曰："主男子遗精，虚劳乏损，补肾正气，止盗汗，去烦热。"二药皆有镇静安神、固涩之功。龙骨固涩见长，牡蛎则兼有养阴之功，二药相合，涩中有补，而镇静安神、固涩之功更强，男科临床多用于治疗遗精、早泄、药毒致痿（抗精神病药物）及高血压病阳痿。

10. 黄柏配砂仁

黄柏配砂仁，见于《卫生宝鉴》封髓丹，治疗遗精，每多用之。青少年胃气、肾气旺盛，胃热下扰（《内经》称"胃为肾之关"）、相火妄动，可致精室不固而遗精。黄柏清相火、燥湿热、坚肾阴。砂仁辛温芳香，能行胃气、消滞除胀。砂仁得黄柏而不温，黄柏得砂仁而不苦寒伤胃，二药相合，可安胃固肾而止遗。

11. 黄连配肉桂

黄连配肉桂，见于《四科简效方》交泰丸，治心肾不交、怔忡不寐。治疗早泄、遗精而见寐不安者，常习用之。心神浮越，心火亢盛，君相火动，可扰动精室。黄连清心火，肉桂引火归原，二药相合，可交通心肾而安神止遗。

12. 苦参配牡蛎

苦参配牡蛎，见于《积德堂经验方》猪肚丸，治赤白带下。苦参性味苦寒，清热燥湿杀虫，《本草从新》称其"燥湿胜热，治梦遗滑精"。牡蛎性凉味咸涩，敛阴潜阳、止汗涩精、化痰软坚，《海药本草》谓"主男子遗精"。故治疗慢性前列腺炎所致遗精、早泄常用二药相伍。苦参味苦清心，有镇静安神之功，合牡蛎清热燥湿、镇静安神之力倍增。

13. 五味子配鸡内金

五味子，《本草备要》言其"五味皆备，酸咸为多，故专收敛肺气而滋肾水，益气生精，补虚明目，强阴涩精。"鸡内金，治遗精、遗尿，古医籍亦多有记载，如《日华子本草》谓"止泄精"；《别录》谓"主小便不利、遗溺"。故治遗精日久、精气亏虚者，常用五味子配鸡内金，固精益精，涩中有通。

14. 麻黄配石菖蒲

麻黄，《日华子本草》称其"通九窍，调血脉"。现代药理研究表明，麻黄素能促使精道平滑肌收缩，有助精液排泄。石菖蒲，《本经》言其"通九窍"，《重庆堂随笔》言其"舒心气、畅心神、怡心情、益心志"。故治疗不射精、逆行射精，常用麻黄配石菖蒲，畅心神、通精窍。

15. 穿山甲配王不留行

穿山甲，《本草纲目》曰："通经脉，下乳汁，消痈肿，排脓血，通窍杀虫。"王不留行，《本草述》称："但此味应入肝，肝固血脏，更司小水，故治淋不可少，且风脏即血脏，绎甄权治风毒、通血脉二语，乃见此味于厥阴尤切。"故治疗不射精、逆行射精、慢性前列腺炎滴白，常用穿山甲配王不留行，通血脉、通精窍。认为"精之藏在肾，精之泄在肝"，二药为通肝经血脉之要药。

16. 虎杖配牛膝

虎杖，叶天士治败精阻窍，用其宣窍通腐。川牛膝，《本草通玄》言其"性主下行，且能滑窍。梦遗失精者，在当所禁"。治疗射精疼痛、慢性前列腺炎滴白、不射精等精窍不通利之病症，每用虎杖配牛膝，通利精窍，清热解毒，活血化瘀。

17. 淫羊藿配肉苁蓉

淫羊藿，《神农本草经》称其"主阴痿绝伤，茎中痛，利小便，益气，强志"。现代药理研究表明，其能促进精液分泌，有雄性激素样作用和降血压作用。肉苁蓉，质润而油腻，《神农本草经》称其"除茎中寒热痛，补五脏，强阴，益精气，多子"；《本草经疏》称其"滋肾补精血之要药"，能润肠通便；现代药理研究表明，其有降血压作用。故治疗阳痿、不育、更年期综合征而见有肾虚症状者，喜加用二药。二药相配，有补肾生精作用，对合并高血压病患者尤宜。

18. 蒲黄配滑石

蒲黄配滑石，见于《金匮要略·消渴小便不利淋病脉证并治》蒲灰散，治小便不利。血精、前列腺增生尿血见湿热表现者多用之。蒲黄不仅活血止血，还能清热利湿，如《神农本草经》言其"利小便，止血，消瘀血"，《备急千金要方》治丈夫阴下湿痒，用蒲黄末敷之；滑石不仅清尿窍之湿热，亦能清精窍之湿热，如《本草纲目》曰："滑石利窍，不独小便也，上能利毛腠之窍，下能利精溺之窍。"

19. 海螵蛸配茜草

海螵蛸配茜草，见于《内经》四乌贼骨一藘茹丸，治疗血精、前列腺增生尿血等血证常用之。海螵蛸长于止血功能外，还能活血，如《本草经疏》言海螵蛸"咸温入肝肾，通血脉而祛寒湿"，《本草纲目》"乌贼骨，厥阴血分药也，其味咸而走血也"。茜草活血止血，而以活血为主，祛瘀以止血。二药合用，止血不留瘀。

20. 血竭粉配羚角粉

治疗尿血、血精、前列腺液镜检红细胞等，常用血竭粉配琥珀粉。二药均有散瘀、止血、生肌之功。其中血竭直入血分，散瘀定痛，刘河间言其"为和血之圣药"；得琥珀可入溺窍、精窍，既利水通淋，又除湿浊，故《玉揪药解》言其"除遗精白浊"。

21. 黄芪配甘草

黄芪配甘草，见于《医林改错》黄芪甘草汤（黄芪四两、甘草八钱），治老年人溺窍玉茎痛如刀割，不论年月深久，立效。治疗前列腺增生症见气虚证者，每用二药相配。前列腺增生作为老年男性的一种生理性增生，其尿路症状的出现，多见有元气虚弱，用黄芪可补五脏气，如补肺气固表、补脾气生血、补心气降压、补肝气助升发、补肾气定喘，故《名医别录》言"补虚"。黄芪补气利尿，《金匮要略》防己黄芪汤治风水，《小儿卫生总微论》服黄芪末治小儿小便不通，现代药理亦证明黄芪有利尿作用。甘草助黄芪补气，同时有缓解痉挛的作用。

22. 桃仁配桂枝

桃仁配桂枝，《伤寒论》治少腹急结之桃核承气汤用之，《金匮要略》治妇人癥瘕之桂枝茯苓丸亦用之。桃仁活血化瘀，得桂枝之温通，有散结之功，临床每用于治疗前列腺增生、前列腺硬结及睾丸、附睾结节等病症。

23. 莪术配刘寄奴

莪术破血消积，长于行气，能利水，如《会约医镜》有"治气滞膨胀，气肿，水肿"，《医学入门》有"能逐水"之记载。刘寄奴破血通经，能利小便，如《本草从新》曰："寄奴性善走，迅入膀胱，专能逐水，凡白浊之症，用数钱同车前、茯苓利水之药服之，立时通快，是走而不守可知。"二药相配，能消积散结，行气血以利水，临床可用于治疗前列腺增生症之小便不畅。

24. 浙贝母配苦参

浙贝母配苦参，见于《金匮要略》治妊娠小便难之当归贝母苦参丸，故治疗慢性前列腺炎常用之。浙贝母除清热化痰、利小便功效外，还有排脓散结之功，故《伤寒论》治寒实结胸之泻白散用之，《妇人大全良方》治疮疡肿毒之仙方活命饮亦用之；苦参清热通淋、燥湿杀虫，现代药理研究表明其有利尿作用。二药相配，有清热解毒、祛湿排浊之功。

25. 乌药配黄柏

乌药温通肝脉、理气止痛，故《医学发明》天台乌药散用乌药为君，治气滞寒凝之寒疝；黄柏清下焦湿热，有泻火坚阴之功，《长沙药解》谓"黄柏苦寒迅利，疏肝脾而泄湿热，清膀胱而排瘀浊，殊有捷效。"故治疗慢性前列腺炎见小腹、少腹、睾丸或阴部发凉者，每用乌药配黄柏，一温一寒，通阳而不助热，泻火而不伤阳。

26. 薏苡仁配冬瓜仁

薏苡仁配冬瓜仁，见于《备急千金要方》治肺痈之苇茎汤，故临证治疗慢性前列腺炎者常用之。薏苡仁除健脾利湿外，长于排脓，故《金匮要略》麻杏苡甘汤治风湿用之除湿，薏苡附子败酱散治肠痈脓已成用之排脓；冬瓜仁清热利湿外，长于散结消痈，故《金匮要略》大黄牡丹汤治肠痈脓未成用之。二药相配，可排湿浊，有利于前列腺导管之炎性分泌物排出。

27. 马齿苋配虎杖

马齿苋，清热解毒、散结消肿，《本草正义》言其"最善解痈肿热毒"；虎杖，清热解毒、祛瘀排浊，叶天士治败精阻窍，用其宣窍通腐。现代常用其治疗冠心病、肝炎、支气管炎等病。治疗慢性前列腺炎常二药相配，能消前列腺肿痛，促进秽浊分泌物排出。

28. 川楝子配延胡索

川楝子配延胡索，见于《素问病机气宜保命集》金铃子散。川楝子泄肝胆湿热，理气止痛，张锡纯谓"其性虽凉，治疝气者恒之为向导药，因其下行之力能引诸药至患处"。延胡索行气活血，有良好的止痛功效，《本草纲目》称其能"行血中之气滞，气中之血滞，故专治一身上下诸痛"。治睾丸胀痛或阴囊潮湿者，常用二药相配，理肝经之气血，清肝经之湿热。

29. 蒲黄配五灵脂

蒲黄配五灵脂，见于《太平惠民和剂局方》失笑散。五灵脂，活血祛瘀，治心腹血气诸痛，《本草纲目》曰："五灵脂，足厥阴肝经之药也，气味皆厚，阴中之阴，故入血分。"蒲黄凉血活血，兼清湿热，如《本草汇言》曰："蒲黄，性凉而利，能洁膀胱之源，清小肠之气，故小便不通，前人所必用也。"二药一温一凉，相须为用，活血定痛，可用于治疗性腺、附属性腺各种感染，以及精索静脉曲张所致睾丸、少腹刺痛或坠痛，精索静脉曲张所致囊汗。

30. 白芍配甘草

白芍配甘草，见于《伤寒论》芍药甘草汤。芍药味酸入肝，能调肝经血脉以止痛。甘草味甘，能缓急止痛。二药相配，能缓挛急，治疗各种痉挛性疼痛，为历代医家赞赏。

如程钟龄《医学心悟》称"芍药甘草汤治腹痛如神"。临床治疗睾丸、少腹痉挛性疼痛常用之。

31. 乌药配吴茱萸

我治疗睾丸、少腹冷痛，喜用乌药配吴茱萸。乌药、吴茱萸性味温热，皆能温肝脉、理气以止痛。其中乌药长于理气，还入肾经，天台乌药散、暖肝煎用之；吴茱萸长于温通散寒，能降肝逆，引药下行，吴茱萸汤、温经汤、当归四逆加吴茱萸、生姜汤用之。

32. 麻黄配细辛

麻黄配细辛，见于《伤寒论》麻黄附子细辛汤。麻黄除辛温发散外，还有蠲痹止痛、破血滞化痰凝之功，如《日华子诸家本草》云麻黄能"调血脉，开毛孔皮肤"，《外科证治全生集》之阳和汤，用其温阳化痰，散寒通滞；细辛止痛尤良，能入阴经以散寒，如《药品化义》曰："细辛，若寒邪入里，而在阴经者，以此从内托出。"故常用二药相配，治疗外感寒邪、寒凝肝脉之睾丸冷痛。

33. 麦芽配淡豆豉

麦芽配淡豆豉，每用于治疗精液不液化。精液不液化是酶缺乏所致，麦芽、淡豆豉富含消化酶，《本草求源》"凡麦、谷、大豆浸之发芽，皆得生升之性，达肝以制化脾土，故能消导。淡豆豉是黑大豆加工发酵所得。麦芽、淡豆豉，临床皆用于回乳，说明二药入肝、胃（脾）经，能助脾胃运化以化痰浊，不液化的精液属中医"痰浊"范畴。

34. 蒲公英配夏枯草

蒲公英配夏枯草，亦是治疗精液不液化的常用对药。精液液化因子主要在前列腺，前列腺炎易致精液不液化，其病机是湿与热胶结成痰（浊）。蒲公英清热解毒，能散热结，是临床治疗各种疮痈热毒的常用药；夏枯草清火化痰，破癥散结，是治疗瘿瘤、瘰疬、癥瘕的常用药。二药相合，能散热结、化痰浊，助精液液化。

35. 水蛭配地龙

水蛭配地龙，为治疗精液不液化常用的一对动物药。在电子显微镜下扫描发现，不液化的精液有许多纤维形成致密的网状结构。这种纤维化的表现，属中医血凝不化，血不化水。现代药理研究表明，活血化瘀中药大多具溶解纤维蛋白的作用。水蛭破血散结，地龙活血通络，现代临床常用于治疗心脑血管疾病，以其能抗凝血、溶血栓。

二、常选专药

"一味单方，气死名医"，说明专药治病有时亦能取得显著的疗效，如治头痛名方都梁丸，即为一味白芷。从西医学角度来看，专药有其治疗专病的特殊成分，但由于中药有性味归经、升降浮沉的不同，不同科有不同的病，决定了专药临床运用仍需用中医理论为指导，合理用之。用专药，不仅指用单味药治疗专病，而且包括通过合理选择专药进行配伍，以使组方治疗更具针对性。因此，我从男科专病角度，将药物的具体作用归纳为十个方面。

1. 调肝药

男性性事活动有赖于肝血的充盈及肝气的疏理调达，故调理肝脏气血，对改善阴茎供血具有重要的作用。川芎、香附、蒺藜，行气与活血各有偏重。香附为气中之血药，川芎为血中之气药，蒺藜疏理气血、活血通络，《慎斋遗书》用单味蒺藜散治阳痿。血瘀气滞，活血有助行气，故治疗阳痿，每选用桃仁、王不留行、路路通、当归、丹参、川牛膝、蜈蚣、炙水蛭、地龙等活血之品，所选之品皆入肝经，盖"宗筋为肝所主"，其中当归、丹参能养血，王不留行、路路通、蜈蚣、地龙能通血络，川牛膝能引血下行以增加阴茎供血，《药性论》谓其"治阴痿"。心脑血管疾病，瘀滞日久，则用水蛭，《医学衷中参西录》谓水蛭"破瘀血而不伤新血"。肝之疏泄，有赖肝气舒畅，肝气郁滞，选用柴胡、枳实、青蒿、麦芽。

2. 益肾药

治疗不育，常以益肾有助生精为原则。补肾阴药选用女贞子、龟板、五味子、熟地、何首乌、黄精等，其中熟地、何首乌补精血；补肾阳药选用温润之品，如菟丝子、紫河车、肉苁蓉、淫羊藿、巴戟天、鹿角片、枸杞子等，认为温润之品有益肾气生精之功，如肉苁蓉，《神农本草经》称其"补五脏，补精血之要药"。治疗阳痿，除选用上述温润补肾之品外，还常选用磁石、蛇床子、蜂房。磁石纳肾气以振阳道，蛇床子、蜂房温肾阳，有类雄激素样作用，是历代医家治疗阳痿的专药。

3. 调志药

遗精、早泄、不射精等精液排泄异常，为志失调节所致。调志药不仅指安神镇静之品，还包括醒神兴奋之品，因为镇静和兴奋是相辅相成的两个方面。安神镇静之品可选用磁石、生龙骨、生牡蛎、羚羊角粉、琥珀粉等重镇安神，茯苓、酸枣仁、五味子、小麦等养心安神；醒神兴奋之品可选用丁香、石菖蒲、远志、细辛、麻黄、附子等。临床上，常把重镇安神之品与醒神兴奋之品合用，重镇药物可控制辛温药物的浮越之性，兴奋药物可防止重镇药物对性神经的抑制。丁香，不仅用于治疗早泄，还常用于治疗阳痿，能振奋性神经，《医林纂要》谓丁香"补肝、润命门"。

4. 解毒药

清热解毒药物对生殖系统感染的治疗作用，不仅在于杀灭病原微生物，而且很多清热解毒药物具有凉血活血功效，可以改善炎性病灶的血液循环。临床选药有蒲公英、败酱草、红藤、马齿苋、马鞭草、鱼腥草、白花蛇舌草、金银花、连翘、紫花地丁、野菊花、白头翁、龙胆草、苦参、虎杖、升麻等，其中败酱草、红藤、马齿苋、马鞭草、虎杖具有良好的凉血活血功效。

此外，抗高血压类、抗精神病类药物所致阳痿属中医"药毒"范畴，常用羚羊角粉、葛根治疗。羚羊角粉为解肝经热毒之妙品，其解毒又能清热，凉血又能散瘀。葛根解毒，医书每有记载，如《药品化义》治"酒毒呕吐"，《本草经注》"杀野葛、巴豆、百药毒"。葛根、羚羊角粉药理研究均有降压作用。

5. 杀虫药

百部、黄柏、土茯苓、苦参、地肤子、蛇床子、贯众均为中药杀虫药，其中百部作为抗结核杆菌药，土茯苓作为治梅毒药，已为临床所证实。支原体、衣原体感染，是引起男性不育、生殖道炎症常见病因，由于生殖屏障的存在及精液、前列腺液 pH 值的改变，抗生素难以发挥作用，临床可以适当选用杀虫中药进行治疗。小便淋沥者，可选用土茯苓、苦参清热通淋；阴囊疹痒汗出湿热者，可选用黄柏、苦参清热燥湿；阴冷者可用蛇床子温阳燥湿；血精者，可用贯众凉血止血。

6. 排浊药

在外科透脓基础上，结合前列腺的生理病理特点，选用排浊药治疗慢性前列腺炎，疗效确切。其机制是促进炎性分泌物排出，保证前列腺导管通畅。排浊药的选用，有排浊祛湿的冬瓜仁、天花粉、浙贝母、石菖蒲、薏苡仁、赤小豆，有活血排浊的穿山甲、王不留行、皂角刺。

7. 理气药

川楝子、乌药、小茴香、荔枝核等理气药物，是治疗小腹、少腹、睾丸不舒，或胀或痛的常用药。血瘀可致气滞，其病可用调气血药治之。此外，寒凝气滞、热郁气遏亦是男科常见病机。寒凝气滞，可选乌药、小茴香、荔枝核、吴茱萸，乌药治小腹胀痛，小茴香治少腹胀痛，荔枝核治睾丸胀痛，久痛不止可用吴茱萸；热郁气遏，用川楝子行气清肝。

8. 散结药

慢性炎症、纤维变性和组织增生，常可导致外生殖器官、性腺和附属性腺结节、增生。中医认为是痰瘀互结所致，治疗选用散结药物。结节坚硬者，以瘀为主，选用三棱、莪术、鳖甲破血散结；结节光滑饱满或软者，以痰为主，选用海藻、昆布、牡蛎、浙贝母化痰散结；结节胀痛者，用橘核、荔枝核行气散结。

9. 通窍药

通窍药，在男科是通精窍，用于治疗不射精症。麻黄、穿山甲、王不留行、路路通、虎杖、川牛膝、滑石，是常用的通精窍药。不射精症主要在于性技巧，是不能达到射精阈值所致，运用通精中药可以帮助患者达到治疗目的。麻黄能闭溺窍、通精窍，临床常用治遗尿，在男科既可治不射精，又可治逆行射精。穿山甲、王不留行、路路通可通血络、通精窍。川牛膝引血下行通精，叶天士谓川牛膝能滑利精窍。虎杖、滑石清热利湿通精窍。

10. 固涩药

固涩药在男科用于固精以治遗精、早泄，止血化瘀以治血精。固精之品常选鸡内金、砂仁、刺猬皮、海螵蛸、荷叶、鱼鳔胶、五味子、五倍子、生龙骨、生牡蛎。鸡内金、砂仁益胃固肾涩精，刺猬皮、海螵蛸涩精止血，荷叶清肝胆热止遗，鱼鳔胶补肾精止遗，五味子、五倍子酸涩固精，生龙骨、生牡蛎镇静固涩。止血精之品常用海螵蛸、茜草、地榆炭、蒲黄炭、三七粉、血竭粉、琥珀粉。海螵蛸、茜草活血止血，治血精色淡红；地榆炭、蒲黄炭清热止血，治精色鲜红；三七粉、血竭粉化瘀止血，治血精褐色；琥珀粉止血通淋，治血精淋痛。

上述药物依男科临床实际应用而划分，反映了男科专药使用的主要方面。有的药物没有归纳其中，如我治疗前列腺增生必用桂枝、肉桂，在前面章节已论述；有的药物具有双重作用，或只列入其用药的一个方面，或列入几个方面，如天花粉有养阴、清热解毒、排脓浊作用，穿山甲、王不留行有活血通络、通精窍、排脓浊作用，虎杖有解毒、通络、排浊作用，蒲公英有通淋、解毒、散结作用，红藤、败酱草有清热解毒、活血化瘀作用等。

三、喜用经方

我曾经说过："汉代张仲景《伤寒杂病论》方剂，之所以能流传至今，并作为经典方剂为中医各流派所遵从，就在于其用药配伍合理，临床验之有效。合理运用经方，其实际就是抓住病机，从整体上把握药物的运用，要继承，但不要墨守成规。"临床上，运用经方治疗男科疾病，主要体现在以下七个方面。

1. 疏肝解郁

四逆散乃疏肝解郁之祖方，逍遥散、柴胡疏肝散等名方均从此方化裁。临床运用此方治疗肝气郁滞、肝失疏泄之阳痿、不射精、乳房异常发育病症。

2. 活血化瘀

抵当汤（或丸）、桃核承气汤、桂枝茯苓丸、温经汤、当归芍药散是仲景治疗下焦血瘀的方剂，抵当汤（或丸）破血、桃核承气汤逐瘀、桂枝茯苓丸化瘀，只是作用强弱不同。临床治疗前列腺增生、前列腺结节、附睾结节，我常用桂枝茯苓丸化瘀散结；结节日久，或增生症状明显，加水蛭破血化瘀，寓抵挡方意；便秘不通，加熟大黄活血通便，寓桃核承气汤之意。温经汤温经活血，用于治疗慢性前列腺炎、慢性附睾炎、精索静脉曲张见睾丸疼痛发凉。当归芍药散活血利水，用于治疗慢性前列腺炎、精索静脉曲张见阴囊汗出。

3. 安神定志

栀子豉汤、黄连阿胶汤、百合地黄汤、甘麦大枣汤、柴胡加龙骨牡蛎汤，皆为安神之剂，临床多用于治疗男性更年期综合征、慢性前列腺炎经久不愈出现精神抑郁症、抗精神病药物性阳痿等。栀子豉汤清热除烦，黄连阿胶汤清心养阴，百合地黄汤滋阴凉血，甘麦大枣汤补心气缓急，柴胡加龙骨牡蛎汤调和肝胆、重镇安神。

4. 缓急止痛

麻黄附子细辛汤、芍药甘草汤、芍药甘草附子汤、枳实芍药散、当归四逆汤、当归四逆加吴茱萸、生姜汤，临床用于治疗肝脉不和出现睾丸疼痛，或引小腹、少腹，拘急不解。麻黄附子细辛汤辛温散寒，治寒凝肝脉；芍药甘草汤、芍药甘草附子汤解痉，临床还可用于解前列腺增生小便不通之挛急；枳实芍药散理气血止痛；当归四逆汤养血活血、温通肝脉，腹部、阴部寒凉甚者，加吴茱萸、生姜。

5. 调和阴阳

桂枝加龙骨牡蛎汤，仲景治"失精家"，调和阴阳，固精摄精。临床我每用于治疗遗精、滑精、手淫不节出现乏力、汗出及神经性尿频。

6. 清热解毒

薏苡附子败酱散、大黄牡丹汤、当归贝母苦参丸、蒲灰散、白头翁加甘草阿胶汤皆为清热解毒之剂。临床治疗慢性前列腺炎，常用薏苡附子败酱散、大黄牡丹汤、当归贝母苦参丸，寒热错杂者用薏苡附子败酱散，瘀浊阻滞用大黄牡丹汤，湿热内蕴用当归贝母苦参丸。蒲灰散、白头翁加甘草阿胶汤治血精，蒲灰散偏于利湿，白头翁加甘草阿胶汤偏于解毒。

7. 通利小便

五苓散、猪苓汤、牡蛎泽泻散、瓜蒌瞿麦丸、肾气丸皆有通利小便之功，临床常用于治疗前列腺增生之小便不利。五苓散通阳利水，猪苓汤养阴利水，牡蛎泽泻散化痰散结逐水，瓜蒌瞿麦丸生津温阳以利水，肾气丸温肾阳化气以利水。

第四节　药效钩玄

临证用药一是要正确认识病证，注重据"理"选"药"，因为有"理"，才有"法、方、药""理"错了，再好的方药亦属徒然；二是要多读书，集思广益，博采众家，开拓用药思路；三是要融汇古今，中西贯通，既强调秉古代制方用药原则，又注重现代药理研究成果，辨证用药，专病专药，对症选药，相行不悖；四是注重筛选具有一药多用且符合病机病理的药物，做到用药精炼，方小效良。因此，其用药往往独树一帜，疗效显著。

一、枸杞子滋阴助阳、生精种子

枸杞子，甘平，归肝、肾经。功长补肾益精、养肝明目。如石斛夜光丸用治肝肾不足之瞳神散大、视物昏花、内障等症。我则多取其滋阴助阳、生精种子之功，用治男性不育症。

不育之虚证，多责之肾。盖因肾藏精，主生殖，肾之精气盛衰关系到人的生殖功能和生长发育。正如《秘本种子丹·种子总论》所言："生人之道，始于求子。而求子之法，不越乎男养精、女养血两大关键。"故补肾填精当为治疗男性不育症的基本大法。

《药性论》有言："精不足者，补之以味，枸杞子是也。又《本草正》云：枸杞，味重而纯，故能补阴，阴中有阳，故能补气。所以滋阴而不致阴衰，助阳而能使阳旺，添精固髓，多用神效。"现代药理研究表明，枸杞子具有增强非特异性免疫功能、造血功能、刺激排卵等作用。其既补肝血，又滋肾精，诚为补肾生精种子之良药。临床常与菟丝子、何首乌、淫羊藿等配伍，或枸杞子单味泡水代饮。常用量约 15g/d，泡水代茶饮则 30 ～ 50g/ d。

二、樗根白皮清湿热、涩精止遗

樗根白皮，苦涩、性寒，为固涩良药。临床常用治湿热带下、久漏、久痢。如《摄生众妙方》之樗树根丸治带下、《妇人良方》之固便丸治崩漏、《苏沈良方》之樗根散治水泻。古之效方，不胜枚举。

既为固涩之要药，又擅入肾经，承治遗精，亦当同效，验之得心应手。此非虚言，上古亦有先验。如《罗氏会约医镜》有云："樗根白皮治湿热为病，久痢、带漏崩中、肠风精滑，便数虚泄，有断下之功。"《万氏家抄方》亦载樗树根丸，药仅樗根白皮一味，谓治湿热下注之遗精。

遗精一病，有虚有实，治宜细辨，樗根白皮，苦涩性寒，虚损之证，则非此药所宜，不可不识。常用量 15 ～ 20g/d。

三、菟丝子生精助阳、温而不燥

菟丝子，味甘辛，性平。功能补肾益阴、养肝明目。因其补而不峻，温而不燥，被广泛运用于各科。如《扁鹊心书》之菟丝子丸补肾气、壮阳道，《和剂局方》之茯菟丸治心气不足、思虑太过之小便白浊、梦遗，《全生指迷方》之菟丝子丸治消渴，《太平圣惠方》之用菟丝子治劳伤肝气、目暗。然我用于男科，多取其生精种子之功。

考其种嗣之功，古籍多有详言。如《圣济总录》之菟丝子丸（菟丝子、甘菊花）益精、壮下元；《杂病源流犀烛》之菟丝子丸治血虚精少；《饲鹤亭集方》延龄广嗣丸之用菟丝子治男女下元虚损，久无子嗣。诸此验方，比比皆是。《罗氏会约医镜》尤谓："菟丝子，温而不燥，不助相火，诚补肾中精髓之圣药也。"可见，古代对其种嗣之功认识颇深。现代药理研究更谓：菟丝子醇提取物能明显促进小鼠睾丸及附睾的发育，还能促进体外培养的大鼠睾丸间质细胞 Ts 的基础分泌和绒毛膜促性腺激素的刺激分泌，揭示菟丝子具促性腺激素样作用。菟丝子性平、质润，温而不燥，滋而不腻，参合古今之验，实乃治疗弱、少精子等不育症之上品。临床常与枸杞子、何首乌等配伍。常用量为 15 ～ 25g/d。

四、秦皮化湿毒、益精种子

白头翁汤之用秦皮，清热解毒疗下痢，尽人皆知。然其生精种子之功，却不被今人所道。《名医别录》谓："秦皮，主治男子少精，妇人带下。"《本草纲目》云："治男子少精，益精有子，皆取其涩而补也。"

男性不育症的传统认识多责乎肾之阴阳精气不足，虽不止乎肾，亦不离乎肾。根据多年临床实践和认识，我明确提出现代男性不育症的主要病机为"肾虚夹湿热瘀毒虫"，病性属"实多虚少"。环境污染、生殖系统感染及饮食结构等生活方式的变化，使湿热、痰湿、瘀血的产生机会大大提高。现代药理研究证明，秦皮有抗菌、抗炎和抗过敏作用。故感染性、免疫性等湿热瘀毒内蕴之不育症，选用秦皮最为中的。临床常与车前子、丹参等配伍使用，疗效显著。常用量为 10 ～ 15g/d。虚证忌之。

于某，男，35 岁，结婚 10 年。山东人。2000 年 9 月 22 日就诊，诉新婚后不久妻子曾怀孕 49 天后自然流产，此后 9 年一直未能受孕。女方妇科检查正常。曾在当地多家医院诊断为：免疫性不育症。屡服滋阴降火之中药或糖皮质激素免疫抑制治疗未效。刻诊：身体无任何不适，无嗜烟酒等不良习惯，无有害理化因子接触史。精浆抗体检测示：IgA（+）。精液常规示：精子密度、液化时间均正常，精子活率 51.04%，A 级精子 18.06%，B 级 13.08%，C 级 33.03%，D 级 25.83%。前列腺液常规：卵磷脂小体（++），白细胞 10～20/HP。舌淡红，苔黄腻脉细滑。诊断：①免疫性不育症。②慢性前列腺炎。证属：肾阴不足，湿热内蕴。处方：黄精 15g，枸杞子 20g，制何首乌 15g，蛇床子 10g，秦皮 15g，败酱草 15g，鹿衔草 20g，茜草 10g，丹参 15g，蒲公英 10g，菟丝子 15g，共 20 剂。另服过敏康Ⅱ号。嘱忌酒、性生活时用避孕套。

二诊：1 个月后复查，前列腺液常规已恢复正常。血清、精浆抗精子抗体（-）。嘱改服黄精赞育胶囊 2 个月，以巩固疗效。

三诊：复查血清、精浆抗精子抗体（-），精液常规均恢复正常，高兴而返。1 年后邮儿子满月照报喜。

五、白芍解痉止痛、利尿抑乳

白芍，味苦酸、性微寒，能养血和营、缓急止痛、敛阴平肝。古代擅用白芍者，当推仲景。如桂枝汤、小建中汤、芍药甘草汤、真武汤等，皆精于配伍，出神入化。用于男科，多有发挥。

1. 慢性前列腺炎

慢性前列腺炎，复发率高，疗程长，是男科常见难治病之一。运用白芍治疗慢性前列腺炎，常举一反三。

一曰：解痉止痛。炎症等因素致盆腔肌群功能紊乱、痉挛是前列腺炎出现多种痛证的主要原因。白芍功擅解痉止痛，能有效松弛和调节盆腔肌群。

二曰：利小便。疗慢性前列腺炎之排尿不畅、尿滴沥等症。白芍利小便之功，常被忽略。然古代则多有明言。如《神农本草经》曰："白芍，止痛、利小便。"《名医别录》谓："去水气、利膀胱、主腹痛。"滋阴之品，何以能利小便？《医学衷中参西录》阐发最明："白芍能收敛上焦浮越之热下行自小便泻出，为阴虚有热小便不利之要药。"

三曰：其质润，敛阴滋阴。慢性前列腺炎医者见其"湿热"；而常用苦寒伤其阴，淡渗利湿伤其津。殊不知此病亦见于中壮年人素禀阴虚火旺者，况求诊之人多迁延不愈有时，有余于火，不足于水，唯以滋水泻火为要务。白芍一药三用，实乃上选。常用量 15～20g/d。

2. 治疗高催乳素血症

日本曾发表"芍药甘草汤对高催乳素血症性无排卵大鼠的作用"一文。其实验研究表明：芍药甘草汤可能有拟多巴胺样作用，能有效降低催乳素。同时，亦证明白芍能使催乳素分泌正常化，甘草次之。其疗效大抵是：芍药甘草汤＞白芍＞甘草。

男子高催乳素血症临床表现多以乳房发育女性化、溢乳、烦躁易怒、抑郁寡欢、性欲减退、阳痿等肝气不舒或肝郁化火之证为常见。针对病机，临床常用芍药甘草汤合四逆散、麦芽等以疏肝理气抑乳，收到明显效果。

用法用量：强调用清白芍，制白芍则效减。用量宜中等，一般为 20～30g/d。剂量过小或过大时，疗效亦减。

胡某，男，22 岁，学生，2001 年 3 月 13 日就诊。腰骶、会阴部酸痛、尿频、尿急不适两年余，伴烦躁易怒、失眠，无尿痛、尿滴白、血尿及心悸、汗出、手颤、肢体麻木感等。既往有"甲亢"史 4 年，目前，服用"丙基硫氧嘧啶 0.1g，qd（1 次 / 日）"维持治疗，但谓血清游离 T_3、T_4 仍高（具体数值不详）。体格检查：无眼突，双手无细震颤，双侧甲状腺无肿大。前列腺直肠指征：无肿大，质地中等，压痛（＋）。前列腺液常规：卵磷脂小体（＋＋），白细胞 15～20/HP。舌尖红，苔厚腻，脉弦数。诊断：①慢性前列腺炎；②甲亢。证属：湿热瘀阻精窍，伴肝郁化火。处方：当归 10g，浙贝母 10g，苦参 10g，丹参 15g，牡丹皮 10g，柴胡 10g，黄芩 10g，法半夏 10g，生甘草 3g，夏枯草 15g，蒲公英 15g，栀子 10g，14 剂。嘱忌饮酒、辛辣炙烤及久坐。

2001 年 4 月 1 日二诊：诉尿频、尿急消失，腰骶、会阴部酸痛亦减轻，但觉口干、大便稍干、睡眠及心烦无明显改善，舌尖红，苔薄腻不润，脉弦细数。谓患者身体偏瘦，素体阴虚，肝之阴血不足，肝阳偏亢，上方过用苦寒，有伤阴之兆，故去黄芩、法半夏、栀子，加白芍 20g，生地 15g，佛手 10g，以观后效。

2001 年 4 月 20 日三诊：腰骶、会阴部酸痛已近消失，睡眠好转，每晚约能入睡 6 小时，无烦躁易怒及口干等，胃纳及二便正常。舌淡红，苔薄腻，脉稍弦。效不更方，嘱原方再服 20 剂。

2001 年 5 月 20 日四诊：患者精神、情绪均好，睡眠、胃纳、二便正常。腰骶、会阴部不适已消失。复查前列腺液常规示：卵磷脂小体（＋＋＋＋），白细胞 0～2/HP。他院复查甲状腺功能亦趋正常。

六、枳实理气起痿

枳实，辛苦、微酸，性凉。功能破气消积，化痰除痞。一般多用于食积痰滞、便秘、胸痹、胸腹胀满痞痛。如常用之枳术丸、大承气汤、枳实薤白桂枝汤等，皆为此意。今人畏其过于破气，多慎而用之。然其非独破气，实亦有举陷之功。如当代妇科名医罗元恺擅宗傅青主两收汤（枳实、益母草），用枳壳内服、外用，治疗子宫脱垂。而上古枳实、枳壳用药实无分别（见《本草纲目》枳实条下），现代药理研究亦证实两者药效基本一致。可见，枳实药用不可偏执其破气，实乃理气要品，有理气起痿之功，习治气机阻滞之阳痿。

《本草纲目》云："枳实，苦寒无毒。解伤寒结胸，主上气喘咳，肾内伤冷，阴痿而有气，加而用之。"可见，上古枳实已有理气解郁起痿之验。西医认为功能性阳痿多属精神心理性疾病。根据多年实践，我明确提出"阳痿从肝论治"之说，方选四逆散加味治疗功能性阳痿。研究发现，阴茎的勃起并非海绵体平滑肌舒张程度越大越好，不少阳痿患者阴茎海绵体肌纤维由于过度扩张充血而变性、断裂，失去正常的舒张、收缩功能；而白膜的适度收缩、剪切机制以维持阴茎的勃起等。由此说明，阴茎勃起时，海绵体平滑肌、白膜的舒缩功能协调才是正常的作用机制。四逆散中白芍、枳实，一柔一刚，一舒张平滑肌、一收缩平滑肌；一入血分滋养养血活血、一入气分理气导滞，得柴胡之引，直入肝经，肝气得舒，肝血得养，气血流畅，直抵前阴，故阳痿可起，四逆散作用机制与现代海绵体病理生理学研究发现不谋而合。

方中白芍、枳实药量配伍尤为重要。一般用量之比为 2∶1，常用量：白芍 30g，枳实 15g。

罗某，男，38 岁，已婚 10 年。2001 年 4 月 6 日就诊，诉近 4 个月来阴茎勃起硬度不够，勃起角度<70°，用手帮助亦不能置入阴道，伴左侧腹、少腹及腰部胀痛，性欲较前下降。并诉近年来工作压力较大，情绪易激动。既往性功能正常。目前，间有晨勃。无尿频、尿急、尿道滴白等。无高血压病、糖尿病及精神类药物服用史等。体格检查正常。多普勒、前列腺液常规、内分泌等检查未见异常。舌淡红，苔薄黄，脉弦有力。诊断：功能性勃起障碍。证属肝气郁结，宗筋脉络不通。处方：柴胡 10g，赤芍、白芍各 10g，蜈蚣 1 条，炙甘草 3g，蒺藜 30g，当归 10g，川芎 10g，路路通 10g，香白芷 10g，香附 10g，7 剂。嘱保持心情舒畅。

2001 年 4 月 15 日二诊：复诊诉心情较前舒畅，腰痛消失。阴茎勃起硬度似有改善，有一次用手帮助能置入阴道，但尚未达到满意状态。另腹胀尚明显，矢气后觉畅快。原方赤芍、白芍各加至 15g，加枳实 15g，再服 14 剂。

2001 年 4 月 30 日三诊：喜诉阴茎勃起硬度明显改善，勃起角度>90°，似已恢复以前常态，腹胀明显减轻，病趋向愈，嘱改服疏肝益阳胶囊 1 个月以巩固疗效。

约半年后带一朋友来咨询，诉已完全康复。

七、秦艽活血祛湿、利小便

秦艽，苦辛、平，归肺、胃、肝胆经。临床以其祛风利湿、舒筋活络、清热除蒸为长，多用治痹证、虚热证、黄疸等。如常用之身痛逐瘀汤、秦艽鳖甲散、《太平圣惠方》之秦艽散。然其又为活血祛湿、利小便佳品。临证常用其治疗慢性前列腺炎、前列腺增生症之小便不利。

《医学启源》谓："秦艽……下水，利小便，疗骨蒸，治口噤及肠风泻血。"《药性论》曰："利大小便，差五种黄病，解酒毒，去头风。"《本草纲目》更载："小便艰难或转胞，腹满闷，不急疗，杀人。用秦艽一两，水一盏，煎六分，分作二服。"又方："加冬葵子等分，为末，酒一匕。圣惠方。"可见，其活血祛湿、利小便之功颇为显著。秦艽，功擅走窜搜络利窍，入治表之剂，则引伏热外透；合逐瘀之汤，则祛风利湿舒、筋活络疗痹痛；配利湿之品，则导邪从下窍泄。况其味辛气平降肺，肺气行则水道通，水道通则小便自利。前列腺疾患多为湿热瘀阻下焦，而秦艽功擅活血祛湿，利小便，投之多效。常用量：15g 以上。

王某，男，60岁，机械工程师。2001年7月24日就诊，诉2年来反复出现尿频、尿痛、尿等待不适、尿分叉、尿线细，甚时呈滴沥而下，伴腰骶、双膝关节酸痛、夜尿增多。服用"癃必舒"病情可缓解，但停药即复发，甚为烦恼。既往无高血压、冠心病、糖尿病等病史。曾吸烟15年，10支/日，现已戒除，偶尔饮少量白酒。前列腺直肠指诊：Ⅱ度肿大，质中等，表面光滑。前列腺直肠B超示：前列腺大小为4.80cm×3.10cm×3.67cm。舌淡红，苔薄腻，舌下静脉青紫，脉弦滑。诊断：前列腺增生症。证属：肾虚痰瘀互结。处方：桂枝6g，肉桂3g（后下），茯苓15g，赤芍、白芍各10g，桃仁10g，炮穿山甲5g，桑螵蛸10g，黄柏10g，7剂。嘱忌酒、辛辣及油腻之物。

2001年8月3日二诊：复诊诉尿频、尿痛明显减轻，尿线亦较前增粗，但尚有尿后滴沥，腰膝关节疼痛无明显改善。原方加秦艽15g，续断10g，桑寄生15g，再进14剂。

2001年8月23日三诊：诉已无尿频、尿痛及夜尿频多等症状，尿线明显增粗，无尿后滴沥，腰膝关节疼痛亦明显减轻。嘱原方再进7剂，另加服舒肝通络胶囊2个月巩固疗效。

2002年1月10日四诊：诉诸症消失，复查前列腺直肠B超示：前列腺大小为4.56cm×2.53cm×3.42cm。经治半年，终收全功。

八、远志安神定志、兴阳起痿

古人治疗阳痿虽多从补肾入手，但亦注重安神定志，从心论治之法。曾统计《男科病实用方》阳痿病方118首，发现兼用安神之药者超越半数，远志更是众中之选，多达80%。西医认为阳痿多为精神心理性疾病，故安神定志实乃阳痿一大治法，远志更是安神定志、兴阳起痿之要品。《伤寒瘟疫条辨·本草类辨》谓："远志，镇心安神、壮阳益精、强志助力。"《雷公炮制药性解》直言："定惊悸、壮阳道、益精气。"所以远志安神定志、兴阳起痿之功不容忽视。临床常与蛇床子、肉苁蓉、五味子、菟丝子配伍，组成秃鸡散（洞玄子方）合四逆散用治功能性阳痿。常用量为10g。

王某，男，37岁，婚后7年。2000年10月17日就诊，诉半年来，阴茎常不能勃起或勃起维持时间短，性欲下降，伴腰膝酸软、耳鸣、记忆力减退。有晨勃，既往性功能正常，体查及各种相关检查均正常。舌淡红，苔薄，脉弦。诊断：功能性阳痿。证属肝气郁结、阳气不达。处方：柴胡10g，枳壳10g，赤芍10g，炙甘草3g，肉苁蓉20g，蒺藜30g，蜈蚣1条，川芎10g，香附10g，14剂。

2001年3月15日二诊：诉勃起有所改善，现每月1次性生活，能自行插入阴道。腰膝酸软、耳鸣等症状减轻。但性欲仍低下。处方：上方去蒺藜，加远志10g，蛇床子10g，丁香6g，续断10g。

2001年4月19日三诊：诉服上药1周后，阴茎勃起明显改善。现每周两次性生活，均能自行插入阴道10～20分钟射精，有性高潮，性欲较前好转，腰膝酸软、耳鸣等症状消失，嘱改服疏肝益阳胶囊1个月，以巩固疗效。1年后随访，诉痊愈无复发。

按：本例实乃仕途坎坷，久郁而致阳痿。《医述·阳痿》有云："少年阳痿，有因失志者，但宜舒郁，不宜补阳。夫志从士从心，志主决定，心主思维，此作强之验也。苟志意不遂，则阳气不舒。宣其抑郁，通其志意，则阳气舒而痿自起。"故本例柴胡疏肝汤合秃鸡散加减，志定郁解，阳气兴而阳痿可起也。

九、桑螵蛸既涩且通、缩尿利尿、祛瘀散结、补肾固精

今人皆谓桑螵蛸为固涩之品，功擅固精、缩尿、止带。岂知《神农本草经》有载："桑螵蛸、味咸平。主伤中、疝瘕、阴痿，益精生子，女子血闭腰痛，通五淋，利小便水道。"可见其当有利小便、祛瘀散结之功。

固涩之品，何言通利？桑螵蛸，既涩且通，看似二用，其理则一。肾主水，如肾中

精气虚衰，膀胱气化功能失常，开合失调，则既可出现尿少、尿闭，又可出现小便清长、尿量增多之现象。桑螵蛸功擅补肾固精，遇肾阳不足、膀胱气化不能之尿闭则通，遇肾虚失摄之尿频则涩。

前列腺增生症属老年退行性变之一，其主要原因是老年人体内双氢睾酮增高，雌、雄激素比例失调，促进前列腺生长所致，为肾虚痰瘀交阻之象。桑螵蛸既补肾固精，又利尿、祛瘀散结，用于前列腺增生症，莫不相宜。临床投之，无不效验。常用量为10g/d。

十、何首乌补肾、生精、种子

何首乌之名由来及其生精种子之功，古代有一传说，耐人寻味。昔有老人何姓氏，五十有八尚无子女，神衰体虚，倦卧山野间，忽见藤夜交，分而良久又缠，甚奇，掘而服之，须发尽黑，故名首乌。后体力倍增，阳事大举，屡生男子，改名能嗣。度百余岁乃终。此说虽年代久远，无以印证，然现代药理研究证明其确有延缓衰老作用。七宝美髯丹治疗肝肾不足之须发早白亦经久不衰。可见其补益之功，无可置疑。

《药鉴》有云："何首乌，久服添精，令人有子。"《罗氏会约医镜》亦曰："填补真阴，增长阳气，广嗣续。"其补阴而不滞不寒，强阳而不燥不热，禀中和之性，得天地之纯气，能养血益肝，固精益肾。肝肾得养，精血俱足，何患无嗣？临床常与枸杞子、菟丝子、车前子等配伍，治疗男性不育症。但若遇湿热瘀结不育症，则当辨证加入清热祛湿、活血通络之品，常用量为15g/d左右。

十一、吴茱萸温中止痛、下气散结

临证常用吴茱萸治慢性前列腺炎，其立意有三：

一曰止痛。吴茱萸治痛证，古代记载颇丰。如《伤寒论》之吴茱萸汤治厥阴头痛、《饮膳正要》之吴茱萸粥治心腹冷气冲胁肋痛、《和剂局方》之夺命丹治小肠疝气绞痛。现代药理更是证实其有镇痛之功。慢性前列腺炎以痛证居多，故常习用。

二曰下气散郁，通窍利尿。慢性前列腺炎本质属"瘀浊阻滞"。《本草便读》谓："吴茱萸，其性下气最速，极能宣散郁结，故治肝气郁结，寒浊下踞，以致腹痛疝瘕等疾。"《本草蒙筌·卷之四·木部》则载："根杀寸白三虫，煎服即出。治疗二便关格，衔口立通。"现代药理亦证明：吴茱萸具有改善微循环、抗缺氧、解聚、纤溶和抗菌、抗病毒作用。吴茱萸既能入气，又能入血，是下气散郁、活血化瘀、通窍利尿之良药，可有效改善前列腺微循环和松解前列腺小管的粘连，促进药物渗入和有利于炎症物质排出。

三曰温中。监制前列腺炎之用苦参、蒲公英、败酱草等药苦寒败胃。此为论治前列腺炎之寒温并用又一例子。

此外，临证喜用具有复合作用药物。谓药者，以性味之偏纠正病性之偏，皆有毒，能少则简，故注意筛选具有相关多重作用药物甚要。

用法用量：用量不宜过大，一般 5g/d 左右，多用则助火。

十二、蒲公英利尿通淋、清肝达郁、消肿散结

今人习用蒲公英多取其清热解毒、消肿散结之义，如治消化道溃疡、疔疮等，皆用其杀菌消痈、清热解毒之功。用之男科，既取其清热解毒祛湿、消痈散结之意，又取其利尿通淋、清肝达郁之长，常用治前列腺炎。

蒲公英通淋、达郁、散结之用，古籍皆有记载。如《本草求真》谓："蒲公英、味甘性平。能入阳明胃、厥阴肝凉血解热，故乳痈、乳岩为首重焉，且能通淋。"又《罗氏会约医镜》曰："蒲公英，化热毒、散滞气、消肿核，专治乳痈，亦为通淋妙品。"前列腺炎病机为湿热瘀浊阻滞，病位虽属精室，但亦为肝经所络，且临床多伴精神抑郁症。而蒲公英善入肝经，一药三用，最合病理，故临床用之，效如鼓槌。

十三、车前子能滑能涩、涩精生精

今人多谓车前子滑利，岂知其亦为涩精止遗之良药。如《和剂局方》之清心莲子饮、《医宗说约》之固真汤、《太平圣惠方》之菟丝子散等选用车前子皆为此意。可见，其涩精止遗之功不菲。临证见心肾不交或湿热蕴结，扰动相火之遗精患者，投之甚效。

车前子之另一殊功为益精生精。《名医别录》有载："车前子，养肺强阴益精，令人有子。"利水之品，何以能益精？《删补颐生微论》道之甚妙："车前子，利水之品乃云益精，何也？男女阴中，各有二窍，一窍通精，乃命门真阳之火，一窍通水，乃膀胱湿热之水。二窍不并开，水窍开，则湿热外泄，相火常宁，精窍常闭，久久精足目明。"此论可谓一语破的。素有古今第一种子方美称之五子衍宗丸，则更是例证。

车前子不独用于湿热蕴结之不育症，随证配伍，可广施各种类型不育症，但以前者为最验。常用量约 20g/d，虚证则宜酌减。

十四、九香虫理气解郁、兴阳起痿

九香虫，又名打屁虫，微炒有香气。当代名医施今墨称颂其为理气解郁，调达气机之要品。吾谓其兴阳起痿之功更妙。

《本草纲目》有言："九香虫，补脾胃，壮元阳，治阴痿。"《摄生众妙方》治阳痿之乌龙丸更谓："理膈间滞气，助肝肾之亏损，妙在九香虫一物。"功能性阳痿，以抑郁失志、情志所伤为多见，予补肾之品，益补益壅，百害而无一利。而九香虫芳香走窜，通经达络，理气解郁，而又擅兴阳起痿，实为治疗心因性阳痿之上品。故临证但遇肝气郁结之阳痿患者，投之无不应验。常用量10g/d。

十五、柏子仁养心安神、兴阳起痿

我临证常痛斥今人之论治阳痿，误入补肾歧途。谓："唐宋以前，认识阳道奋起，皆曰'气至'；交接之道，乃言安神和志。奈何今人皆宗'肾虚'，若非今人皆衰于古人？"

《玄女经》载："黄帝曰：何谓四至？玄女曰：玉茎不怒，和气不至；怒而不大，肌气不至；大而不坚，骨气不至；坚而不热，神气不至。"《素女经》云："黄帝曰：夫阴阳交接节度，为之奈何？素女曰：交接之道，故有形状……在于定气、安心、和志。三气皆至，神明统归，不寒不热，不饥不饱，亭身定体，性必舒迟浅内徐动，出入欲希，女快意，男盛不衰，以此为节。"可见，阳痿论治当从调节气机、安神定志着手，方为正道。

柏子仁，功擅养心安神而起痿，如甄权曰："兴阳道。"《删补颐生微论》云："柏子仁，养心益智，安神定悸，益血兴阳，疗阴痿。"

柏子仁，性平而不寒不燥，味甘能补，辛而能润，其气清香，能透心肾，益脾胃，服之神安志定，心神得养，肾志作强，伎巧出焉，故阳痿立起矣！安神起痿法岂容忽视？临证常与远志合用，治疗功能性阳痿。常用量为10～15g/d。

十六、马鞭草解毒、利水渗湿

马鞭草，味苦辛、性微寒，入肝、脾、膀胱经，具活血散瘀、利水渗湿、清热解毒、截疟、杀虫等多种功效。临床多用于治疗肝炎、肝硬化或伤科，而我的用验异于他人。

1.治疗慢性前列腺炎、子痈

吾谓此效，实得于先人之验，如《仙拈集》之马鞭酒，仅马鞭草一味浸酒，治血淋不止。《分类本草》载:"马鞭草,去小便血淋肿痛。《集验方》曰:治男子阴肿大如升,核痛,人所不能治者,马鞭草捣涂之。"可见其清热解毒、利水渗湿、活血止痛之功甚宏。治疗慢性前列腺炎、子痈,岂有不效!

2. 治梅毒

吾谓其治梅疮之功不逊于土茯苓。《本草蒙筌》有载:"治杨梅恶疮,马鞭草煎汤,先熏后洗,气到便爽,痛肿随减。"《罗氏会约医镜》亦谓:"治一切杨梅痈疽恶毒、杀诸虫。"其理《神农本草经疏》道之甚明:"本是凉血破血之药。下部匿疮者,血热之极,兼之湿热,故污浊成疮,且有虫也。血凉热解,污浊者破而行之,靡不差矣。"现代药理更证实其水煎剂体外可杀死钩端螺旋体,故其治梅毒螺旋体感染,绝非虚言。

十七、败酱草止痛、破瘀排浊

慢性前列腺炎,临床表现以会阴、腰骶、后尿道、少腹等部位酸胀疼痛最为多见,亦为病家最苦。此皆因湿热瘀毒内蕴,气血壅阻不通所致。故临证强调在辨证论治基础上,加用止痛之品当为最要,我常喜用败酱草、马鞭草等。

败酱草一药,今人多不知其有止痛祛瘀之功。然《本草纲目》言之颇详:"败酱乃手足阳明、厥阴药也。产后腹痛如锥刺者,败酱草五两,水四升,煮二升,每服二合,日三服,良,卫生简易方。产后腰痛,乃血气流入腰腿,痛不可转者,败酱草、当归各八分,川芎、芍药、桂心各六分,水二升,煮八合,分二服,忌葱,广济方。"可见其止痛、破瘀、清热解毒之力不凡。败酱草既止痛、破瘀排浊,又擅清热解毒祛湿,与慢性前列腺炎"湿热瘀浊阻滞"之病机甚合,用之多获大功。临证喜与薏苡仁、附子配伍组成"薏苡附子败酱散",用治慢性前列腺炎初中期之寒热夹杂证,则立意尤深。常用量为10~15g/d。

十八、丁香醒神兴奋、助阳起痿

自古以来,阳痿的治疗多从暖肾入手,补命门助阳气,气行则血行,阴茎血液充盈,则阳事可行也。然用丁香者少,殊不知其治阳痿效用奇佳。《本草求真》"丁香辛温纯阳,力直下达暖肾"。《医林改错》又云"补肝,润命门"。

丁香香窜,具有调节性神经的作用,在治疗阳痿时常与磁石配伍应用,而且重用丁香,兴奋副交感神经,从而达到阴茎海绵体勃起的目的。现代研究证实,丁香中含有丁香油酚，其药理作用具有降压、抗惊厥等抑制交感神经作用，同时具有增强胃肠蠕动和子宫收缩等兴奋副交感神经的作用。同理，丁香油酚有促使阴茎海绵体勃起的作用。

十九、细辛辛香利窍、温经起痿

细辛为辛香通经之品，具有温经通脉、益肝胆、通精气的作用，尤其治疗寒凝肝脉睾丸冷痛，阳痿不起效果显著。《本草经》："细辛利九窍轻身。"《本草求真》云："细辛入肾经，兼入肝经，味辛而厚，气温而烈，为足少阴肾温经之主药，通关利窍，入肾润燥。肾苦燥，急食辛以润之。"《雷公药性赋》"止少阴合病之首痛，破结气，利水道，通血闭"。《药品化义》"细辛，若寒邪入里，而在阴经者，以此从内托出"。

在临床中治疗寒凝肝脉的子痛，常用麻黄配细辛，是利用细辛能入阴经以散寒止痛的作用。现代研究细辛的主要成分是甲基丁香油，有明显的镇痛、抗惊厥、镇静的作用。细辛有改善血液循环的作用，能降低毛细血管的通透性，改善阴茎血供状况。此外，用10%的细辛液进行穴位注射治疗阳痿亦具有较好的疗效。

二十、蜈蚣通经疏痛、兴阳起痿

蜈蚣辛温，主入肝经，性善走窜，通经疏瘀。《本草求真》称其"去瘀血"。《景岳全书》称其"节节有脑，乃物类之至异者，是以性能入脑，善理脑髓神经，使不失所司"。《医学衷中参西录》曰："蜈蚣，走窜之力最速，内而脏腑，外而经络，凡气血凝聚之处皆能开之。"阳事亦脑之所司，本品辛温纯阳，所以能兴阳事、疗阳痿。

我提出"阳痿从肝论治"的理论，肝络瘀阻，宗筋失养，难以充盈而痿。蜈蚣专入肝经，具有通络疏瘀之功，改善肝经气血运行，当有治痿之功。治疗阳痿，每与蒺藜配伍，直入肝经，除辛温走窜、兴奋性神经外，其活血通络之力更强，可以改善阴茎供血。

二十一、川椒纯阳补火，暖肾起痿

川椒辛温，入肺、脾、肾经，温中散寒，补命门之火。《神农本草经》称其"主寒湿痹痛，下气"。《本草求真》称其"辛温纯阳，无处不达，下入命门，补火，治气上逆"。《雷公药性赋》称其"大热，阳中之阳，用于下，除六腑之沉寒"。《备急千金要方》治阴冷，用生椒外敷，立效"。

二十二、琥珀活血散瘀、利尿通淋

琥珀性甘平，功能活血散瘀、利尿通淋。《雷公药性赋》称其"安五脏，消瘀血，利水道，通五淋，破癥结"。《玉揪药解》称其"除遗精白浊"。《医宗金鉴》琥珀散治痰淋。治疗尿血、血精我常用之，并常配伍血竭粉，此二药虽皆为树脂，但均有散瘀、止血、生肌之功。血竭得琥珀可以直入溺窍、精窍，散瘀止痛；琥珀又利水通淋以除湿浊，故临床疗效明显。现代研究琥珀含树脂、挥发油、琥珀氧松香酸等，具有定惊、镇静、安神、利尿、活血祛瘀等功效，与临证用药可互为印证。

二十三、蒲黄清热利湿、活血通淋

蒲黄味苦，性平，主入肝经，止血又化瘀，《雷公药性赋》称其"入肝经，生用主行血。通经消瘀，利小便，祛心腹膀胱热。炒用止精泄"。《神农本草经》称其"主治心腹膀寒热，利小便，消瘀血"。《本草求真》称"溺闭不解，服之立能宣泄解除"。《金匮要略·消渴小便不利淋病脉证并治》以蒲灰散治小便不利。我临证常以此经方治疗血精、前列腺增生性血尿见湿热表现者，蒲黄不仅活血止血，还可清利湿热，实为治疗血精、尿血之要药。

现代研究认为，蒲黄的有效成分如黄酮苷类等具有强心、降脂、防治动脉硬化和抗凝的作用。

二十四、石菖蒲宣气通窍、化浊健脾

石菖蒲味辛温，具有开窍宁神、化湿和胃之功。《神农本草经》称其"辛温除湿，补五脏，通九窍"。《本草求真》称其"入心兼入膀胱经，开心九窍"。《雷公药性赋》称其"益心志，通神明"。《重庆堂随笔》称其"舒心气，畅心神，怡心情，益心志"。腑以通为用，治疗不射精、逆行射精常用之，其疏肝活血通络，增强肝的疏泄功能，以通精窍。在临床上常与麻黄配伍，以畅心神、通精窍。现代药理研究表明，麻黄素能使精道平滑肌收缩，有助于精液的排泄。石菖蒲能迅速消除患者的意识障碍和精神神经症状，有明显的降脂作用。

二十五、王不留行活血通窍、利尿通淋

在临证治疗过程中，对不射精的治疗每加王不留行。不射精的病机主要为肝经郁结，精室窍道瘀滞不通所致，并与性知识缺乏有一定关系。王不留行，《神农本草经》称"逐痛，除风痹内寒"，《本草求真》称"通血脉"，《本草述》称"此味入肝，肝固血脏，更司小水，故治淋不可少，且风脏即血脏，绎甄权治风毒、通血脉二语，乃见此味于厥阴尤切"。所以治疗不射精、逆行射精、慢性前列腺炎滴白，常用穿山甲配伍王不留行，以通血脉，通精窍。现代药理研究表明，王不留行具有增强平滑肌收缩的功能，用治泌尿系结石、前列腺炎等。

二十六、五味子生津敛汗、涩精止遗

五味子味酸，性温，入肾经，具有敛肺滋肾、生津敛汗、涩精止遗、宁心安神的作用。《神农本草经》谓"主益气，补不足，强阴，益男子精"。《备急千金要方》谓"以治阳不起，其愈早泄，实非他药所能及也"。《本草备要》谓"五味皆备，酸咸为多，故专收敛肺气而滋肾水，益气生津，补虚明目，强阴涩精"。《雷公药性赋》谓"入肺肾二经，滋肾经不足之水，补虚痨，益气强阴"。所以常用来治早泄、遗精、精虚者。五味子在强阴涩精的同时，酸以入肝，以敛木气归根，则相火因之不妄动，精室得以宁，是五味子益气强阴中具开阖升降之妙也。在临证过程中，常配伍鸡内金以固精益精，涩中有通，且鸡内金亦"止泄精"（《日华子本草》）。现代药理研究表明五味子具有强壮作用，能增强中枢神经兴奋－抑制过程的灵活性，促进兴奋和抑制的平衡，具有极强的调节能力。此外，五味子具有较好的保肝作用，可以促进基础代谢，消除疲劳。

二十七、刘寄奴破血通经、散瘀止痛

刘寄奴味苦，性温，主下气。《雷公药性赋》"除癥破血通经"。《本草求真》"入肝经，能破瘀通经，能使滞者破而即通，而通者破而即收也。又治大小便血，即其义也"。《本草从新》"寄奴性善走，迅入膀胱，转能逐水，凡白浊之证，用数钱同车前、茯苓利水之药服之，立时通快，是走而不守可知"。

刘寄奴性善走而不守，具有破癥通经之功，"不通则痛，通则不痛"，所以其止痛效果明显，在临床上常与莪术配伍使用，能消积散结，行气以利水。子痛者在疏理肝气的

基础上用刘寄奴配伍蒲公英，疗效奇佳；刺痛或坠痛者用刘寄奴、五灵脂止痛而通瘀，可用于治疗前列腺炎之血尿、小便不通、小便不畅之证。现代药理研究表明，刘寄奴能解除平滑肌痉挛，同时具有加速血液循环和促进凝血的双重作用。

二十八、威灵仙祛风逐湿、通络止痛

威灵仙辛散宣导，走而不守，通行十二经。《雷公药性赋》称其"主诸风，宣通五脏，去腹内冷气、久积癥瘕、膀胱恶水"。《药品化义》曰："威灵仙性猛烈，善走而不守，宣通十二经。"本品咸能走血并入膀胱，性猛烈，走而不守，宣通五脏，故治疗膀胱宿脓恶水、气化不利力宏。现代药理研究表明，威灵仙有降血压、镇痛作用。

二十九、水蛭破血散结、溶纤化液

水蛭味咸苦，主入肝、膀胱二经，具有破血逐瘀通经的作用，近人用以通小便、治肿瘤，殊不知用治男性之精液不液化，取其破血散结、溶纤化液亦有奇功。《本草求真》称其"通利水道，积聚无子"。积聚有血瘀、痰凝之分，而男性的精瘀应是机体血瘀、痰凝共同作用的结果，不通则瘀，炼液为痰。所以精液不液化究其根源，乃为血瘀，其表现则为痰凝，聚积成块，而水蛭恰有破血逐瘀、溶纤化痰之功。《神农本草经》"主逐恶血、瘀血、月闭、破血癥积聚，无子，利水道"。《医学衷中参西录》称其"破瘀血而不伤新血，专入血分而不损气分"。电镜下发现，不液化的精液有许多纤维形成致密的网状结构，这种纤维化的表现，即是中医的血凝不化、血不化水。现代药理研究表明：水蛭含有水蛭素、肝素、抗血栓素，具有抑制血小板凝集，有溶解纤维蛋白原的作用；可以扩张毛细血管，减低血液黏着力；清除血管阻塞，使血细胞解聚，血栓消散；能显著降低血细胞比容、全血比黏度和红细胞电泳时间，进一步改善血液的浓、黏、聚等情况。水蛭有明显的降脂作用，能使血管壁的脂质沉积减少，增加血流量，降低血液黏稠度，可以使动脉粥样硬化斑块明显消退。现代药理的研究印证了临床用药的正确性。

三十、麦芽消导化积、健脾化液

麦芽味甘，平，主入脾、胃、肝经，善消食健脾，回乳消胀。然用其健脾化液，治疗男性之精液不液化有殊功，世人少知，兹述于后。《雷公药性赋》称之"破癥结"。《本草求真》"凡麦、谷、大豆之发芽，皆得生升之性，达肝以制化脾土，故能消导"。精液不液化源于酶的缺乏，又责之脾的运化失常，使精液出现痰凝，治疗当以助脾化运、消积导滞，则痰凝、痰浊可除。在治疗过程中我常配伍淡豆豉，二药均入肝、胃、脾经，能助脾胃运化以化痰浊。现代药理研究表明，麦芽富含多种酶类，如消化酶、纤维溶解酶，具有健脾化液之功。

三十一、土茯苓清热利湿、解毒杀虫

土茯苓味甘淡，主肝、胃经，功善清热解毒，尤善治梅毒。我认为土茯苓具有清热解毒、杀灭病原微生物的功效，又具有凉血活血的功能，可以改善炎性病灶的血液循环，提高机体的抗病能力。同时，其杀虫之力并不完全局限于梅毒，而且还可以治疗由支原体、衣原体、淋病奈瑟菌感染引起的男性不育、生殖系炎症，常配伍苦参，疗效显著。现代药理研究表明，土茯苓具有杀灭病原微生物的作用，对药物引起的中毒亦有较好的解毒作用。

三十二、牡蛎益阴潜阳、化痰散结

牡蛎味咸涩，性寒，主入肾、肝二经，具有平肝潜阳、软坚散结、收敛固涩、制酸止痛之功。临床多用于治疗高血压、遗精、带下、崩漏等，而用于治疗前列腺炎之肿大者少，然我用之效佳。《神农本草经》谓"主治惊恚怒气、鼠瘘，强骨节"。《本草求真》谓"功主入肾，软坚化痰散结，治瘰疬痰核"。《雷公药性赋》谓"牡蛎咸水结成，故专归肾部，软坚收敛之剂也"。肝风内动，横克脾土，致脾失健运，运化失司，亦可储湿成痰，所以在治疗前列腺炎肿大时常用之，取其滋阴潜阳、软坚散结之功，并配伍海藻、昆布化痰散结。现代药理研究表明，牡蛎的主要成分为碳酸钙，有软坚化痰的作用。

三十三、穿山甲活血通经、软坚散结

穿山甲入肝、肺、胃经，咸寒性窜，善走散。主治癥瘕积聚，善消毒排脓。我用治前列腺脓肿、前列腺炎肿胀者每获奇效。前列腺炎是湿浊热毒蕴结于前列腺而成，所以瘀浊互结是慢性前列腺炎的病机特点，前列腺导管常因炎症刺激致纤维变性，导致管腔狭窄，从而使前列腺内的秽浊分泌物瘀积不出。"腑以通为用"，治疗时用以活血通精窍，消肿排脓，配伍皂角刺相须为用，疗效明显。

三十四、白茯苓秘真元、助阳止遗

白茯苓甘淡，素为利水渗湿、健脾宁心之品，常用治水肿尿少、痰饮眩晕、脾虚便溏，方如五苓散、苓桂术甘汤、参苓白术散等。若取其安神宁心，亦可治惊悸失眠，方如酸枣仁汤等。我用茯苓治男科病，认为其有"秘真元，助阳止遗"之功。分述如下：

补虚助阳：晋唐以前，古人恒用茯苓以补虚助阳，早在《素女方》中即有更生丸（更生者，茯苓也）疗男子五劳七伤，阴衰消小；补肾茯苓丸治男子内虚；茯苓散长生延年，老而益壮。《素女经·四季补益方七首》皆用茯苓，既除房中之疾，又可强身延年。《备急千金要方》房中补益亦常用茯苓。历代医家对此尤多发挥，如李东垣述其"淡以利窍，甘以助阳"；王好古称其"小便多能止之，小便少能利之，酒浸与光明朱砂同用，能秘真元"；张石顽亦称"茯苓得松之余气而成，甘淡而平，能守五脏真气"。古人用茯苓助阳皆因其宁神之效，而男女交接必需神畅、气和、志定而施，故以茯苓为男科补虚助阳主要药物之一。

固精止遗：茯苓有固精止遗之效，古人亦常用之，如《直指方》用"白茯苓末二钱，米汤调之，日二服"治心虚梦遗；《普济方》用"白茯苓二两，缩砂仁一两，为末"治虚滑遗精；《局方》威喜丸用"茯苓四两，制蜡丸"治疗"丈夫元阳虚惫，精气不固，小便白浊，余沥常流，梦寐多惊，频频遗泄"者。遗精、早泄属心肾不交者多，即所谓交感神经兴奋阈值降低，副交感神经兴奋功能减退，出现极易泄精等神经调节紊乱状态，现代研究表明：茯苓有中枢神经抑制作用，从而达到"秘真元，固精止遗"之功。

常于临床中用茯苓配远志，以茯苓宁心，远志入肾，二者配合则心肾交通，真元固秘，用于治疗男科阳痿、早泄、遗精诸证。此外，男子脱发，亦可用茯苓饮，即茯苓500～1000g为细末，每服10g，每日2次，2个月左右可使再生。

三十五、灵磁石养肾脏、益精兴阳

磁石咸、寒，为平肝潜阳、聪耳明目、镇惊安神、纳气平喘之药。用于头晕目眩，视物昏花，耳鸣耳聋，惊悸失眠，肾虚气喘等病证，方如磁朱丸、耳聋左慈丸等。磁石用于男科，有"养肾脏，益精兴阳"之功。

古人善用矿石兴阳，多受炼丹术影响，明代以后常用磁石以重镇潜阳，而磁石之用本有益精兴阳之效。如《名医别录》云其"养肾脏，强骨气，益精除烦"。李时珍亦称

"磁石入肾，镇养真精"。《备急千金要方》用"磁石5斤，清酒渍二七日"，治"阳事不起"。现代研究表明，磁石主要含四氧化三铁（Fe_3O_4）及其他20多种元素，具有强壮补血和镇静作用。铁是人体所必需的元素，古人称磁石益精，盖因对精血亏损确有补益作用，加之镇静，用于男科治疗阳痿、早泄、遗精诸症，亦能调节性神经功能。

临床用磁石治阳痿、早泄、遗精等症，常用磁石配丁香，以磁石益真精能守，丁香纯阳走窜善行，二者配伍则精充气畅，阳兴神秘。但临床用之得效即可，不宜久服，因其碍胃，脾胃素虚者慎用。

三十六、马钱子壮阳、善通精窍

马钱子苦、寒，有大毒。自古用于风湿顽痹，有通络止痛、消肿散结之功，今人多因其"虎狼之性"弃而不用。马钱子用于男科有较强的"壮阳，通精窍"作用。

马钱子壮阳，主要是因其有效成分士的宁对脊髓、延髓及大脑皮质等中枢神经系统较强的兴奋作用。因而对脊髓勃起中枢兴奋性减退致阳痿者，有很好的疗效。而古人用马钱子多取其搜风通络，治疗顽痹。据此结合于男科，则其能通精窍，用于治疗不射精症。不射精症与大脑皮质抑制过度，低级性中枢功能不能正常发挥作用有关。而功能性不射精为临床顽症，故临证常用麻黄、细辛、王不留行等通窍之品治之；若效果不显者，非"虎狼之品"不能愈，即加用马钱子。

用马钱子，以砂烫或脱脂酸牛奶煮制者为好，一般用量每日控制在0.4g以内。治疗阳痿亦可用士的宁注射液，每日0.001～0.002g，肌内注射；治疗不射精症可用马钱通关散，即马钱子0.3g，蜈蚣0.5g，冰片0.1g，共研末，每晚睡前1小时前，用麻黄、石菖蒲、虎杖、甘草各6g，煎汤送服，每日1次，30日为1疗程。应该注意的是，马钱子过量可引起强直性肌痉挛，导致窒息缺氧或延髓麻痹致死，使用时应告之患者用量、服法，若出现中毒时，应即时抢救。

三十七、黄精填精生髓、擅种子

黄精甘、平，为补气养阴、健脾润肺之品。用于脾胃虚弱，体倦乏力，口干食少，肺虚燥咳等症，然今人多用黄芪补气，用黄精者少。黄精用于男科，尤有"填精生髓"之功。

黄精得坤土之粹，土为万物之母，母得其养，则水火既济，木金交合，而精髓自充。故古人多将其视为延年益寿上品，常将其载于神仙方中，如《太平圣惠方》中即有"神仙服黄精十一法"。而《道藏》中关于黄精的用法则更多。因为古人将黄精视为神仙保健之品，在治病时用之并不多，今人常以为其效不如黄芪。现代研究证明：黄精含糖类、赖氨酸等，11种氨基酸，人体必需的8种微量元素及类黄酮等有效成分，具有促进机体蛋白及能量合成、提高免疫功能、改善微循环、抗衰老等多种功效。据此，黄精用于男科治疗精亏髓少之"少精症""弱精症"等最为有效，临床常与枸杞子、何首乌等配伍使用，常用量为10～15g/d。

三十八、浙贝母解郁散结、通淋沥

浙贝母苦，寒，有清热化痰、消肿散结之功。用于风热咳嗽、痈肿瘰疬之证。男科之用浙贝母，多取其"解郁散结，利水通淋"之功。

贝母于明代以前尚无浙、川之分，而其应用亦非今日之比。如《神农本草经》称其"主淋沥邪气"，《金匮》治妊娠小便难用当归贝母苦参丸，李时珍称其"治心中气郁不快"，清代医家傅青主用贝母于保产无忧散中治漏胎或难产，说明古人用贝母范围较广。现代研究表明，浙贝母对腺体分泌有抑制作用，因而常用浙贝母治疗前列腺炎、前列腺肥大等。前列腺疾病常出现前列腺导管阻塞或不畅，其病因与瘀、湿、虫、毒、郁结有关，而贝母能散郁结、通淋沥，用之尤当。临床常与苦参等配伍使用，治前列腺肥大，常3～5剂见效。

三十九、延胡索活血行气止痛、利小便

延胡索又称元胡、玄胡等，辛苦、性温。临床多取其行气、活血、止痛之功，治疗胸痹、痹证、跌仆损伤等。如常用之延胡索散、少腹逐瘀汤、手拈散等。吾谓其亦有通利小便之功，常用治慢性前列腺炎、前列腺痛、前列腺增生诸症。

《本草纲目》云："延胡索，活血利气，止痛，通小便……〔附方〕：小便不通，捻头散：治小儿小便不通。用延胡索、川苦楝子等分为末，每服半钱或一钱，白汤滴油数点调下。"此外，《普济方》之参苓琥珀汤治小便淋沥，茎中痛不可忍，相引胁下痛；《永类钤方》治妇人肿满，小便不通，由经血不通、遂化为水之椒仁丸，皆使用延胡索，取其通利小便之功。由此可见，延胡索用治瘀血阻滞，气机不畅之小便不利，确有殊功。慢性前列腺炎、前列腺痛、前列腺增生症，皆存在不同程度之瘀阻病机，临床多有痛证、小便不利之表现。延胡索辛散、苦降、温通，行血中气滞，气中血滞，而又擅止痛，利小便，用于上述诸病症，可谓最合相宜！临证可用大剂量20～30g。若虚象明显者，酌

减，以免耗伤气血。

四十、紫菀活血化痰散结、利小便

紫菀苦辛，微温，功能温肺下气，化痰止咳。然其非独治肺。如今之妇科，常取其活血、化痰散结之功，用治部分经闭、子宫肌瘤等症，亦获良效。移用于男科，则取其活血化痰散结，又具通利小便之长，习治前列腺增生症。

《删补颐生微论》言："紫菀，入至高之脏，使气化及于州都，小便自利，人所不知。"《备急千金要方》亦载："治妇人卒不得小便，紫菀末，以井华水服三指撮，立通。血出四五度服之。"癃闭一证，有肾之开合失常，脾之湿热下注，更有肺之治节失司。肺为水之上源，主治节，通调水道，制约膀胱。紫菀，辛开、苦降、温通，入肺经，复肺之宣发肃降、治节之功，则水道通调，小便自利矣！况其色紫，又入血分，为理气活血之良药，故用治痰瘀互结之前列腺增生症，多获全效。临证见合并慢支、肺心病或诸法久治不愈之前列腺增生症患者，多投而用之，皆取上述之意，谓其有提壶揭盖之妙！但用量宜大，小量则不效。常用量在 20g/d 以上。

四十一、原蚕蛾健脾补肾、止遗起痿

传统认为，原蚕蛾味甘、性平，归脾、肺经。功能健脾益气，补肺生津。然其实又为健脾补肾、止遗起痿之要品。临证见脾肾亏损之遗精、阳痿患者，常喜投之。

《本草纲目》云："原蚕蛾，咸温，有小毒。益精气，强阴道，交精不倦，亦止精（别录）。壮阳事，止泄精，尿血，暖水脏……时珍曰：蚕蛾性淫，出茧即媾，至于枯槁乃已，故强阴溢精用之……遗精白浊，晚蚕蛾焙干，去翅、足，为末，饭丸绿豆大。每服四十丸，淡盐汤下。"又《神农本草经疏》曰："丈夫阴痿不起，未连蚕蛾二升，去头、翅、足，炒为末，蜜丸梧子大，每夜服一丸，可御十室，以菖蒲酒止之。"遗精、阳痿患者虽多从心、肝论治，然亦有十之一二乃属脾肾不足之证者。如手淫、房事过度之伤精或部分高龄患者，可有此候。原蚕蛾，体阴用阳，既强阴，又壮阳，既健脾又补肾，填先天补后天，实为虚损患者之要品！常用量 5g/d 左右。体盛、气血郁滞或阴虚火旺者忌用。

四十二、海蛤壳化痰利水起痿

海蛤壳，咸寒，功能清热化痰、软坚散结、制酸止痛。其化痰逐湿之功甚著，为顽痰、久咳之要药。颇具史载传奇色彩之黛蛤散（治宋徽宗之爱妃久咳）就是一例证。然其功效亦非止此。如《本草纲目》载："海蛤，疗阴痿（别录），治水气浮肿，下水便，治嗽逆上气，项下瘤瘿（甄权）。"《太平圣惠方》卷五十八之海蛤丸治小便不通，脐间窘急，三焦积热，气不宣通。临证见痰湿瘀阻之前列腺增生症、阳痿者，多投海蛤壳一味。

今之城市人，生活安逸，甚少劳力，气运缓慢，水湿易滞，加之平日多膏粱厚味，更有甚者，烟酒无度，故临证痰湿患者并非少见。海蛤壳，功擅化痰利水、软坚散结，质重味厚，性善下趋，能导痰湿从下窍泄，故用治痰湿瘀阻之前列腺增生症、阳痿，甚为相合。临证常合桂枝茯苓丸或苍砂导痰丸加减治疗。常用量20g/d左右。

四十三、钩藤定惊安神、止遗泄

钩藤，甘苦、凉，归肝、心经。功能清热平肝、息风定惊。为平息内风之要药，临床常用治中风、痫证等。我谓其又为安神之良药，移治遗精、早泄，获明显疗效。

今人之治遗精、早泄，多从补肾入手，实为误入歧途。遗精、早泄之证，无论古今，实多倡从心论治。如《傅青主男科·虚痨门·心肾不交》曰："如人惊惕不安，梦遗精泄，皆心肾不交之故。人以惊惕为心之病，我以为肾之病；人以梦泄为肾之病，我以为心之病，非颠倒也，实有至理焉。人果细心思之，自然明白。"又《养生四要》云："又有交接之时，其精易泄，流而不射，散而不聚，冷而不热者，此神内乱，心气不足也。"现代流行病学统计则更是发现其发病原因多为精神心理性。可见，从心论治，实有广泛的理论和实践基础。木为火之母，心神不安则肝魂不定，魂动则夹肝风上扰，风火相搏，君相火动，则精随之泄。钩藤径走心、肝两经，苦能泄火，凉能息风，风静火熄则肝心自宁，君、相火亦各司其位，故遗精、早泄之证愈矣！况现代药理研究表明，钩藤制剂及其提取物有镇静作用，能使大脑皮质兴奋性降低，可治疗某些与5-HT代谢紊乱所引起的疾病，如抑郁症、更年期综合征等。西医运用抗抑郁剂赛乐特治疗早泄获得一定疗效，则更是佐证。临证常合三才封髓丹或安神定志之品联用，治疗遗精、早泄之证。常用量为10～15g，后下。

四十四、桑叶止汗

桑叶，苦甘寒，功能疏风清热，凉血明目。吾谓其实又为止汗良药，何也？《本草撮要》言："桑叶……以之代茶，取经霜者，常服治盗汗。"《删补颐生微论》亦云："桑白皮……叶可止汗，去风。"再如《辨证录》之敛汗汤，以桑叶、五味子、黄芪、麦冬用治大病后，气虚不固，遍体汗出淋漓。《傅青主男科·虚痨门·血虚面色黄瘦》篇亦取桑叶补阴生血之妙，用治血虚之出汗、盗汗、夜卧常醒证。可见，桑叶止汗之功甚奇！桑叶止汗，非独治虚汗。桑叶，苦寒降火，气味清香，既有疏风之力，又有燥湿胜湿之性，故疗湿汗、热盛汗出亦为其所长。临证湿热蕴蒸之部分慢性前列腺炎或阴虚火旺之糖尿病性阳痿患者，可见阴囊潮湿，甚至阴汗淋漓，常可辨证加入桑叶止汗。常用量为15g左右。

第五节　经方效用经验举隅

一、当归贝母苦参丸治疗前列腺肥大

前列腺肥大，属中医的淋病、癃闭范畴，临床以老年最为多见，多为肾虚、气结有热，痰瘀阻滞，膀胱气化失司所致。中医治疗多以清热散结、利小便为法，当归贝母苦参丸原为《金匮》治疗妇人小便难之方，其病机主要为膀胱热郁、气结成燥，病变重点在下焦，故用当归补血活血润燥，苦参清热结、利湿热，浙贝母化痰散结、清解郁热。现代研究表明，浙贝母还有较好的解痉作用，可解除因前列腺肥大压迫尿道括约肌之痉挛。原文还曰"男子加滑石"。滑石有清热利水通淋之功，方与证符，故将此方用于前列腺肥大症，取得满意效果。气虚明显者，加党参、黄芪；湿热明显者，加蒲公英、萆薢、败酱草；兼瘀血者，加水蛭、川芎、赤芍、牛膝，还可选加三棱、莪术、海藻、昆布等软坚破瘀之品。

续某，男，55岁，1990年12月25日初诊，主诉小便淋漓不尽，夜尿频（每晚7～8次），尿细如线，余沥不尽，小便时有憋胀感，甚则小便点滴而出，身倦乏力，病已3年。前列腺指检：中央沟变浅；B超诊断：前列腺肥大（3.9cm×4.3cm）。曾服前列康片，外用野菊花栓等药，未见明显效果。舌质红、苔厚腻，脉沉。治以益气活血散结、清热利湿为法，方用当归贝母苦参丸加味。处方：党参10g，黄芪15g，当归10g，浙贝母20g，苦参10g，滑石1.5g，三棱10g，川牛膝10g，蒲公英15g，穿山甲6g，王不留行10g。服上方2周后，夜尿减成每晚2～3次，排尿较前明显通畅有力，憋胀感消失，但仍有余沥不尽，舌淡红，苔白厚，脉沉弦。上方加琥珀粉3g冲服，又进7剂后，诸症悉除，经继续调治月余，多次复查B超，前列腺均正常。

二、四逆散治疗阳痿

阳痿是男科常见病之一，肝气郁结、肝胆湿热、脉络痹阻者临床更为多见，由情志不遂、肝气郁结所致，症见阳事不举、胸胁胀满、善太息；或由肝胆湿热下注、湿阻气机所致，表现为阴茎痿软、阴囊潮湿、肢体困倦、心烦口苦、便溏溲赤；或由脉络痹阻、宗筋失养所致，症见阳事不举、或举而不坚、阴茎紫暗；或由惊恐，"惊则气乱，恐则气下"，气机逆乱，症见阳痿不举，伴有心悸、夜多噩梦、胆怯等。以上种种皆不离乎肝，治用四逆散，取其伸达、疏利、宣通之功。方中柴胡、枳实、芍药、甘草共成疏肝解郁、行气和血之方。肝气郁结较重者，可加郁金、香附、九香虫；肝气横逆者，加石决明、牡蛎、羚羊角粉；肝经湿热者，加龙胆草、泽泻、车前子、蛇床子；瘀血阻络者，加丹参、蜈蚣、水蛭、地龙、赤芍；痰郁阻络者，加僵蚕、蜂房；命门火衰者，加菟丝子、肉苁蓉、淫羊藿；肝肾阴虚者，加生地、山茱萸、枸杞子；寒滞肝脉者，加吴茱萸、丁香、肉桂；惊恐伤肾者，加石菖蒲、远志、茯神、琥珀；肝血虚者，加熟地、紫河车。

黄某，29岁，1990年12月14日初诊。主诉阳痿3年，伴睾丸阴茎冷痛，时有滑精，失眠多梦，善太息，情志抑郁，自悲，舌淡、苔薄白，脉弦细。治以疏肝解郁、行气通络，佐以暖肝散寒。处方：柴胡10g，枳实10g，白芍15g，蜈蚣1条，蒺藜20g，吴茱萸10g，甘草3g。方进10剂，阴茎睾丸冷痛消失，精神舒畅。守方再进7剂，阴茎已能勃起，同房正常。

三、芍药甘草汤治疗阴茎抽痛

阴茎抽痛症可由多种原因引起，临床常见邪热伤阴或寒邪外袭，以致筋脉收缩、挛急而痛。芍药甘草汤，立意在于缓急止痛，对阴血亏虚、筋脉失养的阴茎抽痛症，单用本方即可奏效，但芍药用量要大，一般在30g以上。临床上对于寒凝气滞所致的阴茎抽痛，治当加细辛伸达阳气，吴茱萸暖肝散寒，兼血瘀者还可加水蛭、丹参、川牛膝活血化瘀。

张某，男，27岁，1990年3月15日初诊。热病初愈，阴津本已亏虚，又恃强同房，以致出现阴茎抽痛，伴神疲乏力、口干、视物昏花、双手麻木、舌质淡红、少苔、脉弦细。治以养阴柔筋，缓急止痛，方用芍药甘草汤。处方：白芍45g，炙甘草10g，服7剂而病告痊愈。

四、麻黄附子细辛汤治疗睾丸冷痛

睾丸冷痛，古称子痛，多因素体肝肾不足，阳气亏虚或感受寒邪，聚结前阴，或肝气不舒，气滞肝脉，阳气郁闭而成。临床表现为睾丸冷痛，或掣引少腹，遇寒加重，得热痛减，自觉阴囊、睾丸、小腹冰冷，畏寒肢冷，腰酸、遗精，小便清长，舌质淡，苔白滑，脉紧或沉弦。取麻黄附子细辛汤辛温走窜，助阳散寒之功，直祛下焦肝肾之寒邪，宗筋得温，疼痛得缓。临床上若兼瘀血者可加水蛭、桃仁、川牛膝；兼气滞者，加川楝子、沉香、香附、木香、枳实；寒甚者，加桂枝、乌药、干姜；兼痰结者，加橘核、海藻、昆布、僵蚕。

牟某，男，27岁，1991年11月8日初诊。主诉睾丸疼痛，右侧为甚，痛引少腹，遇寒加剧，自觉阴囊、睾丸发冷发硬，每以TDP灯照小腹部则舒；伴腰酸遗精，小便清，舌质淡，苔薄白，脉沉紧。治以助阳散寒、温经止痛，方用麻黄附子细辛汤加味。处方：麻黄6g，熟附子10g，细辛3g，桂枝10g，乌药10g，干姜10g，橘核10g，1剂痛减，再2剂诸症悉除。嘱进金匮肾气丸半个月，以固疗效。

五、柴胡龙骨牡蛎汤治疗遗精

遗精病人，初起多为阴虚火旺、心肾不交，或湿热下注、扰动精室，或劳伤心脾、气不摄精。遗精日久，则精亏液耗过多，阴损及阳、阴阳并虚。多见少寐多梦、头晕目眩、心烦、心悸怔忡、健忘、身倦乏力，或脘腹痞满、食少便溏、小便赤涩或浑浊、腰膝酸软，久则形寒肢冷、面色枯槁、精冷或见阳痿。治疗以柴胡加龙骨牡蛎汤潜阳入阴、交通心肾，收敛浮越之阳，固涩遗泄之精。该方组合有度，结构严谨，寒温并用，攻补兼施，用之则错杂之证可除。

张某，男，37岁，1990年11月6日初诊。主诉遗精伴性功能减退7年，加重2月。7年来遗精频繁，性功能减退，严重时每晚必遗精，全身乏力，气短懒言，头晕，失眠多梦，健忘，食欲减退，舌质淡红有齿痕，苔薄黄，脉沉细。治以柴胡加龙骨牡蛎汤，方中铅丹易磁石。处方：柴胡15g，黄芩9g，生姜9g，磁石20g，党参10g，桂枝10g，茯苓9g，半夏10g，大黄6g，龙骨20g，牡蛎20g，大枣6枚。经服14剂，7年之顽疾获愈。

六、蒲灰散治疗血精

血精症亦为男科常见病之一，多见于前列腺炎、精囊炎等。中医认为多由下焦湿热，或阴虚火旺，灼伤精室血络；或脾肾亏虚，气虚不能摄血，肾虚不能藏精，以致精血俱出而成血精。本病特点为排出的精液为红色，镜下有红细胞，可兼有射精疼痛，或小便不利。该病的治疗常以蒲灰散加减，取得较好效果。蒲灰散由蒲黄、滑石两味药组成。方中蒲黄止血消瘀，滑石清热利尿，在男科病中用于血精症的治疗，取其止血消瘀、通利清热之效。对下焦湿热明显者，可与龙胆泻肝汤合用，阴虚火旺者可与大补阴丸合用，气虚明显者可加黄芪、党参、白术。此外，本方还可加仙鹤草、三七粉、茜草、海螵蛸等以增加止血作用。

蒋某，男，34岁，1992年4月8日初诊。主诉间断血精5年，其色时淡时深；伴腰酸乏力，消瘦，五心烦热，自渴，舌质红，苔薄白，脉沉细数。查前列腺液：红细胞8～10/HP，白细胞2～3/HP，卵磷脂小体（+++）；精液常规：红细胞15～20/HP，精子数目、活力均正常。诊断为精囊炎、前列腺炎。治以滋阴补肾，凉血止血为法。处方：生地20g，知母10g，黄柏10g，炙龟板30g，炒蒲黄10g，滑石12g，海螵蛸10g，茜草10g。经调治月余，诸症悉除，复查前列腺液、精液常规均正常。

七、四逆散与麻黄细辛甘草汤治精闭

精闭，西医学称之为"不射精"。中医多认为因肾精亏虚，阳气不足所致。西医学认为不射精症与大脑皮质抑制过度、低级性中枢功能不能正常发挥作用有关。大部分不射精症多与精神情志有关，其病机主要为肝经之络脉郁结，精室窍道瘀滞不通所致，并与性知识缺乏有一定关系。而"肾亏"表现比较少见。因此，强调通络通窍为其治疗大法。通络主要通肝经之络，通窍主要通精窍与通水窍并行，配合适当的心理行为疗法，其治疗效果较为明显。肾精之藏与泄靠肝之疏泄。肝之络脉绕阴器，精水二窍殊途同归，射精之时，精液通过精道和尿道排出体外，精水二窍通畅，有利于精液的正常排泄。在方药运用上，我喜用四逆散与麻黄细辛甘草汤加王不留行、车前子、路路通。四逆散疏肝解郁、理气通络，现代广泛用于治疗精神神经系统疾病，配以王不留行、路路通，二药均入肝经，具有化瘀通络、通行精窍的功效，并能利尿通行水窍。四逆散与王不留行、路路通配用，既能疏肝通络，又能通行精水窍道。麻黄细辛虽为解表药，但细辛具有良好的解痉作用，《神农本草经》谓其"利九窍"，《别录》谓其"通精气"，与路路通配用，通精窍的功效尤佳。麻黄能宣通肺气，通利关窍，为通窍疏经之妙品。麻黄的通利精窍作用主要是所含麻黄碱的药理作用，通过兴奋大脑皮质和皮质下中枢，改善患者的精神紧张状态；通过减缓胃肠肌蠕动，增强膀胱括约肌的张力，收缩输精道平滑肌，从而间接地促进精液的排出。此外，麻黄为膀胱经药，具有宣畅肺气、通调水道的作用。车前子通水窍，《神农本草经》谓"主气癃，止痛，利水道小便"，与麻黄相伍有协同利水作用，提高膀胱括约肌的张力，促进膀胱颈口正常的闭合。全方合用，共奏通络通窍之功，以发挥正常的射精功能。

李某，男，30岁，因婚后6年不育就诊。每周性生活1～2次，性交时间30～60分钟，无高潮、无射精，阴茎抽出后未痿软，夜间有遗精。治以疏肝通络，通利窍道。处方：柴胡、枳壳、大白芍、麻黄、王不留行、路路通、车前子、石菖蒲各10g，炙甘草6g，细辛3g。每日1剂，配合行为指导。服药2周后，偶有性交8～10分钟出现性高潮及射精。继守前方治疗1月，每次房事均有射精和快感，之后阴茎逐渐痿软。时延4月，欣喜告其妻来院妇科检查已有孕2月。

八、四乌贼骨一蔍茹丸治血精

中医对血精认识多从湿热、瘀阻、虚火立论。出血之症多因于火，血精之病多因下焦湿热、瘀热互结及阴虚火旺等损伤精室血络所致。论治原则：阳盛伤络者，以凉血清热主为；瘀血阻滞者，以化瘀清热为要；阴虚内热者，以滋阴降火为妙。对顽固性血精，应根据出血之症可与火邪有关，出血之病必致瘀血，瘀血可贯穿于血精病各证型之中的病机特点进行治疗。因此，血精之治，关键在掌握"清""化"二字。清者有三：或清湿热，导火下行；或清郁热，泄散火邪；或清虚热，以制阳光。化者有二：止血化瘀而不凝滞，化湿利窍而不伤阴，如是则大法概矣。《内经》四乌贼骨一蔍茹丸为海螵蛸、茜草相伍。海螵蛸收敛止血兼化瘀血，尤善治泌尿生殖系统器官的出血证；茜草活血化瘀止血，二药合用化瘀止血作用更捷。滑石与蒲黄相配，为《金匮要略》之蒲灰散。蒲黄为化瘀止血之良药，滑石清利下焦湿热，二药合用则化瘀利窍泄热尤妙。两方合用，使热邪得清，瘀滞得行，精室得利，则血精自愈。

任某，男，32岁，教师。1995年4月22日就诊。患者肉眼血精2年，西医诊为精囊炎，抗菌药物治疗无效，后服中药龙胆泻肝汤、知柏地黄丸效果不明显，经好友介绍前来就诊。症见房事射精呈粉红色，伴有左下腹及会阴部有轻微胀痛。平时偶有心烦易怒，时觉口苦，小便黄，舌红苔微黄，脉细弦。证属肝经湿热下扰、瘀血阻络之血精。治宜疏肝泄热，化瘀止血。仍用龙胆泻肝汤加茜草、海螵蛸、滑石、蒲黄治之。处方：龙胆草6g，柴胡、栀子、黄芩、泽泻、生地、当归各10g，滑石30g，蒲黄、茜草、海螵蛸各15g。每日1剂，连进14剂。复诊自述服药2周后血精消除，连续3次房事未再见血精，下腹及会阴部亦未有胀痛感，偶有心烦寐差，改用六味地黄汤加香附、川楝子、五味子调养肝肾，连服10剂而愈。

第六节　用药效用经验举隅

一、以药为纲效用举例

1. 固精药在男科的运用

固精药在男科用治遗精、早泄。遗精、早泄无论虚实，皆为肾精不藏。虚为肾虚不固，实为邪扰不藏。固精之品，性味归经各不相同，故其功效，除固精外，亦各有所长，临床运用当辨之。我于临证，固精之品常用鸡内金、砂仁、刺猬皮、海螵蛸、鱼鳔胶、五味子、五倍子、生龙骨、生牡蛎。鸡内金、砂仁益胃固肾涩精，常用于治疗饮食不节、胃热下扰遗精，需加用清胃之品；刺猬皮、海螵蛸涩精止血，不仅治遗精，亦治血精；刺猬皮性凉，能清湿热、血热；海螵蛸性温，能除寒湿；鱼鳔胶补肾精止遗，对遗精日久伤肾，有强壮作用；五味子、五倍子酸涩固精，五味子长于养肝肾之阴，五倍子固涩力强，邪扰肾精者慎用；生龙骨、生牡蛎镇静固涩，龙骨固涩见长，牡蛎兼有养阴之功，临床常二药相合，涩中有补，镇静安神，用于治疗遗精、早泄。

2. 黄芪在男科的运用

黄芪补气，补肺脾之气，张锡纯又言能补肝气，治肝气虚弱不能条达，皆重用之。黄芪不仅补气，与活血药同用有良好的活血通脉之功，如黄芪桂枝五物汤治血痹虚劳、补阳还五汤重用黄芪治中风偏瘫之气虚血瘀，现代药理研究证明黄芪有扩血管、降压作用。

（1）治阳痿：黄芪治阳痿，中医少有阐述。西医将血管性阳痿分动脉性阳痿和静脉性阳痿，若纳入到中医的气血理论之中，静脉性阳痿阴茎静脉关闭不全，是气的功能失调，不能维系静脉血液，致血的功能失调，表现为阴茎静脉血流失于常态，治疗当注重"气"，常重用黄芪，因气有防止血液在人体内无故流失的作用，包括控制血液在脉道中的正常循行。合辛香温润活血养血之当归，能补肝气、调肝血，使阴茎动脉气壮血旺，阴茎静脉气固血摄。黄芪配当归，见于李东垣《内外伤辨惑论》当归补血汤。现代药理研究表明，当归补血汤能扩张动脉血管以降血压，增加组织器官灌流量。

（2）治前列腺增生症：气虚证者，常用黄芪配甘草。此配伍见于《医林改错》黄芪甘草汤（黄芪四两，甘草八钱），治老年人溺窍玉茎痛如刀割、不论年月深久，立效。前列腺增生症常因小便费劲而耗气，气虚则小便更难。用黄芪可补五脏气，如补肺气固表、补脾以生血、补心气降压、补肝气助升发、补肾气定喘，故《别录》言"补虚"。黄芪补气利尿，如《金匮要略》防己黄芪汤治风水、《小儿卫生总微论》服黄芪末治小儿小便不通，现代药理亦证明黄芪有利尿作用。甘草助黄芪补气，同时有缓急解痉挛的作用，能缓解前列腺肌肉收缩而利尿。同活血药同用，则有活血通脉之功，能改善前列腺血液循环。

3. 止痛药在男科的运用

男性生殖器，由于性事作用，常充血用血。外感内伤，易致气滞血瘀，或血瘀气滞，而见各种痛证。临床治疗，常针对疼痛性质，或散寒止痛，或理气止痛，或活血止痛。

（1）散寒止痛：寒有外寒、内伤之别。外感寒邪，寒凝血脉，疼痛拘急，可用麻黄、附子、细辛、桂枝散寒通脉止痛；内伤阳气，阳虚不温，疼痛隐隐，感发凉，可用吴茱萸、干姜、肉桂、附子、补骨脂、巴戟天、胡芦巴等温阳止痛。

（2）理气止痛：气滞疼痛，以酸胀不适，胀痛、坠痛为主要表现。川楝子、乌药、小茴香、荔枝核、香附等，是治疗小腹、少腹、睾丸不舒，或胀或痛的理气药物。血瘀固可气滞，其病可用活血药治之。此外，寒凝气滞、热郁气遏亦是男科常见病机。寒凝气滞，可选乌药、小茴香、橘核、荔枝核、吴茱萸。乌药治小腹，小茴香治少腹，橘核、荔枝核治睾丸。久痛不止，用吴茱萸；热郁气遏，用川楝子行气、清肝。

（3）活血止痛：血瘀疼痛，以痛有定处、刺痛、跳痛为主要表现。尿道涩痛者，用琥珀、蒲黄；睾丸、附睾刺痛者，用乳香、没药、王不留行、路路通、穿山甲、苏木、皂角刺；痛有结节者，用三棱、莪术、水蛭破血散结止痛；刺痛、胀痛并见者，可用红花、延胡索、川芎、蒺藜，活血行气止痛。疼痛日久，可用血竭、三七活血化瘀定痛。

（4）特定部位疼痛用药：淫羊藿主茎中痛（《神农本草经》），补骨脂治"男子腰痛"（《药性论》），"少腹疝痛，须加青皮，川楝子；茎中刺痛，生甘草梢"（《本草纲目·序例李东垣随证用药凡例》）。

（5）辨证止痛："腰为肾之府，肾虚则腰痛；苁蓉益肾，足以治之。"（《本草正义》）

（6）归经止痛：天台乌药散主治寒凝气滞之小肠疝气、少腹痛引睾丸。

二、以病为纲效用举例

1. 不射精症用药经验

不射精症是性交不能在阴道射精的一种射精功能障碍，临床上有功能性和器质性之分。功能性不射精常有遗精史和手淫射精史，药物主要是用于治疗功能性不射精。功能性不射精主要是射精阈值过高，往往通过性行为指导或物理刺激（如电振动取精）增加刺激强度可以治愈，但有部分患者运用各种手段，包括服西药如麻黄素、左旋多巴，难以治愈，求治于中医。肾主封藏，肝主疏泄，说明精液的排泄有赖于肝肾的协调。肾藏精，精满则遗，可用淫羊藿、肉苁蓉、蛇床子补肾生精，使"精满自溢"，增强射精感觉；精血同源，肝主疏泄，不仅能疏理血脉，亦能疏理精道，可用麻黄、郁金、石菖蒲、穿山甲、王不留行、路路通、虎杖、川牛膝疏肝活血通络，增强肝的疏泄功能以通精窍。麻黄、虎杖、川牛膝是我常用的通精窍药。麻黄能闭溺窍通精窍，临床常用治遗尿，故既可治不射精，又可治逆行射精。川牛膝引血下行通精，叶天士谓川牛膝能滑利精窍。虎杖活血、清热、利湿通精窍。

临床上，针对不射精症的症状表现，常配对用药。如麻黄配石菖蒲，畅心神、通精窍，治疗心神抑郁者；穿山甲配王不留行，通血脉、通精窍。二药为通肝经血脉之要药，治疗睾丸、少腹疼痛不适者；淫羊藿配肉苁蓉，补肾生精，促进精液分泌，治疗肾精亏虚，第二性征低下者；湿热瘀阻，尿道滴白，有慢性前列腺炎表现者，瘀阻偏重，虎杖配牛膝，湿热偏重，虎杖配滑石。

2. 精液不液化用药经验

精液不液化是男性不育常见原因之一，主要是因为精液液化的酶缺乏，如类糜蛋白酶、纤维酶原活化因子等，这些酶主要来自前列腺。临床发现，慢性前列腺炎可导致精液不液化，但许多慢性前列腺炎患者并不存在精液不液化现象，说明酶的缺乏不一定是炎症所致。根据其黏稠不化"痰"的特点和"脾为生痰之源""脾主运化"的中医理论，我认为西医关于酶的认识统属于中医"脾主运化"的功能，治疗用药可选用化痰利湿之品，如薏苡仁、地龙、浙贝母等，以及有助于"脾主运化"的中药，如谷芽、麦芽、山楂、鸡内金、乌梅等，现代药理亦证明这些药物含有丰富的酶。结合中医的理论认识，如"热灼阴为痰""酸甘化阴"，临床选用清热化痰散结之品入酸甘之品配成药对，治疗精液不液化，临床验证有效。如乌梅配生甘草：乌梅酸温生津增唾液，生甘草甘凉解毒化痰，二药相配，酸甘化阴，有养阴化痰解毒之功。麦芽配淡豆豉，《本草求源》称："凡麦、谷、大豆浸之发芽，皆得生升之性，达肝以制化脾土，故能消导。"淡豆豉是黑大豆加工发酵所得，二药富含消化酶，能助脾胃运化以化痰浊。蒲公英配夏枯草：蒲公英清热解毒，能散热结，是临床中医治疗各种疮痈热毒的常用药；夏枯草清火化痰，破癥散结，是中医临床治疗瘿瘤、瘰疬、癥瘕的常用药。二药相合，能散热结、化痰浊。

此外，电子显微镜扫描发现，不液化的精液有许多纤维形成致密的网状结构。这种纤维不化的表现，属中医血凝不化，血不化水。现代药理研究表明，活血化瘀中药大多具有溶解纤维蛋白的作用，故治疗精液不液化亦常用化瘀之品。如水蛭配地龙，水蛭破血散结，地龙活血通络，二药中医临床常用于治疗心脑血管疾病，以其能抗凝血、溶血栓。

3. 血精用药经验

血精是男科临床常见病症之一，部分患者可见于精囊炎、精囊结核，但大部分患者无其他症状体征，只是精液排出时才发现，临床以老年、青少年多见。我认为，血精不明原因者，在老年可能是血管硬化，精囊毛细血管脆弱，精囊收缩引起毛细血管破裂而致；青少年亦可由于精囊收缩有力而见血精，多见于手淫或遗精频繁，精囊持续充血所致。这类血精，其基本病机是"阴虚内热""络伤血瘀"，治疗以止血活血为原则，用药常选用海螵蛸、茜草、地榆炭、蒲黄炭、三七粉、血竭粉、琥珀粉。海螵蛸、茜草活血止血，治血精色淡红；地榆炭、蒲黄炭清热止血，治精色鲜红；三七粉、血竭粉化瘀止血，治血精褐色；琥珀粉止血通淋，治血精淋痛。并在中医"精血同源"理论指导下，认为老年人精血渐亏，青少年手淫或遗精频繁，耗伤精血，精血亏损，虚火灼伤血络，出现血精，故常用知母、黄柏、龟板、生地、女贞子、墨旱莲等养阴清热，熟地、阿胶补血止血，盖熟地、阿胶质黏腻，故能止血。

临床上，治疗血精喜用对药。如黄柏配龟板：黄柏清相火坚肾阴，龟板潜阳入阴，清阴分血热，二药相合，治虚火伤络；蒲黄配滑石：见于《金匮要略》蒲灰散，蒲黄不仅活血止血，还能清热利湿，滑石不仅清尿窍之湿热，亦能清精窍之湿热，如《本草纲目》曰："滑石利窍，不独小便也，上能利毛膝之窍，下能利精溺之窍。"二药相配治湿热伤络；海螵蛸配茜草见于《内经》四乌贼骨一蘆茹丸，海螵蛸长于止血功能外，还能活血，如《本草经疏》言海螵蛸"咸温入肝肾，通血脉而祛寒湿"，茜草则以活血为主，祛瘀以止血，二药合用，止血不留瘀；血竭粉配琥珀粉：有散瘀、止血、生肌之功，其中血竭直入血分，散瘀定痛，刘河间言其"为和血之圣药"，得琥珀可入溺窍、精窍。

4. 慢性前列腺炎擅用温药

慢性前列腺炎作为男性生殖系统常见的感染性疾病之一，临床治疗常用清热解毒法，认为可以消除炎症，杀灭病原微生物。炎症不等于热证，清热解毒法是治疗慢性前列腺炎方法之一，但不排除用温通的药物。温通之品不仅可以温通血脉，改善前列腺的血液循环，减轻前列腺局部充血，缓解疼痛，有利于炎症的消除，而且可以防苦寒清热之品伤阳。临床上，治疗慢性前列腺炎擅用温药如附子、桂枝、乌药、吴茱萸、小茴香、鹿衔草等，通过配伍，每获显效。慢性前列腺炎病久，湿遏伤阳，可见寒热错杂的表现，即既见热证，又见寒证，如睾丸怕冷、小腹怕凉、脚心发凉、大便稀薄等，每用附子温阳散寒，非附子不能入前列腺以温阳化湿。薏苡附子败酱散见于《金匮要略》，用治肠痈，是寒热并用之经典方，在苦寒清热药中，用少量附子温振阳气。慢性前列腺炎后期，常见前列腺结节，是瘀结的表现，常用桂枝温通经络以活血散结，常与桃仁配伍。桂枝配桃仁，见于仲景之桃核承气汤、桂枝茯苓丸，用治血结、癥瘕。慢性前列腺炎小腹胀痛不适，喜用乌药配黄柏，一温一寒，通阳而不助热，泻火而不伤阳；少腹疼痛不适，则常用吴茱萸，吴茱萸入肝经，善温通以止痛；睾丸疼痛，寒凝气滞者，每以小茴香散寒理气；肾虚脚心发凉，多用鹿衔草，补中有通，补肾阳，通血脉。

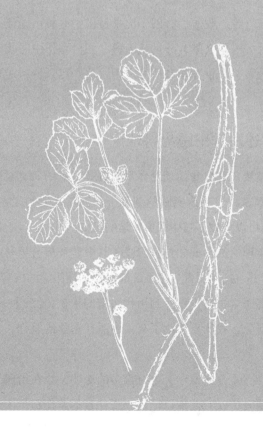

下篇

文献研究

第十章 中医男科学文献研究

第一节 男科学文献的整理研究

一、历代文献的整理

历代中医文献浩如烟海，如何从成千上万卷中医著作中寻找中医男科的发展源，我几乎放弃了所有的节假日，查目录，进图书馆，积累汇集成数本男科资料，为日后的中医男科学创立进行了准备。

（一）从目录学发掘中医男科理论的线索

为了能更有效地阐述中医男科理论，我先后查阅了史书目录中有关可能涉及中医男科疾病和理论的论述，又查阅了有关医学文献，分别从内科、妇科著作中寻找涉及中医男科学的内容，将其编成文献目录索引，供写作和研究之用，这些目录资料对理论研究和临床实践起到了重要的作用。

（二）从学科发展的角度阐述发挥中医男科理论

作为一门临床学科的形成，必然有其自身的理论体系，有其自身的研究对象、范畴和任务。中医男科理论是在历代医家大量临床实践的基础上，逐渐发展和完善起来的，我的"中医男科发展源流"一文，可以大致了解中医男科学的历史。

春秋战国至秦汉时期为中医学理论的形成和奠基阶段，其中涉及部分男科疾病的病名、治疗和有关病因病机的论述，并包括了男性生殖系统的发育和性医学的内容。

作为中医男科学重要内容的性医学，自古就受到历代医家的重视，《汉书·艺文志》把"房中"作为医学的重要组成部分。我认真研读了有关中医性医学的著作，并对有关内容进行了解释。

有关男科病证的诊治，《伤寒论》《金匮要略》中有很多的论述，我在给研究生进行《伤寒论讲解》《伤寒论研究》讲课时，就对此加以论述。张仲景的著作对男子遗精、失精、精冷无子、阴狐疝气等病的论述较为清晰，并有一定的治疗方药，这些方药在中医男科临床至今仍在应用，并取得了较好的疗效。

通过文献研究，我得出晋隋唐时期中医男科学的发展主要反映在中医对男科疾病治疗方法的增加，对病因病机的阐发更加深入，对性医学的认识有了发展。

西晋王叔和在《脉经》中提出了"精液清冷"等病名，皇甫谧《针灸甲乙经》从望男子五色断男子病的同时，还对阴疝、阴纵、阴痿、茎中痛等多种男科疾病采用针灸治疗，应用睾丸放水治疗鞘膜积液。

隋·巢元方《诸病源候论》对诸多精病（虚劳失精、尿精、遗精、少精、血精）以及男子不育症等皆有论述，并且多从肾虚论述，而现实生活中的许多男性疾病并不是因为肾虚，而主要是肝郁。我结合临床实际，发挥了中医从肝论治的思想，提出了一些治疗男科疾病的方药，并取得了较好的临床疗效。

宋金元时期是中医方剂学发展较快的时期，在这一时期中，有许多方书记载了中医治疗男科疾病的方药，我翻阅了《太平惠民和剂局方》《太平圣惠方》《圣济总录》等著作中的有关内容，并将这些治疗睾丸疼痛的方药应用于自己的临床实践中。

对于明代一些医家关于性医学的有关内容，我结合临床，注意吸收前人的长处，在高濂《遵生八笺》中，反对滥用壮阳药物，谓"其房中之术横矣，因质药石毒人其害可胜说哉"，并列举了种种春药："若服食之药。其名种种……十服九弊，不可救解，往往其祸惨疾，溃肠裂肤，前车可鉴。"这些论述对于我临床上长期应用补肾药而出现阳痿病的认识提供了借鉴。

针对明末清初日益增多的性病，清代许多著名的医家均有论述，我在工作之余，仔细阅读了《梅疮秘录》《薛氏医案》等著作，运用自拟的五草汤治疗淋病等性传播性疾病取得了较好的疗效。

二、历代文献研究

整理文献的目的在于研究文献，而研究文献是为了系统地充实一门学科的内容。对于中医男科文献，按照中医文献学所提供的脉络，我认为春秋战国至秦汉时期是中医学基本理论的奠基时期，阐述了《黄帝内经》中关于中医男科的内容，撰写了"略论《内经》的男科理论及临床应用"一文，对《黄帝内经》中关于男性解剖、生长发育，以及男科疾病的病因病机方面，进行了阐述。发现《黄帝内经》涉及的男科疾病，有遗精、早泄、阳痿、阳强、性厌恶、缩阳、不射精、房室茎痛、睾丸疼痛、不育、淋病、癃闭、疝气、更年期综合征、房劳伤等二十余种。

此外，为了深入了解中医男科的历史，我先后翻阅了《马王堆汉墓医书全集》《抱朴子内篇》《褚氏遗书》《医心方》《素女经》《玉房秘诀》《医方类聚》《诸病源候论》《广嗣纪要》《古今医统》《本草纲目》《东医宝鉴》等 90 余种涉及男科和性医学方面的著作，并将这些论述与现代男科学的有关内容加以对照，先后发表了"中医男科发展概略""中医男科学及其展望"等多篇论文。

针对中医文献中的记载，将不同男科疾病的发展源流，进行了归纳、整理，组织人员结合现代中医男科学的特点，编写《王琦男科学》，使中医男科学成为系统的理论和临床实践的总结。

三、重要中医男科命题的研究

1. 精室

男子有没有贮藏精液的器官，历来争论较多。我对男子的精室进行了论述，并发表了相应的学术论文。

我及门人论述了中医精室的位置、功能、作用及与经络、气血的关系。指出男性精室病应包括：精液不液化、精子活力低下、精冷、精清等方面的内容，这些内容涉及前列腺疾病、精囊疾病及精子发育的各种异常疾病，为中医男科的治疗提供了较好的思路。

2. 宗筋

宗筋，即阴茎。根据中国古代的论述，我阐述了阴茎的作用在于排精和排尿。而阴茎的长短在某种程度上影响着男性的性欲。因此，我在临床上注意阴茎的病变与性功能的关系，提出治疗阴茎疾病首先应当对阴茎进行现代医学的检查，确定阴茎是否有先天性疾病的存在，是否有动静脉瘘，然后根据具体情况采取针对性的治疗措施。

3. 肾实证

多年来，中医学界一直认为肾无实证，我通过对中医藏象学的理论研究，阐明了肾实证的问题。

中医学中的肾，包括男性的性功能在内，因此，有些男科疾病并非是虚证，而存在着实证，如不射精、精子过多症等，均可以看作是肾实证。同样可以用泻的办法来解决问题。而清热泻火，活血化瘀解毒等正是治疗肾实证的重要方法之一。为了使人们能系统了解肾实证，我在《中医藏象学》一书中对此加以阐述。

四、中医古籍的审校

我担任了很多中医古代著名经典著作的审校工作，为《中医孤本丛书》的编委，有机会接触中医孤本专著，对此，我先后研读了马王堆出土医学文献中有关性医学的内容，并进行了校对。

应有关部门的要求，我对《中国历代房内考》等涉及中医性医学的书籍进行了认真的审阅，提出："其中的许多思想、方法、方药具有较高的学术价值，可以通过去伪存真、去粗取精的方法为今天的医疗和养生服务。"

我先后多次阅读和审阅他人所编写的中医男科著作，并对其中的文献错误给予了公正客观的评价。总之，作为一名中医男科方面的工作者，阅读中医古籍著作是从事中医专业必不可少的条件，拥有良好的工作基础，以后的发展道路才能更加宽广。

第二节 《中华中医男科学丛书》要览

我于 1988 年主持编写我国第一套大型系列中医男科学丛书——《中华中医男科学丛书》，丛书第一批包括《中医男科临床手册》《现代中医男科荟萃》《〈医心方〉男科奇览》《古今男科医案选按》《中医男科名方选议》等共 5 部，于 1990 年 10 月由华夏出版社出版发行。该丛书融古汇今，荟萃古今各家之论，集古今男科临床经验之大成，全面反映了中医男科学的丰富内涵；丛书将零散分布在古今浩繁医籍文献中的男科学知识、经验、方法等综合、分析、提炼，升华到理论的高度，丰富了当代中医男科学的内容及学科内涵。丛书前言、分册编写说明及内容举要可以管窥该丛书在中医男科学古今文献研究方面所做的大量工作。

一、《中华中医男科学丛书》前言

在世界人口中，男性占 50% 以上。和女性一样，男性也有着自身特有的生理和病理特点，其疾病的防治，以及养生保健等都与女性有别。

男性自身的常见疾病有 70 余种，诸如阳痿、早泄、遗精、血精、不射精、不育、男性更年期综合征，以及性传播疾病等。这些隐患常因种种原因得不到及时恰当的治疗。譬如阳痿，国外报道约占男性的 1/10，而我国男子性功能障碍者约有 5000 万以上。据统计，世界现有男性不育患者约 1.5 亿，中国也有 3500 万之多。由于许多男性疾病长期得不到治愈，以致造成严重的精神创伤，或导致夫妻关系的不和，甚至家庭的解体。更由于性病的传播，在社会上形成了极大的不安定因素。整个社会，尤其是医务工作者，面对这样严峻的事实，不得不引起高度的重视。随着现代社会文明程度的提高，许多使人们长久困惑、与生命攸关而又深奥复杂的性与生殖的奥秘正待揭开。

对男性学的研究，国际上在上世纪 70 年代已经开始。1980 年，联合国卫生组织在新加坡举办了"国际男性学学习班"。1981 年国际男性学学会正式成立，目前已发展到 43 个成员国。国际上已召开过三次较大规模的男性学会议。男性学，作为一门姗姗来迟的新兴学科，正在悄悄起步。它是以研究男性生殖系统为基础，男子性生殖机能问题为主体的专门学科。它包括基础医学的生殖生理、解剖、生化、胚胎、遗传、微生物、免疫、病理及细胞生物学；临床医学的内分泌、泌尿外科等内容。它有着自身的理论体系，有着自身的研究对象、范畴和任务。

灿烂的东方文化，尤其是中国医药学，千百年来蕴藏者十分丰富的男性学科内容。早在公元前三世纪的古典医籍中就有一些男科病名。春秋战国时代的《内经》，对男子的生殖生理特征进行了描述；论及了阴痿、遗精、阴纵、阴缩、癃、淋、疝等多种男科疾病；对男子性事的养生保健也有一定的论述。公元 984 年，日人丹波康赖根据中国医药整理成册的《医心方》对性事的研究已有全面而详细的介绍。中医学在男科学方面许多独特的理论思想和丰富的治疗经验，有着较高的学术价值，显示着自身的优势。

近年来，国内各地相继成立了一些男性疾病专科门诊或诊疗机构。部分男性学专著也陆续问世，有关方面的研究亦正逐步深入。

为了顺应时代对医学的新需求，充分反映中医古今研究成果，从总体上提高中医男科的理论和实践水平，使它成为一个专门的、系统的学术体系，我们以高度的历史责任感开始了《中华中医男科学丛书》的编写工作。

《丛书》包括中医男科常见病临床诊治、疑难病专论、医案医话精华、方药奇览、男性学知识问答、古典医籍校评、性医学研究及男性养生保健等类别，试图从不同方位，多层次、多侧面地反映中医男性学的丰富内涵。

中医男性学是在中医理论指导下对男性的生理特点及疾病的发生、发展、转归、辨证治疗、护理保健等方面进行系统研究的专门学科。突出中医男性学特色，是《丛书》编写的指导思想。

重视科学性，突出实用性，是《丛书》的基本特点。中医男性学的生命力在于经过千百年实践的临床效应及其独特的养生保健方法。《丛书》采掘古今验案、方药之精华，加以综合归纳，分析评价，把数十种男科常见病症及部分疑难病症的辨证论治规律、理法方药特色展现出来，将对中医男科学教学科研人员，尤其是临床工作者提供丰富的参考资料。《丛书》还通俗易懂地介绍了中医学的男性养生方法，相信对男性疾病的预防、康复，对于男性的延年益寿会有所裨益。

作为全面介绍中医男性学知识的丛书，必将涉及一个"禁区"——性问题。性，不只是生理上的欲望，还有生育上的需要。作为一种文化现象，它渗透到哲学、政治、礼仪等各个方面。中国古代对性的认识，有许多独到的见解。《丛书》对性生理、性事保健等做了严肃的、科学的评价。

《丛书》融古汇今，力求全面，着重实用，以满足多层次中西医工作者及读者的需求。

《丛书》的编著是前所未有的。正因如此，也不是完美的。我们热切期待着读者的关切和帮助。

1989 年 8 月 16 日于北京

二、《中医男科名方选议》编写说明及内容举要

（一）编写说明

1. 本书所选方剂，来源于古典医著、名医名方及近代医学杂志。各病证下列诸方，主要围绕该病证的病因病机选方，力求全面、精当、有效、实用。

2. 所选方剂皆按功用分类，以法统方，使方有所归，便于检索。

3. 突出中医男科辨证论治的特色及异病同治的治疗原则，一方可以多用。重复出现的方剂，对组成、用法、功用、主治、方解等不再论及，只介绍主治及加减法，以备参考选用。

4. 同一功用的方剂，分别叙述其侧重的不同，并加以比较，以资鉴别。

5. 古方用法，均采用原方用法，并提出近代用法，以供参考。

6. 方中剂量，为便于理解古代医家遣方用药的学术思想，将一些原方剂量也予标出，并参照原方比例与今天用量以公制单位注明。近人经验方即宗原方剂量，一律用公制。

7. 参考资料多选录于近代医家的临床报道及现代医学研究资料，以供临床应用时参考。

8. 单方验方辑录于古典医籍及近代医家经验方，或民间单方，原方有方名者，均列

于目录单方验方条下，无方名者未标出。

9. 书末以方剂笔画为序，列方剂索引，以便检索。

（二）内容举要

三才封髓丹
（《卫生宝鉴》）

【组成】天冬（60g） 熟地黄（60g） 人参（30g） 黄柏（90g） 砂仁（15g） 炙甘草（20g）

【用法】面糊为丸，每服10g，每日2次。或作汤剂，量酌减，水煎服。

【功用】滋阴降火，交通心肾。

【主治】君相火动，心肾不交之遗精证。少寐，多梦，梦则遗精，心中烦热，心悸，健忘，头晕耳鸣，脉细数，舌红等。

【方解】方以黄柏苦寒坚肾阴、泻相火为君；砂仁辛温，善能入肾，"辛以润之"，赵羽皇谓其能"达津液，能纳五脏六腑之精而归于肾，肾家之气纳，肾中之髓自藏矣"；甘草甘以缓急，甘以补土，水土相合，封藏自固；人参大补元气；天冬、熟地滋水养阴。黄柏、砂仁、甘草为封髓丹；天冬、地黄、人参为三才汤，合为三才封髓丹，为滋阴降火、固涩止遗之剂。

（刘采倩）

三、《古今男科医案选按》内容提要及举要

（一）内容提要

本书通过500多个医案对45种男科疾病进行剖析，分为性事疾病、精病、不育症、茎疾病、阴囊疾病、睾丸疾病、附睾与精索疾病、前列腺疾病、性传播疾病及杂病等10章，案例翔实，阐发精当，适于医务工作者和广大读者阅读。

（二）内容举要

1. 古代医案

肝郁脾虚阳痿案

陈鸣皋，体丰多劳，喜食辛酸爽口之物。医者不知味过于酸，肝气以津，脾气乃绝[1]，以致形肉消夺，辄用参术培土，不思土不能生，土壅肝热，故复阳痿不起，颠沛三载[2]，百治不效。盖未悉《内经》有筋膜干，则筋急而挛，发为筋痿之例。余诊脉，左数右涩，知为肝气太过，脾阴不及，直以加味逍遥散，令服百剂，阳事顿起，更制六味地黄丸十余斤，居然形体复健。此种治妙，惟智者可悟，《内经》一书，岂寻常思议所可致哉。

谢映庐案，清《得心集医案》

释疑

①……味过于酸，肝气以津，脾气乃绝：指过食辛酸，酸入肝，过于酸则肝气溢。张景岳曰："津，溢也。酸入肝，过于酸则肝气溢，酸从木化，木实克土，故脾气乃绝。"肝气以津，指肝气过盛之意。

②颠沛三载。指到处求医三年，还未能治愈。

按：本案脉左数右涩，知为肝气太过，脾阴不足，乃肝郁脾虚之候。前医辄用参术健脾益气，顾其一方，失其一面，殊不知不疏肝则土不能生；肝气不疏则气郁化火，使宗筋弛纵，故阳痿不起。谢氏选用加味逍遥散，以疏肝泄火，健脾益胃，使宗筋得养、阳痿得愈，继以六味地黄丸滋补肾精，标本兼顾，故药后神旺体健。

2. 现代医案

"亢痿灵"治阳痿案

黄某，52岁，工程师，病历号401。阳痿7年，1973年再婚后发现阳痿，夫妻感情一般，同房从未成功。既往患神经衰弱，泌尿系常规检查正常，曾用中、西药及针灸等多种治疗，出访美国、日本时均经治疗，自费医疗千元以上，均无效果。治用"亢痿灵"。

处方与制法：蜈蚣18g，当归、白芍、甘草各60g。

先将当归、白芍、甘草晒干研末，过90～120目筛，然后将蜈蚣研细，再将两种药粉混合均匀，分为40包（也可制成水丸，本方中蜈蚣不得去头足或烘烤，以免减效）。每次半包至1包，早晚各1次，空腹用白酒或黄酒送服。15天为1个疗程。忌服食生冷、气恼。治疗1周，勃起坚而有力，同房3次均成功。

按："亢痿灵"中，以蜈蚣为主药。该药辛温有毒，入肝经，其走窜之力最速，内而脏腑，外而经络，凡气血凝聚之处皆能开之。蜈蚣通经逐邪，开肝经之郁闭气血，使肝气条达，疏泄正常，经络畅通，气血得行；更佐白芍、当归养血活血，补肝柔肝，营养宗筋，既能养血益精、和调阴阳，又能监制蜈蚣辛温走窜伤阴之弊；甘草培补中土，以后天养先天。四药协同，气血兼顾，经脏同治，有补有通，寓通于补之中，共奏疏通肝经郁闭之功，使阳痿疾患获愈。

（戴西湖，刘建华）

四、《中医男科荟萃》编写说明及内容举要

（一）编写说明

1. 本书原始材料来源于建国后公开发表的中西医药期刊、部分内部刊物和学术会议资料以及少部分医著。根据详近略远原则和中医男科学发展的实际情况，重点总结了近10年的男科学成就。

2. 本书分总论、各论两大部分。总论概括了中医男科学之古代文献研究、现代理论探讨、治法与方药研究及学科建设等方面的成就。各论总结了精病、阴茎病、阴囊病、睾丸与附睾疾病、疝病、精索病、前列腺病、不育、输精管结扎术后病、性事疾病和杂病共11类66种男科病的诊治经验。

3. 每病均从概述、理论与临床研究、参考文献三项加以论述。其中理论与临床研究项下根据文献资料包含内容的不同分为病因、诊断、治法、证候分类治疗、专方治疗、针灸治疗、推拿治疗、外治、中西医结合治疗、综合疗法、食疗、心理治疗、实验研究等项目进行总结。尽管一些男科病的报道只有个别医案，无规律可循，但足资临证参考，故在理论与临床研究项下以"治法与病例"进行介绍。

本书编写中难免有总结不当之处，希望读者不吝批评指正。此外，本书的编写与原文献作者的辛勤劳动是分不开的，故在此谨向所有的原文献作者表示衷心的感谢。

（二）内容举要

睾丸疼痛

睾丸疼痛，又称为"子痛"，是指以睾丸疼痛为主要特征的一种男科常见病症。睾丸疼痛常不是一个独立性的疾病，如一些不明原因或寒冷刺激引起的睾丸疼痛，多数是一些原发疾病如慢性前列腺炎、精索静脉曲张、睾丸鞘膜积液、外伤、精索炎、精液囊肿等的伴见症状。寒滞肝脉、湿热蕴结、气滞血瘀是导致本病的常见病因病机。

1. 治法

本病主要是气血郁滞不通所致，治疗时应注重辨"痛"，立法以"通"为主，治本不能离乎肝。疏通郁滞，使气血调和，从而达到通则不痛的目的[1]。通之法，应据证之不同而立，如属寒滞肝肾者，当温经散寒、理气止痛[2,3,4,5]。方选当归四逆汤、橘核丸等随症加减；如系湿热蕴滞者，则宜清湿热、通瘀滞[6]，方选柴胡疏肝散、龙胆泻肝汤等加味。

邪去而气机调畅，疼痛消失后，为巩固疗效应以培补肾元固基本。以肉桂末9g（分吞），生黄芪15～30g，橘核、苍术各15g，川楝子12g，大枣30g为基础方加减治疗。若睾丸仍肿痛且热，并见尿黄赤、苔黄腻、脉滑或滑数者，去黄芪、肉桂，加龙胆草、柴胡、赤芍、丝瓜络、皂角刺；系外伤引起或局部有瘀斑或血肿、硬结，舌紫暗者，加当归、乳香、没药、地鳖虫，甚者加水蛭、三棱、莪术；睾丸有硬结、局部不红肿者，加海藻、昆布、夏枯草、浙贝母；腰膝酸痛而冷者加淫羊藿、川断、枸杞[7]。

2. 专方治疗

桂枝汤加味的基础方药组成：桂枝、白芍、生姜各10g，川楝子、大枣各15g，甘草5g，贯众30～60g，生黄芪10～30g。睾丸痛甚加橘核15g，延胡索10g；阴囊疼痛红肿而热，皮肤紧张光亮者，重用贯众，加龙胆草15g，木通、苍术各10g；瘀滞明显者加桃仁、木香、红花各10g；乏力者加党参20g。以上法治疗睾丸疼痛20例，全部治愈[8]。

3. 参考文献

①张国瑞.睾丸肿痛的辨治.黑龙江中医药，1988（6）：43

②戴文姬.浅谈当归四逆汤的临床运用.云南中医学院学报，1981（2）：25

③赵中华.麻黄细辛附子汤治疗男阴疾病举隅.河北中医，1987（2）：32

④颜德馨.活血化瘀疗法临床实践（增订本）.昆明：云南人民出版社，1984

⑤李洪志.济生橘核汤治疗单侧睾丸肿痛一例.湖北中医杂志，1987（5）：33

⑥田润芝.柴胡疏肝散加味治愈睾丸肿胀二例.四川中医，1988（1）：27

⑦余家琦，等.中药治疗睾丸疼痛 60 例.中医杂志，1983（5）：17

⑧周海平.桂枝汤加味治疗睾丸疼痛 20 例.浙江中医杂志，1986（3）：109

（王琦，秦国政）

五、《〈医心方〉男科奇览》编写说明及内容举要

（一）编写说明

《医心方》系日本人丹波康赖于公元 982 年编辑的一部大型综合性医书。本书以 1985 年人民卫生出版社《医心方》影印本为蓝本辑录。

在编写体例上，本书以方用类方，在原文后列【注释】及【按】两项。【注释】对难字、词进行解释、注音，有助于读者对原文的理解。【按】简述原文的方剂、用法及主症。为阐明方中药物功效，必要时引用有关本草、方书的论述及古今验方，力求反映其理法方药的意义与特点，为临床提供思路。

对于原著中古体字、繁体字改为简化字。对原著无法辨认的字，则以"□"代之，以便阅读。

（二）内容提要

《医心方》系中医古典名著。本书将其中有关男科证治内容首次进行辑录、类编、述评。全书设男性不育、性事疾病与保健、男子养生延年、外阴疾病等 4 章，共 32 类病证、274 首药方，方后加按，以解述方药功效及适应证。书末并附女性篇。本书充分反映了中国古代房中养生和男科证治的内容及特点，可供医务人员及一般爱好者参考。

（三）内容举要

《千金方》七子散方

《千金方》云，凡人无子，当夫妻俱有五劳七伤所致。治之法，男服七子散，女服紫石门冬丸。

七子散方：五味（八分），牡荆子（八分），菟丝子（八分，酒渍三宿），车前子（八分），菥黄子（八分），薯蓣（八分），石斛（八分），干地黄（八分），杜仲（八分），鹿茸（八分），远志（八分），附子（六分，炮），蛇床子（六分），芎䓖（六分），山茱萸

（五分），天雄（五分，炮），人参（五分），茯苓（五分），黄芪（五分），牛膝（五分），桂心（十分），巴戟天（三两），苁蓉（七分），钟乳（二两）。

凡二十四味，酒服方寸匕，日二，以知为度，禁如法。不能酒者，蜜丸服。

《医心方·卷二十四》

【按】本方用七子散治疗男性不育。方中五味子、石斛、干地黄、山茱萸，补肾填精、育阴；鹿茸温肾，填精补髓；巴戟天、桂心、附子、天雄，温补肾阳；人参、黄芪、茯苓、薯蓣，健脾益气；牡荆子、川芎、牛膝、钟乳，理气活血，有利于宗筋气血通泰与精液的畅通；蛇床子、远志，有祛湿兴阳之功；菟丝子、杜仲，补益肾气；蒺黎子，祛风、强筋骨；车前子兼利湿热。全方补肾填精，温阳育阴，益气健脾，理气和血。

本方适于治疗男子肾虚精亏、命门火衰所致的不育。见有阳痿较重，阴茎寒凉，精冷滑泄，腰腿觉冷，酸软无力，甚至发生浮肿，面色㿠白，小便清长，舌淡胖有齿痕，苔薄白，脉沉细等症。

王秉煊采用七子散加减治疗男性不育 18 例，已孕 12 例。［加减七子散治疗男性不育症 . 四川中医，1985（8）：47］药用五味子 10g，菟丝子 10g，车前子 20g，枸杞子 15g，鲜石斛 30g，山药 20g，熟地黄 20g，蛇床子 15g，金樱子 20g，酸枣仁 12g，肉苁蓉 12g，巴戟天 6g，茯苓 10g，党参 15g，黄芪 15g，熟附子 30g，黄柏 10g，水煎服。另取北五味 300g，焙干碾末。在第 1 疗程中，与上方同时吞服，日 2 次，每次 6g，服完为止。在第 2 疗程中，不须再服。伴阳痿、滑精、早泄者，加芡实、牡蛎；梦遗者，加远志、茯神；精液中有红、白、脓细胞者，加知母、丹皮。

（陈和亮）

六、《中医男科临床手册》编写说明及内容举要

（一）编写说明

1.本书分总论、各论两篇。总论概述中医对男性疾病的诊断与辨证要点、常用诊疗操作技术、病历书写及常用治法；各论分述阴茎疾病、阴囊疾病、前列腺及精囊疾病，以及性传播疾病等 75 种病证的诊治方法。

2.本书各论按【病因病机】【诊断要点】【鉴别诊断】【治疗方法】【注意事项】等项加以论述，包括中药、专方专药、针灸、气功、食疗、外治等治疗方法，并根据临床需

要，择要选入现代医学有关检查。

3. 全书基本上采用现代医学病名，无现代医学病名的，则保留中医原名。

4. 书末附有现代男性学检查数据、中医方剂索引，以及主要参考书目，以备查阅。

（二）内容举要

慢性前列腺炎

慢性前列腺炎是临床常见的前列腺非特异性细菌感染所致的慢性炎症。

1. 病因病机

（1）饮酒过度，过食膏粱厚味，湿热内生，扰动精室，精关不固。

（2）房劳过度，伤耗精气，肾气虚弱，湿热外袭。

（3）急性炎症未解，或慢性尿路刺激，日久形成慢性炎性病变。

2. 诊断要点

（1）病程缓慢，尤多见于中年男性。

（2）会阴部或直肠有不适感或疼痛；疼痛可放射到腰骶部及耻骨上、睾丸、腹股沟等处，排尿疼痛，灼热，甚至终末血尿及排尿困难。尿道常有乳白色分泌物。尤其在排尿终末及大便时滴出。

（3）可有神疲乏力，腰背疼痛，亦可伴发心内膜炎，虹膜炎，关节炎等病；并可见性欲减退、早泄、遗精、阳痿等。伴有精囊炎时可见血精。

（4）直肠指检可见脓细胞，每高倍视野超过 10 个以上，卵磷脂小体明显减少，细菌培养阳性，其中 IgA、IgG，IgM 升高，而血清中减少。

3. 鉴别诊断

（1）前列腺痛

无实质性病变，表现为会阴部和耻骨上区疼痛或压痛，有排尿障碍等尿路症状，前列腺触诊正常，培养无菌。

（2）前列腺癌

易与肉芽肿性前列腺（特别是消散期）相混淆，需做前列腺活检鉴别。

（3）慢性尿道炎或膀胱炎

临床表现与慢性前列腺炎类似，但前列腺液检查可无异常发现。

4. 治疗方法

（1）辨证论治

①湿热证

主症：尿频，尿赤，尿灼痛，少腹及会阴胀痛，或伴发热，睾丸胀痛，大便干结，努责时尿道口可滴白浊，口干苦而黏，舌红苔黄腻，脉滑数。肛指检查前列腺肿胀，压痛，前列腺液脓细胞增多。

治法：清热化湿。

方药：程氏萆薢分清饮加味。

川萆薢 12g　炒黄柏 10g　石菖蒲 6g　茯苓 12g　白术 6g　莲子心 6g　丹参 10g　车前子 15g（包煎）　蒲公英 12g　丹皮 6g　柴胡 6g

加减法：遗精加苦参 10g；前列腺有脓细胞加白花蛇舌草 15g，红藤 15g；红细胞多或血精加白茅根 15g，小蓟 10g，茜草 10g；睾丸疼痛加橘核 10g，川楝子 10g；便干加大黄 6g。

外治：坐浴方：黄柏 15g，野菊花 15g，鱼腥草 15g，紫草 15g，丹参 10g，赤芍 10g，白花蛇舌草 15g。水煎液 1500mL 再加水适量坐浴，每日 1 次。

②瘀血证

主症：病程较长或由会阴部外伤诱发，终末尿滴白量少，小便滴沥刺痛，会阴、小腹坠胀或刺痛，舌质紫黯或有瘀斑，脉弦涩。肛诊可见前列腺肿大、坚硬或有结节、压痛，或前列腺液中见红细胞。

治法：活血化瘀，佐以化浊。

方药：复元活血汤加味。

柴胡 6g　当归 12g　红花 6g　穿山甲 6g　桃仁 10g　大黄 10g　瓜蒌 15g　川楝子 10g　橘核 12g　王不留行 15g　萆薢 10g　泽泻 10g

加减法：小便涩痛、灼热加萹蓄 10g，瞿麦 10g；血精加茜草 10g，黄柏 10g；硬甚加三棱 10g，莪术 12g。

外治：

Ⅰ.灌肠方：桃仁 12g，大黄 20g，赤芍 20g，丹参 30g，土茯苓 30g。水煎浓缩至 60～120mL，保留灌肠，每日 2 次。

Ⅱ.坐浴：野菊花、苦参、马齿苋、败酱草各 30g，延胡索 15g，当归 12g，槟榔 10g。煎液 1200～1500mL，每晚坐浴半小时。

Ⅲ.前列腺按摩，每周 1 次。

③脾虚证

主症：素体脾虚，终末尿滴白，尿意频而余沥不尽，劳累后加重。会阴部隐痛有下坠感，小便清长，神疲乏力，面色少华，纳谷不香，心悸，自汗，舌淡胖，边有齿痕，脉细弱。

治法：补中益气，佐以软坚散结。

方药：补中益气汤加味。

生黄芪 15g　白术 10g　陈皮 6g　党参 12g　炙甘草 3g　升麻 6g　当归 10g　煅牡蛎 20g（先煎）　煅龙骨 20g（先煎）　芡实 10g　柴胡 10g　夏枯草 15g

加减法：遗精加金樱子 10g；白浊较多加萆薢 10g。

外治：

Ⅰ.野菊花栓，塞入肛中，每日 1～2 粒。

Ⅱ.艾叶 30g，加温水适量，每日坐浴 1 次。

④肾虚证

主症：有手淫及房劳过度史，尿末滴白，尿道口时流黏液，小便余沥不尽，腰膝酸软，梦遗，性功能减退。或男子不育，肉眼血精，面色黧黑，五心烦热，舌红苔少，脉细数。肛指检查前列腺软而小，前列腺卵磷脂小体减少。

治法：补肾固精，利湿解毒。

方药：五子衍宗丸加味。

枸杞子 15g　菟丝子 15g　覆盆子 12g　沙苑子 15g　车前子 10g　蒲公英 20g　萆薢 10g　黄柏 10g　泽兰 10g　知母 6g

加减法：遗精加鸡内金 10g，刺猬皮 10g；阳痿加白蒺藜 12g，蜈蚣 2 条（研末冲服）；血精加茜草 10g，龟板 12g（先煎）；精液黏稠加麦芽 30g，鹿衔草 10g；死精子较多加紫河车粉 10g；睾丸痛加柴胡 10g，荔枝核 12g。

外治：前列腺Ⅲ号方坐浴：肉苁蓉 20g，山茱萸 20g，淫羊藿 20g，怀山药 20g，石韦 20g，熟地黄 20g，肉桂 10g，杜仲 10g，川断 10g，桑寄生 15g，车前子 15g。水煎 1500mL，待温坐浴，每日 2～3 次。[《陕西中医》，1986（12）：537]

（2）专方专药

①参苓六黄汤：党参 15g，茯苓 15g，黄芪 15～30g，黄连 10g，黄柏 10g，生地 15～30g，黄精 15g，怀牛膝 12g，车前子 15g（包煎）。水煎服。用于肾虚型。(《中医临床撷英丛书·男科》)

②败酱草合剂：败酱草 30g，马齿苋 30g，马鞭草 30g，生黄芪 15g，川萆薢 15g，炒延胡索 15g，丹皮 10g，枳壳 10g，蜂房 6g。水煎服。用于湿热型。[浙江中医杂志，1987（2）：65]

（3）针灸

选穴：肾俞、膀胱俞、关元、三阴交。

方法：毫针平补平泻，每日或隔日 1 次，10 次为 1 疗程。

选穴：①大椎、尺泽、合谷、复溜；②次髎、天池、足三里；③秩边、中极；④肾俞、关元；⑤膀胱俞、阴陵泉、行间。

方法：实证重刺激之，虚证轻刺激加灸，每天 1 组，提插及捻转手法，20 次为 1 疗程。

（4）气功

红砂手功。

（5）食疗

①燕麦、莲子适量煮粥，每日一餐。适用于肾阳虚型。

②绿豆 60g，猪大肠去油 120g，每日煮服 1 次，适用于湿热型。

③螺蛳一碗，连壳于锅内炒热，淬以好酒 500g，水 500g，煮熟以针挑肉吃，用于肾虚型。

（6）其他

①电磁疗　中药离子导入，氦氖光针。

②局部氟美松、氨基苷类抗生素注射。

5. 注意事项

（1）本病常易复发，应长期坚持治疗，同时治疗其他泌尿生殖系炎症。

（2）不宜长时间骑车、骑马或久坐。

（3）平时多饮水，保持大便通畅；忌食刺激性食物。

（4）戒手淫，节房事。

附篇

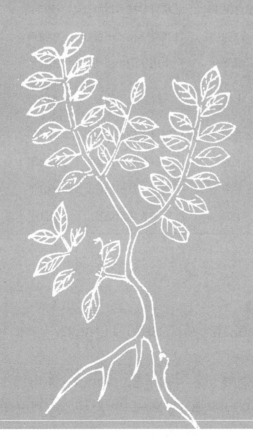

Ⅰ. 男科学著作论文目录

一、男科学著作

序号	书名	责任	出版社	出版年份	备注
1	《中医男科学》	主编	天津科学技术出版社	1988年	
2	《中华中医男科学丛书》	主编	华夏出版社	1990年	
3	《现代中医男科荟萃》	编著	华夏出版社	1990年	
4	《现代性医学》	编委	人民军医出版社	1995年	
5	《王琦男科学》	主编	河南科技出版社	1996年	全国优秀图书
6	《新婚夜话》	主编	新华出版社	1997年	
7	《中华性医学辞典》	副总编审	北京科学技术出版社	1997年	
8	《现代中医不育症治疗学》	名誉副主编	江西科学技术出版社	1998年	
9	《男科医生和他的病人们》	编著	中国华侨出版社	2001年	
10	《王琦临床医学丛书·男科指要》	主编	人民卫生出版社	2003年	
11	《男科疾病中西医汇通》	主编	辽宁科学技术出版社	2003年	
12	《王琦谈男科病》	主编	上海科技教育出版社	2004年	
13	《王琦男科学》二版	主编	河南科技出版社	2007年	
14	《中国男人书》	主编	江苏人民出版社	2011年	

二、男科学论文

1. 中医男科学理论研究与展望

[1] 王琦, 叶加农. 第二届全国中医男性学研讨会述要 [J]. 中国医药学报, 1989, 4 (6): 60-62, 74

[2] 王琦, 叶加农. 中医男科研究进展 [J]. 中医杂志, 1989 (9): 49-51

[3] 王琦, 叶加农. 立足男科临床 开拓研究思路——中华全国第二届中医男科学研讨

会述评［J］.上海中医药杂志，1990（1）：19-21

［4］王琦，何春水，王传航.1989 年中医男科研究进展［J］.山东中医学院学报，1990，14（5）：57-63

［5］王琦，陈和亮.中医男科学发展概略［J］.贵阳中医学院学报，1991（1）：1-4

［6］王琦.《中华性医学珍籍集成》序言［J］.吉林中医药，1994（2）：48

［7］王琦.中医男科学研究现状与展望（一）［J］.山东中医杂志，1994，13（4）：152-155

［8］王琦.中医男科学研究现状与展望（二）［J］.山东中医杂志，1994，13（5）：215-218

［9］王琦.中医生殖医学的历史、现状与展望［J］.中国性科学，2005，14（4）：3-7

2. 阳痿论治

［10］王琦，洪德华.论阳痿从肝治［J］.天津中医，1985（5）：15-16

［11］王琦，秦国政.中医诊治阳痿述评［J］.江苏中医，1989（8）：41-44

［12］王琦.对《中药新药治疗阳痿的临床研究指导原则》有关阳痿诊断及疗效评定标准的商讨［J］.性学，1997，6（4）：34-35

［13］王琦.对《中药新药治疗阳痿的临床研究指导原则》有关评价指标的商讨［J］.中药新药与临床药理，1998，9（2）：111-113

［14］王琦.对《中药新药治疗阳痿的临床研究指导原则》有关临床观察问题的商讨［J］.中药新药与临床药理，1998，9（3）：184-185

［15］王均友，王琦.静脉性阳痿的中医病机探讨和证治体会［J］.中国民康医学杂志，2003，15（10）：632，635

［16］王琦，杨吉相，李国信，等.疏肝益阳胶囊治疗勃起功能障碍多中心随机对照试验［J］.北京中医药大学学报.2004，27（4）：72-75

［17］刘保兴，陈斌，王琦.论西地那非与中医药治疗勃起功能障碍的优势与不足［J］.北京中医药大学学报·中医临床版，2004，11（2）：12-14，36

［18］王琦，倪平，吴卫平，夏仲元.疏肝益阳胶囊治疗勃起功能障碍的作用机理研究［J］.中国中药杂志，2005，30（1）：58-63

［19］王琦.宗筋论［J］.中华中医药杂志，2006，21（10）：579-581

［20］张林，骆斌，王琦.对《中药新药治疗遗精的临床研究指导原则》有关问题的商讨［J］.成都中医药大学学报，2009，23（3）：51-52

[21] 王济，王琦，李东桓，等.疏肝益阳胶囊对动脉性勃起功能障碍大鼠一氧化氮合成酶通路及 5 型磷酸二酯酶表达的影响 [J].北京中医药大学学报，2011，34（5）：318-321

[22] 王济，刘保兴，李东桓，等.疏肝益阳胶囊对动脉性勃起功能障碍大鼠 ET 和 CX43 表达的影响 [J].中华中医药杂志，2011，26（12）：2948-2950.

[23] Wang J，Wang Q，Chinese Herbal Formula，Shuganyiyang Capsule，Improves Erectile Function in Male Rats by Modulating Nos-CGMP Mediators [J].Urology，2011，79（1）：241e2-e6 39

3. 男性不育论治

[24] 陈金荣，王琦.益精嗣育汤治疗精液异常 150 例临床观察 [J].新中医，1980，30（12）：33-34

[25] 王琦，党连凯.中药提高人类精子质量的研究报告 [J].江西中医药，1990，21（2）：11-12

[26] 倪瑾，倪平，徐曼，等（王琦指导）.优生宝补益肝肾治疗男性不育机理的实验研究 [J].中国中医基础医学杂志，1996，2（5）：33-34.

[27] 胡海翔，王琦.解脲支原体与男性不育辨证关系的研究 [J].中国中医基础医学杂志，1996，2（6）：51

[28] 杨欣，王琦.液化灵治疗精液不液化症的临床研究 [J].中医杂志，1996，37（11）：682-685.

[29] 杨欣，王琦.炎性精液不液化症病因学研究——附 306 例临床统计分析 [J].中国中医基础医学杂志，1997，3（1）：45-48

[30] 骆斌，王琦，何春水.益肾活血清热利湿解毒法治疗男性不育 55 例 [J].北京中医药大学学报，1997，20（1）：55-56

[31] 胡海翔，贾海骅，王琦.解脲支原体与男性不育的相关性研究 [J].空军总医院学报，1997，13（1）：23-24

[32] 胡海翔，王琦.中药杀虫汤治疗精液解脲支原体感染的临床研究 [J].北京中医药大学学报，1997，20（3）：60-61

[33] 王琦.对《中药治疗男性不育的临床研究指导原则》有关问题的商讨 [J].性学，1999，8（2）：27-32

[34] 骆庆峰，王琦，牛欣.男性免疫性不育中医药研究近况 [J].北京中医药大学学报，

2003, 26（1）: 69-72

[35] 刘保兴, 王琦, 赵厚薇, 等. 黄精赞育胶囊对弱精子症大鼠精子鞭毛超微结构的影响 [J]. 北京中医药大学学报. 2006, 29（11）: 765-767, 封三

[36] 王琦, 骆庆峰, 赵厚薇. 过敏康Ⅱ号胶囊治疗男性免疫性不育 42 例临床观察 [J]. 中医杂志, 2005, 46（2）: 119-121

[37] 刘保兴, 王琦, 赵厚薇, 等. 黄精赞育胶囊优选方对弱精子症大鼠精子运动能力的影响 [J]. 中医药学刊, 2005, 23（2）: 368-369.

[38] 陈斌, 孟繁林, 韩冬, 等. AFM 对黄精赞育胶囊优选方处理前后大鼠弱精子超微结构的观察研究 [J]. 现代生物医学进展, 2008, 8（2）: 229-232, 245

[39] 陈斌, 王琦, 韩冬, 等. 黄精赞育胶囊优选方处理前后精子的超微结构研究 [J]. 中国男科学杂志, 2008, 22（5）: 30-34

[40] 陈斌, 韩冬, 刘保兴, 等. AFM 对黄精赞育胶囊优选方处理前后大鼠弱精子超微结构的观察研究（英文）[J]. 现代生物医学进展, 2009, 9（21）: 4001-4005
CHEN Bin, HAN Dong, LIU Bao-xing, Using AFM to observe Sperm's Ultrastructures in Rats with Asthenospermia before and after Treatment with New Chinese Medicine Optimized Formula [J]. Progress in Modern Biomedicine 2009, 9（21）: 4001-4005

[41] 刘茂松, 王琦. 中西医结合治疗少弱精子症疗效评估的方法和标准 [J]. 中国男科学杂志, 2010, 24（2）: 61-62

[42] 吴宏东, 王琦. 男性免疫性不育症的辨体论治思路探讨 [J]. 北京中医药大学学报, 2009, 32（12）: 800-802

[43] 吴宏东, 王琦, 董静, 等. 过敏康Ⅱ号胶囊对 AsAb 阳性大鼠附睾精子凋亡率的影响 [J]. 浙江中医药大学学报, 2011, 35（2）: 231-233

4. 慢性前列腺炎论治

[44] 王琦. 慢性前列腺炎治疗调查与分析 [J]. 中国医药学报, 1994, 9（4）: 41-42

[45] 曾庆琪, 王琦（指导）. 慢性前列腺炎分期论治临床研究（一）[J]. 中医药学刊, 2005, 23（11）: 2008-2010

[46] 曾庆琪, 王琦（指导）. 慢性前列腺炎分期论治临床研究（二）[J]. 中医药学刊, 2005, 23（12）: 2216-2218

[47] 韩旭, 王琦（指导）. 论指检辨治前列腺疾病 [J]. 北京中医药大学学报·中医临床版, 2006, 13（1）: 33

［48］韩旭，王琦.谈中医治疗慢性前列腺炎的体会［J］.陕西中医，2007，28（2）：
254-255

［49］袁卓珺，王琦，秦国政.慢性前列腺炎的辨体论治［J］.中华中医药学刊，2010，
28（10）：2061-2062

5. 前列腺增生论治

［50］贾海骅，王岂，王琦.前列通汤治疗前列腺肥大 33 例临床研究［J］.河南中医，
1997，17（2）：90-91

［51］贾海骅，王岂，王琦.前列腺增生症（BPH）证期特征与相关因素的调查［J］.中
国中医基础医学杂志，1997，3（2）：45-47

［52］贾海骅，王岂，王琦.前列腺增生症（BPH）相关因素临床调研［J］.中国中医基
础医学杂志，1998，4（4）：34-37

三、会议及讲座论文

［1］王琦.中医男科疾病的临床研究.建国 40 年中医药科技成就，1989

［2］王琦.中医男科发展源流.中医内科讲座荟萃，1990-12-19

［3］王琦.中医男科研究述评.中医内科讲座荟萃，1990-12-19

［4］王琦，陈和亮.略论《内经》男科理论及临床应用［A］.全国《内经》第二次专题
学术讨论会［C］，1990 年大会宣读论文

［5］王琦.一年来中医男科研究进展（1989.4-1990.4）［A］.首届全国中西医结合男科学
术会议［C］，1990

［6］王琦.中医男科现状及展望［A］.国际传统医药大会［C］，1991

［7］王琦.中医男科研究现状及其展望［N］.中国中医药报，1991-10-18

［8］王琦.男性不育的中医及针灸治疗［A］.第三届世界针灸学术大会［C］,1992（韩国）

［9］王琦.中医男科学及其展望.国内外中医药科技进展，1992

［10］王琦.慢性前列腺炎中医研究报告.男科最新诊疗方法精要，1993

［11］王琦.中医性方药功用探略［A］.中华医学会第一届中国北京性学会议［C］，1993

［12］王琦.21 世纪中医性学展望［A］.中国性学会学术年会［C］，1999

［13］王琦.王氏生精胶囊治疗男性不育的临床及实验研究［A］.第 32 届国际自然疗法
学术大会大会论文［C］，1994

［14］王琦.合欢胶囊治疗恒河猴阴茎勃起功能障碍研究报告［M］.中国传统性医学.

北京：中国医药科技出版社，1994

［15］王琦.优生宝治疗男性不育症148例的临床观察及实验研究［A］.中国性学会首届学术会议论文集［C］，1995

［16］王琦.21世纪中医性医学发展的目标与任务［A］.中国中医药发展大会论文集［C］，2001

［17］王琦.男性不育的中医治疗.全国中医男科班讲稿，2001

［18］王琦.慢性前列腺炎的诊断与中医治疗.全国中医男科班讲稿，2001

［19］王琦男科用药思路.大医精诚——20世纪90年代北京市著名老中医药专家学术经验集［M］.北京：学苑出版社，2001

［20］王琦.宗筋论［A］.首届全国生殖医学论坛暨生殖相关疾病诊疗技术学术研讨会论文集［C］，2007

［21］王琦.过敏康Ⅱ号胶囊对AsAb阳性大鼠血清AsAb及精子运动能力的影响［A］.首届全国生殖医学论坛暨生殖相关疾病诊疗技术学术研讨会论文集［C］，2007

四、学生门人体会文章

［1］钱彦方.王琦治疗阳痿琐谈［J］.中医杂志，1990（2）：21-22

［2］袁曙光.王琦应用经方治疗男科病经验［J］.中医杂志，1993，34（9）：522-524

［3］袁曙光.王琦教授治疗男科杂病经验拾零［J］.黑龙江中医药，1993（2）：17-18

［4］吴少刚.王琦治疗慢性前列腺炎的临床思维［J］.山东中医杂志，1994，13（10）：438-439

［5］贾海骅.王琦教授治疗子痛经验［N］.中国中医药报，1995-11-20

［6］陈金荣.王琦治疗血精的经验［J］.中医杂志，1996，37（6）：331-332

［7］刘莉，杨欣.王琦教授治疗血尿经验撷要［J］.新中医，1996（8）：2-3

［8］吴少刚.王琦教授对慢性前列腺炎的认识与治疗思路［J］.北京中医药大学学报，1997，20（2）：62-63

［9］骆斌，吴少刚.王琦治疗遗精的思路与经验［J］.北京中医药大学学报，1998，21（4）：42-43

［10］吴少刚.王琦男科学术思想与临床经验［J］.北京中医，1999（1）：5-9.

［11］陈武山.王琦教授对男性更年期辨治经验［J］.河北中医药学报，2000，15（1）：39-40

［12］吴少刚.王琦教授治疗血管性阳痿的思路与经验［J］.中国中医药信息杂志，2000，7（4）：80-82

［13］王停.王臻.王琦教授治疗早泄的经验［J］.山西中医，2001，17（4）：4

［14］刘军.王琦运用宁神定志法治疗早泄［J］.中医杂志，2001，42（7）：420

［15］贺东辉.王琦教授治疗男性高泌乳素血症的思路与经验［J］.甘肃中医学院学报，2001，18（2）：4-5

［16］王停，姚建平.王琦教授治疗男性高泌乳素血症的经验［J］.北京中医杂志，2002，21（4）：23

［17］林秋良，刘文生.王琦论治尿频的思路与经验［J］.中国医药学报，2002，17（2）：105-106

［18］张凯麟.王琦教授男科用药举隅［J］.北京中医药大学学报，2003，10（3）：42-43

［19］陈金荣.王琦教授男科学术经验述要［J］.云南中医中药杂志，2004，25（4）:9-10

［20］廖敦，骆庆峰.王琦教授男科用药心得［J］.北京中医药大学学报，2004，27（1）：57-59

［21］孙自学，陈建设.王琦教授治疗男性不育经验介绍［J］.四川中医,2004,22（1）:7-8

［22］尤卫平.王琦治疗男科验案四则［J］.浙江中医杂志，2004（5）：304

［23］盖海山.王琦对慢性前列腺炎症候群的论治思路［J］.中国康复理论与实践，2005，11（12）：1033-1034

［24］吴宏东.王琦教授"阳痿从心肝肾同治"的思路与经验［J］.北京中医药大学学报，2007，30（10）：717-718

五、男科科普文章

［1］王琦.切莫滥用壮阳药［N］.健康报，1993-04-23

［2］王琦.不射精症［N］.中国中医药报，1995-11-10

［3］王琦.慢性前列腺炎论治［N］.中国中医药报，1995-03-24

［4］王琦.慢性前列腺炎用药经验［N］.中国中医药报，1995-07-02

［5］王琦.男性不育证治［N］.中国中医药报，1995-05-26

［6］王琦.精子异常论治［N］.中国中医药报，1995-06-23

［7］王琦.从肝论治话阳痿［N］.中国中医药报，1995-04-28

［8］王琦.早泄［N］.中国中医药报，1995-10-13

［9］王琦.阴茎异常勃起［N］.中国中医药报,1995-12-08

［10］王琦.男性更年期综合征［N］.科技日报,1996-04-22

［11］王琦.烂裆(阴囊湿疹)的治疗［N］.中国中医药报,1998-08-28

［12］王琦.心理性阳痿——一个由惊吓导致的问题［N］.名牌时报医周刊,2000-03-20

［13］王琦.将性生活进行到老［N］.名牌时报医周刊,2000-03-27

［14］王琦.不以长短论英雄——谈"阴茎短小焦虑症"［N］.名牌时报医周刊,2000-04-03

［15］王琦.一次次流产 只因丈夫精子有抗体［N］.名牌时报医周刊,2000-04-10

［16］王琦.新婚夜,我们不懂性生活［N］.名牌时报医周刊,2000-04-17

［17］王琦.过量饮酒是毁灭性的［N］.名牌时报医周刊,2000-05-05

［18］王琦.异常勃起,少见的痛苦［N］.名牌时报医周刊,2000-05-22

［19］王琦.正常遗精不伤元气［N］.名牌时报医周刊,2000-06-23

［20］王琦.妻子是治疗早泄的第一医生［N］.名牌时报医周刊,2000-07-20

［21］王琦.少男也患前列腺炎［N］.名牌时报医周刊,2000-08-10

［22］王琦.男性乳腺增生怎么办［N］.名牌时报医周刊,2000-08-24

［23］王琦.他怎么长不大［N］.名牌时报医周刊,2000-09-07

［24］王琦.男人也有更年期［N］.中国妇女报,2002-05-20

［25］王琦.男性更年期综合征有哪些表现［N］.中国妇女报,2002-05-27

［26］王琦.怎样轻松度过男性更年期［N］.中国妇女报,2002-06-03

［27］王琦.弱精子症:男性不育主因［N］.中国妇女报,2002-06-17

［28］王琦.造成弱精子症的常见社会生活因素［N］.中国妇女报,2002-07-01

［29］王琦.我有血精咋回事［N］.中国妇女报,2002-07-08

［30］王琦.腮腺炎可致不育［N］.中国妇女报,2002-07-15

［31］王琦.睾丸大小与生育有关吗［N］.中国妇女报,2002-07-22

［32］王琦.新婚引起的阳痿［N］.中国妇女报,2002-07-29

［33］王琦.阴茎短小无须紧张［N］.中国妇女报,2002-08-12

［34］王琦.尿道滴白是不是前列腺炎［N］.中国妇女报,2002-08-19

［35］王琦.年龄因素对性功能的影响［N］.中国妇女报,2002-08-26

［36］王琦.阴毛稀少是何因［N］.中国妇女报,2002-09-16

［37］王琦.不要轻率地戴上"早泄"的帽子［N］.中国妇女报,2002-09-23

［38］王琦.手淫会导致早泄吗［N］.中国妇女报，2002-10-07

［39］王琦.从心治"早泄"［N］.中国妇女报，2002-10-14

［40］王琦.男人乳房增大是癌变吗［N］.中国妇女报，2002-10-21

［41］王琦.罕见的阴茎异常勃起症［N］.中国妇女报，2002-11-04

［42］王琦.令人烦恼的前列腺增生［N］.中国妇女报，2002-11-11

［43］王琦.儿子缘何长不大［N］.中国妇女报，2002-11-18

［44］王琦."骨折"了的阴茎［N］.中国妇女报，2002-11-25

［45］王琦.什么是高泌乳素血症［N］.中国妇女报，2002-12-09

［46］王琦.抗精子抗体会引起不育吗［N］.中国妇女报，2002-12-16

［47］王琦.女性为何性高潮缺乏［N］.中国妇女报，2003-01-06

［48］王琦.衣原体感染是怎么回事［N］.中国妇女报，2003-01-20

［49］王琦.阴囊湿疹是怎么回事［N］.中国妇女报，2003-02-10

［50］王琦.谁知酗酒成阳痿［N］.中国妇女报，2003-02-24

［51］王琦.经期行房妥不妥［N］.中国妇女报，2003-03-03

［52］王琦.性欲亢进是一种病吗［N］.中国妇女报，2003-03-10

［53］王琦.肥胖会影响到性功能吗［N］.中国妇女报，2003-03-24

［54］王琦.儿子的睾丸怎么不见了［N］.中国妇女报，2003-03-31

［55］王琦."性盲"易患不射精［N］.中国妇女报，2003-04-14

［56］王琦.包茎是怎么回事［N］.中国妇女报，2003-04-21

［57］王琦.阴茎的种种异常勃起［N］.中国妇女报，2003-05-26

［58］王琦.逆行射精引起的不育［N］.中国妇女报，2003-06-02

［59］王琦.逆行射精的主要病因及治疗［N］.中国妇女报，2003-06-09

［60］王琦.壮年男性阳痿肾虚肝郁［N］.求医问药，2008-11-14

Ⅱ. 男科科技成果、奖励一览表

1. 科技成果

"补肾益精清利湿热法治疗少弱精子症的机制研究"于 2005 年 3 月 3 日通过教育部科技成果鉴定。

2. 专利发明

[1] 一种治疗阳痿的药物,国家发明专利:2000.9.9-2020.9.9

[2] 一种治疗男性不育的药物,国家发明专利:2000.9.9-2020.9.9

[3] 一种男士强壮营养酒,国家发明专利:2005.4.6-2025.4.6

[4] 一种治疗慢性前列腺炎的药物及其制备方法,国家发明专利:2005.4.6-2025.4.6

3. 中药新药

[1] 黄精赞育胶囊,新药证书:Z2001013

[2] 疏肝益阳胶囊,新药证书:Z20030116

4. 科技奖励

[1] "阳痿证治研究"获 1994 年全军科技进步奖三等奖。

[2] 《王琦男科学》1997 年获河南省优秀图书二等奖,2001 年获"康莱特杯"全国中医药优秀学术著作评选二等奖。

[3] "生精方药提高人类精子质量的机制与临床应用系列研究"获 2006 年北京市科学技术奖三等奖。

[4] "中药改善人类精子超微结构的关键技术及子代安全性评价"获 2011 年中华中医药学会技术发明奖一等奖。

Ⅲ. 培养男科人才一览表

1. 学术继承人

编号	姓 名	现工作单位	随师学习形式
1	吴少刚	—	第二批学术继承人（1997年拜师）
2	骆 斌	北京中医药大学	第二批学术继承人（1997年拜师）
3	盖海山	北京工人疗养院	第三批学术继承人（2002年拜师）
4	李 东	北京大学第三医院	第四批学术继承人（2008年拜师）

2. 博士后研究人员

编号	姓 名	现工作单位	随师学习形式
1	陈 斌	北京市普仁医院	2003级博士后
2	王 济	北京中医药大学	2009级博士后

3. 博士研究生

编号	姓 名	现工作单位	随师学习形式
1	曾庆琪	南京中医药大学	1997级博士
2	翟亚春	南京中医药大学	1999级博士
3	刘保兴	中日友好医院	2003级博士
4	吴宏东	北京中医药大学	2004级博士
5	韩 旭	北京中医药大学第三附院	2004级博士
6	袁卓珺	云南省中医院	2008级博士

4. 硕士研究生

编号	姓名	现工作单位	随师学习形式
1	陈和亮	珠海中医院	1987级硕士
2	谢建军	广州中医所	1987级硕士
3	王传航	中日友好医院	1989级硕士
4	何春水	北京协和药厂	1989级硕士
5	陈武山	中国中医科学院望京医院	1990级硕士
6	贾海骅	中国中医科学院	1992级硕士
7	胡海翔	空军总医院	1992级硕士

5. 研修人员

编号	姓名	现工作单位	随师学习形式
1	陈润东	广东省中医院	研修
2	白遵光	广东省中医院	研修
3	孙自学	河南省中医院	研修

Ⅳ. 名家序言及书评

1.《中医男科学》书评

新华社郑州十一月十七日电（记者解国记）由北京、天津、河南、山东、湖南中医专家、学者编著的《中医男科学》，最近在天津科技出版社出版。这是中国第一部中医男科系统专著。

中医学虽早有男科内容，但从未成为系统学科。由中国中医研究院王琦副教授等编著的《中医男科学》，在总结、继承前人有益经验的基础上，系统阐述了中医男科发展源流，男性病因病理和辨证论治方法，并对男子常见的精病、性事疾病、睾丸、附睾、前列腺疾病、不育与节育、杂病等四十个病症分篇详述。许多现代中医著作中少有论述的血精、不射精、房事昏厥等，本书也予以详述。

性事是成人生活内容之一。本书特辟《性事与男子保健》一章，用中医性学的观点，对男子性兴奋、性事法则和宜忌等提出了独到的见解，并就性事与年龄，如何防止性功能早衰等问题进行了有益的探讨。本书内一些观点与西医认识有明显不同，对成年男子，尤其是中老年男子颇有参考价值。

（《新华社对外新闻稿》，1988 年 11 月 11 日）

医史文献专家薛清录教授发表题为《求实·创新——评〈中医男科学〉》的书评指出："王琦主编的《中医男科学》的出版是中医界的一件大事，标志着中医学术发展有了新的突破……《中医男科学》实为目前见到的第一部中医男科专著。"（图Ⅳ-1）

著名中医学家耿鉴庭教授在《中医男科源流考》中指出："以王琦主编的《中医男科学》，不仅首次提出了该学科的定义概念，而且能全面的以发展源流及创建性的论述，填补了中医学现存没有男科学的空白，推动了整个学科的形成与发展，在此以前未见比拟者。"（图Ⅳ-2）

图Ⅳ-1 求实·创新——评《中医男科学》(《中国中医药报》，1989年1月9日)

图Ⅳ-2 中医男科源流考

2.《中华中医男科学丛书》座谈会

汇古今精粹　融中西新说
——华夏出版社郑重推出《中华中医男科学丛书》

（《中国中医药报》，1990 年 7 月 16 日）

在世界人口中，男性占百分之五十以上。然而，古往今来，尽管医学门类林立，妇、儿及老年病科等都形成了独立的专门学科，却唯独没有男科。男性患病的可能性较多，男子的健康受到威胁，男子的疾病需要有效的治疗，男子的保健需要科学的指导。

面对社会发展对医学的这一新的要求，中医男科学专家、我院研究生部副主任王琦副教授等，从 1988 年开始组织编写我国第一套大型系列中医男科丛书——《中华中医男科学丛书》。该书由华夏出版社负责出版。第一批丛书包括《中医男科临床手册》《现代中医男科荟萃》《〈医心方〉男科奇览》《古今男科医案选按》《中医男科名方选议》共 5 本将于今年年底前与读者见面。

这套《丛书》，融古汇今、汇粹古今各家之论，集古今男科临床经验之大成，全面反映中医男科学的丰厚内涵。全套丛书包括临床手册、医论医话、方药探讨、养生保健、古籍类编、疑难病专论、现代研究进展等内容。书中有许多鲜为人知的方药和见解，从不同角度、不同侧面突出了中医男科学的特色。该书收罗广博，论述宏富，具有一定的学术水平和广泛的实用性。

7 月 6 日，由我院党委宣传部与华夏出版社联合召开了《丛书》出版座谈会。我院党委书记张凤楼、华夏出版社副编审毕晓峰、北大及北京中医学院和我院有关专家尚尔寿、李经纬、余瀛鳌、王沛、傅景华，以及新华社、《人民日报·海外版》《科技日报》《健康报》《中国中医药报》等新闻单位的记者共二十余人出席了座谈会。

会议由华钟甫主持，王琦、毕晓峰介绍了编写、出版的经过。会上，张凤楼书记代表我院祝贺这套《丛书》的出版，耿鉴庭研究员作了祝贺《丛书》出版的书面发言，与会专家在发言中一致认为：这套《丛书》的编纂出版是一项具有开拓性的系统工程，是人类医疗保健事业的一件大事，具有深远的现实意义。它的出版对提高整个中医男科论治水平，促进中医男科知识的普及提高，推进中医男科研究的深入，必将起到积极的作用。

（原载《中国中医研究院院报》，1990 年 7 月 30 日）

3.《王琦男科学》第一版序言

诸　序

中医学术的发展，其基础是临床实践。理论的突破，也常赖于临床的提炼与启示。王琦教授在中医男科学方面的成就，是中医男科临床实践与学术研究的深化，是历代中医男科知识经验的继承与发展。

病以人分，历来就有先例。昔扁鹊名闻天下，过邯郸，闻贵妇人，即为带下医；过洛阳，闻周人爱老人，即为耳目痹医；入咸阳，闻秦人爱小儿，即为小儿医，随俗为变。可见扁鹊是一个全科医生，他根据当地的需要，搞过妇科、老年病科、五官科、小儿科。对男科疾病，古人并非不重视，只是未作为专科对待就是了。《医宗金鉴》说："男妇两科同一治，所异调经崩带症，嗣育胎前并产后，前阴乳疾不相同。"说明妇科是在一般全科的基础上分化出来的，它并不治全部妇女的病，主要治胎产经带。今天，由于王琦教授及一批专家学者的努力，男科也进一步分化出来，但也并非治男子全部的病，主要治男性不育、男子性功能不全和男阴疾患等男性特有的病。王琦教授对中医学的贡献之一，在于把男科这样一个专科发展了，深化了，发育成为独立的临床学科，并有不少理论上的探索和创见。中医专科是学术发展的突破口，如果各个专科都有突破，整个中医学也就会提高到一个新的水平。

当然，中医男科还有很多未知的领域等待我们去开拓，临床的实践更需要科研的支持和引导。也许可以这样说，男科问题涉及生命科学中最深奥、最微妙的那一部分，值得我们重视和认真研究。我希望《王琦男科学》的问世，对整个中医学的发展有所启发，有所推动。

国家中医药管理局副局长诸国本

1995 年 2 月 8 日

耿　序

中国文化与医学，源远流长，在以结绳记事为基础的《易经》中，组合"八卦"的阴阳两种爻象，以大结"—"代表单、奇，小结，"– –"代表双、偶，从"大哉乾元，万物资始，至哉坤元，万物资生"，至"乾道成男，坤道成女"，到万殊归于一体，道出"男女异性""阴阳异质"这一人类发生衍化中的自然界的客观规律。

在医学具体运用中，男阳女阴，男刚女柔，区别鲜明。《黄帝内经》中早就将男女的生理特征、病理特征详加描摹，而在医学发展历史进程中，男女科的形成却有了很大差距。临床上，春秋战国时期已有带下医；理论上，唐代有了第一部女科专著《经效产宝》，宋代太医局增设产科，最有影响的当推陈自明《妇人良方大全》。而男科则不然，历代医籍中对男科病的证治虽散见所载，但一直未能确立理论体系，没有形成专科，也没有给后世留下一部完整的男科学专著。有人说，明·岳甫嘉著《男科证治全编》"是世界医学史上第一部男科专著"，其实此书早佚，后世乃未所见，立论当难以为据。临潼武之望曾撰女科专著《济阴纲目》《济阳纲目》是武氏于《济阴纲目》成书后2年所著，其书何名"济阳"？序中谓："余自庚申岁，梓济阴纲目，业已行世，因念阴阳一理，济阴有书，济阳何可无书，而况人全负阴抱阳，一切奇异不经不治之疾，无论矣，如偶尔之风、寒、暑、热、内外感伤与治法之轻重缓急，君、臣、佐、使，所谓呼吸存亡之变，等于用兵……仿前纲目之例，命以济阳，共计卷一百有八，庶两仪并育，万类咸生。"可见该书是编写体例上类仿"济阴"，而名"济阳"，取阴阳两仪并育之意。查《济阳纲目》全书108卷，分论中风、中暑、感冒、疫病、呃逆、吐酸、关格、泄泻、疟疾、郁证、肺痿、喘急、五疸、痞满、折伤、目病、耳病、口齿、鼻病等内外五官各科疾病，当不是"男科专著"。专著是对某种学术、技能特长的理论见解加以发挥的著作。清·傅青主著《傅青主男科》虽是以男科命名的书，实是后人辑傅氏原著《石室秘录》，据考该书为傅青主先生医学讲稿，更由其子傅眉及门徒与问业者补充插话，康熙间，山阴陈士铎得其传授，记录成书，参以己见，使之问世。名为"男科"，但是书中内、外、妇、儿各科杂证均分门别类，一览便知。搞考证、做学问当不能以名概实，所以至20世纪80年代初期，还没有一部"男科专著"问世。

中医男科学的迅速发展，是20世纪80年代中期，全国相继成立了多所男科病医院。在男科病的治疗上，有了新的创建性理论。我们通过文献检索查新确认，王琦氏于1985年首次公开针对"以补肾法治疗阳痿"这千百年来为人们所固守的方法，明确提出"阳痿从肝论治"的新立论，从生理、病理及论治等方面一一作了全面系统的专门阐述。立论的提出对阳痿论治起到了继往开来的作用。

一门学科的确立，在于其理论体系的构建，并以其理论研究的深度反映总体水平。王琦等主编的《中医男科学》能全面地以发展源流、揭秘发微及创建性的论述，反映概括男科学的内容，填补了中医学现存没有男科学的空白，推动了整个学科的形成与发展。理论建设对于一门学科的重要性，在于科学理论都具有普遍规律和指导实践的价值。变革和创新才是事物发展的常态和本质属性，实践呼唤着理论的发展，实践需要不断更新、不断发展的理论，男科学亦无不是。

医药是一个国家整个社会事业中的一种重要文化，中医药本身的历史，是在继承发扬中阶段性前进发展的，要打破"古所有者无不是、外所来者无不非"的拘泥作风，要用科学方法以求改进，确立中医男科学在各科中的地位，使它在世界医学领域内展示自身的优势，更要从新的高度、新的层次、新的观念上追究男科学的发展提高。

近王琦教授又将潜心研究的成果《王琦男科学》书稿送余，观后觉是书以史为鉴，有纲领、有原委、有条贯、有创新，具有科学性、先进性、实用性和时代性，无论是在学术方面、史乘方面，超以象外，得其寰中。历代不少医家在总结经验的基础上，提出了许多具有理论指导意义的学说与主张，形成了以个人命名的著作，如《景岳全书》《丹溪心法》《万密斋医学全书》《徐灵胎医学全书》《陈修园医书》《张氏医通》等，使之流派纷呈，促进了学术的繁荣；近代在西方有《希氏内科学》，在中国有《黄家驷外科学》等，均蔚为大观，影响深远。诚然，一个学术观点的创立，一个学科著作的形成绝非易事，它是经过作者多年艰辛探索的结果，《王琦男科学》的形成也是继作者主编《中医男科学》《中华中医男科学丛书》等系列著作之后由博返约之作，其中突出反映了王琦同志许多独特的学术思想和治疗经验，具有较高的学术价值，值得载入专科史册。

王琦教授早年是我国首届中医研究生，多年躬身于临床实践之中，论述宏富，创建性著作甚多，创立开拓了"中医体质学说"及"腹诊学"，他乐业、敬业、勤勉、刻苦，在其科研、医疗、教学中所取得的成就，是以一种全新的思维方式、方法，形成一种新的学术理论体系展现在世人面前，贡献医林。今又得窥新著，不尽称羡，遂于病中，不计工拙，欣然为序。

耿鉴庭

甲戌年仲夏于西苑

4.《王琦男科学》第一版书评

中医男科学的奠基石

——专家纵谈《王琦男科学》

由王琦教授任主编、秦国政博士任副主编的《王琦男科学》于1997年11月由河南科学技术出版社出版发行。一年多来，该书受到国内外医家好评，现摘录部分著名专家对该书的评论，以飨读者。

中日友好医院焦树德教授：

王琦教授主编的《王琦男科学》是继他主编的《中医男科学》问世之后，又历时3年主编出版的一部新的医学巨著。洋洋160万言，体现出中国医药学的勃勃生机，茸茸新意。

中国医药学在《黄帝内经》这部经典著作中，就非常重视男女形体、发育、生理、病理的异同，有许多宏论名言，指导后世。历代医家又通过长期大量的临床实践，不断总结，根据男女不同的生理、疾病特点，不断进行总结，逐渐形成了临床实用的医学理论和诊治方药。从而在医学论著中相继出现了妇科、女科、产科、胎产等专论和专书，例如《妇人大全良方》《济阴纲目》《胎产全书》《女科要旨》《达生篇》等。至于有关男性生理、病理方面的论述，虽然也有关于"求嗣""广嗣""育麟""阳痿""遗精""男阴病"等记述，甚至还有一些叫做《济阳纲目》《傅青主男科》等名称的书，但细观其内容，均非专门论述男子独立疾病和生理障碍的专著。实际上，中国医药学中，尚没有"男科学"专著，也就是说男科病还包括在内外各科之中，而没有形成专门学科。《王琦男科学》的出版则添补了这一空白。并在多年继承、发扬中医学的实践过程中，不断总结，整理升华而创立、构建了"男科学"这一专门学科。该书系统全面地从多角度、多层次论述了男性性功能障碍、不育症、阴茎疾病、阴囊疾病、睾丸疾病、附睾疾病、精索与输精管疾病、前列腺与精囊疾病、男性绝育手术后并发症、房中病、男科杂病、性传播疾病等160多种病症。并详列各种鉴别诊断与治疗方药，还吸收了一部分西医内容。在诊断标准化方面，提出了不少新观点；在治疗方面，介绍了许多新经验。具有科学性、先进性、实用性、创新性。

王琦教授在书中有理有据地提出了对于"阳痿"一病，切忌一味地"温补肾阳"，而明确地提出应"从肝论治"。还提出诊治男性不育以"邪实居多，正虚为少"的学术思想和"阴阳并补，补中有通，补中有清"的用药经验。这些论点，不仅起到了继往开来的作用，丰富了医学内容，而且体现出敢于创新的时代精神。

该书内容丰富，系统全面，立论有据，观念新颖，是一项巨大的系统工程和科研成果，学术价值很高，达到了本学科的国际先进水平。该书的问世，对中医药学的发展，具有启发和推动作用。

中国中医研究院余瀛鳌研究员：

详见本节所附全文。

北京中医药大学东直门医院王沛教授：

详见本节所附全文。

北京中医药大学颜正华教授：

《王琦男科学》是在王琦教授编著《中医男科学》《中华中医男科学丛书》的基础上，总结十余年来中医男科医疗实践经验和研究的新成果，大量补充、修订而成，内容丰富、系统、全面、新颖，为中医男科的完善做出了新贡献。

本书的编写体例是根据中医男科实际需要，采用传统医学与现代医学相结合的方法，既有继承，又有创新。全书在"导论篇"中详细论述中医男科的概念和研究范围、起源和发展概况，进一步阐述了中医男科的解剖生理、病因病理、诊断辨证、治法护理、病症论治等。"病症论治"共分 11 类，165 个病症，并详列了 17 种男科常见病症的鉴别诊断与治疗。每个病症分别阐明其概念、沿革、病因病理、辨病、类病辨别、辨证要点、论治、其他治疗、转归与预后等。此外，还对求嗣与节欲、男性保健与优生，以及古代医学、性药学等理论问题做了探讨。全书内容充实，资料丰富，系统全面地反映了我国现阶段中医男科理论与临床实践发展的全貌。

特别值得提出的是，本书对中医男科的病名进行了整理，基本采用现代医学的名称，传统名称与现代名称相应者则加以对比；易混淆病名，如"淋病""淋症"等则以区分，对一病多名或一名多病者则加以整理，使中医男科病名逐步规范。

病因病理阐述，既有传统理论，又有现代研究新内容，诊断方面、辨证结合辨病，以例正确治疗。治法方面，中西兼顾，防治结合药物、心理、行为疗法等综合运用，参考资料十分丰富。

本书可供中西医临床参考，又可作为工具书查阅，故有很大的实用价值。

人民卫生出版社副总编、编审白永波：

《王琦男科学》一书由河南科学技术出版社于 1997 年 11 月推出，全书分 9 篇 43 章，约 160 万字。阅读之后，感到本书有以下几个特点：

一、本书作者创作思维具有开拓性。把男子性功能不全、男性不育和男阴疾患等男性特有的病进一步分化出一个专科，这是在科学研究和临床经验基础上的升华。

二、本书所构建的学科框架布局合理，具有实用性。本书所收病种11类165病症，详列17种男科常见症状的鉴别诊断与治疗，对每一病证，分别从概述、沿革、病因病理、辨病、类病辨别、辨证要点、治疗要点与原则、论治、其他治疗、转归与预后、预防与护理、文献选录、现代研究进展、诊疗标准参考等方面进行阐述，不仅汇集了现代中西医有关男科疾病的最新理论和诊疗方法，还收集了古今中医男科在医疗实践中行之有效的单方、验方、秘方、食疗方、中成药及按摩、气功、针灸等临床经验，系统全面地反映了现阶段中医男科临床理论与临床实践的全貌，对男科临床工作具有指导作用和重要的参考价值。

三、本书引用资料丰富，条缕分析清楚，加之作者的临床经验，所提出的学术新见解言而有据，是文献与临床最佳结合的典范，也是发展中医学术的必由之路，值得赞佩，值得提倡。

总之，本书从临床学术研究的角度，或从近年来中医出版物的角度审视，都可称得上佳品之作。

（原载《科技潮》1999 年第 7 期）

一部成功的临床新学科专著
——荐阅《王琦男科学》
余瀛鳌（中国中医研究院研究员）

由王琦教授领衔主编的《王琦男科学》（河南科学技术出版社出版）已于一年前刊行问世。此处所标示的"男科"与历史上《傅青主男科》等医著中的"男科"含义绝不相同。后者主要是指男性病人所患的内科杂病。王教授于20世纪80年代中期参阅数以百计的古今中医药文献、著作，融合现代医学理论，编写出版了我国第一部《中医男科学》，将男科疾病的范畴予以斟酌界定。而在新编的《王琦男科学》中，则予以进一步充实、完善，其"病症论治篇"将男科疾病归纳为：男性性功能障碍、不育症、阴茎疾病、阴囊疾病、睾丸附睾疾病、精索与输精管疾病、前列腺与精囊疾病、男性绝育术后并发症、房中病、男科杂病、性传染疾病等11类165种病症，使这门新开辟的中医临床学科，在学术内涵和概括病症等方面较为系统、全面，可谓是对这门新学科的积极贡献。全书列述导论、解剖生理、病因病理、诊断辨证、治法护理、病症论治、药物气功、求嗣节育、保健优生共 9 篇 43 章，内容相当丰富。我在多次泛阅全书的过程中，深感此书在以下几个方面贡献尤为卓著。

一、中医男科的学科创建性

多年来王琦教授从事中医药临床、研究与教学，在创建新的学科方面多所致意，并开拓与加强其学术临床的深广度。就男科而言，我国一些经典医学名著（如《黄帝内经》《神农本草经》《金匮要略》等书）中虽已有所记述，嗣后历代医著也不断地有所补阐或发明，但基本上属于散在性的载述，没有真正形成专著，当然更谈不上建立现今医学概念中所说的"男科学"。王琦教授在广收博览古今中西医学文献的基础上，于 1988年撰著、刊行了《中医男科学》，初步构建了中医男科的学术临床体系。一年前他所主编的《王琦男科学》，使中医男科的框架结构益趋完整，分篇内容更为充盈，呈现了"学验俱富、粲然可观"的学术风貌。在学术上，善于撷取前贤之精要，并以求实的治学态度汲取现代医学有关内容；临床方面在继承的基础上，颇多主编者个人的诊疗心得与经验。特别是对于先贤诸论，每能熟玩精思，疏其阃奥，体现了较高的学术品位。

二、中医男科学术临床的充实与提高

我们从全书诸篇的阐论予以综合分析，作者在学术上重视穷源溯流，并在构筑新学科方面力求全面、系统。其中的学术理论与临床诊疗，则运用科学的思维方法去粗取精，去伪存真。并在弘扬轩岐精粹的前提下，适当地融贯现代医学知识，将男科疾病的病因、病机、病理、诊法、方药治疗与心理调控等予以综合分析、思考，紧扣诊疗实际，并试图将中西异说之异同归于一统。阐述学理圆融变化，不滞于一隅。论述详不至冗、简不至略，体现了主编者于男科之术验多有超励前贤之处，使男科学的创建在学术与临床，以及在医理、医意方面均有明显的提高。在此，我不禁想起明·吴恩为《续医说》所写的序言中"理言治，意言识。得理与意，料理于未见，曰医"的名言。作为一名医者，必当对此有所心悟，这也是对"医为吾儒格物致物"一说最好的诠释。我十分赞同国家中医药管理局原副局长诸国本同志在本书序言中所说："王琦教授在中医男科学方面的成就，是中医男科临床实践与学术研究的深化，是历代中医男科知识经验的继承与发展"的见解。

三、重视学科导论，突出诊疗中的方治

创建中医男科学欲获得医界之认可，导论的撰述和完整的学术体系至关重要。王教授于该书首列"导论篇"，对男科学之概念、研究范畴、古今有关男科论述的发展，直至当前产生新的学科，以及研究的思维方法等予以一一阐论，并分析中医男科学所具备独特的优势与今后发展前景的展望。主编者能以上述导论内容附以己见、阐述发挥，意在让读者对男科学有一个明晰和整体性的认识。对于学科内涵而言，颇能烛其幽隐，发其微义，这是学科今后发展的重要理论基础。

对于男科多种病症的诊断，此书收罗广博，特别是治法与方药的内容尤为丰富。我比较注意针对多种男科疾病治疗中的选方。该书古方所占的比例较大，而选方精审可取。作者施治时又不拘执古方，多能根据实际病情予以损益变化，但又不失立法、遣方、用药之规矩。同时也体现了辨证与辨病论治相结合，恰当地采用中西医结合，力图发挥各自的诊疗优势。对于若干男科病症的治疗，选择性地采用中医治疗学中的多种治法（包括经方、时方、验方、针灸、气功、导引、按摩、外治、浴洗、心理疗法等），使中医男科治疗学特色鲜明，丰富多彩，有利于提高男科疾病的治效。

值得提出的是，对于男科最常见的阳痿病症，王琦教授在治疗方面能逾越前人"温阳补肾"等法的藩篱，明确提出"从肝论治"，堪称是男科治疗学中新的创建性理论，这也是"治病求本"的生动体现。又如在经治医案中，王教授曾用四逆散加减治疗肝郁不舒所致之阳痿。从某种意义上说，方治扩大了对古方临床应用的范畴。

综上所述，此书在学术撰论中的研精覃思和临床治疗方面的丰富翔实，以及作者在勤求古训、突出中医药诊疗特色的基础上，科学地融合新知，体现了继承、弘扬、开拓和创新的撰述思路，为男科今后的发展奠定了坚实的基础。因此不难看出《王琦男科学》是一部具有学科建设性和撰论内涵十分丰硕、切于临床实用的学术临床专著，它对广大读者（特别是从事男科诊疗的医师）具有重要的借鉴参考价值。故归纳个人浅识向读者们荐阅此书。

（原载《中国中医药报》，1999 年 6 月 30 日）

发展中医男科 丰富中医临床

——评《王琦男科学》

王沛（北京中医药大学东直门医院北京，100700）

由王琦教授任主编、秦国政博士任主编的《王琦男科学》一书，历经5年编纂，目前已由河南科学技术出版社出版。从王琦等主编第一部男科学专著《中医男科学》出版至今，时间已跨越10年。10年来，中医男科学由学科的建立至学科体系的不断完善，取得了可喜发展。与中医男科学奠基作《中医男科学》相比较，《王琦男科学》既全面总结了男科学发展至今的研究成果，又反映了主编的学术思想与经验。诚如卫生部张文康部长为该书的出版题写的贺词所言"发展中医男科，丰富中医临床"。国家中医药管理局原副局长诸国本为该书所作序言，亦对该书给予了很高的评价，认为"王琦教授对中医学的贡献之一，在于把男科这样一个专科发展了、深入了，发育成独立的临床学科，并有不少理论上的探索和创见。"

该著作分导论篇、解剖生理篇、病因病理篇、诊断辨证篇、治法护理篇、病症论治篇、药物气功篇、求嗣节育篇、保健优生篇9个方面，在继承传统理论认识的基础上，引入现代研究最新成果和观点，系统地反映了现阶段男科学理论与实践发展的全貌。全书160余万字，共涉及165个病证，是一部大型、全面、实用、创新的男科临床参考工具书。笔者认为该书至少具有以下特色：

（1）编写体系中西互补。全书编写在占有丰富翔实资料的基础上，结合编者自身学习、研究的认识及临床经验，从中医男科学、西医男科学两个学科体系进行了系统论述，既弥补了两个学科的各自不足，又体现了每一学科的各自独立性。

（2）中西诊断病名规范。针对中医男科病症名称的混乱情况，本书以现代医学病名为主，对中医男科学中一病多名、一名多病的状况进行了初步整理，并保留了现代医学未经论述的病症，如房中病等。

（3）诊疗思路紧扣临床。本书从临床实际出发，就男性疾病的自身特点，提出诊疗模式。如男性不育既是一个独立的疾病，又是其他疾病或因素的结果，故针对不同情况作出相应诊断，如免疫性不育、特发性不育等"突破辨证模式，拓宽治疗思路"。针对不同疾病，或辨病，或辨证，或宏观与微观、辨病与辨证相结合等，采取多种思维结构，反映疾病的复杂状态，产生新的知识系统，以构架一个新的论治体系。帮助读者根据疾病的基本病理变化，以及依据疾病在不同施加因素作用下产生不同证的相关性和转移性，真正把握疾病的动态变化，突出疾病论治的特异性，从而有利于提高诊疗水平。

（4）学术思想承古创新。本书既继承了古代男科诊断经验，又从诸多方面对王琦教授的男科学术思想进行了阐述。如对男科三大疾病之一阳痿的认识，主张"阳痿从肝论治"，宗筋为肝所主，疏肝通络是其关键，而肝肾乙癸同源，治宜兼顾，慎用温补壮阳之品。

（5）辨病用药经验独特。书中选方用药既体现了一般施治规律，又反映了编者丰富的临床经验，如白蒺藜善治肝郁之阳痿、羚羊角粉治高血压及药物中毒之阳痿、血府逐瘀汤为主治肝脉瘀滞之阳痿等；治男性不育以育肾阴填精之黄精、枸杞子、五味子、熟地等，益肾气以生精之菟丝子、紫河车、淫羊藿等，调气血以化精之当归、党参等。

由于参加该书编写人员大多数是师从于王琦教授并从事男科临床的硕士、博士生，具有较高的理论与临床水平，从而能够更好地贯彻本书"遵循实用性、科学性、先进性原则，力求体现出大型、全面、实用、创新的特点"的编写指导思想，使得本书具有较高的学术价值和临床实用价值。当然某些章节尚未能很好地反映古今研究成果和体现王琦教授的学术思想与经验，相信此书再版时，当会更加丰富全面。

［北京中医药大学学报，1999，22（4）：79］

5.《王琦男科学》第二版序言

徐 序

我与王琦教授是同邑、同辈、同道、同好。他天赋睿智，思维灵聪，融文史哲医为一体，乐医教研著而不疲。理论宏深，经验富邃，才华横溢，著作等身。其著述也，焚膏继晷，寒暑靡间，出口成诵，下笔成章，通宵达旦，如痴如醉，四十余年如一日。理论研究为体质学说之最，临床研究以男性学科称著。其成果之丰硕，贡献之卓著，吾侪无出其右者。王琦者，奇人之王、奇才之王也。

1997年11月，由王琦教授、秦国政教授任正副主编的《王琦男科学》，由河南科学技术出版社付梓以来，早已脍炙人口，誉满医林。全书洋洋43章，165病，160万言。勤求古训，融合新知，构建和完善了中医男科学的学科理论斋，丰富和拓展了中医男科学的临床辨证模式及治疗思路，总结和反映了王琦教授的男科学术思想和临床经验。它是有史以来中医男科学理论和临床的一次最系统、最全面的整理与升华，在继承的基础上有所发展，有所开拓，有所创新；它是既具有较高的学术水平、临床实用价值，又具有较为完整的检索功能的男科工具书，它是一部难得的中医男科学奠基之作。

古人云"事业无穷年""以不息为体，以日新为道"。中医是一门科学，科学追求真；医为仁术，仁者追求善；科学与仁术相融，结出硕果产生美。真善美的统一是演绎创新的灵魂。时隔不足 10 年，王琦、秦国政教授为了追求更高层次的真善美，又费时 2 年，精心组织，顺利完成了《王琦男科学》的大规模修订事宜。今天展示在读者面前的这部巨著，将以更加崭新的面貌，进一步体现作者对男科事业上下求索、精益求精的不懈努力，进一步反映《王琦男科学》的实用性、全面性、创新性的时代精神和历史意义，诚属可喜可贺，是为序。

中华中医药学会第二届男科分会主任委员

南京中医药大学男科学教授、博士生导师

江苏省中医院名医堂男科专家、主任医师

徐福松

2006 年 8 月于金陵莫愁湖畔

V. 男科大事记

1985 年

提出"阳痿从肝论治"论点,形成广泛学术影响。

1987 年

1. "论阳痿从肝论治"获中国中医研究院研究生部学术论文一等奖。

2. "中医男科临床研究报告"获卫生部孙氏医学科学鼓励基金二等奖。

1988 年

1. 主编出版《中医男科学》(天津科技出版社)。该书为我国第一部中医男科系统专著,是本学科的奠基之作。

2. 首次明确提出男性不育的病机为"肾虚夹湿、热、瘀、毒、虫"的论点。

3. 与中国科学院生物物理研究所合作,通过电镜观察发现中药可使精子发生病理过程逆转,精子病理膜结构恢复正常,证实了中药对病理性精子膜结构的改变。

4. "中医治疗男性不育"获中国中医研究院研究生部论文一等奖。

1989 年

在全国首次招收男科研究生,取得了大量的学术成就,被公认为中医男科学的创始人和学科带头人。

1990 年

主编出版《中华中医男科丛书》(华夏出版社)。该丛书集古今男科临床经验之大成,进一步充实了中医男科学体系。

"王氏生精汤提高人类精子质量研究报告"获首届中华儿女传统医学国际青年学术交流会优秀论文奖。

1992 年

被人事部、卫生部、国家中医药管理局遴选为全国五百名著名老中医之一。

1993 年

与福建非人灵长类实验中心及上海医科大学生殖毒理研究室合作,通过锰染毒的方法成功建立恒河猴勃起功能障碍及不育模型。

1994 年

"阳痿证治研究"获全军科技进步奖三等奖。

1997 年

主编出版《王琦男科学》（河南科学技术出版社），进一步完善了中医男科学体系。《王琦男科学》获 1997 年河南省优秀图书二等奖。

2000 年

1. 研制成功由国家药品监督管理局批准的我国第一个治疗男性不育症的三类中药新药"黄精赞育胶囊"。

2. 研制成功由国家药品监督管理局批准的我国第一个治疗男性勃起功能障碍的三类中药新药"疏肝益阳胶囊"。

2001 年

1. 主持成立北京中医药大学中医体质与生殖医学研究中心。

2.《王琦男科学》获"康莱特杯"全国中医药优秀学术著作二等奖。

3. "21 世纪中医性医学发展的目标与任务"获中国中医药发展大会北京"华神杯"优秀论文金奖。

2003 年

1. 王琦教授学术思想研讨会 2003 年 9 月在北京举行。

2.《王琦临床医学丛书》由人民卫生出版社出版，内容包括《医论纵横》《辨体论治》《内科指要》《男科指要》《内经临证》《方药新悟》《医林散墨》七种。

2005 年

"补肾益精清利湿热法治疗少弱精子症的机制研究"于 3 月 3 日通过教育部科技成果鉴定。

2006 年

1. 中国中医药研究促进会中医生殖医学专业委员会 4 月在北京成立，并担任主任委员。

2. "生精方药提高人类精子质量的机制与临床应用系列研究"获 2006 年度北京市科学技术奖三等奖。

2007 年

《王琦男科学》第二版由河南科技出版社出版，进一步发展了中医男科学体系。

2011 年

"中药改善人类精子超微结构的关键技术及子代安全性评价"获 2011 年度中华中医药学会技术发明奖一等奖。

VI. 珍贵资料及手稿

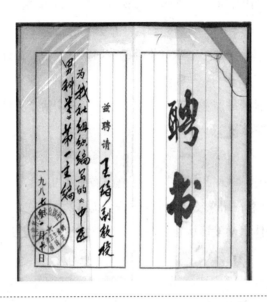

图VI-1 天津科学技术出版社聘请王琦为《中医男科学》第一主编的聘书

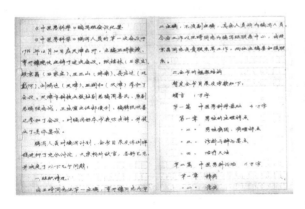

图VI-2 《中医男科学》编写组会议纪要　　　　图VI-3 《中医男科学》统稿工作纪要

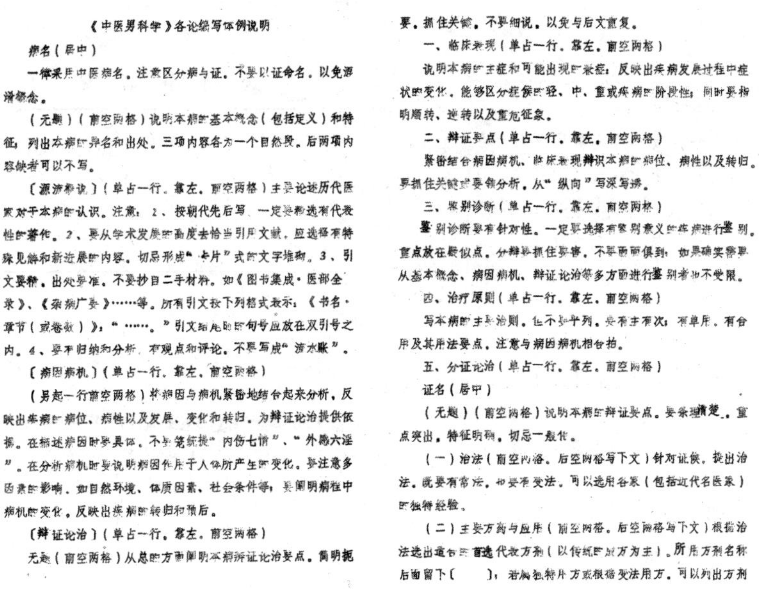

《中医男科学》各论编写体例说明

病名（居中）

一律采用中医病名。注意区分病与证。不要以证命名。以免混淆概念。

（无题）（前空两格）说明本病的基本概念（包括定义）和特征；列出本病的异名和出处。三项内容各为一个自然段。后两项内容缺者可以不写。

〔源流考说〕（单占一行。靠左。前空两格）主要论述历代医家对于本病的认识。注意：1、按朝代先后写。一定要精选有代表性的著作。2、要从学术发展的角度去恰当引用文献。应选择有特殊见解和新进展的内容。切忌形成"卡片"式的文字堆砌。3、引文要精。出处要准。不要抄自二手材料。如《图书集成·医部全录》、《杂病广要》……等。所有引文按下列格式表示：《书名·章节（或卷数）》："……。"引文结尾时的句号应放在双引号之内。4、要有归纳和分析，有观点和评论。不要写成"流水账"。

〔病因病机〕（单占一行。靠左。前空两格）

（另起一行前空两格）将病因与病机紧密地结合起来分析。反映出本病的病位、病性以及发展、变化和转归。为辩证论治提供依据。在描述病因时要具体。不要笼统提"内伤七情"、"外感六淫"。在分析病机时要说明病因作用于人体所产生的变化。要注意多因素的影响。如自然环境、体质因素、社会条件等；要阐明病程中病机的变化。反映出疾病的转归和预后。

〔辩证论治〕（单占一行。靠左。前空两格）

无题（前空两格）从总的方面阐明本病辨证论治要点。简明扼要。抓住关键。不要细说。以免与后文重复。

一、临床表现（单占一行。靠左。前空两格）

说明本病的主症和可能出现的兼症；反映出疾病发展过程中症状的变化。能够区分症候的轻、中、重或疾病的阶段性；同时要指明顺转、逆转以及重危征象。

二、辩证要点（单占一行。靠左。前空两格）

紧密结合病因病机、临床表现辨识本病的病位、病性以及转归。要抓住关键或要领分析。从"纵向"写深写透。

三、鉴别诊断（单占一行。靠左。前空两格）

鉴别诊断要有针对性。一定要选择有鉴别意义的疾病进行鉴别。重点放在疑似点。分辨要抓住要害。不要面面俱到；如果确实需要从基本概念、病因病机、辩证论治等多方面进行鉴别者也不受限。

四、治疗原则（单占一行。靠左。前空两格）

写本病的主要治则。但不要平列。要有主有次；有单用。有合用及其用法要点。注意与病因病机相合拍。

五、分证论治（单占一行。靠左。前空两格）

证名（居中）

（无题）（前空两格）说明本病的辩证要点。要条理清楚。重点突出。特征明确。切忌一般化。

（一）治法（前空两格。后空两格写下文）针对证候。提出治法。既要有常法。也要有变法。可以选用各家（包括近代名医家）的独特经验。

（二）主要方药与应用（前空两格。后空两格写下文）根据治法选出适合的首选代表方剂（以传统的成方为主）。所用方剂名称后面留下〔　　〕；若属独特单方或根据变法用方。可以列出方剂

图Ⅵ-4 《中医男科学》编写资料

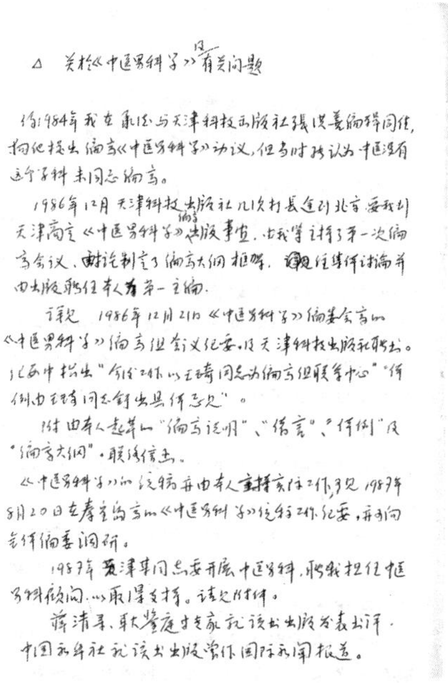

△ 关于《中医男科学》及有关问题

约1984年我在承德与天津科技出版社張洪義编辑同志，向他提出编写《中医男科学》动议，但当时他认为中医没有这个学科，未同意编写。

1986年12月天津科技出版社几次打長途到北京，要我到天津商定《中医男科学》编写出版事宜，由我等主持了第一次编写会议，讨论制定了编写大纲、体例，[illegible]组织集体讨论并由出版社聘任本人为第一主编。

详见 1986年12月21日《中医男科学》编委会写的《中医男科学》编写组会议纪要。及天津科技出版社聘书。纪要中指出"今后工作以王琦同志为编写组联系中心""体例由王琦同志负责出具体意见"。

附由本人起草的"编写说明"、"绪言"、"体例"及"编写大纲"。联络信函。

《中医男科学》的统稿亦由本人主持完成工作，可见1987年8月20日在秦皇岛写的《中医男科学》统稿工作纪要，并可向全体编委询问。

1987年 [illegible]同志要开展中医男科，聘我担任中医男科顾问，以取得支持。请见附件。

蒋清平、耿鉴庭等专家就该书出版发表书评。

中国新华社就该书出版发作国际新闻报道。

图Ⅵ-5 《中医男科学》手稿

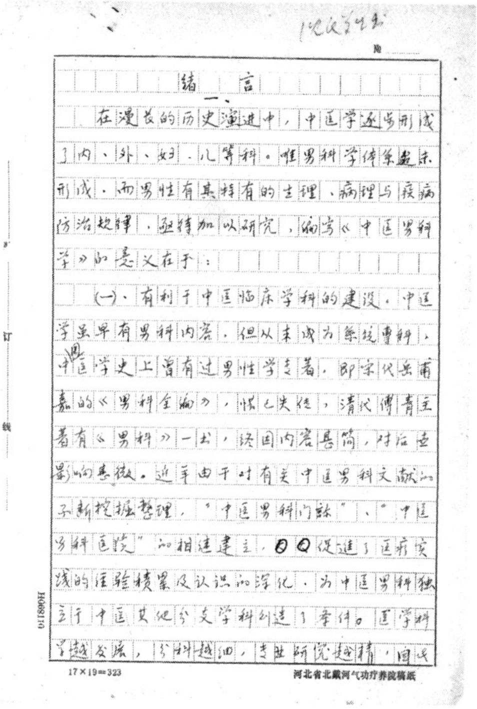

绪言

一、

在漫长的历史演进中，中医学逐步形成了内、外、妇、儿等科。唯男科学体系尚未形成。而男性有其特有的生理、病理与疾病防治规律，亟待加以研究，编写《中医男科学》的意义在于：

(一)、有利于中医临床学科的建设。中医学虽早有男科内容，但从未成为系统专科。中国医学史上曾有过男性学专著，即宋代岳甫嘉的《男科全编》，惜已失传，清代傅青主著有《男科》一书，终因内容甚简，对后世影响甚微。近年由于对有关中医男科文献的予新挖掘整理，"中医男科门诊"、"中医男科医院"的相继建立，①②促进了医疗实践的经验积累及认识的深化，为中医男科独立于中医其他分支学科创造了条件。医学科学越发展，分科越细，专业研究越精，因此

17×19=323　　河北省北戴河气功疗养院稿纸

图Ⅵ-6 《中医男科学》手稿

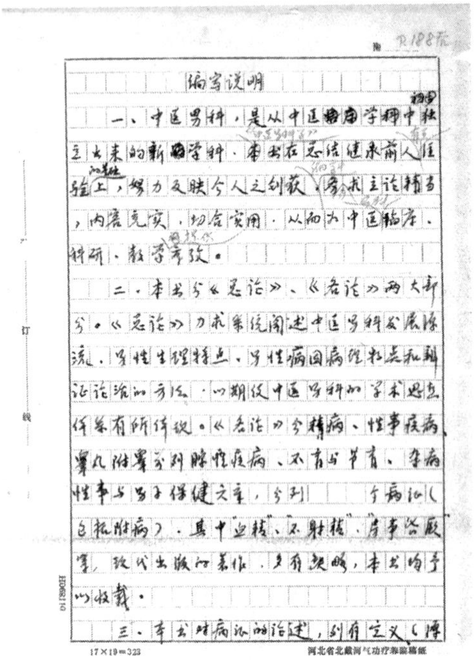

图VI-7 《中医男科学》手稿

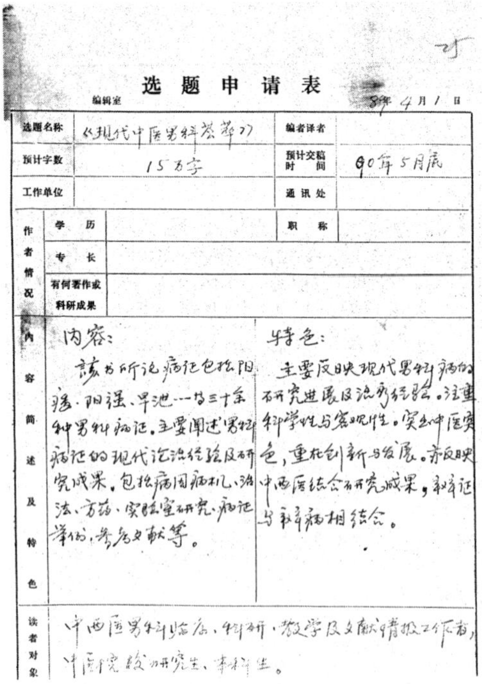

图VI-8 《中华中医男科学丛书·现代中医男科荟萃》选题申请表

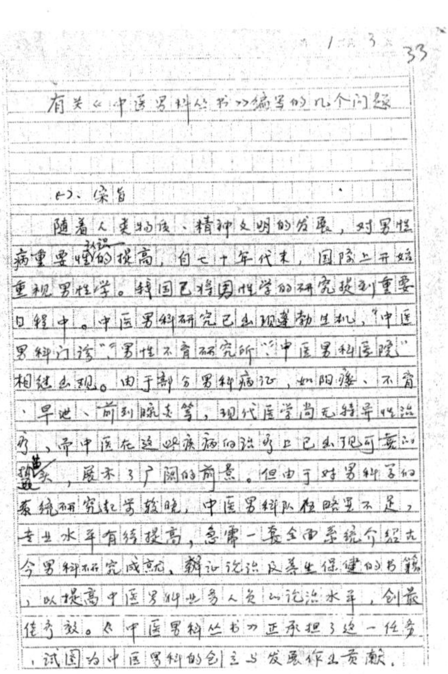

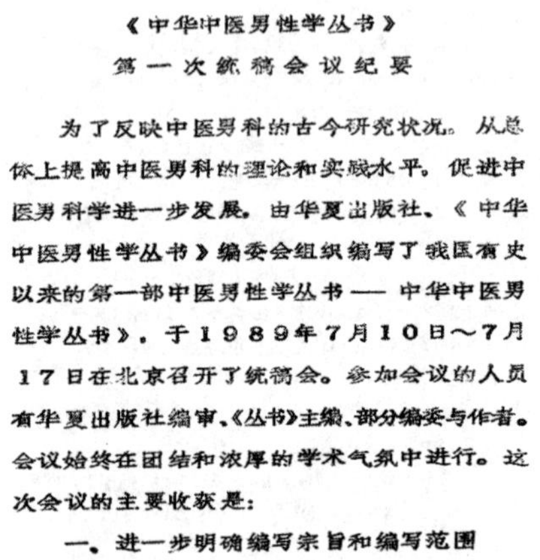

《中华中医男性学丛书》
第一次统稿会议纪要

为了反映中医男科的古今研究状况，从总体上提高中医男科的理论和实践水平，促进中医男科学进一步发展，由华夏出版社、《中华中医男性学丛书》编委会组织编写了我国有史以来的第一部中医男性学丛书——中华中医男性学丛书》。于1989年7月10日～7月17日在北京召开了统稿会。参加会议的人员有华夏出版社编审、《丛书》主编、部分编委与作者。会议始终在团结和浓厚的学术气氛中进行。这次会议的主要收获是：

一、进一步明确编写宗旨和编写范围

通过这次会议，全体与会人员进一步明确了编写该丛书的宗旨。该丛书的编写是中医男性学的一项具有开拓性的系统工程。《中华中医男性学丛书》是一套综合性的中医男科系列丛书，注重突出中医男科特色。编写范围包括

图VI-9 《中华中医男科学丛书》手稿

图VI-10 《中华中医男科学丛书》统稿纪要

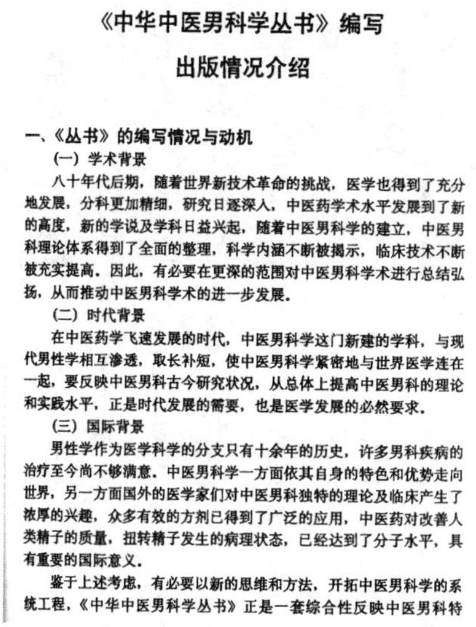

《中华中医男科学丛书》编写

出版情况介绍

一、《丛书》的编写情况与动机

（一）学术背景

八十年代后期，随着世界新技术革命的挑战，医学也得到了充分地发展，分科更加精细，研究日趋深入，中医药学术水平发展到了新的高度，新的学说及学科日益兴起，随着中医男科学的建立，中医男科理论体系得到了全面的整理，科学内涵不断被揭示，临床技术不断被充实提高。因此，有必要在更深的范围对中医男科学术进行总结弘扬，从而推动中医男科学术的进一步发展。

（二）时代背景

在中医药学飞速发展的时代，中医男科学这门新建的学科，与现代男性学相互渗透，取长补短，使中医男科学紧密地与世界医学连在一起，要反映中医男科古今研究状况，从总体上提高中医男科的理论和实践水平，正是时代发展的需要，也是医学发展的必然要求。

（三）国际背景

男性学作为医学科学的分支只有十余年的历史，许多男科疾病的治疗至今尚不够满意。中医男科学一方面依其自身的特色和优势走向世界，另一方面国外的医学家们对中医男科独特的理论及临床产生了浓厚的兴趣，众多有效的方剂已得到了广泛的应用，中医药对改善人类精子的质量，扭转精子发生的病理状态，已经达到了分子水平，具有重要的国际意义。

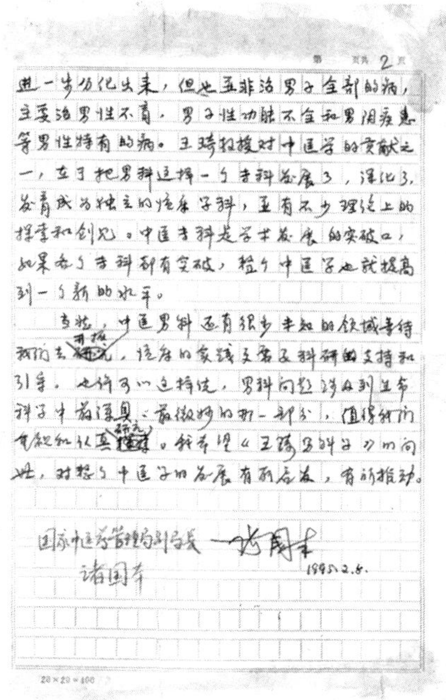

鉴于上述考虑，有必要以新的思维和方法，开拓中医男科学的系统工程，《中华中医男科学丛书》正是一套综合性反映中医男科特

图Ⅵ-11 《中华中医男科学丛书》编写出版情况介绍

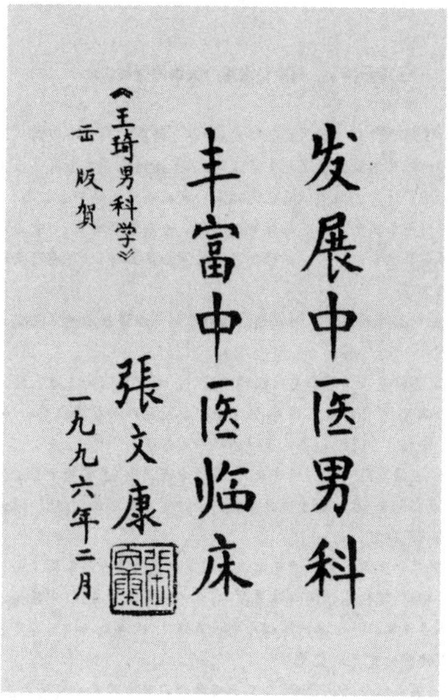

图Ⅵ-12 卫生部原部长张文康为《王琦男科学》出版题写贺词

《王琦男科学》序

或語序

中医学术的发展，其基础是临床实践。理论的突破，也常赖于临床的提炼与启示。王琦教授在中医男科学方面的成就，是中医男科临床实践与学术研究的深化，是历代中医男科知识的继承与发展。

病以人分，历来就有先例。昔扁鹊名闻天下，过邯郸，闻贵妇人，即为带下医。过洛阳，闻周人爱老人，即为耳目痹医。入咸阳，闻秦人爱小儿，即为小儿医，随俗为变。可见扁鹊是一个全科医生，他根据当地的需要，搞过妇科、老年病科、五官科、小儿科。对男科疾病，古人并非不重视，只是未作为专科对待就是了。《医宗金鉴》说："男妇两科同一治，所异调经崩带症，嗣育胎前并产后，前阴乳疾不相同。"说明妇科是在一般全科的基础上分化出来的，它并不治全部妇女的病，主要治胎产经带。今天，由于王琦教授及一批专家的努力，男科也

进一步分化出来，但也并非治男子全部的病，主要治男性不育、男子性功能不全和男阴疾患等男性特有的病。王琦教授对中医学的贡献之一，在于把男科这样一个专科发展了，深化了，发育成为独立的临床学科，并有不少理论上的探索和创见。中医专科是学术发展的突破口，如果每个专科都有突破，整个中医学也就提高到一个新的水平。

当然，中医男科还有很多未知的领域等待我们去开拓，临床的实践更需要科研的支持和引导。也许可以这样说，男科问题涉及到生命科学中最深奥、最微妙的那一部分，值得我们重视和认真研究。我希望《王琦男科学》的问世，对整个中医学的发展有所启发，有所推动。

国家中医药管理局副局长 诸国本

诸国本

1995.2.6.

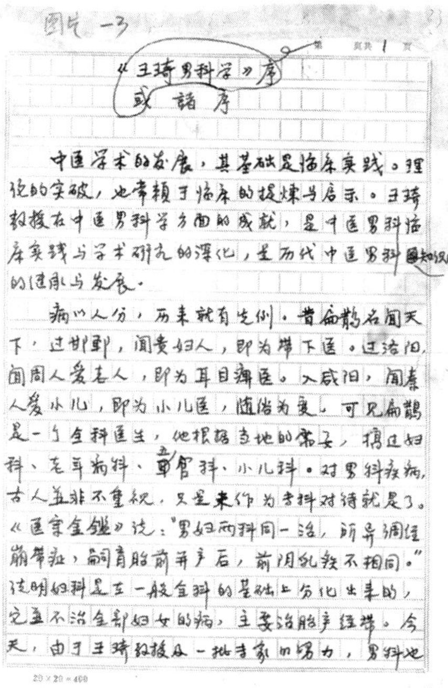

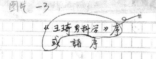

图Ⅵ-13 国家中医药管理局原副局长诸国本为《王琦男科学》作序

<<王琦男科学·病症论治篇>>大纲的修改说明

<<王琦男科学>>编写大纲印发后，部分编委对大纲中<<病症论治篇>>的编写体例提出了一些修改意见。 经讨论并参考有关疾病分类标准，对原大纲中<<病症论治篇>>所收疾病的病种、归类、次序等进行了调整，写出编写大纲四稿，分别请杨文质、 曹兴午、马晓年等男性专家审修。并根据其意见写出第五稿。 现将有关问题说明如下：

一、<<王琦男科学·病症论治篇>>的编写以修改后的第五稿大纲为准。

二、各编委在编写各自承担的章节时，如发现有尚未收入的同类男科病时，可自行收入编写，并将增写的男科病种报告编委会，需删略、修订、合并的，亦请提出依据即时报告。

三、在编写同一类男科疾病时，如其中有治法（主要指中医治法）相同或相似者，在后面出现的疾病的治法可省略不写，注明"治法见某某病"即可。

四、第十九章<<男科常见症状鉴别与中医论治>>的编写主要从症状的概念，现代医学的发病原因，症状鉴别等进行论述，中医论治则从病因病机、分证治疗等作原则性论述， 以避免与以后各类疾病编写内容的重复与交叉。

五、在介绍治疗方法时，要充分吸收现代性治疗学的行为疗法，如治疗早泄的"牵引阴囊法"、"挤捏疗法"、改良的停—动—停技术"；治疗阳痿的"性感集中训练法"； 治疗免疫性不育的"避孕套疗法"以及其它治疗各种性功能障碍和不育的性技术指

图Ⅵ－14 《王琦男科学》编写资料

同志：

兹将郑启仲同志所写狐惑病稿寄上，该稿系按大纲各项要求撰写，特别是"分证论治"第一段"小序表现"已作正则，可资借鉴。催稿时间在即，务请抓紧，并注意质量要求。

顺颂

著安

主编 王琦 21/6

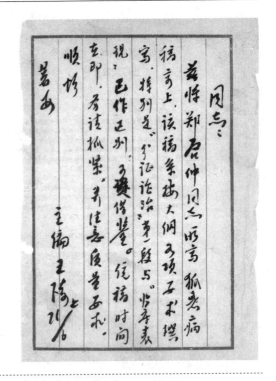

图Ⅵ－15 《王琦男科学》编写资料

Ⅶ. 学术交流

* 欧洲传统医学学术大会，1990 年 3 月，荷兰，作"王氏生精汤提高人类精子质量研究"学术报告

* 中国性学会，北京大学医学部，2001 年 3 月，北京

* 中国中医药学会男科专业委员会第二届全委会，2001 年 4 月，天津

* 中国性学会第四届全国学术年会暨彭祖性文化研讨会，2001 年 9 月，成都 . 彭山

* "康莱特杯"全国中医药优秀学术著作颁奖大会，2001 年 12 月，北京

* 中国中医药发展大会，主持中医药发展学术论坛并作"21 世纪中医性医学发展的目标和任务"演讲，2001 年，北京

* 亚洲男科论坛，2002 年，上海

* 全国中医男科学术会议，2002 年，洛阳

* 全国中医男科临床与科研方法高级研修班，2002 年 9 月，北京

* 中国性学会专家座谈会，2002 年 12 月，北京

* 王琦教授学术思想研讨会，2003 年 9 月，北京

* 生殖医学会议，2004 年 4 月，深圳

* 中医男科学术会议，2004 年 5 月，南京

* 广东省中西医结合男科年会，2004 年 8 月，佛山

* 亚洲太平洋性学会，2004 年 11 月，印度

*《补肾益精清利湿热法治疗少弱精子症的机制研究》教育部鉴定会，2005 年 3 月，北京

* 中国中医药研究促进会中医生殖医学专业委员会成立，2006 年 4 月，北京

* 全国名老中医专家临床经验高级讲习班，2006 年 5 月，云南

* 参加首届全国生殖医学论坛，作"宗筋论"讲座，2007 年 8 月，延吉

* 参加世界中医男科学术大会暨世界中医药联合会第二届男科学术大会，作题为"中医生殖医学的现状及路向"的学术报告；参加中华中医药学会第八届学术大会、国际男科学会第四届学术大会，2007 年 9 月，南京

* 北京大学男科中心讲座：慢性前列腺炎的中医治疗，2008 年 4 月，北京

* 中国男性健康书稿访谈，2009 年 12 月，北京

Ⅷ. 媒体报道

[1] 我国中医界着手创建男性病专科.科技日报,1987-09-01（见图Ⅷ-1）

[2] 为了人类的另一半——创建中医男科学.人民日报·海外版,1988-10-20

[3] 中国第一部《中医男科学》专著问世.新华社对外新闻稿,1988-11-11

[4] 运用中药提高人类精子质量获得成功.北京科技报,1988-11-19

[5] 调肝益精治疗男科疾病——访中国中医研究院研究生部副教授王琦.健康报,1988-11-19

[6] 求实 创新——评《中医男科学》.中国中医药报,1989-01-09

[7] 一部创建男科体系的著作——喜读《中医男科学》.健康报,1989-01-14（见图Ⅷ-2）

[8] 王琦与中医男科学.《中国建设》,1989年第6期

[9] 汇古今精粹 融中西新说—华夏出版社正中年推出《中华中医男科学丛书》.中国中医药报,1990-07-16（见图Ⅷ-3）

[10] 王琦教授创建中医男科学.《半月谈》杂志,1992年

[11] 我国著名中医男科学专家王琦教授不囿旧说提出男性不育发病机理新观点.文汇报,1992-05-23

[12] 承稽古训建新学——记中医研究院专家委员会委员王琦.人民日报·海外版,1992-06-12（见图Ⅷ-4）

[13] 独树一帜闯男科——记中医男性病专家王琦.健康报,1992-08-23（见图Ⅷ-5）

[14] 突破定式 自成体系——王琦治男性病有新观点.健康报,1992-09-20

[15] 欲望和激情的诞生.《人物》1993年第1期,新华文摘,1993年第3期

[16] 从肝论治话阳痿.中国中医药报,1995-04-28

[17] 王琦教授——中医男科学创建人之一.《亚洲医药》杂志,1995.4（见图Ⅷ-6）

[18] 发扬男科学 王琦第一人.大成影剧报（台湾）,1995-05-17

[19] 为了人类的明天——记我国著名中医男科专家王琦教授.科技日报,1996-05-20（见图Ⅷ-7）

[20] 东方之子王琦.中央电视台《东方之子》,1995-09-28

[21] 医中翘楚 岐黄传人.中华英才,1995年第11期

[22] 不仅是为了男人——记著名中医男科专家王琦.科技日报,1996-07-20（见图Ⅷ-8）

［23］中医治疗阳痿的经验——王琦教授多年来致力理论及临床研究.文汇报，1998-11-13

［24］他说"男人也需要关怀".家庭医生报，1999-01-04

［25］志存岐黄的学者——王琦教授.科技潮，1999，1

［26］为男子汉解脱难言之隐.文汇报，1999-04-16

［27］中医男科学的奠基石——专家纵谈《王琦男科学》.科技潮，1999（7）（见图Ⅷ-9）

［28］男人要可持续发展.医周刊，1999

［29］壮年男性阳痿不是肾虚是肝郁.北京晚报，2000-09-18

［30］ED多属肝郁而非肾虚.新华每日电讯，2000-09-29

［31］壮年男性阳痿不是肾虚是肝郁.健康报，2000-10-09

［32］男科学：专家提出新观点.人民日报.海外版，2000-10-13

［33］王琦研制成功疏肝益阳胶囊.健康报，2000-11-01（见图Ⅷ-10）

［34］突破补肾壮阳定势——疏肝益阳胶囊获国家新药证书.人民日报，2000-11-03（见图Ⅷ-11）

［35］中医体质学及生殖医学研究中心拟成立.中国中医药报，2001-07-20（见图Ⅷ-12）

［36］中医性医学——21世纪充满生机的新学科.中国中医药报，2001-12-19

［37］王琦：岐黄妙手医者仁心.中国科技奖励，2008-04-15

［38］为了构建中医体质学与男科学——记北京中医药大学教授王琦.中国工程科学，2008-07-15（见图Ⅷ-14）

［39］北京电视台《王琦解男题》节目录制，2009年11月

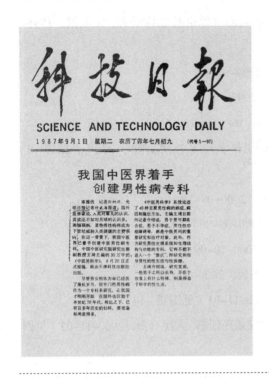

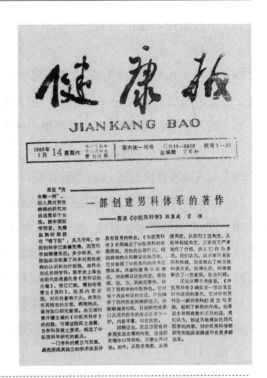

图Ⅷ-1　我国中医界着手创建男性病专科　　　　图Ⅷ-2　一部创建男科体系的著作——喜读《中医男科学》
　　　　　（《科技日报》，1987年9月1日）　　　　　　　　　　（《健康报》，1989年1月14日）

图Ⅷ-3　汇古今精粹　融中西新说——华夏出版社郑重推出《中华中医男科学丛书》（《中国中医药报》，1990
　　　　年7月16日）

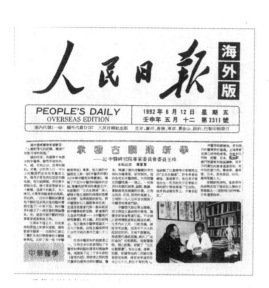

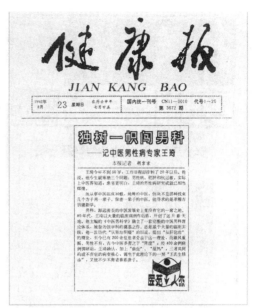

图Ⅷ-4　承稽古训建新学——记中医研究院专家委员会
　　　　委员王琦(《人民日报·海外报》,1992年6月
　　　　12日)

图Ⅷ-5　独树一帜闯男科——记中医男性病专家王
　　　　琦(《健康报》,1992年8月23日)

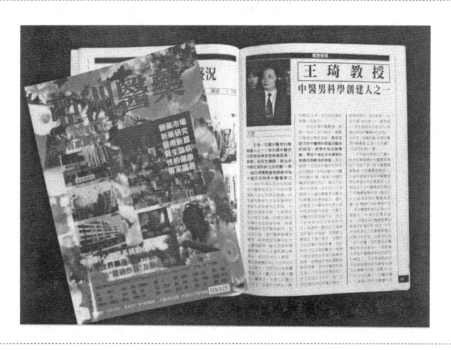

图Ⅷ-6　《亚洲医药》杂志以"王琦教授——中医男科学创建人之一"为题进行报道(1995年4月)

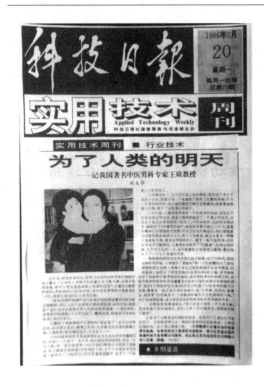

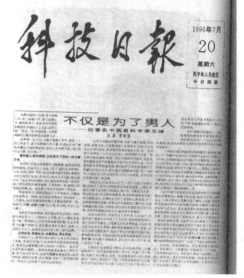

图Ⅷ-7　为了人类的明天——记我国著名中医男科专家　　图Ⅷ-8　不仅是为了男人——记著名中医男科专家
　　　　王琦教授（《科技日报》，1996年5月20日）　　　　　　　王琦（《科技日报》，1996年7月20日）

中医男科学的奠基石

——专家纵谈《王琦男科学》

由王琦教授任主编、泰国政博士任副主编的《王琦男科学》已于1997年11月由河南科学技术出版社出版发行。一年多来，该书受到国内外医家好评，现摘录部分著名专家对该书的评论，以飨读者。

中日友好医院焦树德教授：

王琦教授主编的《王琦男科学》的继他主编的《中医男科学》问世之后，又历时三年主编出版的一部新的医学巨著，洋洋60万言，体现出中国医药学的勃勃生机，甚具新意。

中国医药学在《黄帝内经》这部经典著作中，就非常重视男女形体、发育、生理、病理的异同，有许多宏论名言，指导后世，历代医家又通过长期大量的临床实践，不断总结。根据男、女不同的生理、疾病特点，不断进行总结，逐渐形成了相关的临床实用的医学理论和诊治方药，从而在医学认著中相继出现了妇科、女科、产科、胎产等专论、专书。例如《妇人良方大全》、《济阴纲目》、《胎产全书》、《女科要旨》、《达生篇》等等。至于有关男性生理、病理方面的论述，虽然也有关于"求嗣"、"广嗣"、"育麟"、"阳痿"、"遗精"、"男阴病"等记述，甚至还有一些叫做《济阴纲目》、《傅青主男科》等等名称的书，但细观其内容，均非专门论述男子独立疾病和生理障碍的之专书。实际上，中国医药学中，尚没有"男科"专著，也就是说男科病还包括在内外各科之中，还没有形成专门学科。《王琦男科学》的出版则添补了这一空白，并为构建了"男科学"这一专门学科，该书系统全面地从多角度、多层次论述了男性性功能障碍、不育症、阴茎疾病、阴囊疾病、睾丸疾病、睾丸附睾疾病、精索与输精管疾病、前列腺与精囊疾病、男性绝育手术后并发症、房中病、男科杂病、性传播疾病等160种病症，并详列各种鉴别诊断与治疗方药，还收录了一部分西医内容。在关于诊断标准化方面，提出了不少新观点，在治疗方面，介绍了许多新经验，具有科学

性、先进性、实用性、创新性。

王琦教授在书中有理有据地提出了对于"阳痿"一病，切忌一味地"温补肾阳"，而明确地提出应"从肝论治"，还提出诊治男性不育以"邪实居多，正虚不少"的学术思想和"阴阳并补，补中有通，补中有清"的用药经验，这些论点，不仅起到了继往开来的作用，丰富了医学内容而且体现出敢于创新的时代精神。

该书内容丰富、系统全面，立论有据，观念新颖，是一项巨大的系统工程和科研成果，学术价值很高，达到了本学科的国际先进水平。该书的问世，对中知医药学的发展，具有启发和推动作用。○

中国中医研究院余瀛鳌研究员：

由王琦教授领衔主编的《王琦男科学》（河南科技出版社出版）已于一年前刊行问世，我在多次泛阅全书的过程中，深感此书有以下几个主面贡献尤为卓著。

一、男科的学科创建性

多年来王琦教授从事中医药临床、研究与教学，在创建新的学科方面多所致意，并开拓与加强其学术临床的深广度，就男科而言，我国一些经典医学名著（如《黄帝内经》、《神农本草经》、《金匮要略》等书）均已有所记述，嗣后历代医著也不断地有所补阐或发明，但基本上属于散在性和载述，没有真正形成专著，当然更谈不上建立现今医学概念中所说的"男科学"。王琦教授在广收博览古今、中西医学文献的基础上，于1988年撰著、刊行了《中医男科学》，初步构建了中医男科的学术临床体系，一年后他所主编的《王琦男科学》，使中医男科的框架结构益趋完整，分篇内容更为充盈，呈现了"学验俱富、粲然可观"的学术风貌。

二、中医男科学术临床的充实和提高

我们从全书诸篇的阐论中可以看出，作者在学术上重视穷源溯流，并在构筑新学科方面力求全面、系统，其中的学术理论与临床诊疗，既运用科学的思维方法去粗取精、去伪存真，并在弘扬轩岐精萃的前提下，适当地融贯现代医学知识，将男科疾病的病因、病机、病理、诊法、方药治疗与心理调控等予以综合分析、思考，紧扣诊疗实际，并试图将中西学说之异同、归于一统，阐述学理圆融变化，不滞于一隅，论述详至不冗、简不至略，体现了主编者于男科之术多超勖前贤之处，使男科学的创建在学术与临床、以及在医理、医翼方面均有明显的提高。

三、重视学科导论，突出诊疗中的方治

创建中医男科学欲获得医界之认可，导论的撰述和完整的学术体系至关重要。王教授于该书首列"导论篇"，对男科学之概念、研究范畴，古今有关男科论述的发展，直至当前产生新的学科以及研究的思维方法等予以一一阐论，并分析中医男科学所具备独特的优势与今后发展前景的展望。导论内容焯具概览，其基微义，即使读者对男科学有一个明晰和整体性的认识，也是学科今后发展的重要理论基础。

对于男科多种病症的诊治，此书收罗广博，特别是治法与方药的内容尤为丰富。该书古方所占的比例较大，而选方精审可取。作者施治持古不拘执古方，多能根据实际病情予以损益变化，但又不失立法。遣方、用药之规矩，同时也体现了辨证与辨证论治相结合和恰当地采用中西医结合，力图发挥各自的诊疗优势，对于若干男科病症的治疗，选择性地采用中医治疗学中的多种治法（包括经方、时方、验方、针灸、气功、导引、按摩、外治、浴浴、心理疗法等），使中医男科治疗特色鲜明、丰富多彩，有利于提高男科疾病的治效。

值得提出的是，对于男科最常见的阳痿病

图Ⅷ-9　中医男科学的奠基石——专家纵谈《王琦男科学》（《科技潮》，1999年7月）

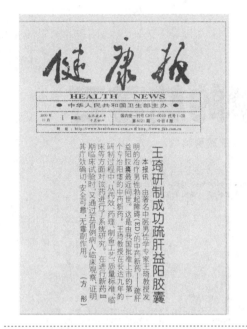

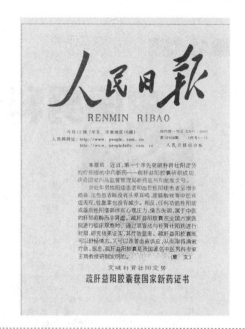

图Ⅷ-10 王琦研制成功疏肝益阳胶囊(《健康报》，2000年11月1日)

图Ⅷ-11 突破补肾壮阳定势——疏肝益阳胶囊获国家新药证书(《人民日报》，2000年11月3日)

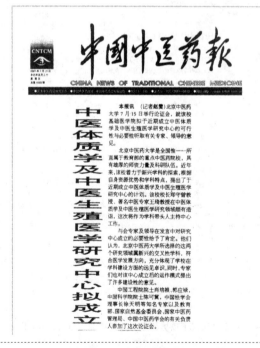

图Ⅷ-12 中医体质学及生殖医学研究中心拟成立(《中国中医药报》，2001年7月20日)

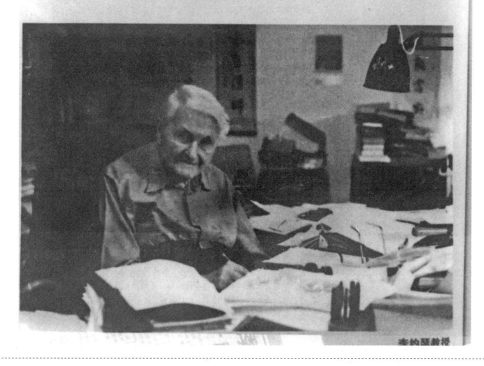

13 May 1991

Dr Wang Qi
Xi Yuan Hospital
Beijing 100091
China PRC

Dear Dr Wang Qi:

I was very glad to hear that you are putting up a speciality for male medicine (Nan Kho) in your hospital at Beijing. This would no doubt correspond with Niu Kho (department of female diseases). I would be very grateful if you would mention my name in this connection.

Yours sincerely,

Joseph Needham

世界著名汉学家《中国科学技术史》主编英国剑桥大学李约瑟教授致王琦教授的祝贺信，祝贺他在其所在医院创建男性医学专科

李约瑟教授

图Ⅷ–13　世界著名汉学家《中国科学技术史》主编英国剑桥大学李约瑟教授致王琦教授的祝贺信，祝贺他在其所在医院创建男性医学专科（1991 年）

为了构建中医体质学与男科学

——记北京中医药大学教授王琦

主持创立中医体质学

构建特色鲜明的中医体质理论体系。"个体化"诊疗一直是医学界难题。王琦教授首次提出体质过程论、心身构成论、环境制约论、禀赋遗传论4个基本原理，并从形态结构、生理机能、心理特征、反应状态4个特征群揭示个体差异性，使中医体质学成为一门研究人类体质特征、体质类型的生理病理特点，分析疾病的反应状态、病变性质及发展趋向的新兴学科。

发现国人9种基本体质类型，建立中医体质分类标准。王琦教授在全国开展了21948例流行病学调查，发现国人体质可分为平和质、气虚质、阴虚质、阳虚质、痰湿质、湿热质、血瘀质、气郁质、特禀质等9种类型，并阐述其分布规律。编制评价中医体质类型的测量工具书——《中医体质量表》。应用多学科交叉的方法，建立中医体质分类判定标准，并成为中华中医药学会标准，应用到全国26个省、市、自治区的中医院校和医院，为个体化诊疗提供了测评工具。在中医"治未病"、健康管理、个体养生保健等方面有重要贡献。

进行"体质可分"、"体病相关"、"体质可调"研究。"体质可分"首次发现体质类型在遗传基因抗原分布方面的特征及其独特的基因谱；"体病相关"发现痰湿体质与高脂血症、高血压病、冠心病、糖尿病密切相关；"体质可调"发现化痰祛湿可能减少体内脂肪积聚，改变脂质代谢，降低血液黏稠度，改善痰湿体质；过敏康胶囊的实验研究证明可降低小鼠抗原特异性 IgE，抑制致敏小鼠肥大细胞组织胺释放，对过敏性疾病的治疗与预防复发有良好作用。

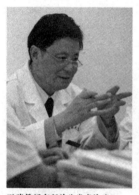

王琦教授在门诊为患者诊病

奠定中医男科学体系

中医临床学科自古以来没有男科。王琦教授自1982年起，系统研究并阐述了中医男科发展源流、男性的生理特点、男科疾病的病因病理特点和辨证论治方法，主编的《中医男科学》、《王琦男科学》被公认为中医男科学的奠基之作，为中医男科的建立及中医男科学术体系奠定基础。研制了中医治疗男性不育和勃起功能障碍的国家新药，首次在中医男科领域开展男性不育和勃起功能障碍的恒河猴动物造模，并进行生殖方药的子代安全性观察，发展了中医生殖医学。

构建中医藏象理论体系

藏象是中医理论的核心，但理论体系构建不全。王琦教授研究中医藏象学近30年，进行了系统的理论构建，涵盖了从中医解剖、生理、病理等基础医学到中医发病、诊断、辨证、治疗等临床医学的多个方面。主编的《中医藏象学》被认为是"迄今有关藏象研究最全面，因而也是最具权威性的著作，对中医学术发展作出了不可低估的贡献"。

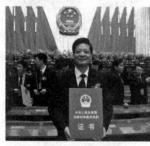

王琦教授在国家科学技术奖励大会

王琦教授，学风严谨，学识渊博，诲人不倦，教育和培养了一大批中医学人，并先后培养博士后人员、博士、硕士等人40余名；他妙手仁心，善于诊治内科疑难病，尤其擅长治疗男科疾病及过敏性疾病，3次被国家人事部、卫生部、国家中医药管理局遴选为国家级著名中医专家；他著作等身，主编或参编著作32部，在国内外发表学术论文185篇，先后承担"九七三"及多项国家级、部委级科研项目，拥有发明专利6项，获国家科技进步奖二等奖1项，部级一、二等奖7项。

图Ⅷ-14　为了构建中医体质学与男科学——记北京中医药大学教授王琦．中国工程科学，2008年7月15日

鸣　谢

本书在编写过程中参考了以下著作：

[1] 王琦.王琦男科学［M］.郑州：河南科学技术出版社，1997.

[2] 王琦，吴承玉.中医藏象学［M］.3 版.北京：人民卫生出版社，2012.

[3] 王琦，盛增秀.中医体质学说［M］.南京：江苏科学技术出版社，1982.

[4] 王琦.中华中医男科学丛书［M］.北京：华夏出版社，1990.

在此，特向参与以上著作编写者表示感谢！